The Little Black Book Series

Gastroenterologia

Editor da Série: Daniel K. Onion

The Little Black Book Series
Gastroenterologia

Editor da Série: Daniel K. Onion

SEGUNDA EDIÇÃO

David W. Hay, MD
Professor Assistente Adjunto de Medicina Comunitária e Familiar
Escola de Medicina de Dartmouth
Maine General Medical Center
Waterville, Maine

Tradução:
Simone Mordente de Souza

Revisão Técnica:
Dra. Simone Guaraldi da Silva e Dr. Evandro de Oliveira Sá

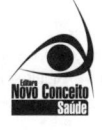

© Copyight 2009 Editora Novo Conceito
Todos os direitos reservados.
1ª Impressão – Junho de 2009

Editora: Bete Abreu
Assistentes Editoriais: Marília Mendes e Luana Guedes
Produção Gráfica: Josiane Sozza
Tradução: Simone Mordente de Souza
Revisão Técnica: Dra. Simone Guaraldi da Silva e Dr. Evandro de Oliveira Sá
Revisão de Texto: Renata Gonçalves e Ivar Panazzolo Junior
Diagramação e Capa: Triall

Dados Internacionais de Catalogação na Publicação (CIP)
(Câmara Brasileira do Livro, SP, Brasil)

Hay, David W.
    The little black book series: gastroenterologia/David W. Hay; tradução: Simone Mordente de Souza; revisão técnica: Simone Guaraldi da Silva e Evandro de Oliveira Sá. – Ribeirão Preto, SP: Editora Novo Conceito, 2009. – (Little black book series/editor da série Daniel K. Onion)

    Bibliografia.
    ISBN 978-85-99560-67-9

    1. Doenças gastrointestinal – Guias   2. Gastroenterologia – Guias   3. Sistema gastrointestinal – Doenças – Guias, manuais etc.   I. Onion, Daniel K..   II. Título. III. Série.

09-05858
CDD-616.33
NLM-WI-143

Índices para catálogo sistemático:
1. Sistema gastrointestinal : Doenças :
    Gastroenterologia: Medicina   616.33
2. sistema gastrointestinal : doenças :
    gastroenterologia: medicina   WI-143

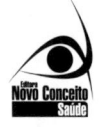

Rua Dr. Hugo Fortes, 1885 – Pq. Ind. Lagoinha
14095-260 – Ribeirão Preto – SP
www.editoranovoconceito.com.br

Dedicatória

A primeira edição foi dedicada a:

Meus pais, William Hay (1927–1998) e Elizabeth Bethune Hay, que me deram toda a oportunidade e me ensinaram o valor da bondade

Meus filhos, Gillian e Colin, de quem me orgulho e que me trazem alegria

A segunda edição é dedicada à:

Nancy I. Belanger, com amor e gratidão

Sumário

Dedicatória   v

Prefácio   xiii

Notações e Abreviações Médicas   xv

Abreviações de Nomes de Periódicos   xxiii

Advertência   xxv

Capítulo 1 Abordando Problemas Clínicos Comuns   1

1.1 Dor Abdominal   1
1.2 Disfagia e Odinofagia   10
1.3 Náusea e Vômitos   13
1.4 Eructação   16
1.5 Distensão Abdominal   17
1.6 Flatulência   18
1.7 Constipação   19
1.8 Diarreia Aguda   24
1.9 Diarreia Crônica   29
1.10 Má Absorção e Má Digestão   34
1.11 Sangramento Gastrointestinal   36
1.12 Avaliação de Suspeita de Doença Hepática   46

Capítulo 2 Esôfago   57

2.1 Doença do Refluxo Gastroesofágico   57
2.2 Esôfago de Barrett   71
2.3 Estreitamentos Benignos e Anéis Esofagianos   76
2.4 Esofagite Eosinofílica e o Esôfago com Anel   79
2.5 Estenose Esofágica Congênita e o Esôfago com Anel   80
2.6 Corpos Estranhos   81
2.7 Câncer do Esôfago   84
2.8 Ingestão Cáustica   88
2.9 Acalasia   91
2.10 Dor Torácica Não Cardíaca   94
2.11 Espasmo Esofágico Difuso e Distúrbios Espásticos Relacionados   97
2.12 Lesões de Mallory-Weiss   98
2.13 Síndrome de Boerhaave   99
2.14 Divertículo de Zenker (Hipofaríngeo)   100
2.15 Divertículo Epifrênico   101
2.16 Síndrome de Ruminação   102
2.17 Esofagite por Cândida   103
2.19 Esofagite por Citomegalovírus   106
2.20 Manifestações Esofágicas da Infecção por HIV   107
2.21 Leiomioma Esofágico   108
2.22 Papiloma Esofágico   109
2.23 Pseudodiverticulose Intramural Esofágica   109
2.24 Coristoma Esofágico   109

Capítulo 3 Estômago e Duodeno 111

3.1 Gastrite 111
3.2 *Helicobacter Pylori* 112
3.3 Úlcera Péptica 121
3.4 Gastropatia por NSAID 127
3.5 Úlcera por Estresse 130
3.6 Tratamento da Úlcera Péptica Hemorrágica 133
3.7 Dispepsia Não-Ulcerosa 135
3.8 Gastroparesia 137
3.9 Hérnia de Hiato 139
3.10 Volvo Gástrico 142
3.11 Câncer Gástrico 144
3.12 MALT e Outros Linfomas Gástricos 147
3.13 Pólipos Gástricos 150
3.14 Lesões Gástricas Subepiteliais 151
3.15 Síndrome de Zollinger-Ellison 153
3.16 Bezoares 156
3.17 Ectasias Vasculares do Antro Gástrico 157
3.18 Úlcera de Dieulafoy 159
3.19 Doença de Ménétrier 160

Capítulo 4 Distúrbios Intestinais Inflamatórios, Funcionais e Outros 161

4.1 Síndrome do Intestino Irritável 161
4.2 Abuso Físico e Sexual e Sintomas GI 170
4.3 Alergia Alimentar 171
4.4 Diverticulose e Diverticulite Colônica 173
4.5 Intolerância à Lactose 180
4.6 Apendicite 182
4.7 Doença de Crohn 185
4.8 Colite Ulcerativa 199
4.9 Colite Colagenosa 207
4.10 Colite Linfocítica 209
4.11 Colite por Derivação 209
4.12 Doença Celíaca 209
4.13 Síndrome do Intestino Curto 213
4.14 Obstrução Intestinal 215
4.15 Volvo ou Vôlvulo Colônico 218
4.16 Pseudo-Obstrução Colônica Aguda 220
4.17 Pseudo-Obstrução Intestinal Crônica 222
4.18 Proctite e Enterite por Radiação 223
4.19 Pneumatose Intestinal 225
4.20 Tiflite 225
4.21 Gastroenterite Eosinofílica 225
4.22 Divertículo de Meckel 226
4.23 Endometriose 226
4.24 Apendicite Epiploica 227

Capítulo 5 Distúrbios Intestinais Neoplásicos 229

5.1 Câncer Colorretal 229
5.2 Pólipos Colônicos Adenomatosos 247
5.3 Síndrome do Câncer de Cólon Não-Polipose Hereditário 254
5.4 Polipose Adenomatosa Familial e Síndromes Relacionadas 258

5.5 Síndrome de Peutz-Jeghers	262	6.19 Diarreia no HIV	295
5.6 Pólipos Juvenis e Polipose Juvenil	264	6.20 Helmintos Intestinais	296
		6.21 Supercrescimento Bacteriano	297
5.7 Síndromes de Polipose Diversas	266	6.22 Envenenamento Alimentar	299
		6.23 Doença de Whipple	300
5.8 Tumores Carcinoides do Intestino	267		

Capítulo 6 Distúrbios Intestinais Infecciosos 271

6.1 Colite por Clostridium Difficile e Diarreia Causada por Antibiótico 271

6.2 *Campilobacter* 277

6.3 Salmonela 278

6.4 *Shigella* 280

6.5 *E. Coli* O157:H7 282

6.6 Cólera e Outras Doenças Vibriônicas 284

6.7 *Yersinia Enterocolitica* 285

6.8 *E. Coli* Enterotoxigênica, Enteropatogênica e Enteroinvasiva 285

6.9 *Plesiomonas* 286

6.10 *Aeromonas* 286

6.11 Giardíase 286

6.12 Amebíase 288

6.13 Criptosporidiose 290

6.14 *Ciclosporose* 292

6.15 *Isospora Belli* e Microsporídios 293

6.16 *Blastocystis Hominis* 294

6.17 *Dientamoeba Fragilis* 294

6.18 Gastrenterite Viral 294

Capítulo 7 Distúrbios Anorretais 303

7.1 Hemorroidas 303

7.2 Fissura Anal 305

7.3 Fístula e Abscesso Anorretais 307

7.4 Incontinência Fecal 308

7.5 Prurido Anal 310

7.6 Impactação Fecal 311

7.7 Síndrome da Úlcera Retal Solitária 312

7.8 Intussuscepção 314

7.9 Proctalgia Fugaz 314

7.10 Câncer do Canal Anal 315

7.11 Doença de Hirschsprung 315

Capítulo 8 Distúrbios Vasculares do Intestino 317

8.1 Isquemia Mesentérica Aguda 317

8.2 Isquemia Mesentérica Crônica 319

8.3 Colite Isquêmica 320

8.4 Angiodisplasias do Trato GI 322

8.5 Aneurisma Aórtico Abdominal 324

Capítulo 9 Pâncreas 325

9.1 Pancreatite Aguda 325

9.2 Pancreatite Crônica 336

9.3 Câncer de Pâncreas 342

9.4 Neoplasmas Císticos do Pâncreas 347
9.5 Tumores das Células das Ilhotas 348

Capítulo 10 A Árvore Biliar 351

10.1 Colecistite e Cólica Biliar 351
10.2 Colangite Bacteriana 361
10.3 Colangiocarcinoma 363
10.4 Câncer de Vesícula Biliar 366
10.5 Câncer Ampular 367
10.6 Pólipos na Vesícula Biliar 368
10.7 Disfunção do Esfíncter de Oddi (Discinesia Biliar) 368
10.8 Cistos no Colédoco e Coledococele 371
10.9 Doença Biliar Relacionada a HIV 373
10.10 Síndrome da Costela Dolorida 373

Capítulo 11 Infecções do Fígado 375

11.1 Hepatite A 375
11.2 Hepatite B 378
11.3 Hepatite C 386
11.4 Outras Causas de Hepatite Viral 394
11.5 Esquistossomíase Hepática 396
11.6 Abscesso Hepático Piogênico 397

Capítulo 12 Doença Hepática Metabólica e Inflamatória 399

12.1 Doença Hepática Gordurosa Não-Alcoólica e Esteato-Hepatite Não-Alcoólica 399
12.2 Cirrose Biliar Primária 402
12.3 Colangite Esclerosante Primária 407
12.4 Hepatite Autoimune 412
12.5 Hemocromatose 416
12.6 Doença de Wilson 422
12.7 Deficiência de Alfa-1-Antitripsina 426
12.8 Porfíria Intermitente Aguda 427

Capítulo 13 Doença Hepática Neoplásica 431

13.1 Carcinoma Hepatocelular 431
13.2 Massas Hepáticas 436

Capítulo 14 Doença Hepática Induzida por Medicamentos e Toxinas 439

14.1 Doença Hepática Alcoólica 439
14.2 Lesão Hepática Induzida por Medicamento 443
14.3 Superdosagem de Acetaminofen 444

Capítulo 15 Complicações da Doença Hepática em Estágio Final 447

15.1 Hipertensão Portal e Hemorragia Varicosa 447
15.2 Ascite 454

15.3 Peritonite Bacteriana
Espontânea 459
15.4 Encefalopatia Hepática 462
15.5 Síndrome Hepatorrenal 465
15.6 Síndrome Hepatopulmonar 467
15.7 Hipertensão Portopulmonar 467

Capítulo 16 Doença Hepática Vascular 469

16.1 Síndrome de Budd-Chiari 469
16.2 Doença Venooclusiva 471
16.3 Hepatite Isquêmica
("Fígado do Choque") 471
16.4 Trombose da Veia Portal 473

Capítulo 17 Doença Hepática na Gravidez 475

17.1 Síndrome HELLP 476
17.2 Esteatose Hepática Aguda na
Gravidez 477

Capítulo 18 Procedimentos 479

18.1 Endoscopia Digestiva
Alta (EGD) 479
18.2 Colonoscopia 480
18.3 Sigmoidoscopia 480
18.4 Colangiopancreatografia
Endoscópica Retrógrada 481
18.5 Gastrostomia Percutânea
Endoscópica 481
18.6 Biópsia Hepática 482
18.7 Transplante Hepático 483
18.8 Nutrição Enteral 484
18.9 Nutrição Parenteral 485

Capítulo 19 Destaques em Gastroenterologia 487

ÍNDICE REMISSIVO 487

Prefácio

Este breve texto destina-se a ser uma fonte de consulta prática para clínicos que tratam de adultos e adolescentes. Escrevi-o a partir da visão que tenho como gastroenterologista clínico, com amor pelo magistério. Espero que este texto seja útil também para estudantes de medicina e residentes de gastroenterologia ou em rodízios clínicos. Não deve ser difícil ler o volume inteiro durante um período típico de estágio.

Os colegas gastroenterologistas vão achá-lo muito útil como guia rápido e como fonte de consulta valiosa para revisão antes dos exames de certificação do conselho profissional. As enfermeiras e assistentes da área encontrarão exposições concisas e relevantes para seu trabalho no dia-a-dia. Existem mais de 2 mil referências citadas, de forma que o leitor pode encontrar rapidamente as evidências clínicas mais relevantes sobre determinado tópico.

A primeira seção trata da abordagem de problemas clínicos comuns, como dor abdominal, sangramento gastrointestinal e icterícia. Nestas seções, sugere-se uma abordagem diagnóstica prática. As doenças são discutidas individualmente no restante do texto. Existem muitas referências cruzadas que servem para conduzir o leitor de uma queixa (p.ex., dor abdominal) até um diagnóstico específico (p.ex., cólica biliar).

Em cada capítulo, listei um ou dois artigos publicados sobre o assunto. Em geral, estes foram os *papers* que achei mais úteis para a compreensão do tópico. *The Little Black Book Series – Gastroenterologia* usa um formato conciso, abaixo esboçado:

Artigos Publicados: Lista artigos publicados de grande utilidade
Causa: Agente, se conhecido
Epidemiologia
Fisiopatologia
Sintomas

Sinais
Curso da Doença
Complicações
Diagnóstico Diferencial: Diagnóstico diferencial de doenças com apresentações semelhantes
Exames de Laboratório: Exames disponíveis e sua interpretação
Radiologia: Exames de imagem
Endoscopia: Achados endoscópicos
Tratamento

O último capítulo é uma breve relação de "dicas" da gastroenterologia clínica. Cada dica tem uma referência cruzada para o capítulo pertinente, permitindo ao leitor entender as evidências em que se baseia a pérola.

Gostaria de reconhecer e agradecer o trabalho daqueles que me ajudaram a concluir este projeto. A tarefa teria sido impossível sem os conhecimentos especializados e o incansável incentivo da bibliotecária Cora Damon. Gostaria de agradecer a Nancy Belanger por sua grande ajuda na preparação dos manuscritos e tabelas. O texto foi imensamente melhorado pelas revisões sugeridas por Diane Brandt, Michael Saletta, Stephen Frost e Michael Griffin. Sou muito grato a Dan Onion por oferecer-me a oportunidade de escrever o texto e por suas muitas sugestões práticas. A primeira edição foi publicada pela Blackwell Science. Reconheço e agradeço a experiência editorial de Julia Casson, Irene Herlihy e Erin Whitehead, da Blackwell Science, Inc.

Sou muito grato a Chris Davis por sua orientação editorial na criação de uma segunda edição deste texto e por seu apoio à coleção. Gostaria de agradecer a Alison Meier e à equipe editorial de Jones e Bartlett por seu trabalho meticuloso. Agradeço a muitos outros, incluindo Steve Diaz e os funcionários da Mid Maine Gastroenterology, por sua assistência, incentivo e conselhos.

David W. Hay

Notações e Abreviações Médicas

<	menos ou menor que	ACTH	adrenocorticotropic hormone (hormônio adrenocorticotrópico)
<<	muito menos ou muito menor que		
>	mais ou maior que	ADH	antidiuretic hormone (hormônio antidiurético)
>	muito mais ou muito maior que		
μ	micron (mícron)	AFB	acid-fast bacillus (bacilo ácido-rápido)
55' NT	5' nucleotidase (nucleotidase 5')	AFP	alpha fetoprotein (alfafetoproteína)
5-HIAA	5-hydroxyindoleacetic acid (ácido 5-hidroxi-indolacético)		
5-HT	5-hydroxytryptophan	ag	antigen (antígeno)
6MP	6-mercaptopurine (6-mercaptopurina)	AGA	American Gastroenterological Association (Associação Gastroenterológica Americana)
Ab	antibody (anticorpo)	AHCPR	U.S. Agency for Healthcare Policy and Research (Agência Americana para Pesquisa e Política em Saúde)
ac	*ante cibum* (antes das refeições)		
ACBE	air contrast barium enema (clíster opaco com duplo contraste – ar e bário)		
		AIH	autoimmune hepatitis (hepatite autoimune)
ACE	angiotensin converting enzyme (enzima conversora da angiotensina)	AIP	acute intermittent porphyria (porfiria intermitente aguda)
ACG	American College of Gastroenterology (Colégio Americano de Gastroenterologia)	aka	also known as (também conhecido como)
		ALA	5-aminolevulinate (5-aminolevulinato)
ACS	American Cancer Society (Sociedade Americana do Câncer)	ALD	alcoholic liver disease (doença hepática alcoólica)

Notações e Abreviações Médicas **xv**

alk phos	alkaline phosphatase (fosfatase alcalina)
ALT	SGPT; alanine aminotransferase (alanina aminotransferase)
AAM	antimitochondrial antibodies (anticorpos antimitocondriais)
ANA	antinuclear antibody (anticorpo antinuclear)
ANCA	antineutrophil cytoplasmic autoantibodies (autoanticorpos citoplasmáticos antineutrófilos)
AP	acute pancreatitis (pancreatite aguda)
APC	adenomatous polyposis coli (polipose adenomatosa do cólon)
ARDS	adult respiratory distress syndrome (síndrome de sofrimento respiratório do adulto)
AAS	aspirin (aspirina ou ácido acetilsalicílico)
ASGE	American Society for Gastrointestinal Endoscopy (Sociedade Americana de Endoscopia Gastrointestinal)
ASMA	anti-smooth muscle antibody (anticorpo antimúsculo liso)
AST	SGOT; aspartate aminotransferase (aspartato aminotransferase)
ATPase	adenosine triphosphatase (adenosina trifosfatase)
AVM	arteriovenous malformation (malformação arteriovenosa)
Ba	barium (bário)
BE	barium enema (clíster opaco com bário)
BICAP	bipolar electrocautery (eletrocautério bipolar)
bid	*bis in die* (duas vezes ao dia)
BM	bowel movement (movimento intestinal; evacuação)
BP	blood pressure (pressão sanguínea)
BUN	blood urea nitrogen (nitrogênio ureico no sangue)
bx	biopsy (biópsia)
C&S	culture and sensitivity (cultura e sensibilidade)
C. diff	*Clostridium difficile*
CA 19-9	carbohydrate antigen 19-9 (antígeno carboidrato 19-9)
Ca	cancer or calcium (câncer ou cálcio), dependendo do contexto
CAD	coronary artery disease (doença coronariana)
cAMP	cyclic AMP (AMP cíclica)
CBC	complete blood count (hemograma completo)
cc	cubic centimeter (centímetro cúbico)
CCK	cholecystokinin (colecistoquinina)
CEA	carcinoembryonic antigen (antígeno carcinoembriônico)
Cfu	colony forming units (unidades formadoras de colônias)
CHF	congestive heart failure (insuficiência cardíaca congestiva)
Cl	chloride (cloreto; cloro)
CMP	comprehensive metabolic (perfil metabólico completo – PMC)[1]

---

[1] Um PMC, ou perfil metabólico completo, consiste de glicose, eletrólitos, albumina, proteína total, Ca^{++}, ureia, creatinina, bilirrubina, fosfatase alcalina e transaminases.

cmplc	complications (complicações)	DNA	deoxyribonucleic acid (ácido desoxirribonucleico)
CMV	cytomegalovirus (citomegalovírus)	DS	*double strength* (força dupla)
CNS	central nervous system (sistema nervoso central)	DU	duodenal ulcer (úlcera duodenal)
COPD	chronic obstructive pulmonary disease (doença pulmonar obstrutiva crônica)	DVT	deep venous thrombosis (trombose venosa profunda)
		dx	diagnosis/diagnostic (diagnóstico – substantivo e adjetivo)
COX	cyclooxygenase (ciclooxigenase)	EBV	Epstein-Barr vírus (vírus de Epstein-Barr)
CPK	creatinine phosphokinase (creatinina fosfoquinase)	eg	*exempli gratia* (por exemplo – p.ex.)
Cr	creatinine (creatinina)	EGD	esophagogastroduodenoscopy (esofagogastroduodenoscopia)
CRC	colorectal cancer (câncer colorretal)	EKG	electrocardiogram (eletrocardiograma)
CREST	*calcinosis, Raynaud's phenomenon, esophageal reflux, sclerodactyly, telangiectasias* (calcinose, fenômeno de Raynaud, refluxo esofágico, esclerodactilia, telangiectasias)	ELISA	enzyme-linked immunosorbent assay (ensaio de imunoadsorção ligado a enzima)
crs	course (curso)	EMG	electromyography (elctromiografia) epidem epidemiology (epidemiologia)
CT	computerized tomography (tomografia computadorizada)	ERCP	endoscopic retrograde cholangiopancreatography (colangiopancreatografia retrógrada endoscópica) EUS endoscopic ultrasound (ecoendoscopia)
Cu	(cobre)		
CVP	central venous pressure (pressão venosa central)		
CXR	chest x-ray (radiografia de tórax)		
DES	diffuse esophageal spasm (espasmo esofagiano difuso)	EVL	endoscopic variceal ligation (ligadura endoscópica de varizes)
DIC	disseminated intravascular coagulation (coagulação intravascular disseminada)	F	female (mulher; do sexo feminino)
		F	Fahrenheit (Fahrenheit)
		f/u	follow-up (acompanhamento)
dx	diff differential diagnosis (diagnóstico diferencial)	FAP	familial adenomatous polyposis (polipose adenomatosa familiar)
DJD	degenerative joint disease (doença articular degenerativa)	FB	foreign body (corpo estranho)

Notações e Abreviações Médicas **xvii**

FDA	(EUA) Food and Drug Administration (agência americana que regula medicamentos e alimentos)
Fe	iron (ferro)
FH	family history (histórico familiar)
flex sig	flexible sigmoidoscopy (sigmoidoscopia flexível)
FOBT	fecal occult blood test (pesquisa de sangue oculto nas fezes)
GAVE	gastric antral vascular ectasia (ectasia vascular do antro gástrico)
GE	gastroesophageal (gastroesofágico)
GERD	gastroesophageal reflux disease (doença do refluxo gastroesofágico)
GGTP	gamma-glutamyl transpeptidase (gamaglutamil transpeptidase)
gi	gastrointestinal
GIST	gastrointestinal stromal tumor (tumor estromal gastrointestinal)
g	gram (grama)
GU	gastric ulcer (úlcera gástrica)
H&E	hematoxylin and eosin (hematoxilina e eosina)
H&P	history and physical (histórico e exame físico)
h/o	history of (histórico de)
H2RA	histamine-2 receptor antagonist (antagonista do receptor da histamina-2)
HBIG	hepatitis B immune globulin (imunoglobulina da hepatite B)
HCC	hepatocellular carcinoma (carcinoma hepatocelular)
HCO_3	bicarbonate (bicarbonato)
hct	hematocrit (hematócrito)
HCV	hepatitis C virus (vírus da hepatite C)
hep	hepatitis (hepatite)
Hg	mercury (mercúrio)
Hgb	hemoglobin (hemoglobina)
HIDA	hepatobiliary iminodiacetic acid (ácido iminodiacético hepatobiliar)
HIV	human immunodeficiency virus (vírus da imunodeficiência humana)
HLA	human leukocyte antigens (antígeno leucocitário humano)
HMG-CoA	hydroxymethyl-glutaryl-coenzyme A (hidroximetil-glutaril-coenzima A)
HNPCC	hereditary nonpolyposis colon cancer (câncer do cólon não-polipose hereditário)
Hp	*Helicobacter pylori*
h	hour/s (hora(s))
HRS	hepatorenal syndrome (síndrome hepatorrenal)
hs	*hora somni* (na hora de dormir)
HSV	herpes simplex virus (vírus do herpes simplex)
HTN	hypertension (hipertensão)
HUS	hemolytic uremic syndrome (síndrome urêmica hemolítica)
hx	history (histórico)
IBD	inflammatory bowel disease (doença intestinal inflamatória)
IBS	irritable bowel syndrome (síndrome do intestino irritável)

IDDM	insulin-dependent diabetes mellitus (diabetes mellitus insulino-dependente)	LLQ	left lower quadrant (quadrante inferior esquerdo)
ie	*id est* (isto é)	LUQ	left upper quadrant (quadrante superior esquerdo) lytes electrolytes (eletrólitos)
IEU	idiopathic esophageal ulcer (úlcera esofágica idiopática)	M	male (homem; do sexo masculino)
Ig	immunoglobulin (imunoglobulina)	MAI	mycobacterium avium intracellulare
im	intramuscular (intramuscular)		
INR	international normalized ratio (taxa normalizada internacional)	MALT	mucosa associate lymphoid tissue (tecido linfoide associado a mucosa)
ITP	idiopathic thrombocytopenic púrpura (púrpura trombocitopênica idiopática)	MCV	mean corpuscular volume (volume corpuscular médio)
IU	international units (unidades internacionais)	meds	medications (medicamentos)
		mEq	milliequivalent (miliequivalente)
iv	intravenous (intravenoso)	mets	metastases (metástases)
IVC	inferior vena cava (veia cava inferior)	Mg	magnesium (magnésio)
		mg	milligram (miligrama)
IVP	intravenous pyelogram (pielograma intravenoso)	MI	myocardial infarction (infarto do miocárdio)
K	potassium (potássio)	min	minute (minuto)
kg	kilogram (quilograma)	mOsm	milliosmole (miliosmole)
KUB	abdominal x-ray (kidneys, ureters, bladder) (radiografia abdominal (rins, ureteres, bexiga))	MRCP	magnetic resonance cholangiopancreatography (colangiopancreatografia por ressonância magnética)
l	liter (litro)		
LDH	lactate dehydrogenase (lactato desidrogenase)	MRI	magnetic resonance imaging (ressonância magnética)
LES	lower esophageal sphincter (esfíncter esofagiano inferior)	Na	sodium (sódio)
		NaOH	sodium hydroxide (hidróxido de sódio)
LFTs	liver function tests (bilirubin, AST/ALT, alk phos, albumin) exames de função hepática (bilirrubina, aspartato aminotransferase/alanina aminotransferase, fosfatase alcalina, albumina)	NASH	nonalcoholic steatohepatitis (esteato-hepatite não-alcoólica)
		neg	negative (negativo)
		NG	nasogastric (nasogástrico)

Notações e Abreviações Médicas

NGT	nasogastric tube (tubo nasogástrico)	PEG	percutaneous endoscopic gastrostomy (gastrostomia endoscópica percutânea)
NH_3	ammonia (amônia)		
NNT	number needed to treat (número necessário para tratar)	PET	positron emission tomography (tomografia com emissão de pósitrons)
no.	number (número)		
npo	*nil per os* (nada por via oral)	PG	prostaglandin (prostaglandina)
NS	normal saline ([solução] salina normal)	PHG	portal hypertensive gastropathy (gastropatia hipertensiva portal)
NSAID	nonsteroidal antiinflammatory drug (antiinflamatório não-esteroide)		PMN polymorphonuclear leukocytes (leucócitos polimorfonucleares)
NUD	nonulcer dyspepsia (dispepsia não-ulcerosa)	po	*per ors* (por via oral)
		PO_4	phosphate (fosfato)
O&P	ova and parasites (ovos e parasitas)	PPI	proton pump inhibitor (inibidor da bomba de próton)
O_2	oxygen (oxigênio)	pr	*per rectum* (por via retal)
OCG	oral cholecystogram (colecistograma oral)	prn	*pro re natas* (conforme necessário)
OH	hydroxyl (hidroxila)	PSC	primary sclerosing cholangitis (colangite esclerosante primária)
osm	osmoles (osmoles)		
OTC	over the counter (sem prescrição médica)	PT	prothrombin time (tempo de protrombina)
P	pulse (pulso)	pt(s)	patient(s) (paciente(s))
pathophys	pathophysiology (fisiopatologia)	PTHC	percutaneous transhepatic cholangiography (colangiografia trans-hepática percutânea)
PBC	primary biliary cirrhosis (cirrose biliar primária)		
PBG	porphobilinogen (porfobilinogênio)	PTT	partial thromboplastin time (tempo de tromboplastina parcial)
pc	*post cibum* (após as refeições)	PUD	peptic ulcer disease (doença ulcerosa péptica)
PCR	polymerase chain reaction (reação em cadeia da polimerase)	q	*quaque* (todo(a)(s))
PE	physical examination (exame físico)	qam	*quaque die ante meridiem* (todas as manhãs)
		qd	*quaque die* (diariamente)

qid	*quater in die* (quatro vezes ao dia)	si	signs (sinais)
qdx3	quatro vezes ao dia durante 3 dias	SLE	systemic lupus (lúpus eritematoso sistêmico)
qod	*quaque "other" die* (em dias alternados)	specif	specificity (especificidade)
		SPEP	serum protein electrophoresis (eletroforese de proteínas séricas)
qpm	*quaque die post meridiem* (todas as noites)	staph	staphylococcus (estafilococos)
r/o	rule out (excluir)	STD	sexually transmitted disease (doença sexualmente transmissível)
RAST	radioallergosorbent test (teste de absorção radioalérgica)	Supps	suppositories (supositórios)
rbc	red blood cell (célula vermelha; hemácia)	SVC	superior vena cava (veia cava superior)
RCT	randomized controlled trial (estudo randomizado controlado)	sx	symptom/s (sintoma(s))
		tab	tablet (comprimido)
RIA	radioimmunoassay (ensaio radioimunológico)	TG	triglycerides (triglicerídeos)
		TIBC	total iron-binding capacity (capacidade total de ligação ao ferro)
RLQ	right lower quadrant (quadrante inferior direito)		
RNA	ribonucleic acid (ácido ribonucleico)	tid	*ter in die* (três vezes ao dia)
		TIPS	transjugular intrahepatic portosystemic shunt (*shunt* portossistêmico intra-hepático transjugular)
ROS	review of systems (revisão de sistemas)		
RR	relative risk (risco relativo)		
RUQ	right upper quadrant (quadrante superior direito)	tiw	*ter in "week"* (três vezes por semana)
rx	treatment (tratamento)	Tm/S	trimethoprim/sulfamethoxazole (trimetoprima-sulfametoxazol)
s/p	status post (status após)		
SBFT	small bowel followthrough (trânsito no intestino delgado)	TNM	tumor, nodes, metástases (tumor, nódulos, metástases)
SBP	spontaneous bacterial peritonitis (peritonite bacteriana espontânea)	TPN	total parenteral nutrition (nutrição parenteral total)
		TSH	thyroid-stimulating hormone (hormônio estimulante da tireoide)
sc	subcutaneous (subcutâneo)		
ScleroRx	sclerotherapy (escleroterapia)	U	units (unidades)
sens	sensitivity (sensibilidade)	U.S.	United States (Estados Unidos)

Notações e Abreviações Médicas

UA	urinalysis (urinálise)	VIP	vasoactive intestinal peptide (peptídeo intestinal vasoativo)
UC	ulcerative colitis (colite ulcerativa)	VMA	ácido vanililmandélico
UDCA	ursodeoxycholic acid (ácido ursodesoxicólico)	vs	versus
UGI	upper gastrointestinal (gastrointestinal superior)	wbc	white blood cells or White blood count (células brancas ou contagem de células brancas)
UGIS	upper gi series (série gastrointestinal superior)	WNL	within normal limits (dentro dos limites normais)
US	ultrasound (ultrassom)	ZE	Zollinger-Ellison syndrome (síndrome de Zollinger-Ellison)
UTI	urinary tract infection (infecção do trato urinário)	Zn	zinc (zinco)

Abreviações de Nomes de Periódicos

A maioria das abreviações dos nomes de periódicos estão no formato usado pela National Library of Medicine. Vários periódicos frequentemente usados foram abreviados de forma mais concisa. Entre eles, incluem-se:

Am Fam Phys
American Family Physician

Am J Med
American Journal of Medicine

Am J Surg
American Journal of Surgery

Arch IM
Archives of Internal Medicine

BMJ
British Medical Journal

Clin Perspect Gastro
Clinical Perspectives in Gastroenterology

Curr Gastroenterol Rep
Current Gastroenterology Reports

Curr Opin Gastro
Current Opinion in Gastroenterology

Dig Dis Sci
Digestive Diseases and Sciences

Dis Mo
Disease-a-Month

GE
Gastroenterology

Hepatogastro
Hepatogastroenterology

Jama
Journal of the American Medical Association

Nejm
New England Journal of Medicine

Advertência

Os autores, editor e editora fizeram todo o esforço possível para fornecer informações precisas. Entretanto, eles não se responsabilizam por erros, omissões ou por quaisquer consequências relacionadas ao uso do conteúdo deste livro, nem se responsabilizam pelo uso dos produtos descritos.

Os medicamentos e equipamentos médicos citados podem ter disponibilidade restrita, sob o controle da agência Food and Drug Administration (FDA) para uso apenas em pesquisas ou experimentos clínicos. As informações apresentadas sobre os medicamentos foram extraídas de fontes de referência e de dados e testes farmacêuticos recentemente divulgados. As pesquisas, práticas clínicas e regulamentações governamentais frequentemente alteram as normas e padrões aceitos nesta área.

Ao cogitar fazer uso de algum medicamento em um quadro clínico, o agente de saúde ou leitor é responsável por determinar o status do fármaco na FDA, por meio da leitura da bula e outras informações constantes da embalagem com relação à prescrição, a fim de obter as recomendações mais atualizadas quanto possível a respeito de dose, precauções, contraindicações e uso adequado do produto. Isto é especialmente importante no caso de medicamentos novos ou raramente usados.

Capítulo 1
Abordando Problemas Clínicos Comuns

1.1 Dor Abdominal

Sintomas: O hx é a pedra de toque do dx eficiente da dor abdominal. Existem muitas maneiras diferentes de obter o hx, e todos podem desenvolver seu estilo individual. É melhor começar pedindo para o pt descrever a dor sem quaisquer perguntas direcionadoras. Peça o seguinte ao pt: "Conte-me tudo sobre sua dor, começando com a primeira vez em sua vida que você sentiu uma dor como essa." Muitos pts irão contar uma história organizada em ordem cronológica, e outros vão divagar. Vale a pena dar ao pt algum tempo para que ele apresente sozinho sua história, mas, frequentemente, é necessário orientar o relato do pt nos seguintes pontos:

- *Ocasião e periodicidade*: Quando a dor apareceu pela primeira vez? Com que frequência ela ocorre? Quando ocorre um episódio, quanto tempo ele dura? O pt se sente inteiramente bem entre os episódios ou sempre sente dor, em algum grau? A dor está presente 24 horas por dia, sete dias por semana? Uma dor presente durante anos tem pouca probabilidade de ser maligna. A dor abdominal superior que ocorre em acometimentos discretos tem mais probabilidade de ser biliar. Uma dor constante é frequentemente funcional (p.ex., IBS em quadro de abuso sexual) ou é prontamente diagnosticada com exames de imagem, hx e exame físico (p.ex., malignidade, dor musculoesquelética, infecção ou infecção intra-abdominal).

- *Característica*: Peça ao pt que descreva a dor. Se o pt achar a dor indescritível, ofereça uma lista de múltipla escolha, como "a dor é aguda, difusa, contínua, de queimação ou lancinante?" Pedir ao pt que caracterize a dor é útil na avaliação dos pts que apresentam queixas múltiplas de dor, desde que ele consiga se referir a cada uma dessas dores separadamente.
- *Irradiação*: Pergunte ao pt se a dor se irradia para algum lugar. Uma dor abdominal superior que se irradia para as costas sugere cólica biliar, PUD ou origem esofágica. A perfuração aguda de uma víscera pode causar dor no ombro. Uma dor que se irradia para a virilha ou testículo sugere origem no trato urinário. Um dor que se irradia para a perna ou coxa sugere causa não-abdominal. Uma dor que se irradia para o pescoço ou braço sugere causa cardíaca.
- *Fatores de alívio ou exacerbação*: Pergunte ao pt: "Existe alguma coisa que piora a dor, como comer, evacuar, situações estressantes ou algum tipo de posição ou atividade?" Identifique fatores que, previsivelmente, tragam alívio, como remédios OTC. Estes pontos ajudam a estabelecer se a dor é de origem gi e se está mais provavelmente relacionada ao intestino ou ao trato gi superior.
- *Sx associados*: É necessária uma ROS completa. Dependendo da natureza dos sx, é importante determinar se há ou não perda de peso, febre, anorexia, náusea, melena ou hematoquesia.
- *Medicamentos*: Muitos sx abdominais estão relacionados a medicamentos, incluindo preparados OTC. A duração do uso deve ser determinada.
- *Histórico médico e familiar*: Este histórico ajuda a estabelecer fatores de risco para distúrbios específicos e a segurança e adequação de exames invasivos.

Sinais: É feito um exame físico completo, incluindo a avaliação de sinais vitais, pele, linfonodos, pescoço, coração, pulmões, articulações e, quando indicada, uma avaliação neurológica. Geralmente, o abdômen é a parte mais informativa do exame na criação de um diagnóstico diferencial.

- *Exame abdominal geral*: Avaliam-se os sons do intestino (peristalse). Peristalse exacerbada sugere a possibilidade de infecção ou início de obstrução. Os sons intestinais podem estar ausentes na catástrofe intra-abdominal ou íleo. É importante verificar se o abdômen apresenta dor à percussão. O dolorimento à percussão sugere irritação peritoneal. Faz-se a palpação para detecção de massas ou dolorimento. Se um pt parece reagir de modo surpreendentemente dramático, pode-se dar prosseguimento ao exame enquanto se distrai o pt com perguntas. Se o abdômen estiver dolorido, pede-se ao pt que levante a cabeça e os ombros da mesa por alguns centímetros para verificar se o dolorimento à palpação sofre alteração. Uma dor que piora com esta manobra frequentemente se origina da parede abdominal. Uma dor que permanece inalterada ou que diminui com o tensionamento dos músculos abdominais é frequentemente de causa intra-abdominal. As margens costais devem ser cuidadosamente examinadas por meio de palpação firme, a fim de se verificar a presença de evidências como na síndrome da costela dolorida. A aorta deve ser palpada, procurando-se detectar sinais como dor ou dilatação.

- *Inflamação e peritonite*: Dor à percussão, dor à descompressão ou dor com estremecimento da pelve sugerem irritação peritoneal. Na peritonite difusa, o abdômen pode ficar rígido. O **sinal do psoas** positivo (dor ao estender a coxa com o pt deitado lateralmente sobre o quadril oposto) pode ocorrer quando há inflamação retroperitoneal. O **sinal do obturador** positivo (dor na rotação interna da coxa flexionada) pode indicar processo inflamatório na pelve. O **sinal de Murphy** (cessação abrupta da inspiração quando o examinador está apalpando o RUQ, por causa da intensificação da dor) sugere fortemente colecistite.

- *Fígado e baço*: A hepatomegalia pode ser avaliada utilizando-se percussão e palpação. A percussão da borda superior deve ser firme, e a da borda inferior, mais leve. O comprimento normal do fígado é 12-15 cm na linha hemiclavicular D. Geralmente, o fígado é palpável à inspiração profunda. Frequentemente, é mais fácil palpar a borda do fígado usando-se as duas mãos, com as palmas assentadas sobre a caixa torácica e os dedos dobrados sobre a borda das margens costais. Aplica-se técnica similar ao baço. Na maioria dos pacientes, o baço não é palpável, e a percussão no LUQ pode revelar sua borda inferior.

- *Estigma de doença hepática*: ver p. 42.
- *Exames retais e pélvicos* são frequentemente necessários, dependendo do diagnóstico diferencial a ser considerado.

Abordagem da Dispepsia: A dor crônica ou recorrente situada no abdômen superior é geralmente chamada de dispepsia. Muitos pts com dispepsia têm GERD. Indicações que podem levar a esta suspeita incluem: queimação retroesternal, regurgitação volumosa ou disfagia para sólidos. Alguns pts com GERD apresentam sx exclusivamente no epigástrio, e este grupo é de difícil identificação sem exames adicionais como EGD, tentativa terapêutica com um PPI, ou pH-metria (ver item 2.1). Cerca de 15-25% dos pts com sx de dispepsia têm doença ulcerosa péptica (ver item 3.3) (GE 1998;114:579). Cerca de 60% dos pts com dispepsia nunca apresentam causa orgânica e são considerados como portadores de dispepsia não-ulcerosa (ver item 3.7). O restante do diagnóstico diferencial está listado na Tabela 1.1. A síndrome da costela dolorida (ver item 10.10) deveria ser facilmente identificada ao exame físico, mas é frequentemente negligenciada. Os pts devem ser submetidos a exames de CBC, CMP, amilase e lipase. A AGA divulgou diretrizes para a avaliação da dispepsia (GE 1998;114:579). Em pts > 45 anos de idade que apresentaram dispepsia recém-manifesta, a EGD é considerada adequada para excluir o câncer gástrico. Pts com sx de alerta, como perda de peso, vômitos recorrentes, disfagia, sangramento ou anemia, também devem submeter-se à EGD. Pts abaixo dos 45 anos de idade sem sx de alerta devem fazer exames para *Helicobacter pylori* (Hp) (ver item 3.2) como sorologia ou teste respiratório. Se positivo, eles são tratados e submetidos à EGD, somente se os sx não melhorarem ou se reincidirem em oito semanas. Se um pt jovem for negativo para Hp, aconselha-se um curso empírico de 4-8 semanas de PPI ou H2RA. A EGD é feita apenas se o pt não melhorar ou se os sx reincidirem rapidamente depois de terminado o rx. Atualmente, não há muito sentido em se fazer a seriografia esôfago-estômago-duodeno. Por um lado, seu resultado negativo não é considerado sensível e confiável o bastante; por outro, se houver GU ou outra imagem sugestiva de câncer, a EGD é mandatória.

Se nenhuma causa para os sx for identificada na EGD, usa-se o julgamento clínico para determinar adequadamente o prosseguimento da investigação diagnóstica. Exames de CT e ultrassom do abdômen, cintilografia de esvaziamento gástrico, pH-metria 24 horas, SBFT, exame para giárdia e outros parasitas ou a adoção de dietas podem ser indicados conforme o caso.

Abordagem dos Acometimentos de Dor Abdominal Superior: Se a dor surge em acometimentos discretos, entre os quais o pt se sente bem, deve-se suspeitar, então, fortemente, de cólica biliar (ver item 10.1). CBC, CMP, amilase e lipase são os exames geralmente indicados, devendo-se obter, ainda, um ultrassom do RUQ. Se o ultrassom apresentar resultado negativo, pode ser necessário ampliar o diagnostico diferencial, de modo a incluir as causas da dispepsia (Tabela 1.1).

Tabela 1.1 Causas da Dispepsia	
Condição	**Discutido no Item**
Doença do refluxo gastroesofágico	2.1
Doença ulcerosa péptica	3.3
Dispepsia não-ulcerosa	3.7
Pancreatite	9.1
Cólica biliar	10.1

Tabela 1.1 Causas da Dispepsia *(continuação)*

Condição	Discutido no Item
Gastroparesia	3.8
Câncer de pâncreas	9.3
Intolerância à lactose	4.5
Aerofagia	1.4
Giárdia	6.11
Câncer gástrico	3.11
Outros neoplasmas intra-abdominais	—
Doença de Crohn	4.7
Síndrome do intestino irritável	41
Disfunção do esfíncter de Oddi	10.7
Doença celíaca	4.12
Isquemia mesentérica crônica	8.2
Porfíria	12.8
Envenenamento por chumbo	—
Síndrome da costela dolorida	10.10
Outros parasitas	6.20
Angina	—
Distúrbio da somatização	—

Se uma avaliação mais minuciosa não demonstrar nenhuma causa convincente para a dor, deve-se cogitar a possibilidade de ultrassom falso-negativo. Cerca de 80% dos pts com fortes indícios de cólica biliar, ultrassom negativo e nenhuma outra causa evidente de dispepsia terão alívio com uma colecistectomia. Alguns médicos usam testes de esvaziamento da vesícula biliar para selecionar pts para colecistectomia (Am J Surg 1997;63:769). Um exame de imagem com radionuclídeo (ver item 10.1) com fração de ejeção < 35% (na resposta à estimulação com CCK) é considerado anormal. Entretanto, não existem evidências de alta qualidade (i.e., um RCT) mostrando que os exames de imagem com radionuclídeos melhoram o resultado para este desafiador grupo de pts (Am J Gastro 2003;98:2605).

Se o hx sugerir que a dor é inteiramente nova (não a exacerbação de um problema crônico) e que sua manifestação é muito recente (geralmente, horas), as considerações para o diagnóstico diferencial são outras (Tabela 1.2). A apendicite apresenta-se, tipicamente, com dor no meio do abdômen, que mais tarde migra para o RLQ, mas pode ser variável. Cólica biliar, colecistite, pancreatite e colangite geralmente se apresentam com dor abdominal superior aguda. A obstrução intestinal geralmente se apresenta com cólicas severas e distensão, geralmente no pt com hx anterior de cirurgia abdominal. Na isquemia mesentérica aguda, a dor é severa e desproporcional aos achados do exame físico inicial. Na colite isquêmica, costuma haver cólicas no baixo abdômen, com diarreia sanguinolenta. No aneurisma dissecante da aorta abdominal, pode haver massa pulsátil e hipotensão, mas estes achados não são universais. Na diverticulite, a dor é geralmente (porém, nem sempre) no LLQ e acompanhada de febre. Frequentemente, a dor da cólica renal localiza-se no flanco e pode irradiar-se para a virilha em pt sem irritação peritoneal. Outras hipóteses são: úlcera perfurada, gravidez ectópica, ruptura de cisto ovariano, abscesso ou torção ovariana, paciente em busca de medicamentos ["*drug seeking*"], apendagite epiploica e apresentação aguda da doença de Crohn.

Tabela 1.2 Causas de Dor Abdominal Aguda

Categoria	Condição	Discutido no Item
Grastrintestinal	Apendicite	4.6
	Úlcera perfurada	3.3
	Obstrução intestinal	4.14
	Isquemia mesentérica aguda	8.1

Tabela 1.2 Causas de Dor Abdominal Aguda *(continuação)*

Categoria	Condição	Discutido no Item
	Colite isquêmica	8.3
	Gastroenterite infecciosa	6.1
	Diverticulite	4.4
	Intestino perfurado	—
	Apresentação aguda da doença de Crohn	4.7
	Apendagite epiploica	4.24
Pancreática e Biliar	Cólica Biliar	10.1
	Colecistite	10.2
	Colangite	10.2
	Pancreatite	9.1
Urológica	Cólica renal	—
	Pielonefrite	—
	UTI	—
Ginecológica	Gravidez ectópica	—
	Doença inflamatória pélvica	—
	Ruptura de cisto ovariano	—
	Abscesso ovariano	—
	Torção ovariana	—
Retroperitoneais	Hemorragia retroperitoneal	—
	Aneurisma dissecante da aorta abdominal	8.2
	Abscesso no psoas	
Torácicas	Infarto do miocárdio	—
	Pneumonia no lobo inferior	—
Outras	Paciente em busca de medicamentos [*drug seeking*]	—

Tabela 1.2	Causas de Dor Abdominal Aguda	(continuação)
Categoria	Condição	Discutido no Item
	Retirada de narcótico	—
	Cetoacidose diabética	—

Exames de CBC, CMP, amilase, lipase e gravidez, e UA são geralmente indicados. Observar a superfície abdominal em decúbito dorsal e em ortostase pode demonstrar obstrução. Em alguns casos, faz-se uma rotina radiológica com o paciente na vertical, centrada no diafragma, para verificar a presença de ar livre na transição toracoabdominal. Dependendo da severidade dos sx, recomendam-se outros exames, entre eles a CT. Estas hipóteses devem ser analisadas separadamente para cada doença.

Abordagem da Dor Abdominal Inferior Crônica: Uma dor centrada no abdômen inferior frequentemente tem origem colônica. Cólica, diarreia, alívio da dor passada a evacuação, alteração nos bms e sangramento retal são elementos clínicos que sugerem uma fonte colônica para os sx. A dor crônica proveniente do colón é muito frequente na síndrome do intestino irritável (ver item 4.1) ou constipação (ver item 1.7). Sangramento retal, perda de peso ou mudanças nos hábitos intestinais (frequência de evacuações, calibre da fezes) podem sugerir câncer colorretal (ver item 5.1). A diverticulite geralmente se apresenta com dor aguda, mas, em alguns pts, a manifestação dos sx pode ser mais gradual (ver item 4.4). Se a diarreia for intensa, há possibilidade de colite infecciosa, embora a maioria dos pts com colite infecciosa apresente sx agudos. Diarreia sanguinolenta crônica e perda de peso sugerem colite ulcerativa (ver item 4.8) ou colite de Crohn (ver item 4.7). Se a dor parece não estar relacionada à evacuação, causas ginecológicas e relacionadas ao trato urinário devem ser cogitadas. As causas de dor musculoesquelética são geralmente evidentes no hx e exame. Se o hx sugerir uma alta probabilidade de câncer ou doença intestinal inflamatória, recomenda-se a colonoscopia. As abordagens da suspeita de intestino irritável (ver item 4.1) e constipação (ver item 1.7) estão discutidas em seções distintas.

Abordagem da Dor Difusa Crônica: Pts com dor difusa crônica que ocorre 24 horas por dia, sete dias por semana, representam um desafio. Geralmente, eles se dividem em dois grupos. O primeiro grupo compreende pts com doenças como malignidade ou inflamação intra-abdominal que são submetidos a estudos de imagem ou apresentam achados em exames diagnósticos. O segundo, que é um grupo mais difícil, compreende pts com dor abdominal crônica, tipicamente com queixas múltiplas de dor, muitas consultas médicas anteriores e muitos exames diagnósticos não reveladores. São feitos um hx e um exame físico cuidadoso para categorizar as queixas. É essencial obter registros de todas as avaliações anteriores antes de qualquer novo exame. Muitos desses pts acabarão por apresentar diagnósticos funcionais ou psiquiátricos. É vital não negligenciar a ligação entre este padrão de queixas, a avaliação médica e hx de abuso físico ou sexual (ver item 4.2). É importante para o pt ver que o médico analisou cuidadosamente cada queixa. O médico não deve parecer indiferente, nem banalizar as dificuldades do pt.

1.2 Disfagia e Odinofagia

GE 1999;117:229

Sintomas e Sinais: Disfagia é a sensação de que um bolo alimentar engolido ficou parado no tórax. Pergunte ao pt: "se eu desse a você um pedacinho de bife, pão ou maçã para comer e dissesse que você teria de engolir de uma vez, ele ficaria parado no tórax?" Os pts têm a percepção de que o alimento parou na fúrcula esternal, muito embora o bolo alimentar esteja na junção GE. Algumas vezes a retenção é aliviada ao engolir líquidos ou levantar os braços acima da cabeça ou colocar o corpo em outra posição. Surpreendentemente, alguns pts não identificam o bolo alimentar como estando preso, mas reclamam de dor e salivação excessiva. Os pts frequentemente não relatam estes episódios, a menos que sejam questionados especificamente. Alguns pts têm disfagia com líquidos e com sólidos. Eles podem sofrer regurgitação nasal. Muitos desses pts têm distúrbios motores do esôfago. Outro grupo tem problemas com as fases não-esofágicas iniciais da deglutição, chamados de **disfagia orofaríngea**. Geralmente, os sx são acima da fúrcula esternal, algumas vezes com aspiração, tosse ou salivação intensa. O exame médico não costuma ajudar na avaliação da deglutição, exceto por revelar doença neurológica em alguns pts com disfagia orofaríngea. A **odinofagia**, ou deglutição dolorosa, é menos comum que a disfagia. A odinofagia aguda sugere a possibilidade de infecções (cândida, herpes, CMV) ou esofagite causada por comprimidos. Pode haver evidências de aftas orais ou infecção por herpes na orofaringe em alguns pts.

Diff Dx: As causas de **disfagia** estão listadas na Tabela 1.3. Estreitamentos devido a GERD e anéis esofagianos benignos (anéis de Schatzki) são as causas mais frequentes. Na disfagia devido a GERD sem estreitamento, os sx são geralmente breves e não associados à impactação alimentar prolongada. O câncer de esôfago ocorre frequentemente associado com perda de peso. A compressão extrínseca do esôfago deve-se, geralmente, a malignidade. Um divertículo de Zenker pode estar associado com a presença de massa no pescoço ou engasgo com restos de alimentos horas depois de comer. Na estenose esofágica congênita, o pt costuma descrever-se como sendo lento para comer desde sempre. A disfagia para líquidos levanta a possibilidade de acalasia, espasmo esofágico difuso e distúrbios espásticos relacionados. A avaliação da disfagia orofaríngea geralmente resulta em um diagnóstico de distúrbio neuromuscular ou de outra ordem não relacionado ao trato gi, não sendo discutida neste texto (ver GE 1999;116:455 para uma análise mais completa).

Tabela 1.3 Causas de Disfagia e Odinofagia

Disfagia	Encontrada no Item	Odinofagia	Encontrada no Item
Estreitamentos e anéis esofágicos	2.3	Esofagite por comprimido	—

Tabela 1.3 Causas de Disfagia e Odinofagia *(continuação)*

Disfagia	Encontrada no Item	Odinofagia	Encontrada no Item
GERD sem estreitamento	2.1	Esofagite herpética	2.18
Câncer de esôfago	2.7	Esofagite por cândida	2.17
Compressão extrínseca	—	Esofagite por CMV	2.19
		Úlcera esofágica idiopática	2.20
Tumores esofágicos benignos	2.22		
Divertículo de Zenker	2.14		
Outros divertículos esofágicos	2.15		
Esofagite eosinofílica	2.4		
Estenose esofágica congênita	2.5		
Acalasia	2.9		
Espasmo esofágico difuso	2.11		
Outros distúrbios espásticos	2.11		
Causas orofaríngeas	—		

A esofagite por comprimido é uma causa frequente de **odinofagia**. Doxiciclina, alendronato, quinidina, AAS, outros NSAIDs e comprimidos de potássio são os ofensores mais frequentes (J Clin Gastroenterol 1999;28:298). A esofagite causada por cândida, herpes ou CMV frequentemente se apresente com deglutição dolorosa. A úlcera esofágica idiopática é vista na infecção por HIV. As outras causas listadas de disfagia também devem ser avaliadas em pts com deglutição dolorosa.

Abordagem do Dx e Rx: A maioria dos pts com disfagia intermitente para alimentos sólidos estará mais bem servida com diagnóstico por EGD e possível rx com dilatação esofagiana. Os pts com sx severos e aqueles com histórico sugestivo de divertículo de Zenker, outras lesões proximais ou acalasia devem ser submetidos a um esofagograma com bário. Alguns pts com sx severos apresentam estreitamentos longos e complexos, e um esofagograma com bário ajuda o endoscopista a decidir como prosseguir com a dilatação. Um divertículo de Zenker representa risco de perfuração durante a endoscopia, uma vez que pode ser difícil passar o endoscópio além do divertículo. Se a EGD não estiver disponível prontamente, um esofagograma com bário, com tablete de bário de 13 mm, é um bom exame para detectar estreitamento e excluir a existência de massa. Entretanto, o esofagograma com bário não é terapêutico e é insensível para esofagite. Os pts com sx sugerindo distúrbio motor podem ser candidatos ao teste de manometria esofágica, depois de excluída anormalidade estrutural. Pts que aguardam avaliação precisam ser avisados para que cortem os alimentos em pedaços pequenos e mastiguem com cuidado, para evitar impactação alimentar. Se estiverem presentes sx de GERD, é razoável começar a administração de um PPI enquanto se aguardam os exames diagnósticos.

1.3 Náusea e Vômitos

GE 2001;120:263

Diff Dxf: A náusea é um sx não-específico com um diagnóstico diferencial imenso. Náusea aguda e vômitos sem dor abdominal substancial estão mais frequentemente relacionados com: gastroenterite infecciosa, envenenamento alimentar, medicamentos, infecções sistêmicas, anormalidades metabólicas, enxaqueca, aumenta de pressão intracraniana, labirintite ou quaisquer causas de aguda dor. Muitas outras doenças agudas podem causar vômitos com dor (p.ex., obstrução), mas, geralmente, existem pistas óbvias. Na maioria dos casos, as causas de náusea aguda e vômitos podem ser prontamente determinadas. A náusea crônica pode ser um problema mais difícil. Os vômitos aumentam a probabilidade de se encontrar uma causa estrutural. Algumas das muitas causas de náusea e vômitos estão listadas na Tabela 1.4. O enjoo matinal na gravidez não deve ser negligenciado. Vários medicamentos causam náusea. Entre eles estão a quimioterapia para câncer, analgésicos, preparados hormonais, antibióticos, antivirais e medicamentos cardiovasculares.

As doenças estruturais do estômago, como a obstrução de saída gástrica causada por malignidade ou doença ulcerosa, estão geralmente associadas com dor ou perda de peso. Frequentemente, a gastroparesia é considerada como causa de náusea crônica, mas a patogênese não está esclarecida, e a gastroparesia deve ser aceita como causa, sem excluir outras etiologias. A GERD está associada com náusea, e os pts podem interpretar a regurgitação volumosa como vômito. Os distúrbios labirínticos estão geralmente associados com pistas nos exames ou hx, como vertigem ou nistagmo. Uma síndrome de vômitos cíclicos, que pode ser equivalente a uma enxaqueca, ocorre em crianças (Dig Dis Sci 1999;44:23S). Embora muitas outras doenças possam se apresentar com náusea e vômitos (obstrução intestinal, pancreatite, colecistite, hepatite, insuficiência adrenal, insuficiência renal, distúrbios eletrolíticos, retirada de narcóticos), elas raramente deixam de oferecer alguma outra pista clínica ou laboratorial substancial para o diagnóstico.

Abordagem do Dx e Rx: A abordagem mais eficiente fica, em geral, evidente depois da realização de um cuidadoso hx e exame físico e do uso seletivo de exames de laboratório (CBC, CMP, teste de gravidez, amilase, lipase). Na maioria das vezes, a causa pode ser identificada e tratada. Se não há um dx evidente após a avaliação inicial, um rx empírico com um antiemético ou procinético, como a metoclopramida, pode ser aconselhável para alguns pts.

Tabela 1.4 Causas de Náusea e Vômitos

Categoria	Distúrbio	Encontrado na Página
Grastrintestinal	Gastroenterite infecciosa	6
	Envenenamento alimentar	6.22
	Obstrução de saída gástrica	1.3
	Gastroparesia	3.8

Tabela 1.4 Causas de Náusea e Vômitos *(continuação)*

Categoria	Distúrbio	Encontrado na Página
	Doença do refluxo gastroesofágico	2.1
	Dispepsia não-ulcerosa	3.7
	Obstrução intestinal	4.14
	Inflamação intra-abdominal	—
	Malignidade intra-abdominal	—
	Gastroenterite eosinofílica	4.21
	Volvo gástrico	3.10
	Pseudo-obstrução	4.17
Medicamentos	Quimioterapia para câncer	—
	NSAIDs	—
	Antibióticos	—
	Digoxina	—
	Muitos outros	—
Sistema nervoso central	Distúrbios alimentares	—
	Síndrome de ruminação	2.16
	Enxaqueca	—
	Aumento da pressão intracraniana	—
	Distúrbios psiquiátricos	—
Endócrina e metabólica	Distúrbios hídricos e eletrolíticos	—
	Porfíria intermitente aguda	12.8
	Hipertireoidismo	—
	Doença de Addison	—
	Insuficiência renal	—
Pós-operatória	Infecção sistêmica pós-operatória	—
Outras	Enjoo matinal	—

Existem muito poucos experimentos comparando regimes com **antieméticos** e diversas classes de agentes (Am Fam Phys 2004;69:1169).

Anticolinérgicos (escopolamina) e anti-histamínicos (meclizina, difenidramina, hidroxizina) são populares para enjoo de movimento e distúrbios labirínticos. As fenotiazinas (p.ex., proclorperazina 5-10 mg po tid a qid ou 25 mg supps pr bid ou 2,5-10 mg iv q 3-4 h até um máximo de 40 mg diariamente) são eficazes para muitas causas de náusea e vômitos. Outras fenotiazinas são a prometazina, trietilperazina, clorpromazina e perfenazina.

Antagonistas da serotonina (p.ex., ondansetron e outros) são eficazes, caros e amplamente usados para pts em quimioterapia. A escolha do procinético é limitada, e a metoclopramida (5-10 mg po qid) é o medicamento usado com mais frequência. Para muitos pts, o rx empírico não é apropriado, sendo necessária uma avaliação mais aprofundada. Recomenda-se o uso seletivo da EGD, cintilografia de esvaziamento gástrico, CT abdominal, chapas radiográficas do abdômen, MRI do cérebro, SBFT e avaliação psiquiátrica. A natureza, duração e severidade das queixas orientam a extensão da avaliação.

1.4 Eructação

Postgrad Med 1997;101:263

Diff Dxf: A eructação (arrotos) é a expulsão involuntária de ar do esôfago e estômago. A regurgitação do ar engolido que é expelido do estômago é um evento fisiológico normal. Alguns pts engolem ar no esôfago/hipofaringe e imediatamente o expelem por meio do arroto. Vários distúrbios orgânicos podem estar relacionados à eructação, incluindo GERD (ver item 2.1), gastroparesia (ver item 3.8), obstrução de saída gástrica causada por malignidade (ver item 3.11) ou PUD (ver item 3.3) e acalasia (ver item 2.9). A aerofagia (engolir ar) é um hábito inconsciente ou está relacionado com ansiedade, mascação de chiclete ou tabaco, corrimento pós-nasal, COPD, asma ou próteses dentárias mal encaixadas. A aerofagia pode também ser uma reação a dor no estômago ou esôfago.

Abordagem do Dx e Rx: Se o hx ou exame físico sugerirem uma etiologia orgânica, serão necessários mais exames. Uma tentativa terapêutica com um PPI pode ser cogitada na GERD (ver item 2.1). Se não for encontrada etiologia orgânica, deve-se discutir a aerofagia com o pt. É mais eficaz se o médico conseguir engolir ar e for capaz de imitar o pt arroto por arroto durante a entrevista. Aqueles com suspeita de aerofagia devem ser aconselhados a diminuir a deglutição de ar, evitando goma de mascar, balas, tabagismo e bebidas gasosas. Os pts devem ser informados de que seus sintomas não são causados por produção de gás pelo estômago. Acredita-se que segurar um lápis entre os dentes diminui a aerofagia, mas o valor desta técnica é questionado (Am J Gastroenterol 1998;93:2276).

1.5 Distensão Abdominal

Clin Perspect Gastro 2000;July:209; Postgrad Med 1997;101:263

Diff Dxf: A distensão abdominal pode estar associada a muitas doenças orgânicas, incluindo GERD, gastroparesia, PUD, doença pancreática, má absorção, infecção intestinal, constipação, doença diverticular, efeitos colaterais de medicamentos e malignidade intra-abdominal. Embora seja uma lista desanimadora, raramente constitui o único sx nestes distúrbios. Como sintoma único ou associada com o desconforto generalizado a distensão não está, em geral, relacionada à produção de gás em excesso (Gut 1991;32:662), mas sim à IBS (ver item 4.1). Uma dieta voltada para minimizar a produção de gás pode beneficiar estes pts, pois, diferente dos pacientes sem IBS, eles têm uma sensibilidade anormal a volumes de gás.

Abordagem do Dx e Rx: O H&P é usado para determinar se existem sinais e sintomas que indiquem outra direção diagnóstica que não a do intestino irritável. Recomenda-se um hx dietético detalhado para o pt com flatulência (ver 1.6). Na ausência de outras pistas, a abordagem é aquela definida para IBS (ver item 4.1). Recomendam-se medidas para diminuir os flatos (ver 1.6).

1.6 Flatulência

Clin Perspect Gastro 2000;July:209; Postgrad Med 1997;101:263

Diff Dxf: Indivíduos normais produzem até 2.500 ml de flatos por dia e os expelem até 20 vezes diariamente. O gás retal é uma combinação de ar engolido (rico em nitrogênio) e gás produzido a partir do metabolismo das bactérias presentes no cólon que produzem hidrogênio, metanol e gases sulfurosos com mau cheiro (Gut 1998;43:100). Alguns pts reclamam de passagem frequente de flatos por causa de deficiência de tônus do esfíncter. Um pequeno número de pts apresenta excesso de gás devido a doenças com má absorção (ver item 1.10), como doença celíaca, supercrescimento bacteriano no intestino delgado e insuficiência pancreática. Outros apresentam intestino anatomicamente normal e têm flatulência excessiva, devido à aerofagia ou a gás produzido por fermentação bacteriana de carboidratos. A produção excessiva de gás no cólon pode provir de uma variedade de fontes alimentares. A **intolerância à lactose** é causa frequente (ver item 4.5). A **frutose** (encontrada em alta concentração em figos, tâmaras, ameixas, pêras, maçãs, uvas, alguns legumes e refrigerantes adoçados com glucose de milho com alto teor de frutose) pode causar flatulência por ser menos absorvida do que outros açúcares (Am J Gastro 2004;99:2046). O **sorbitol** (encontrado em gomas de mascar sem açúcar, muitas balas, alimentos adoçados para diabéticos e em maçãs, peras, ameixas e pêssegos) é minimamente absorvido e causa sx incômodos devido à fermentação bacteriana (Gut 1988;29:44). Legumes (como feijão, brócolis, repolho e couve-flor) possuem carboidratos complexos que não conseguem ser totalmente digeridos (ausência de alfagalactosidase nos seres humanos). Amidos e fibras dietéticas também propiciam substrato para a produção de gás intestinal.

Abordagem do Dx e Rx: O H&P é usado para procurar pistas de doenças subjacentes graves e para avaliar o tônus retal. Obtém-se o hx alimentar para lactose, frutose, sorbitol, legumes e fibras. Observa-se se o pt apresenta aerofagia. Se existirem sinais de doença grave, indica-se uma avaliação mais aprofundada (ver Má Absorção, ver item 1.10). Aqueles com deficiência de tônus esfincteriano são informados sobre a natureza do problema, e a incontinência é tratada (ver item 7.4). A expulsão de flatos mais de 20 vezes por dia é anormal. Deve-se suspeitar de fermentação colônica se os flatos forem especialmente malcheirosos, noturnos ou relacionados às refeições. O pt pode ser avaliado quanto à intolerância à lactose (ver item 4.5) e pode receber dietas com baixo teor de carboidratos. Deve-se suspeitar de aerofagia naqueles com flatos inodoros, eructação e plenitude, mas tentativas dietéticas ainda valem a pena. Tem sido relatada a coleta de gás retal para distinguir aerofagia (flatos com alto teor de nitrogênio) da fermentação colônica (flatos com alto teor de metano e hidrogênio), porém é pouco prático para uso amplo (Am J Gastroenterol 1998;93:2276). A ingestão de carvão ativado não apresenta benefício (Am J Gastroenterol 1999;94:208), mas o uso de almofadas revestida de carvão (*Toot-trapper*) é eficiente na redução do mau cheiro (Gut 1998;43:100). O Beano, um preparado de alfagalactosidase vendido comercialmente, é eficaz em reduzir a flatulência causada por ingestão de legumes.

1.7 Constipação

GE 2000;119:1766; Cleve Clin J Med 1999;66:41

Sintomas: Constipação é um termo usado pelos pts para descrever uma ampla variedade de queixas relacionadas com a defecação. Para o médico, constipação é geralmente definida como uma frequência de evacuações de menos de três por semana. Definições mais complexas foram propostas, mas não são de importância prática, exceto para estudos científicos (Gut 1999;45[suppl 2]:II43). Os pts podem usar o termo constipação para indicar esforço excessivo, defecação dolorosa, fezes duras, dor abdominal ou a falta de evacuação diária. A qualidade e decorrência de tempo de cada queixa devem ser observadas. O uso de meios mecânicos (pressão vaginal ou perineal, dedo no reto, enemas) para evacuação das fezes sugere disfunção do assoalho pélvico. O hx dietético é crucial, já que em muitos casos a ingestão de fibra é inadequada. Pede-se ao pt que descreva seu desjejum, almoço e jantar típicos. Definem-se porções de cereal, pão integral arroz, massas e fruta, como um método aproximado de determinar a ingestão de fibra. Muitos pts comem apenas 1 ou 2 porções diárias de alimentos com alto teor de fibras, e a causa mais provável de seus sx torna-se rapidamente evidente.

Sinais: Faz-se um exame retal para detecção de massas, fissuras, estreitamentos, espasmo doloroso do esfíncter ou impactação. Pede-se ao pt que faça esforço simulando defecação, enquanto o examinador observa se há prolapso ou contração paradoxal do esfíncter anal. A contração paradoxal do esfíncter anal ao simular defecação sugere disfunção do assoalho pélvico. A retocele é detectada por exame vaginal. Pode ser necessário fazer um exame neurológico.

Diff Dxf: (Am J Gastroenterol 1999;94:567) As causas comuns de constipação estão listadas na Tabela 1.5. Existem dois mecanismos **primários** de constipação. Na **constipação de trânsito lento**, as fezes se movimentam lentamente do ceco para o reto, por causa da diminuição da contratilidade. Por outro lado, contrações descoordenadas do cólon esquerdo podem atuar como barreira funcional. Na **disfunção do assoalho pélvico**, as fezes são armazenadas no reto por período excessivo, por causa da falta de mecanismos coordenados de esvaziamento retal. Existem numerosas causas secundárias de constipação. Não ingerir adequadamente fibras, fluidos e ignorar a vontade de defecar são causas frequentes. A constipação pode ser secundária a lesões estruturais, medicamentos, IBS, doença neurológica ou ter causas metabólicas.

Abordagem do Dx: H&P são usados para avaliar a probabilidade de uma causa secundária de constipação. Em geral, a hipótese de câncer obstrutivo do cólon deve ser excluída em constipação recém-manifesta em pt com mais de 40 anos e em determinados pts mais jovens. A colonoscopia tem a vantagem, em pts mais velhos, de possibilitar o rastreamento altamente eficaz do CCR (pela detecção e remoção de pólipos, incidentalmente aos sx dos pts); entretanto, recomenda-se a flex sig e o BE se o único propósito for excluir a hipótese de obstrução.

Tabela 1.5 Causas de Constipação

Causa	Exemplo
Constipação de trânsito lento	—
Disfunção do assoalho pélvico	—
Dieta	Ingestão inadequada de fibras e/ou de fluidos
Comportamental	Ignorar a vontade de defecar
	Doença psiquiátrica
Estrutural	Câncer do cólon
	Estreitamento do cólon
	Volvo
	Fissura anal com espasmo
	Prolapso retal
	Retocele
Sistêmica	Hipercalcemia
	Hipotiroidismo
	Hipocalemia
	Diabetes
	Doença de Addison
	Escleroderma
Neurológica	Doença de Parkinson
	Esclerose múltipla
	Lesão da medula espinhal
	Neuropatia autonômica

Tabela 1.5 Causas de Constipação	(*continuação*)
Causa	Exemplo
	Doença de Hirschsprung
	Causas múltiplas, incluindo:
	Ferro
	Narcóticos
	Colestiramina
	Bloqueadores do canal de cálcio
Medicamentoss	Anticolinérgicos
Funcional	IBS

O BE sozinho não é aconselhável, por causa da má qualidade de imagem do reto e das alças sobrepostas do cólon sigmoide. Devem-se fazer, rotineiramente, exames de TSH, eletrólitos e Ca^{2+} sérico, e podem ser necessários outros exames de laboratório, conforme o caso. Caso não seja encontrada nenhuma causa secundária de constipação, recomenda-se rx empírico com dieta com 25 g de fibras, seis copos de água de 240 ml diariamente, exercícios moderados e tempo planejado para evacuação (15 minutos duas vezes ao dia). Se os pts não responderem a essas medidas, deve-se proceder a um **estudo de trânsito do cólon**. Os pts recebem uma cápsula de gelatina contendo 24 anéis radiopacos (à venda nos Estados Unidos, como Sitzmarks [Konsyl Pharmaceuticals, New Jersey]), e cinco dias depois, faz-se uma KUB (Gut 1969;10:842). Se houver cinco ou menos marcadores remanescentes, o trânsito é normal. Existem numerosas variações deste exame, em que marcadores são inferidos por muitos dias para possibilitar que os tempos de trânsito sejam calculados para o cólon direito e esquerdo. Isto pode gerar informações diagnósticas adicionais (GE 1987;92:40). Se o tempo de trânsito for normal, a "constipação" pode ser IBS (ver item 4.1) ou o problema pode ser psicogênico. A constipação de trânsito lento é diagnosticada quando mais de cinco marcadores estão espalhados pelo cólon. Suspeita-se de disfunção do assoalho pélvico quando há marcadores acumulados no retossigmoide. Outras pistas de disfunção do assoalho pélvico são esforço excessivo, contração paradoxal do esfíncter nas tentativas de simular defecação no exame físico e tentativas manuais de evacuação das fezes, fazendo pressão ou usando o dedo. Alguns pts têm características de ambos os distúrbios. Alguns centros especializados realizam **manometria anorretal, testes de expulsão de balão** e **defecografia de bário** para avaliar disfunção do assoalho pélvico, retocele e doença de Hirschsprung. Estas técncas não estão amplamente disponíveis, e seu papel na seleção do rx não está muito bem definido (GE 1999;116:735).

Tratamento:

- *Medidas Gerais*: Os pts são instruídos a aumentar lentamente a ingestão de fibras até 25 g diárias. Eles podem se sentir inchados e cheios de gás no início, mas, geralmente, melhoram. É fornecida uma lista de alimentos comuns ricos em fibra, e os pts são incentivados a ler os rótulos dos alimentos. Manter um diário de ingestão de fibras e evacuações pode ajudar a alcançar a meta. Deve-se administrar suplementos de fibra a pts que não conseguem alcançar a meta com a dieta. As opções populares são psyllium (p.ex., Metamucil, 1 colher de chá po até tid, que fornece 3 g de fibras/dose), metilcelulose (p.ex., Citrucel, 1 colher de sobremesa po até tid, o que fornece 2 g de fibra/dose) e policarbofil (p.ex., FiberCon 500 mg em comprimidos, até 6 g diariamente). Os pts devem ser instruídos a beber pelo menos seis copos de 240 ml de água. Deve-se incentivar a prática moderada de exercícios e o planejamento de tempo para evacuações (15 minutos duas vezes diariamente).

- *Laxativos osmóticos*: Laxativos osmóticos são usados em pts que não conseguem melhorar com as medidas gerais. Estes agentes fazem com que o fluido seja retido no lúmen intestinal. O leite de magnésia, 1-2 colheres de sobremesa po qd-bid é barato, mas, além de o sabor ser problemático, é contraindicado na insuficiência renal. O sorbitol (geralmente 1-2 colheres de sobremesa po bid) e a lactulose (1-3 colheres de sobremesa po até tid) são eficazes, mas causam flatulência, cólicas e têm gosto muito adocicado. O sorbitol é mais barato que a lactulose. O polietileno glicol (6-32 oz diariamente) é altamente eficaz, mas caro. Está disponível em forma de dose única palatável (17 g de pó em 8 oz de líquido diariamente, para começar).

- *Laxativos estimulantes*: Estes agentes promovem a motilidade e a secreção colônica. Há evidências sugestivas de que estes agentes podem causar danos ao sistema nervoso entérico (Dis Colon Rectum 1973;16:455). Por este motivo, são a última escolha para uso crônico. As opções comuns são sene (p.ex., Senokot, 2 a 4 comprimidos qd ou bid, respectivamente) e bisacodil (p.ex., Dulcolax, 5 mg po qd). Misoprostol 300 mcg po qid é outra opção em pts refratários (Dig Dis Sci 1994;39:929).

- *Biofeedback*: Esta modalidade pode ser usada para treinar pts a relaxar o assoalho pélvico durante a defecação. Os programas não estão prontamente disponíveis e requerem trabalho intensivo. Entretanto, são seguros e, frequentemente, eficazes (Dig Dis Sci 1993;38:1953). O *biofeedback* deve ser usado antes da cirurgia na disfunção do assoalho pélvico.

- *Cirurgia*: Pts cuidadosamente selecionados com sx crônicos e incapacitantes de constipação de trânsito lento que sejam refratários ao rx médico e que não tenham evidência de pseudo-obstrução (ver item 4.17) podem ser tratados com anastomose ileorretal com bons resultados (Ann Surg 1991;214:403). Pts com evidências de disfunção do assoalho pélvico geralmente conseguem alívio com cirurgia, embora seja comum haver esforço ainda após a operação (Gut 1988;29:969).

1.8 Diarreia Aguda

Dis Mo 1999;45:268; Am J Gastroenterol 1997;92:1962

Sintomas e Sinais: Esta discussão enfoca a abordagem de diarreia aguda em adultos em nações desenvolvidas. Diarreia aguda refere-se ao início abrupto da passagem frequente de fezes mal formadas. É uma doença que dura geralmente < 2 semanas, mas pode se prolongar por até um mês. Somente pts com doença mais severa requerem avaliação médica. Pistas para uma doença severa incluem fezes profusas, aguadas com desidratação, disenteria (passagem de pequeno volume de fezes com sangue e, frequentemente, pus), febre > 38° C, doença > 48 horas, mais de seis defecações ao dia, dor severa e doença em hospedeiro imunocomprometido ou idoso. A epidemiologia e o hx médico orientam a avaliação. É importante determinar: (1) duração e severidade dos sx, (2) histórico de uso recente de antibióticos, (3) histórico de viagens, (4) medicamentos em uso corrente, especialmente preparados OTC e novos fármacos, (5) se o pt do sexo masculino faz sexo com homens, (6) se a doença faz parte de um surto epidêmico, (7) a origem da água consumida pelo pt, (8) ingestão recente de alimentos suspeitos ou carne mal passada, e (9) se o pt é imunocomprometido. Um exame físico completo deve ser feito, incluindo sinais vitais posturais e a avaliação das membranas mucosas. Achados abdominais devem ser observados, e deve-se excluir a hipótese de fecaloma por toque retal, durante o qual se pode fazer FOBT.

Diff Dxf: A diarreia aguda é frequentemente de origem infecciosa. As infecções e outras causas comuns de diarreia aguda estão listadas na Tabela 1.6. No envenenamento alimentar, esta é, geralmente, de curta duração e acompanhado por vômitos. A colite isquêmica é, com frequência, acompanhada de dor e diarreia sanguinolenta. Muitos medicamentos causam diarreia. Em praticantes do sexo anal que apresentam sx de proctite (fezes pequenas frequentes, sensação de espasmo retal doloroso e esvaziamento incompleto), deve-se cogitar a hipótese de gonorreia, herpes, clamídia e sífilis.

Tabela 1.6 Causas de Diarreia Aguda

Distúrbio	Agente	Encontrado no Item
Envenenamento alimentar	Muitos	6.22
Infecções virais	Muitos	6.18
Infecções bacterianas	Salmonela	6.3
	Campilobacter	6.2
	Shigella	6.4
	E. coli O157:H7	6.5
	Yersinia	6.7
	Aeromonas	6.10
	Plesiomonas	6.9
	Outros *E. coli*	6.8
Protozooses	Amebíase	6.12
	Giárdia	6.11
	Ciclospora	6.14
	Cryptosporidium	6.13
	Isospora	6.15
Doença sexualmente transmissível		—
Medicamentos		—
Obstrução intestinal parcial		4.14
Impactação fecal		7.6
Colite isquêmica		8.3
Supercrescimento bacteriano		6.21

A diarreia em pts com infecção por HIV é discutida no item 6.19.

Abordagem do Dx: Pts com doença branda não precisam de avaliação adicional. Para aqueles com febre alta, sangue nas fezes, doença que faça parte de surto epidêmico ou outras sugestões de patógenos invasivos, pode-se fazer cultura de fezes e tratamento presuntivo com uma quinolona para combater os patógenos bacterianos. Alguns preferem deixar de lado a cultura nestas circunstâncias, mas uma cultura positiva pode orientar o rx, se o pt não conseguir melhorar ou sofrer relapso. Hoje em dia, a maioria dos laboratórios faz culturas rotineiramente para *E. coli* O157:H7 nas amostras de fezes colhidas. Este patógeno deve ser investigado em caso de diarreia sanguinolenta (especialmente se não houver febre ou se ela for baixa), apos ingestão de carne mal passada, em surtos epidêmicos ou quando houver evidências de HUS (ver item 6.5). Alguns autores usam exames de wbc ou lactoferrina nas fezes para selecionar pts para cultura de fezes ou rx empírico. Entretanto, por seus resultados serem pouco específicos (Ped Infect Dis J 1996;15:486) questiona-se esta prática. Se a epidemiologia sugerir giardíase ou a doença tiver duração maior que 1-2 semanas, recomenda-se exame de fezes para antígeno de giárdia. O exame de fezes para *C. difficile* é necessário, se houver uso recente de antibióticos ou se o pt estiver hospitalizado, e deve-se cogitar um rx empírico, dependendo do resultado se o paciente estiver mal. No pt com diarreia por mais de 1-2 semanas, pode valer a pena fazer exame de fezes para criptosporose, ciclosporose e isosporose. Exames de fezes para O&P são muito pouco eficazes na diarreia aguda. Devem-se fazer exames adequados em viajantes que voltam de áreas endêmicas.

Abordagem do Rx:

- *Fluidos e dieta*: Bebidas isotônicas, suco diluído de frutas, caldos e sopas acompanhados de biscoitos salgados (*crackers*) são geralmente recomendados para satisfazer as necessidades de fluidos e sal. Em pts com depleção substancial de volume, soluções para reidratação oral podem ser usadas, mas fluidos iv são comumente empregados para alívio rápido e eficaz. À medida que a doença se abranda, macarrão, arroz, batatas, legumes cozidos, bananas e iogurte podem ser introduzidos. Deve-se evitar cafeína. Laticínios são geralmente suspensos, embora a deficiência aguda de lactase não seja algo comum.

- *Rx empírico para infecções invasivas*: Pode-se cogitar rx empírico para pts com características que sugerem diarreia invasiva (temperatura > 38°C, disenteria, FOBT positivo, exames positivos para wbc ou lactoferrina, se feitos), porque o rx reduz a duração da doença em cerca de um dia (Clin Infect Dis 1996;22:1019; Arch IM 1990;150:541). A ciprofloxacina 500 mg po bid ou a norfloxacina 400 mg po bid durante 3-5 dias são opções comuns. Caso se suspeite de *E. coli* O157:H7, deve-se evitar antibióticos (veja p 269).

- *Rx antimotilidade*: A loperamida – 4 mg seguida de 2 mg após cada evacuação diarreica, até um máximo de 16 mg a cada 24 horas – é ministrada na maioria dos casos para alívio sintomático. Existe a preocupação de que pts com patógenos invasivos possam ter seu quadro clínico agravado com o uso de medicamentos antimotilidade (Jama 1973;226:1525), mas isto é incomum. A loperamida deve ser evitada em pts com disenteria ou *E. coli* O157:H7 para não se induzir HUS (p 269) (J Pediatr 1990;116:589).

- *Diarreia do viajante* (Nejm 1993;328:1821): Pessoas que viajam para áreas de alto risco devem tomar precauções dietéticas e somente comer alimentos quentes, bebidas carbonatadas (sem gelo), alimentos secos (pão), alimentos ácidos (cítricos) e alimentos ricos em açúcar (geleias e melados). Uma vez que a maioria dos episódios se deve a patógenos bacterianos, o viajante deve levar consigo uma quinolona e loperamida. O tratamento é iniciado imediatamente, caso ocorra diarreia. Normalmente, não se recomenda a quimioprofilaxia para viajantes saudáveis, a menos que o episódio diarreico, de curta duração, seja intolerável ao pt. Muitos pts que viajam (longa distância) preferem evitar a diarreia e solicitam a profilaxia. Pts clinicamente doentes e aqueles que tomam PPI (que reduz o teor de ácido do estômago e predispõe a infecções) devem receber profilaxia. O subsalicilato de bismuto, 2 tabs po qid, tem 65% de eficácia (Jama 1987;257:1347). Uma dose única de uma quinolona diariamente (p.ex., ciprofloxacina 500 mg po qd) tem eficácia > 90%.

1.9 Diarreia Crônica

GE 1999;116:1464; Nejm 1995;332:725

Sintomas e Sinais: A diarreia crônica é geralmente definida como diarreia que dura mais de quatro semanas e é caracterizada por quatro ou mais evacuações diarreicas diárias. O peso das fezes está tipicamente aumentado em 250 g/dia. O diagnóstico diferencial é longo e pode ser reduzido substancialmente pelo hx e exames. O hx é usado para categorizar amplamente os sx. O clínico deve avaliar se os sx sugerem doença (1) funcional, (2) estrutural (p.ex., IBD), (3) colônica, (4) de má absorção/do intestino delgado, (5) infecciosa, (6) relacionada a importantes fatores psiquiátricos ou psicossociais ou (7) se está presente em hospedeiro imunocomprometido ou infectado por HIV. Determina-se a frequência e o caráter das evacuações. Períodos de constipação alternados com diarreia sugerem doença funcional, como IBS, ou uma dieta pobre em fibras. Sangue nas fezes, perda de peso e diarreia noturna são argumentos contra causa funcional. Manifestações extrarrenais da IBD (sx das articulações, doença perianal, sx da pele ou olhos [ver item 4.7]) podem ser pistas úteis. Fezes frequentes de pequeno volume, cólicas no abdômen inferior e sensação de evacuação incompleta sugerem um processo colônico. Diarreia com cólica no meio do abdômen, fezes volumosas, distensão abdominal e borborigmos (sons intestinais audíveis a distância) sugerem causa localizada no intestino delgado ou má absorção. Fezes oleosas, gordurosas e difíceis de eliminar com descarga podem conter gordura, sugerindo má absorção. O início abrupto dos sx, com diarreia volumosa e febre, pode sugerir causa infecciosa. Deve-se inquirir sobre estresse, depressão e abuso sexual (ver item 4.2). O **hx alimentar** é crucial. Deve-se determinar o consumo de lactose (leite, iogurte congelado, sorvete, outros laticínios), sorbitol (pastilhas para o hálito, goma de mascar sem açúcar, maçãs, peras, ameixas, pêssegos, alimentos para diabéticos), frutose (figos, tâmaras, ameixas, peras, maçãs, uvas e refrigerantes adoçados com glucose de milho com alto teor de frutose) e alimentos ricos em fibras. O exame físico visa identificar dor abdominal localizada, massas e evidências de doença sistêmica. O exame retal é crucial na avaliação do tônus do esfíncter e se há sinais de impactação. Frequentemente, uma queixa de "diarreia crônica" consiste em incontinência não diagnosticada.

Diff Dxf: As causas de diarreia crônica estão listadas na Tabela 1.7. As causas dietéticas incluem excesso de cafeína, lactose (ver item 4.5), sorbitol (ver item 1.6) e frutose (ver item 1.6). As causas de má absorção estão discutidas no item 1.10. A incontinência fecal (item 7.4) ou a impactação fecal (item 7.6) não são detectadas sem um exame retal adequado. A má absorção de sais biliares pode ocorrer em consequência de defeitos no transporte ileal de sais biliares (J Clin Invest 1997;99:1807) ou devido a ressecção ileal. Os sais biliares mal absorvidos causam diarreia em pts com cólon intacto, ao se estimular a secreção de fluido colônico.

Abordagem do Dx: Com base nos sx em si, a doença é caracterizada, e a abordagem varia:

- *Sx sugestivos de causas funcionais*: Se os sx parecem relacionados à dieta ou são os de uma IBS de longa duração, recomenda-se CBC, CMP e FOBT. Frequentemente, recomendam-se alterações na dieta (excluem-se laticínios, cafeína, sorbitol; incluem-se fibras se a diarreia se alternar com constipação) e uma consulta médica de acompanhamento. Se os sx persistirem, recomenda-se uma avaliação adicional e rx, conforme detalhado na seção sobre IBS (ver item 4.1). Pode ser necessário um rastreamento de laxante.

- *Sx e si sugestivos de IBD*: Se os sx sugerirem IBD, colonoscopia e SBFT são geralmente necessários para se fazer o dx e avaliar a extensão e severidade da doença. A abordagem está descrita nas seções sobre doença de Crohn (item 4.7) e colite ulcerativa (item 4.8).

- *Sx e si sugestivos de causas colônicas*: Sx colônicos incluem cólicas no abdômen inferior, sensação desconfortável de espasmo retal (tenesmo) e fezes pequenas e frequentes. As principais hipóteses são as de infecção vs IBD vs IBS. Aconselha-se CBC, CMP, TSH, c&s de fezes, e exame de fezes para *C. diff*. Se os resultados forem negativos, pode ser necessário colonoscopia com biópsia (para IBD ou colite microscópica [item 4.9]). Se os sx são de proctite (fezes pequenas com urgência para evacuar e sangue, mas sem doença sistêmica), pode ser adequado fazer flex sig.

- *Sx e si sugestivos de má absorção ou doença do intestino superior*: Ver item 1.10 com relação à avaliação de má absorção.

- *Sx e si sugestivos de causa infecciosa*: Pode valer a pena fazer exames de fezes (às vezes, vários) se o início foi muito abrupto, com grande volume de fezes, febre e sx sistêmicos. Recomenda-se exames de fezes para C&S, *C. diff*, antígeno para giárdia, criptosporose, ciclosporose e determinação de O&P em três amostras.

Tabela 1.7 Causas da Diarreia Crônica

Causas Comuns	Encontrado no Item
Síndrome do intestino irritável	4.1
Incontinência fecal	7.4
Impactação fecal	7.6
Infecção crônica	Ver Tabela 1.6
Doença intestinal inflamatória	4.7 e 4.8
Medicamentosas	—
Dieta	—
Má absorção	1.10
Câncer de cólon	5.1
Colite colagenosa	4.9
Colite microscópica	4.10
Uso sub-reptício de laxativos	—
Neuropatia diabética	—
Diarreia pós-gastrectomia	3.4

Tabela 1.7 Causas da Diarreia Crônica *(continuação)*

Causas Comuns	Encontrado no Item
Enterite por radiação	4.18
Má absorção de sais biliares	1.9
Hipertiroidismo	—
Tumores produtores de hormônio	3.15 e 9.5
Infecção por HIV	6.19
Escleroderma	—
Amiloide	—
Carcinoide	5.8
Mastocitose	—

A eficácia dos exames para O&P é muito baixa. Caso se esteja investigando a amebíase, o exame de antígenos pode ser superior (item 6.12). A técnica de detecção de *Cryptosporidium* e *C. diff* depende do laboratório local. Exames de antígeno ou de coloração especiais podem ser usados. Um rx empírico com metronidazol para giárdia é frequentemente recomendável. Se o dx não tiver sido concluido até então, pode ser necessário submeter o px à colonoscopia ou SBFT para excluir-se início abrupto de IBD.

- *Hospedeiro imunocomprometido*: Recomendam-se exames de HIV e para causas de infecções incomuns (item 1.10).
- Exames *adicionais são aconselháveis se os sx persistirem depois de uma avaliação médica.*

Se os sx parecem funcionais, mas são refratários, recomenda-se rastreamento de laxante nas fezes e uma nova investigação sobre histórico de abuso. Deve-se fazer exame de TSH. Pode ser necessário fazer uma retossigmoidoscopia e SBFT para excluir IBD. Deve-se fazer terapia com colestiramina (4 g po tid) para possível má absorção de sais biliares. Loperamida, antidepressivos e antiespasmódicos podem ser necessários. Caso os sx recomendem uma avaliação mais profunda, as hipóteses de exames incluem:

- *Coleta de fezes de 72 horas*: Este estudo é feito mantendo-se o pt em uma dieta de 100 g de gordura (item 1.10), quando se faz um registro de rastreamento de laxante nas fezes e da gordura e peso total. Se o peso das fezes e seu teor de gordura forem normais, então a probabilidade de se achar doença orgânica com a realização de mais exames é muito pequena. Se a diarreia for volumosa, pode ser recomendável uma avaliação para detecção de tumores produtores de hormônio e uma reavaliação de possível má absorção ou doença do intestino delgado (com SBFT ou bx).

- *Realização de exame de fezes para eletrólitos e osmoles*: Isto é feito para calcular o hiato osmolal das fezes, que é igual a $290 - 2 \times ([Na^+] + [K^+])$ em mOsm/kg. O valor 290 mOsm/kg nesta equação é a osmolalidade normal esperada nas fezes. Se a diarreia se dever a uma partícula osmoticamente ativa (como antiácidos de Mg^{++}, lactulose, sorbitol), o hiato será, geralmente, > 125 mOsm/kg. Em diarreia secretória pura, quase todas as partículas osmóticas estão relacionadas ao Na^+ e K^+, e o hiato é < 50 mOsm/kg. Se a osmolalidade medida for menor que 290 mOsm/kg, pode ter sido acrescentada água às fezes.

- *Rastreamento de laxante nas fezes*: Existem kits de exames, vendidos comercialmente, para detectar a presença de bisacodil no líquido fecal e antraquinonas na urina. A fenolftaleína (atualmente fora dos mercados norte-americanos) é detectada pela cor rosa quando se acrescenta NaOH ao sobrenadante das fezes. Recomenda-se uma revisão do quarto do paciente, após conversa com ele.

- *Exames para supercrescimento bacteriano no intestino delgado*: ver item 6.20.

- *Exames para tumores produtores de hormônio*: Ver Tumores de células das ilhotas (item 9.5), Gastrinoma (item 3.15) e Carcinoide (item

5.8). Recomenda-se exame de urina para feocromocitoma (metanefrinas e VMA).

- *Bx4 do intestino delgado*: A bx do intestino delgado pode revelar doenças incomuns, como doença de Whipple ou doença celíaca, não detectadas por outros meios (ver Má Absorção e Má Digestão, no próximo capítulo).
- *Avaliação de isquemia mesentérica*: Ver item 8.2.
- *Deve-se considerar a hipótese de HIV* mesmo na ausência de fatores de risco ou pistas

Tratamento Geral: Ao se fazer uma avaliação, aconselha-se a redução de cafeína e de laticínios e o uso de loperamida (2-4 mg até qid) para aliviar um pouco os sx.

1.10 Má Absorção e Má Digestão

Compr Ther 1997;23:672

Fisiopatologia: A má absorção é termo amplo, frequentemente usado abrangendo má digestão e má absorção. A **digestão** normal envolve a hidrólise de proteínas, gorduras e carboidratos pelas enzimas pancreáticas no lúmen intestinal. A digestão produz aminoácidos, ácidos graxos, monoglicerídeos e monossacarídeos. Os ácidos graxos e monoglicerídeos são emulsificados em ambiente aquoso pelos sais biliares secretados no fígado e transformados em bile. Os produtos da digestão são levados para as células epiteliais por transporte ativo, em um processo denominado **absorção**. Ácidos graxos e monoglicerídeos são transformados em triglicerídeos e transportados através dos **vasos linfáticos** para a circulação sistêmica. A interferência com o processo em qualquer destes três níveis pode resultar na evidência clínica de má absorção/má digestão.

Sintomas e Sinais: Pts com má absorção tipicamente apresentam perda de peso e diarreia. As fezes têm um teor de gordura tão alto que podem parecer gordurosas, oleosas ou serem difíceis de eliminar com descarga.

Pode haver distensão abdominal, flatulência e borborigmos. Em casos muito avançados, pode haver síndrome relacionada a deficiências específicas de nutrientes, como anemia devido a deficiência de folato ou vitamina B_{12}, sangramento por deficiência de vitamina K, ou doença óssea metabólica por deficiência de vitamina D. Atualmente, entretanto, esta ocorrência é rara.

Diff Dxf: As causas de **má digestão** incluem: (1) insuficiência pancreática devido a pancreatite crônica (item 9.2) ou câncer de pâncreas (item 9.3), (2) mistura deficiente devido a cirurgia gástrica ou de redução de peso (causando liberação não regulada do conteúdo estomacal, desviando-se do duodeno ou partes do jejuno), ou (3) síndrome ZE (item 3.15), em que o baixo pH do duodeno desativa enzimas. A **má absorção** deve-se, mais frequentemente, à doença celíaca (item 3.15), por causa da perda da superfície de absorção. No supercrescimento bacteriano (item 6.21), a má absorção é resultado de danos à mucosa e desconjugação dos sais biliares por bactérias. Algumas infecções, notadamente a giardíase (item 6.11), podem causar quadro de má absorção por inflamação da mucosa. Na síndrome do intestino curto (item 4.13), a má absorção deriva da inadequação da área da superfície. A doença de Crohn pode causar má absorção, mas, geralmente, existem muitas pistas de sua presença. Entre as causas raras, mas importantes, incluem-se a doença de Whipple (item 6.23), gastroenterite eosinofílica (item 4.21), enterite por radiação (item 4.18) e linfoma do intestino delgado. A abetalipoproteinemia (Jama 1993;270:865) e a linfangiectasia (Am J Gastroenterol 1993;88:887) causam má absorção ao impedir que a gordura seja transportada dos enterócitos através dos vasos linfáticos para a circulação sistêmica.

Abordagem do Dx: Se um pt tem sx ou si sugestivos de má absorção, mas nenhum outro dado sugerindo a etiologia mais específica (como doença celíaca), recomenda-se CBC e CMP. Se houver anemia, deve-se determinar os níveis de folato, vitamina B_{12} e ferro. Um exame de 72 horas da gordura fecal deve ser feito. A amostra é coletada após três dias de dieta com 100 g de gordura, que é mantida durante toda a coleta. Mais de 7 g/dia é anormal, mas aumentos leves de até 14 g são muito comuns em quaisquer causas de diarreia. Na esteatorreia (má absorção de gordura), há, tipicamente, mais de 14 g de gordura/24 h (GE 1999;116:1464). Se a esteatorreia não estiver presente, o dx pode não ser má absorção. Se o pt estiver relutante em fazer uma coleta de 72 horas, um exame qualitativo de gordura fecal em uma única amostra pode representar um resultado positivo, porém o resultado negativo não é confiável. Se a gordura fecal estiver elevada, é preciso determinar a etiologia. A administração de enzimas pancreáticas (item 9.2) é uma maneira prática de avaliar se existe insuficiência pancreática. Se a reposição de enzimas resultar em melhora, a causa da insuficiência pancreática será determinada por estudos de imagem e hx. Se a reposição enzimática não ajudar, recomenda-se bx do intestino delgado e/ou exames para detecção de supercrescimento bacteriano (item 6.21). A bx de intestino delgado detecta as condições raras listadas no dx diff. Alguns especialistas recomendam exames sorológicos para doença celíaca (item 4.12) antes desta. Se a bx de intestino delgado for normal, um SBFT para investigar outras anormalidades estruturais pode ser útil. Pode ser necessário realizar exames para insuficiência pancreática, que são mais sensíveis do que a administração de enzimas pancreáticas (item 9.2).

1.11 Sangramento Grastrintestinal

Med Clin N Am 2000;84:1183; Am J Gastroenterol 1998;93:1202

Sintomas e Sinais: H&P são usados para precisar o momento de início, o grau de severidade do sangramento e sua origem, se superior ou inferior. É importante determinar se o pt tem fatores de risco para sangramento, como uso de NSAIDs, anticoagulantes ou doença hepática. A perda de sangue pode se apresentar como: (1) hematêmese (vômitos sanguinolentos vermelho-vivos ou cor de borra de café), (2) melena (fezes pretas e brilhantes como piche, pastosas, fétidas), (3) hematoquezia (fezes marrom-avermelhadas ou sangramento vermelho vivo), ou (4) sx de hipovolemia (síncope, MI, dispneia ou fraqueza). Se houver hematêmese, o sangramento é facilmente diagnosticado como sendo do trato superior. A presença de melena indica sangramento originado no trato superior, mas também pode ser constatada em sangramentos de baixo débito do trato inferior. A melena pode ser confundida com as fezes pretas opacas causadas por ingestão de ferro, subsalicilato de bismuto, beterraba e verduras. A hematoquezia pode ser de sangramento do trato inferior ou de sangramento profuso do trato superior.

Os sinais vitais devem ser verificados. Se o pulso e a pressão sanguínea estiverem normais, pode ser útil obter os sinais vitais posturais. Pede-se ao pt que se sente e deixe as pernas penderem por alguns minutos e repete-se a medida do pulso e pressão sanguínea. O aumento da frequência cardáica (pulso) > 10 pontos geralmente indica que o pt apresenta depleção de volume de no mínimo 1 litro. Quanto maior o aumento do pulso, mas específico (e menos sensível) é o exame, e alguns autores usam um aumento de pulso de 30 pontos para sinalizar depleção de volume (Jama 1999;281:1022).

Uma queda postural na pressão sanguínea sistólica > 20 mmHg (que deve, geralmente, acompanhar um aumento da pulsação) pode indicar uma depleção de volume de cerca de 2 litros. Entretanto, deve-se considerar estes dados dentro do contexto clínico do paciente. Até 10% dos pts normovolêmicos apresentam hipotensão postural, especialmente se têm hipertensão crônica. É desnecessário verificar os sinais posturais no pt com sangramento e com taquicardia ou hipotensão em repouso, uma vez que representam claramente uma depleção de volume. Os sinais vitais posturais podem ser enganosos em pts que tomam betabloqueadores, naqueles com doença cardíaca intrínseca e naqueles com disfunção autonômica (Jama 1999;281:1022). Outros achados importantes do exame físico incluem estigma de doença hepática crônica (item 1.12), achados abdominais, aparência das fezes e evidências de doença sistêmica.

Diff Dxf: As causas de sangramento gi estão listadas na Tabela 1.8. O sangramento do trato gi superior é aquele que surge proximal ao ligamento de Treitz. A fístula aortoduodenal é uma causa muito rara de sangramento não discutida neste texto (Am J Surg 1980;46:121). O intestino delgado é causa incomum de sangramento agudo. O sangramento agudo de trato inferior mais frequente se origina nos divertículos colônicos.

Abordagem no Sangramento Agudo: A avaliação laboratorial inclui CBC, contagem de plaquetas, CMP e PT/PTT para detecção de coagulopatia. Recomenda-se um EKG em pts com mais de 50 anos ou naqueles com fatores de risco cardíaco. No quadro agudo, deve-se fazer a tipagem e prova cruzada para 2-6 unidades, dependendo do estado físico do pt, hemoglobina inicial e magnitude estimada do sangramento.

Tabela 1.8 Causas de Sangramento Grastrintestinal

	Causa	Encontrado no Item
Sangramento do trato gi superior	Doença ulcerosa péptica	3.3 e 3.6
	Gastrite erosiva	3.1
	Varizes esofageanas/gástricas	15.1
	Esofagite	52.1
	Laceração de Mallory-Weiss	2.12
	Câncer gástrico	3.11
	Gastropatia hipertensiva portal	15.1
	Ectasia vascular do antro gástrico	3.17
	Angiodisplasia	8.4
	Lesões de Dieulafoy	3.18
	Linfoma gástrico	3.12
	Outras malignidades gástricas	—
	Tumores gástricos benignos	—
	Fístula aortoduodenal	1.11
Sangramento do intestino delgado	Angiodisplasia	8.4
	Tumores	—

Tabela 1.8 Causas de Sangramento Grastrintestinal		(*continuação*)
	Causa	Encontrado no Item
	Úlceras	—
	Divertículo de Meckel	4.22
	Outros divertículos	—
	Doença de Crohn	4.7
	Intussuscepção	7.8
	Parasitas	6.20
Sangramento gi colônico	Divertículos colônicos	4.4
	Angiodisplasia	8.4
	Colite isquêmica	8.3
	Doença intestinal inflamatória	4.7 e 4.8
	Câncer de cólon	5.1
	Úlceras colônicas devido a NSAIDS	—
	Úlcera estercoral	7.6
	Colite infecciosa	1.8
	Colite por radiação	4.18
	Hemorroidas	7.1
	Fissura anal	7.2
	Sangramento pós-polipectomia	—
	Úlcera retal solitária	7.7
	Varizes colônicas	15.1
	Vasculite	—
	Endometriose	4.23

A prova cruzada do sangue a ser transfundido constitui exame importante no pt criticamente doente. A dosagem de hgb pode estar subestimada no sangramento agudo. Cada 1 g abaixo do normal representa cerca de 1 unidade (500 ml de sangue total) de perda sanguínea (Ann IM 1994;121:278). A elevação da proporção BUN/Cr > 36:1 é uma pista forte de que o sangramento provém do trato superior, se o pt não estiver tomando diuréticos e não tiver insuficiência renal (Am J Gastroenterol 1997;92:1777). A elevação isolada do PT deve sugerir a possibilidade de doença hepática e varizes. Este achado pode motivar o uso de octreotídeo (item 15.1) no pt com sangramento maciço que está aguardando EGD. O aspecto do aspirado da TNG para identificar sangramentos do trato superior. Entretanto, o aspirado pode ser negativo para uma DU ativamente hemorrágica ou outras lesões ativamente hemorrágicas no momento da passagem do tubo. Os dados clínicos e laboratoriais são usados para determinar se o sangramento é mais provavelmente do trato superior ou do trato inferior, e se é agudo ou crônico.

- *Sangramento agudo do trato superior*: Se o sangramento é considerado como do trato superior, o pt é estabilizado e submetido a EGD, com vistas ao diagnóstico e, possivelmente, à terapêutica, como nos casos de úlcera hemorrágica (item 3.6) e varizes (item 15.1). Os achados endoscópicos também podem ser usados para o risco de ressangramento e para ajudar a determinar o momento da alta hospitalar. Se o pt com suspeita de sangramento no trato superior tiver EGD normal, o cólon e/ou intestino delgado devem ser investigados. As causas mais prováveis de sangramento do trato superior não identificadas na EGD inicial são: úlcera de Dieulafoy (item 3.18) e angiodisplasia (item 8.4). O estudo com bário não é útil.

- *Sangramento agudo do trato inferior*: Na hematoquezia de grande volume, a avaliação depende da severidade do sangramento e se é possível ou não realizar colonoscopia. Quando há instabilidade hemodinâmica, deve-se considerar, entre as hipóteses, o sangramento do trato superior. Nestes, recomenda-se fazer EGD após reposição volêmica. Se a TNG apresenta bile, a EGD pode não ser necessária. Se o sangramento ativo, em curso, impedir a colonoscopia, recomenda-se realizar cintilografia com hemácias marcadas com tecnécio-99. Se a taxa de sangramento for > 0,1 ml/minuto, pode-se identificar extravasamento para o lúmen intestinal (AJR Am J Roentgenol 1987;148:869). A cintilografia é muito precisa quando positiva dentro de 2 horas e se tiver sido previamente excluída fonte de sangramento no trato superior pela EGD (Am J Gastroenterol 1994;89:345). A cintilografia é mais imprecisa se requiser um tempo de exame mais longo (J Nucl Med 1992;33:202). Se o sítio do sangramento determinado por exame de alta qualidade não parar, é realizada ressecção cirúrgica. Deve-se evitar uma colectomia às cegas, por causa da alta morbidade (Dis Colon Rectum 1982;25:441). A angiografia pode ser diagnóstica e terapêutica, porém tem alta incidência de complicações e exige taxa de sangramento mais vigoroso (> 0,5 ml/min) do que o requerido para a cintilografia com hemácias marcadas, sendo a cirurgia ainda frequentemente necessária (GE 2000;118:978). O uso de angiografia varia muito entre instituições e sua utilidade não está definida. Se o sangramento parar, o pt deve ser submetido à colonoscopia para investigação de causa e possivelmente, rx endoscópico (item 4.4). Se a colonoscopia for negativa, pode ser necessário avaliar o intestino delgado.

Abordagem de Sangramento Obscuro: (Gastro Endosc 2003;58:650) Quando a fonte do sangramento contínuo (seja um sangramento visível recorrente ou sangramento oculto) não é evidente em uma EGD/colonoscopia inicial, recomenda-se repeti-los. A eficácia do dx na repetição dos exames endoscópicos pode ser de 35% (Brit J Surg 1983;70:489). A qualidade do exame inicial e a experiência do endoscopista devem ser levadas em conta na decisão de repetir o exame. Se o sangramento for agudo e o pt for jovem, outra possibilidade é a presença de divertículo de Meckel, quando se recomenda a realização de exame nuclear (item 4.22). Um SBFT pode revelar doença de Crohn, doença diverticular ou tumores. Se o SBFT estiver normal, o intestino delgado pode ser avaliado por meio de enteroscopia tradicional ("*push*"). No exame, o enteroscópio pode ser introduzido até 100 cm além do ligamento de Treitz com uso de "*overtube*". A enteroscopia tem eficácia de 38-75%

na identificação da causa do sangramento obscuro. O desenvolvimento da cápsula endoscópica sem fio revolucionou a técnica de imagem do intestino delgado. Ela é superior à enteroscopia tradicional na detecção de lesões hemorrágicas. Entre as limitações, estão a incapacidade de localizar com precisão o local da lesão ou de permitir o tratamento de lesões hemorrágicas. O principal risco é a cápsula não passar através de áreas estenosadas do intestino, requerendo, portanto, remoção cirúrgica. Pode ser necessária endoscopia intraoperatória em alguns casos de sangramento do intestino delgado (Am J Surg 1992;163:94). A enteróclise (em que se administra por tubo nasoentérico metilcelulose em solução aquosa contendo contraste) tem eficácia de apenas 10% (GE 1989;97:58). Se o sangramento obscuro ocorrer em episódios discretos recorrentes, recomenda-se a cintilografia com hemácias marcadas com tecnécio-99 no início do sangramento.

Abordagem no Sangramento Retal Visível e de Pequeno Volume: (Jama 1997;277:44) Esta é uma queixa comum na prática de cuidados primários. Cerca de 3% da população relata presença de sangue no vaso sanitário e 12-15% relatam sangue no papel higiênico durante os seis meses anteriores. Ainda não se tem uma estratégia de avaliação bem definida. A principal incerteza é se o cólon deve ser examinado no todo ou em parte. Em idosos, o sangue misturado às fezes e os sangramentos de curta duração estão relacionados a doença mais grave. Nestes, o hx clínico não identifica o subgrupo que seria melhor atendido pela sigmoidoscopia, um exame mais simples. Uma abordagem prática é oferecer colonoscopia a qualquer pt acima de 50 anos que não tenha feito rastreamento de CRC. Para pts mais jovens com queixa de longa data, a sigmoidoscopia pode ser uma alternativa mais econômica do que a uma colonoscopia (Am J Gastroenterol 2000;95:1184). A flex sig detecta proctite, pólipos distais (como na FAP, item 5.4) e o câncer distal. Caso se escolha a sigmoidoscopia, o pt deve ser informado das limitações do exame. Caso o sangramento persista, será necessário estudo mais aprofundado, uma vez que uma pequena população de pts jovens apresenta causas neoplásicas de sangramento. As vantagens de se escolher a colonoscopia como exame inicial são: resultado negativo imediato e melhor tolerância à colonoscopia com sedação do que à sigmoidoscopia sem sedação.

Abordagem na FOBT Positivo: (Nejm 1999;341:38) Pts com FOBT positivo devem fazer colonoscopia, porque ela é mais precisa do que o enema de bário e a sigmoidoscopia flexível. A eficácia em rastreamento de CRC é de cerca de 3% e de 30% para pólipos adenomatosos (Nejm 1993;328:1365). Os pts com colonoscopia normal, sx localizados no trato superior, perda de peso ou anemia podem se beneficiar da EGD. A eficácia da EGD é de 25-40% em pts assintomáticos. A EGD pode resultar em mudanças na terapêutica, tais como a descontinuação de NSAIDs ou o acréscimo de bloqueador de ácido ao rx (Nejm 1998;339:153). Entretanto, a EGD aumenta os custos do rastreamento do câncer de cólon com FOBT. A AGA recomenda fazer EGD em pts com FOBT positivo e colonoscopia negativa (GE 2000;118:197). O impacto clínico e econômico destas medidas requerem estudo aprofundado. O valor da EGD aumentaria o custo do rastreamento do câncer de cólon com FOBT, se todos os pts colonoscopia normal forem submetidos à EGD. Deve-se informar ao pt assintomático, que não tem necessidade de NSAIDs, qual é o propósito da EGD. Muitos irão optar por não fazer o exame, o que geralmente não muda sua qualidade de vida. Nem os NSAIDs nem a warfarina podem ser aceitos como causas de FOBT positivo, porque a eficácia da investigação completa neste grupo de pacientes é similar à constatada naqueles que não fazem uso desses medicamentos (Am J Med 1996;100:598).

Abordagem da Anemia Ferropriva: Em mulheres em idade reprodutiva, a deficiência de ferro está geralmente relacionada com menstruação e perdas de gravidez. Em homens e em mulheres na pós-menopausa, a perda gi de sangue é a causa mais comum. A causa da deficiência de ferro é encontrada no trato gi superior em 40%, no intestino delgado em 3% e no cólon em 22%, não sendo identificada em 34% dos pts (Nejm 1999;341:38). A avaliação endoscópica inicial pode ser direcionada para determinado o local segundo os sx (Nejm 1993;329:1691), mas a outra extremidade deve ser examinada se o resultado desta for normal. A doença celíaca pode se apresentar com deficiência de ferro na ausência de outros sx. O uso de bx aleatória do duodeno na EGD para detectar doença celíaca é controvertido. A eficácia foi de 3% em um grande estudo (Gut 1993;34:1102). A prática não foi defendida pela AGA devido à baixa eficácia (GE 2000;118:197). Entretanto, pode ser recomendável em populações com alta prevalência de doença celíaca, como a dos norte-europeus. O padrão-ouro para avaliação da deficiência de ferro em **mulheres na pré-menopausa** ainda não está definido. Estudo retrospectivo realizado em centro de referência sugere que 12% de tais pts tinham importantes lesões gi, incluindo câncer gástrico (3%) (Am J Med 1998;105:281). Porém, um viés de encaminhamento limita o valor dessas observações. Uma vez que a deficiência de ferro está mais relacionada à menstruação, estas mulheres podem ser tratadas com reposição de ferro e controle das menstruações. Entretanto, mulheres com mais de 40 anos, com sx abdominais, anemia substancial (hgb < 10 g/dl) e resultado positivo de FOBT ou aquelas cuja anemia parece desproporcional às perdas menstruais percebidas devem ser submetidas à avaliação endoscópica (Lancet 1998;352:1953).

Abordagem do Rx: A causa específica de sangramento é identificada e tratada. Seguem algumas diretrizes gerais:

- *Ressuscitação inicial no sangramento agudo*: A ressuscitação volumétrica é realizada com infusão rápida de NS por via iv periférica (pelo menos dois acessos venosos com agulha de grosso calibre,18 gauge ou mais), até que haja estabilização do pulso e da pressão sanguínea. A monitorização dos sinais vitais posturais deve ser contínua.

- *Transfusão*: O limite do volume total para a transfusão sanguínea não foi estabelecido em estudos clínicos. O objetivo é transfundir somente a quantidade de sangue necessária para minimizar o risco de lesão a órgão-alvo (p.ex., MI). Por um lado, a transfusão é raramente indicada se a hgb > 10,0 g/dl. Por outro, é geralmente recomendada se esta for < 6 g/dl (Arch Pathol Lab Med 1998;122:130).

É prática clínica comum manter a hgb de pts jovens e saudáveis com sangramento agudo em níveis > 7,0 e a de pts com doença coronariana conhecida e daqueles com risco de isquemia em níveis > 9,0. Frequentemente, a perda sanguínea crônica é bem tolerada. A transfusão é necessária em níveis de hgb mais baixos do que na perda aguda. Também influenciam a decisão de transfundir os sintomas, a idade e a evolução do sangramento. O limite para transfusão será menor em pt cujo sangramento tem probabilidade de continuar. O plasma fresco congelado também pode ser administrado a pts com sangramento ativo e INR > 1,5 (Jama 1994;271:777), estando, em geral, indicado após reposição de mais de 10 unidades (adulto de 70 kg) e se estiverem presentes sangramento contínuo e coagulopatia (Jama 1994;271:777). O volume inicial é de 2 unidades (a menos que a coagulopatia seja severa), e o efeito é verificado repetindo-se o INR 1 h após a transfusão. Unidades adicionais são administradas se a INR não cair abaixo de 1,5. A meia-vida do fator VII é de apenas 5-6 h (na maioria dos outros fatores, esta é maior) e pode ser necessário repetir a dose. Se o pt apresentar sangramento ativo, o INR deve ser mensurado regularmente. Em alguns casos (uso de warfarina, má absorção, dieta pobre, uso recente de antibióticos), o INR elevado deve-se a deficiência de vitamina K. Deve-se administrar vitamina K, 10 mg sc qdx3, embora uma resposta completa costume ocorrer em 1-3 dias. Recomenda-se transfusão de plaquetas em sangramento agudo intenso, se a contagem de plaquetas for < 50.000/mm^3. Uma dose de 6 unidades elevará a contagem de plaquetas em 50.000/mm^3 (Jama 1994;271:777).

- Duração *da internação hospitalar*: Na hemorragia UGI, a classificação clínica do risco de ressangramento definida com base nos achados endoscópicos, no tempo de sangramento, na hemodinâmica e na presença de comorbidades representa excelente ferramenta para determinar a duração apropriada da internação (Am J Med 1996;100:313) e prever a segurança do momento da alta do hospitalar. Não há nenhuma orientação semelhante para sangramento do trato gi inferior.

1.12 Avaliação de Suspeita de Doença Hepática

Sintomas: (Sherlock S e Dooley J. Diseases of the liver and biliary system. 10th ed. Boston: Blackwell Science, 1997:5-6.) Vários aspectos do hx e exame devem ser enfatizados no pt com suspeita de doença hepática. Dor abdominal e febre podem ser uma pista para obstrução biliar por cálculo ou massa. Os fatores de risco para hepatite viral devem ser identificados (transfusão de sangue, práticas sexuais, abuso de drogas iv, viagens). Prurido pode sugerir doença colestática crônica. Entre os sx não específicos de doença hepática, incluem-se fadiga, artralgia, diminuição da libido, impotência e falta de ovulação. O consumo de álcool, medicamentos, remédios OTC e fitoterápicos atual e no passado deve ser cuidadosamente investigado. A hepatotoxicidade dos fitoterápicos é de crescente importância (Jama 1995;273:502). Deve-se obter o hx ocupacional e o hx familiar de doença hepática.

Sinais: No exame físico, a hepatimetria é determinada pela **percussão** (geralmente, 12-15 cm). A borda do fígado é **palpada**, estando o examinador de pé e de frente para os pés do pt deitado, segurando-a com os dedos dobrados por sobre o quadrante superior direito, na linha hemiclavicular. Um fígado palpável à inspiração profunda é um achado normal. Raramente, pode-se ouvir ou sentir um **atrito** devido a tumor, biópsia recente ou inflamação. O fígado "pulsátil" pode ocorrer na insuficiência tricúspide. O **zumbido venoso** da HTN portal (ouvido entre o umbigo e o xifoide) e o murmúrio arterial do carcinoma hepatocelular são raros. O primeiro sinal de icterícia pode ser o icterus escleral. **Aranhas vasculares** são lesões vermelhas verificadas na porção superior do tronco, pescoço, rosto e mãos. Elas apresentam arteríola central da qual partem pequenos ramos menores em forma de "pernas de aranha" que desaparecem temporariamente à digitopressão. Geralmente indicam cirrose, mas podem ser vistas na gravidez, hepatite viral ou, raramente, em pts normais. Pode haver **eritema palmar**. **Veias dilatadas** sobre a parede abdominal podem indicar HTN portal. Os testículos podem ser atróficos na cirrose. A ginecomastia é rara. A **ascite** maciça secundária à HTN portal é facilmente detectável, mas o exame físico pode ser difícil. Os flancos podem estar abaulados devido à presença de fluidos, e pode haver som maciço à percussão. Deve-se determinar o local no flanco a partir de onde há alteração de som de maciço para timpânico. Quando há ascite, a linha de macicez se altera ao se mobilizar o pt obliquamente e repetir a percussão, e este achado **de macicez variável** (também conhecida como sinal de submacicez móvel) confirma a existência de ascite. Entretanto, falso-positivos (com conteúdo intestinal e movimento do mesentério) e negativos podem ocorrer. O sinal da **onda líquida (sinal do piparote)** é identificado no pt em decúbito dorsal, batendo-se rapidamente em um dos lados do abdômen, enquanto a outra mão aguarda do outro lado pelo impulso gerado pela transmissão através do líquido acumulado (sinal positivo). Há uma demora perceptível entre a percussão e o recebimento da onda. A gordura pode causar um achado similar, de modo que em paciente obeso, um assistente deve comprimir a parede abdominal para evitar confusão. A **asterixia** (tremor agitado das mãos hiperestendidas, causado por perda momentânea de tônus muscular) está relacionada à encefalopatia hepática. É mais bem detectada pedindo-se ao pt que estenda os braços para a frente, com as mãos também estendidas. O **fetor hepaticus** é um odor fecal azedo no hálito devido à exalação de mercaptanos, que deviam ter sido eliminados pelo fígado.

Diff Dxf: Os pts consultam-se com suspeita de doença hepática por vários motivos. A maioria apresenta elevação assintomática nos valores dos LFTs. Outros apresentam icterícia, evidências de cirrose ao exame físico, exame de imagem com resultado anormal ou insuficiência hepática fulminante. As doença hepáticas que precisam ser investigadas estão listadas na Tabela 1.9.

Abordagem de Transaminases Assintomáticas e Persistentemente Anormais:

(Nejm 2000;342:1266) Se não houver nenhuma causa óbvia (como uso de álcool ou de medicamentos hepatotóxicos recentes), estão indicados exames (ver Tabela 1.10) para investigar hepatite B (HBsAg, e anti-MBG), hepatite C (anticorpos séricos), hemocromatose (Fe/TIBC, ferritina), doença de Wilson (ceruloplasmina se pt < 40 anos), hepatite autoimune (ANA, AAML, SPEP) e deficiência de alfa-1 antitripsina (opcional e pouco eficaz). O fígado deve ser examinado com ultrassom para detecção de anormalidades estruturais (p.ex., tumor, ecogenicidade sugestiva de doença hepatocelular, contorno irregular característico de cirrose) e se houver obstrução biliar com dilatação a montante. Exames de PT e albumina avaliam a função de síntese e podem ser uma pista para doença crônica grave. Trombocitopenia pode sugerir cirrose. Se nenhuma causa for encontrada com estes exames, o diagnóstico mais provável é esteatose hepática não-alcoólica (item 12.1). Raramente, não se detecta hepatite C pelos exames de anticorpos.

Tabela 1.9 Causas de Doença Hepática

Doença	Discutida no Item
Doença hepática alcoólica	14.1
Hepatotoxicidade medicamentosa	14.2
Hepatite A	11.1
Hepatite B	11.2
Hepatite C	11.3
Outros agentes virais	11.4
Esteatose hepática	12.1
Esteato-hepatite não-alcoólica	12.1
Hepatite autoimune	12.4
Hemocromatose	12.5
Doença de Wilson	12.6

Tabela 1.9 Causas de Doença Hepática *(continuação)*

Doença	Discutida no Item
Cirrose biliar primária	12.2
Colangite esclerosante primária	12.3
Deficiência de alfa-1 antitripsina	12.7
Hepatite isquêmica	16.3
Síndrome de Budd-Chiari	16.1
Carcinoma hepatocelular	13.1
Outros neoplasmas hepáticos	13.2
Distúrbios da gravidez	17
Hepatotoxinas ocupacionais	—
Hepatotoxina herbais e outras ingeridas	—
Obstrução biliar	1.12
Massas hepáticas	13.2

Recomenda-se a determinação de RNA viral da hep C por meio de PCR, especialmente se estiverem presentes fatores de risco. Embora menos exatos, outros exames são nível de ACE e CXR para sarcoide, e AAM para CBP, mesmo que a alk phos seja normal. Deve-se avaliar a possibilidade de a alteração das transaminases ser de causas não-hepáticas, como doença celíaca (ver item 4.12, exames dx [Lancet 1998;352:26]) e doença muscular primária (verificar CPK e aldolase). É mais provável que a causa seja doença muscular, se AST >> ALT.

Tabela 1.10 Avaliação de Transaminases Persistentemente Elevadas

Doença	Exame
ROTINEIRAMENTE, OBTENHA O SEGUINTE:	
Hep B	Antígeno de superfície da Hep B
	Ab antinúcleo IgM para Hep B

Tabela 1.10 Avaliação de Transaminases Persistentemente Elevadas *(cont.)*

Doença	Exame
Hep C	ab para Hep C
Hepatite autoimune	ab antinuclear
	Ab antimúsculo liso
	Nivel de IgG
Hemocromatose	Fe/TIBC e ferritina
Doença de Wilson	Ceruloplasmina (se pt < 40 anos)
Massas/obstrução/cirrose	Ultrassom ou CT
Avaliar possibilidade de cirrose	Tempo de protrombina, plaquetas
	Albumina
CONSIDERE AS SEGUINTES HIPÓTESES:	
Deficiência de alfa-1 antiripsina	Nível de alpha-1 antitripsina
Cirrose biliar primária	Ab antimitocondrial
Colangite esclerosante primária	MRCP/ERCP
Hep A prolongada	Ab IGM para Hep A
Falha em diagnosticar hep C	Hep C por PCR
Doenca de Wilson com início tardio	Ceruloplasmina
Doença celíaca	Transglutaminase do tecido
	Ab antigliadina
	Nivel de IgA
Doença muscular	CPK, aldolase
Sarcoide	Nível de ACE, radiografia do tórax
Distúrbios da gravidez	Nível de HCG

Se as anormalidades persistirem por mais de seis meses, a abordagem tradicional é a bx do fígado. Entretanto, atualmente, com diversos exames sorológicos eficientes, a bx não parece afetar o manuseio do paciente. Em um estudo com 1.124 adultos com LFTs anormais, 81 tiveram exames sorológicos negativos (todos os exames listados anteriormente) e foram submetidos a bx. Oito biópsias foram normais. Todas as biópsias restantes mostraram evidências de fígado gorduroso ou de NASH (com graus variados de fibrose) (Am J Gastroenterol 1999;94:3010). Com base nestes achados, é difícil justificar a morbidade da bx, a menos que terapias eficazes para NASH façam distinção entre NASH e formas mais brandas de esteatose hepática.

Abordagem da Fosfatase Alcalina Anormal: (Mayo Clin Proc 1996;71:1089) A alk phos é secretada pelas células epiteliais do duto biliar. Sua síntese aumenta quando os dutos biliares estão obstruídos. Entretanto, este aumento pode decorrer de doença óssea (doença de Paget, malignidade, fraturas), da placenta na gravidez (causando níveis duas vezes maiores que o normal), em crianças em fase de crescimento e em adolescentes (níveis até três vezes maiores que normal). A alk phos também aumenta com a idade, atingindo lentamente valores < 20% acima do limite superior normal. O primeiro passo da avaliação é confirmar se o aumento é de origem hepática, verificando-se os níveis de GGTP ou 5-nucleotidase (5'NT). Se a GGTP ou a 5'NT forem normais, a elevação da alk phos não é de origem hepática. A cintilografia óssea pode ser útil na avaliação de elevação da alk phos de origem óssea. Se a alk phos e a GGTP ou 5'NT estiverem elevadas, as possibilidades de diagnóstico serão: (1) obstrução de duto biliar (devido a cálculos, estreitamentos ou neoplasia), (2) doença hepática infiltrativa (sarcoide, linfoma, tbc, infecções fúngicas), (3) obstrução intra-hepática devido a tumor, e (4) doença hepática colestática (por medicamentos, PBC, PSC, ocasionalmente hepatite A). Hipertireoidismo, câncer de células renais e CHF também podem aumentar a alk phos. Devem ser realizados ultrassonografia e AMA. Se houver obstrução, a ERCP terapêutica está indicada para remover cálculo ou posicionar endopróteses em tumores obstrutivos. Se os níveis de alk phos estiverem menos de 50% acima do normal e os estudos iniciais forem normais, recomenda-se observação clínica (Nejm 2000;342:1266). Se a alk phos estiver acima deste limite e os exames iniciais tiverem sido normais, faz-se MRCP (ou, conforme o caso, ERCP) para verificação de PSC ou de outras causas de obstrução biliar. Se a MRCP for normal, recomenda-se, em geral, a bx hepática para investigar PBC com anticorpo antimitocondrial negativo.

Abordagem da Icterícia: A icterícia pode surgir em decorrência de obstrução mecânica, doença hepática intrínseca ou superprodução de bilirrubina por causa de hemólise. Suspeita-se de **hemólise** quando (1) a bilirrubina for < 6,0 mg/dl, (2) a fração indireta (não conjugada) for > 50% do total (geralmente, 80%), (3) o restante dos LFTs for normal, (4) houver presença de esplenomegalia (achado variável) e (5) houver anemia com reticulocitose. A **obstrução mecânica** aguda ocorre nos casos de coledocolitíase. Estes pts apresentam dor súbita, a qual, se irradiada algumas vezes para as costas, pode causar febre, se houver colangite associada (bile infectada). Nos primeiros dias da doença, as transaminases podem estar muito elevadas, chegando a 300 a 1.000, levando, em alguns caos, ao questionamento acerca da possibilidade de hepatite viral. Persistindo a obstrução, a alk phos aumenta e as transaminases diminuem. A obstrução por doença maligna frequentemente cursa com icterícia indolor. A icterícia decorrente de **doença hepática intrínseca** pode mostrar um padrão **hepatocelular** (transaminases > 5-10 vezes o normal, alk phos < 3 vezes o normal) ou um padrão **colestático** (transaminases < 5 vezes o normal, alk phos > 3-5 vezes o normal). Padrões hepatocelulares são encontrados na hepatite viral, em algumas hepatites medicamentosas (especialmente por acetaminofen), na hepatite autoimune, na hepatite isquêmica, na doença de Wilson, na mononucleose e nas toxinas ambientais. Padrões colestáticos são encontrados na hepatite alcoólica (em que as transaminases estão, geralmente, abaixo de 300 mg/dl e AST > ALT), na PBC, na PSC, em algumas hepatites medicamentosas e, ocasionalmente, na hep A. A avaliação inicial da icterícia inclui CBC, CMP, PT e ultrassonografia abdominal. Se não houver evidências de hemólise e o hx e a ultrassonografia abdominal não sugerirem obstrução ou massa, recomenda-se realizar os estudos anteriormente mencionados para transaminases anormais (mais anticorpo IgM para hep A). Se o padrão for colestático, dosam-se os AMA. Se for constatada obstrução, realiza-se a ERCP. Se a apresentação clínica for dor aguda com ascite, deve-se considerar a hipótese de síndrome de Budd-Chiari. A ascite deve ser avaliada (p. 436). Se o hx sugerir obstrução e a ultrassonografia mostrar dutos normais, é importante levar em conta que a dilatação dos dutos biliares pode ser mínima no curso da obstrução por cálculo. Se houver cirrose subjacente, os dutos biliares podem não se dilatar, apesar da obstrução.

Avaliação da Cirrose: A avaliação de um pt adulto com estigma de cirrose ou com exames de imagem sugestivos de cirrose é similar à da elevação assintomática das transaminases (p. 43). Não é necessário fazer exame de hep A, já que esta doença nunca é crônica. Álcool, hep B e hep C são as causas mais comuns. Exames para hepatite B (HBsAg e anti-HBc), hepatite C (anticorpo sérico e PCR se o resultado do exame de ab for negativo e a causa não for encontrada), hemocromatose (Fe/TIBC, ferritin), doença de Wilson (ceruloplasmina se pt < 40 anos), hepatite autoimune (ANA, ASMA, SPEP), e deficiência de alfa-1 antitripsina estão indicados. Devem-se investigar os AMA se houver elevação substancial de alk phos ou outras características de PBC (item 12.2). Deve-se fazer estudo de imagem do fígado para excluir massa ou obstrução. Uma obstrução de longa data pode causar cirrose. MRCP ou ERCP podem ser indicados para avaliar a possibilidade de PSC (item 12.3) se a alk phos estiver muito alta ou se o pt tiver IBD. Só em casos muito específicos indica-se a avaliação de trombose da veia hepática (síndrome de Budd-Chiari) (item 16.1). A endoscopia está indicada nos px com cirrose estabelecida para detectar varizes que possam requerer rx a fim de prevenir sangramentos (item 15.1). A bx hepática serve para confirmar a presença de cirrose e pode dar pistas da etiologia. Entretanto, na maioria dos casos, a etiologia fica evidente a partir do hx e exames laboratoriais, não sendo necessária a bx hepática. Em cerca de 5-10% dos casos, a etiologia não é determinada (a chamada "cirrose criptogênica").

Abordagem da Bilirrubina Elevada Isolada: A causa mais comum de bilirrubina elevada isolada é a **síndrome de Gilbert**. A hiperbilirrubinemia na síndrome de Gilbert é causada por uma deficiência nas enzimas que fazem a glucuronidação da bilirrubina de origem hereditária. O diagnóstico é feito pela presença de hiperbilirrubinemia não conjugada (fração indireta/não conjugada > 60%), pela ausência de hemólise e por LFTs com resultado normal. Ela afeta > 2% da população e é encontrada incidentalmente em testes bioquímicos. A expectativa de vida é normal e não existe doença clínica (Scand J Gastroenterol 1989;24:617). Entre as raras causas de hiperbilirrubinemia isolada, estão incluídas as síndromes de Crigler-Najjar, de Dubin-Johnson e de Rotor (Sherlock S e Dooley J. Diseases of the liver and biliary system. 10th ed. Boston: Blackwell Science, 1997: 210-213).

Abordagem da Insuficiência Hepática Fulminante (FHF): (Lancet 1997;349:1081)

Esta condição é definida pelo início abrupto de necrose hepática maciça. Geralmente, ocorre em pts sem doença hepática subjacente, mas também pode ocorrer na doença de Wilson, na infecção por hep D em portadores de hep B e na hepatite autoimune. As causas mais comuns são: superdosagem de acetaminofen, hepatite viral, esteatose hepática aguda na gravidez, síndrome de Reye, envenenamento por cogumelo *Amanita phalloides*, hipertermia, oclusão vascular e, raramente, outros medicamentos ou outros vírus (Am J Gastroenterol 1993;88:1000). Em 80% dos pts, ocorre complicação por edema cerebral e esta constitui a causa mais comum de óbito nesses pts. Outras complicações incluem insuficiência renal, infecções bacterianas, hipoglicemia, hemorragia e colapso circulatório. O tratamento é complexo, e os pts devem ser tratados em centros de referência que tenham programas de transplante de fígado. O prognóstico é ruim, com 60-80% de mortalidade.

Abordagem do Tempo de Protrombina (PT) Elevado: A hipótese de doença hepática é frequentemente levantada pelo achado de PT elevado. O diferencial é, principalmente, entre deficiência de vitamina K e doença hepática. O pt deve receber vitamina K (10 mg sc qdx3) , e o PT deve ser repetido. Se o PT se normalizar com vitamina K em poucos dias (tipicamente, a melhora pode ser verificada em 24 horas), a causa era deficiência de vitamina K. Do contrário, é provável que seja doença hepática intrínseca.

Abordagem da Colangite: Pts com colangite apresentam uma combinação de febre, dor no abdômen superior e icterícia. Em idosos, pts com demência ou imunossuprimidos, dor e febre podem ser sintomas óbvios. A causa mais comum de colangite são infecções bacterianas secundárias a obstrução de duto biliar por cálculo (item 10.2). A ascaridíase é uma causa comum de colangite na Ásia (item 6.20). Quando há suspeita de colangite, faz-se ultrassonografia abdominal para excluir abscesso hepático e detectar evidências de obstrução. Geralmente, é necessário ERCP para rx.

Tabela 1.11 Classificação de Child-Pugh da Severidade da Doença Hepática

Pontuação

Aspecto Clínico	1 Ponto	2 Pontos	3 Pontos
Encefalopatia	Nenhum	Grau 1 e 2	Graus 3 e 4
Ascite	Ausente	Leve	Moderada
Bilirrubina (mg/dl)	1-2	2-3	> 3
Albumina (g/dl)	> 3,5	2,8–3,5	< 2,8
Tempo de protrombina (prolongado em segundos)	1-3	4-6	> 6

Grau A: 5-6 pontos
Grau B: 7-9 pontos
Grau C: 10-15 pontos

Abordagem da Massa Hepática: Ver p. 418.

Classificação de Child-Pugh: (Hepatology 1987;7:660) Esta classificação é comumente usada para classificar a severidade da cirrose. É utilizada em estudos clínicos e na avaliação de risco cirúrgico. O sistema é apresentado na Tabela 1.11 (Brit J Surg 1973;60:646). Para utilizá-lo, a encefalopatia deve ser graduada, a qual é classificada em Grau 3 se houver sonolência a semiestupor, confusão e desorientação visível. No Grau 4, ocorre o coma. Já na encefalopatia Grau 1-2, as alterações no estado mental são menos severas (Aliment Pharmacol Ther 1996;10:681).

Capítulo 2
Esôfago

2.1 Doença do Refluxo Gastroesofágico

Am Fam Phys 1999;59:1161; Jama 1996;276:983; Arch IM 1995;155:2165; Am J Gastro 1999;94:1434

Causa: Episódios de refluxo gastroesofágico normalmente ocorrem em indivíduos assintomáticos. Entretanto, eventos de refluxo frequentes e com duração longa levam a uma doença sintomática denominada doença de refluxo gastroesofágico (GERD).

Epidemiologia: Além de os dados serem limitados, a falta de padrão-ouro para a GERD torna difícil a realização de estudos epidemiológicos (Digestion 1992;51:24). Na população em geral, os sintomas de refluxo ocorrem mensalmente em 15-44% dos indivíduos, semanalmente em 10-14% e diariamente em 4-7%. Os sx de refluxo ocorrem com igual frequência em homens e mulheres, embora a síndrome de Barrett seja mais frequente em homens. A prevalência de esofagite endoscópica é de cerca de 1,1%. A incidência de GERD aumenta progressivamente após os 40 anos de idade. A mortalidade é baixa: 0,10/100.000 ao ano (excluído o adenocarcinoma por doença de Barrett) (World J Surg 1992;16:288).

Fisiopatologia:

- O relaxamento transitório do esfíncter esofagiano inferior (LES) é causa importante de eventos de refluxo, tanto em pts normais (J Clin Invest 1980;65:256) quanto naqueles com esofagite (Nejm 1982;307:1547). Evidências mais recentes sugerem que a frequência destes relaxamentos transitórios não é maior do que o normal, mas, quando ocorrem os relaxamentos em pts com GERD, estão mais relacionados ao refluxo ácido (Am J Gastro 2001;96:2569). O relaxamento transitório não é o mecanismo de GERD na hérnia de hiato (GE 2000;119:1439).

Alguns episódios de refluxo se devem ao aumento abrupto da pressão intra-abdominal ultrapassando a pressão do LES (Nejm 1982;307:1547). Este é provavelmente um dos fatores principais em pts com esofagite mais severa do que naqueles com doença branda (Gut 1995;36:505).

A hérnia de hiato tem sido apontada como fator de contribuição para o refluxo. O pilar diafragmático direito aumenta a pressão do LES, principalmente quando há aumento súbito da pressão abdominal (p.ex., ao tossir e ao inspirar). A hérnia de hiato interfere com este aumento de pressão do LES e, quanto maior a hérnia, menor a atuação da crura em impedir o refluxo (Ann IM 1992;117:977).

- Cerca de 30% dos pts com azia severa em uso de antiácidos têm sensibilidade à infusão ácida no esôfago ou à distensão de balão, apesar de apresentarem resultados normais de endoscopia e pH-metria. Um limiar mais baixo de dor esofágica pode desempenhar papel importante neste subgrupo de pts (Am J Gastroenterol 1999;94:628).
- Em um pequeno subgrupo de pts, a demora no esvaziamento gástrico é um mecanismo importante para a GERD (GE 1981;80:285).
- Na esclerose sistêmica progressiva (escleroderma), a dificuldade no *clearance* de ácido no esôfago devido à deficiência de motilidade no esôfago distal e à hipotensão esofágica são os defeitos primários (Dig Dis Sci 1992;37:833).
- O estresse emocional aumenta a severidade subjetiva dos sintomas, mas não o número real ou a duração dos eventos de refluxo. Os dados sugerem que pts ansiosos ou sujeitos ao estresse podem perceber o refluxo esofágico mínimo como grandes eventos sintomáticos.
- O refluxo em fumantes se deve, mais frequentemente, à combinação de redução da pressão do LES em repouso com o aumento abrupto

da pressão intra-abdominal causada por tosse e inspiração profunda (Gut 1990;31:4).
- Por aumentar a acidez gástrica, a infecção por *H. pylori* limitada ao antro pode agravar o refluxo. No entanto, é mais comum (especialmente, nos países industrializados) o *H. pylori* causador de gastrite infectar o antro e o corpo do estômago, e esta reduzir a produção de ácido e a incidência de GERD (Am J Gastro 2004;99:1222). Existe uma forte relação inversa entre a infecção por *H. pylori* e as formas severas de GERD, como o esôfago de Barrett (Am J Gastro 2004;99:1213).

Sintomas: É difícil estabelecer a frequência dos sx, por causa da falta de padrão-ouro que defina a GERD e de mais estudos.

- A *azia* (sensação de queimação retroesternal) é o sx mais comum, para o qual os pts usam muitos sinônimos, incluindo "indigestão" e "estômago azedo".
- *Regurgitação volumosa* de conteúdo gástrico, particularmente após se abaixar ou ao se deitar. Os pts relatam isto frequentemente, e, incorretamente, como vômitos. A regurgitação volumosa distingue-se dos vômitos pela falta da náusea intensa que geralmente os precede, pela falta de esforço e pela natureza aparentemente espontânea do sx. Episódios de menor proporção podem deixar apenas um gosto amargo e quente na boca, especialmente ao acordar.
- *Disfagia,* sensação de que o alimento fica parado no peito (ver p. 9). A disfagia é uma das pistas mais úteis para um dx de GERD, se os pts apresentarem náusea ou dor epigástrica basicamente na porção superior.
- A *odinofagia,* deglutição dolorosa, é menos comum que a disfagia e sugere a possibilidade de infecções (cândida, herpes) ou esofagite por ingestão de comprimido, especialmente se os sx são de início súbito.
- *Eructação, caus*a frequente de eventos de refluxo em pts normais.
- *Náuseas* não são raras. A náusea intratável pode ser a queixa primária na apresentação (Ann Intern Med 1997;126:704).

- *Dor no peito,* com ou sem outros sx típicos de refluxo, pode ser difícil de distinguir da dor de origem cardíaca (atentar para o histórico) (ver item 2.10).
- *Rouquidão, pigarros* repetidos, sensação de bolo na garganta (sensação de globus) e tosse crônica estão relacionados à GERD (Gastrointest Endosc 1995;43:225; Clin Gastroenterol Hepatol 2003;1:333).
- *Asma* é frequentemente encontrada em associação com a GERD. Até metade dos pts asmáticos apresentam GERD sintomática e até 80%, pH-metria anormal (Chest 1998;114:275).
- O *ptialismo (boca cheia d'água),* salivação abrupta episódica de grande volume, que enche a boca, é um sx incomum.

Sinais: Em geral, nenhum.

Curso: A GERD é uma doença crônica e demanda rx crônico, exceto na doença branda. A esofagite erosiva tem uma taxa de recidiva de 50-80% em 6-12 meses sem rx de manutenção (Arch IM 1996;156:477).

Complicações: Estreitamento esofágico (ver p. 72) e esôfago de Barrett (ver p. 67).

Diff Dx: Geralmente, o dx é feito com base no H&P. Com uma grande variedade de sx, o diagnóstico diferencial para GERD pode ser bem amplo. Em face de sx típicos (azia, regurgitação, disfagia), considere a possibilidade de PUD, especialmente com refluxo secundário devido a obstrução de saída gástrica, infecção esofágica (é esperada alguma odinofagia/disfagia), gastroparesia, dispepsia não-ulcerosa, hérnia de hiato, câncer de esôfago, Acalaisa (restos de alimentos em fermentação no esôfago), angina e doença do trato biliar (item 1.1).

Exames Laboratoriais:

- *Técnica de pH-metria*: Em exames ambulatoriais de pH-metria, uma sonda de pH é introduzida pela narina e posicionada 5 cm acima do LES determinado manometricamente. O pH é registrado a cada 6-8 segundos. O posicionamento correto da sonda é essencial. A localização do LES com a manometria é necessária porque a determinação por meio de fluoroscopia, endoscopia ou pela detecção de aumento no pH, quando o cateter é puxado retrogradamente do estômago para o esôfago não é confiável (GE 1996;110:1982). Os pts geralmente consideram a sonda tolerável, embora desagradável. Ela é ligada a um dispositivo de registro que o pt carrega consigo. O pt registra a ocorrência de eventos como refeições, sono ou sintomas (azia, dor no peito, tosse) apertando um marcador de evento no dispositivo e anotando a informação em um diário. Os pts que retiram a sonda depois de uma hora, porque não conseguem suportá-la, estão também fornecendo ao médico informações valiosas sobre sua intolerância ao desconforto. Um sistema sem fio que utiliza um dispositivo telemétrico de pH colocado endoscopicamente (Bravo pH System) é uma alternativa ao cateter de permanência (Am J Gastro 2003;98:740). Episódios de refluxo são definidos como quedas no pH abaixo de 4,0. As sondas comerciais fornecem informação sobre tempo percentual total de pH < 4, tempo percentual total de pH < 4 com o pt em pé, tempo percentual total de pH < 4 com o pt deitado, número total de episódios e número de episódios com duração maior que 5 minutos. A principal aplicação da pH-metria é fazer a correlação entre sintomas e episódios de refluxo.

- *Indicações para pH-metria*: Somente uma proporção muito pequena de pts com refluxo precisa de pH-metria como parte de sua avaliação. As diretrizes da AGA (GE 1996;110:1981) sugerem que a pH-metria seja indicada para (1) provar a existência de refluxo anormal antes de encaminhar um pt com resultado negativo de endoscopia para cirurgia antirrefluxo, (2) avaliar sintomas de refluxo recorrentes em pts que fizeram cirurgia antirrefluxo, (3) avaliar sintomas que persistem após um mês de rx com PPI, (4) avaliar dor no peito não-cardíaca ou sintomas na garganta que não se resolvem com PPIs e (5) avaliar se os episódios de refluxo estão associados com o início de asma não-alérgica em adultos.

- *Monitoramento de Impedância Intraluminal*: Esta técnica mede a impedância elétrica entre pares de eletrodos ligados a um cateter plástico no lúmen esofágico. Durante o refluxo líquido, a impedância cai rapidamente e, durante o gasoso, ela aumenta. Assim, o monitoramento da impedância pode fornecer informações sobre o refluxo não relacionado à acidez, e pode ser eficaz na avaliação de pts com sx não aliviados com PPIs ou com sx atípicos. Sua aplicação clínica ainda não foi claramente definida (GE 2001;120:1862).

- *Teste com omeprazol*: A resposta sintomática a um curso de 14 dias de omeprazol, 40 mg diariamente, nos pts com sintomas de GERD, tem valor preditivo positivo e negativo, respectivamente, de 68% e 63%, em comparação com a pH-metria, que é o padrão-ouro (Am J Gastroenterol 1997;92:1997). O fato de estes números não serem mais altos refletem problemas no uso da pH-metria como padrão-ouro. Na prática, se há sugestão de GERD e melhora com omeprazol, provavelmente é GERD.

- *Indicações para EGD*: Pts com sintomas típicos de GERD que respondem ao rx costumam não se beneficiar da endoscopia (Gastrointest Endosc 1999;49:834). A EGD é claramente indicada em pts com **disfagia**, para investigar e/ou tratar o estreitamento. A EGD é necessária em pts que mostram evidências de sangramento grastrintestinal, deficiência de ferro ou sintomas sugestivos de malignidade, como perda de peso. Muitos médicos oferecem EGD a pts com sx com duração de muitos anos, pelo risco maior de se desenvolver esôfago de Barrett. Não se comprovou benefício nessa abordagem amplamente usada (ver esôfago de Barrett, p. 67). A endoscopia também é recomendada para pts cujos sintomas não respondem ao rx. A endoscopia nesse grupo pode demonstrar esofagite, estreitamentos ou esôfago de Barrett. Mas pode haver outra explicação para os sintomas, como PUD, obstrução pilórica (síndrome ou não), gastroparesia com retenção de alimento, malignidade, cândida ou esofagite herpética.

- *Gradação da esofagite*: Existem vários sistemas de graduação para esofagite que servem como ferramenta importante para estudos clínicos e comumente descritos nos laudos endoscópicos. O sistema

Savary-Miller (Gastrointest Endosc Clin N Am 1994;4:677) e a classificação de Los Angeles (Gut 1999;45:172) são duas classificações frequentemente usadas.

- A *bx endoscópica* deve ser realizada em pts com esofagite endoscópica, se forem imunossuprimidos (Nejm 1994;331:656). No paciente não-imunodeprimido com alteração erosiva da mucosa, é menos provável que a biópsia seja útil, ao contrário dos pts com mucosa esofagiana macroscopicamente normal, nos quais já há benefício na bx. Se esta mostrar evidências histológicas de refluxo, o pt pode ser poupado de uma pH-metria para o diagnóstico definitivo. Eosinófilos intraesofágicos talvez sejam o achado histológico mais útil no refluxo, embora a espessura da zona basal e a altura da papila também sejam úteis, se as amostras forem adequadamente adquiridas (Gastroenterol Clin North Am 1990;19:631).

Radiologia: Uma série UGI pode mostrar evidências de refluxo livre, junção gastresofagiana patulosa, espessamento da prega do esôfago devido a esofagite, úlceras esofágicas ou estreitamentos. Entretanto, a série UGI não é sensível para GERD, e a ocorrência fugaz de refluxo durante o exame é inespecífica. Portanto, a série UGI raramente se presta ao diagnóstico de pts com GERD.

Tratamento:

- *Educação do paciente*: Não existe uma terapêutica simples e apropriada para todos os pts com GERD. O erro mais comum é subestimar a severidade e a cronicidade das queixas de um pt e oferecer-lhe rx inadequado. O rx começa informando aos pts a fisiopatologia básica da GERD, de modo que eles entendam por que seus sx têm a probabilidade de se tornarem crônicos sem o rx adequado. A maioria dos médicos sugere dieta e modificações no estilo de vida, apesar da falta de evidências críticas de que tais medidas alterem o resultado do rx (Am J Gastroenterol 2000;95:2692). Os pts devem ser aconselhados a (1) evitar refeições grandes, (2) evitar comer três horas ante de dormir, (3) parar de fumar, e (4) se tolerável, elevar a cabeceira da cama em cerca de 15 cm. A dieta pode ser modificada com redução de alimentos ricos em gordura, chocolate, cafeína, frutas cítricas, álcool e produtos derivados do tomate (Mayo Clin Proc 2001;76:1002). O café produz mais refluxo do que um chá que contenha a mesma concentração de cafeína. O café descafeinado reduz o refluxo comparado ao café clássico, provavelmente por causa da remoção de outras substâncias que não apenas a cafeína (Aliment Pharmacol Ther 1994;8:283). Quanto mais brandos os sx de GERD, mais provável é o efeito destas modificações à terapia medicamentosa.

- *Rx medicamentoso*: Existem duas abordagens para o rx medicamentoso. Em alguns casos, é melhor começar com um PPI para alívio rápido dos sx e, em seguida, mudar para um H2RA depois que os sx estiverem totalmente aliviados. Por outro lado, pode-se começar com um H2RA e intensificar o rx se os sx não diminuírem. A severidade dos sx e o custo do rx são fatores importantes.

- *Bloqueadores* da *Histamina-2*: Existem quatro H2RAs disponíveis nos Estados Unidos (ver Tabela 2.1). Para pts com sintomas leves a moderados, os H2RAs são frequentemente eficazes para controle dos sx. Como não suprimem completamente a produção de ácido, os H2RAs são menos eficazes na cura da esofagite, especialmente se ela for de alto grau (Jama 1996;276:983). A **ranitidina** e a **famotidina** são, atualmente, as escolhas mais sensatas. Estão disponíveis como genéricos, o que reduz seu custo, e não apresentam nenhuma das interações medicamentosas descritas com a cimetidina.

Tabela 2.1 Antagonistas do Receptor da H2

Medicamento	Dosagem para Rx	Dosagem OTC
Cimetidina	400 miligramas po bid	200 miligramas po bid
Ranitidina	150 miligramas po bid	75 miligramas po bid
Famotidina	20 miligramas po bid	10 miligramas po bid
Nizatidina	150 miligramas po bid	75 miligramas po bid

Geralmente, os H2RAs são ministrados duas vezes ao dia – antes do desjejum e antes do jantar – e podem ser suplementados com antiácidos quando necessário.

- *Inibidores da bomba de próton*: Existem cinco PPIs disponíveis nos Estados Unidos (ver Tabela 2.2). Os PPIs devem ser dados a pts que precisam de alívio mais rápido, àqueles com graus avançados de esofagite e/ou com estreitamento. Há pouca diferença clínica entre os fármacos, e o custo, na maioria das vezes, é o fator decisivo para a escolha do agente.

As diferenças entre PPIs podem ser mais evidentes em pts com doença muito severa. No rx e controle dos sx da esofagite e, principalmente, na forma erosiva severa desta doença, o esomeprazol, isômero S do omeprazol, na dose de 40 mg, é mais eficaz do que o omeprazol 20 mg (Am J Gastro 2001;96:656) e o lansoprazol 30 mg (Am J Gastro 2002;97:575). O uso de dosagens corretas é de suma importância. Os PPIs são pró-medicamentos que requerem um ambiente ácido (GE 2000;118:S9), o qual ocorre quando a célula parietal é ativada pelo estimulo das refeições. Por isso, são mais eficazes após o jejum noturno, quando os níveis da bomba de próton nas membranas canaliculares estão mais elevados.

Tabela 2.2 Inibidores da Bomba de Próton

Medicamento	Tamanhos	Dose Total Diária Usual
Omeprazol	10, 20, 40 mg	20-40 mg
Lansoprazol	15, 30 mg	30-60 mg
Rabeprazol	20 mg	20-40 mg
Pantoprazol	40 mg	40-80 mg
Esomeprazol	20, 40 mg	20-80 mg

Portanto, doses únicas devem ser tomadas 30 minutos a 1 hora ac, ao desjejum. Os medicamentos não devem ser dados concomitantemente com H2RAs ou prostaglandinas, pois a ação do PPI será reduzida. A estabilização ocorre em poucos dias, e recomenda-se uma dosagem bid nos primeiros dias. Se for necessária uma segunda dose, ela deve ser dada 30 minutos a 1 hora ac, ao jantar. Os PPIs podem curar a esofagite em 80% ou mais dos pts (contra cerca de 50% com H2RAs), livrando-os da azia em proporção similar (GE 1997;112:1798). Se um PPI falhar, vale a pena tentar outro, porque a resposta individual também varia.

- *Agentes pró-motilidade*: Os agentes pró-motilidade são atrativos, em teoria, porque atuam mais diretamente na patofisiologia do refluxo. A demora no esvaziamento gástrico, a pressão do LES e o *clearance* de ácido no esôfago inadequados são potencialmente reversíveis com o agente ideal. Como rx de primeira linha na doença branda, a cisaprida (Prepulsid e outros) mostrou ser tão eficaz quanto os H2RAs (Arch IM 1995;155:2165), tendo sido usada em rx de manutenção (Nejm 1995;333:1106). Entretanto, a cisaprida foi retirada do mercado norte-americano porque causava arritmias perigosas relacionadas a interações medicamentosas e por causa de seu efeito de prolongamento do intervalo QT. A metoclopramida (Plasil e outros) só deve ser tentada como último recurso em pts selecionados, por causa de sua eficácia limitada e da possibilidade de distúrbios de movimento, algumas vezes graves e irreversíveis (principalmente discinesia tardia) (Arch IM 1989;149:2486).

- *Sucralfato*: Este agente adere às bases das úlceras e se liga à pepsina e aos sais biliares. Sua eficácia foi similar à dos H2RAs em alguns experimentos (Am J Med 1991;91:2A). É usado com muita frequência na gravidez, devido à sua absorção ser mínima.

- *Terapia de manutenção*: A GERD é um distúrbio crônico que geralmente requer terapia crônica. O rx de manutenção visa (1) controlar a recidiva dos sintomas ou (2) prevenir complicações da esofagite erosiva. Para casos de doença sintomática, mas esofagite endoscópica mínima, o rx intermitente com omeprazol ou ranitidina funciona bem para cerca de 50% dos pts (BMJ 1999;318:502). A recorrência rápida dos sintomas ou a resposta lenta à nova tentativa terapêutica devem levar a um rx de manutenção contínuo com agente antissecretório em baixas doses.

O primeiro passo na diminuição gradual do rx é reduzir o uso do PPI para uma vez ao dia. A maioria dos pts que precisam de PPIs em muitas doses podem passar a tomar dose única e ter alívio dos sx (Am J Gastro 2003;98:1940). Se o rx diário com PPI for bem tolerado por 1 ou 2 meses, o paciente pode mudar para ranitidina 150-300 mg bid ou famotidina 20-40 mg bid. Estas doses podem ser reduzidas ainda mais se os sintomas continuarem bem controlados. Se os sx reincidirem com a diminuição da dose, retoma-se a terapia com o agente eficaz anterior na dose anteriormente eficaz.

Para os casos de esofagite endoscópica, há argumentos a favor da manutenção do rx para prevenção da recidiva sintomática e de complicações (Arch IM 1995;155:1465). Embora sem comprovação, intui-se que a prevenção da forma erosiva possa impedir a evolução para as complicações mais severas como estreitamento e esôfago de Barrett. Nesta, os PPIs são claramente superiores aos H2RAs, e, caso se opte por controlar a esofagite no lugar dos sx, aconselha-se o rx crônico com PPI (Arch IM 1999;159:649; Ann Intern Med 1996;124:859; GE 1994;107:1305).

- *Segurança dos PPIs de longo prazo*: Inicialmente, foi liberado nos Estados Unidos com uma advertência na embalagem desaconselhando o uso prolongado do omeprazol devido ao fato de modelos animais terem sugerido que o rx de longa duração pudesse causar tumores gástricos carcinoides, mas seu uso generalizado em humanos não demonstrou isso. Existe um risco aumentado de gastrite atrófica (e, portanto, teoricamente, de câncer gástrico) em pts infectados com *H. pylori* e em rx de manutenção com omeprazol, embora seja raro constatar displasia relacionada à atrofia (GE 2000;118:661). Isto tem motivado muitos médicos a erradicar o organismo se for usado um PPI durante prazo longo. Pode ocorrer má absorção de vitamina B_{12} (Ann IM 1994;120:211), mas não é considerado um problema clínico relevante para desaconselhá-lo como suplemento oral da mesma. Por causa da diminuição da acidez gástrica, os pts podem ser mais suscetíveis ao supercrescimento bacteriano no intestino delgado (Gut 1996;39:54) ou à gastroenterite infecciosa aguda.

- *Sintomas refratários de GERD*: Alguns pts não obtêm alívio dos sx com dosagens convencionais de PPIs uma vez ao dia. Neste caso, o dx deve ser cuidadosamente reconsiderado. Malignidade, infecções esofágicas, gastroparesia, Acalaisa e doença cardíaca devem ser excluídas. A razão mais comum para a ineficácia do PPI é o esquema do horário do medicamento. Se um PPI bid for ineficaz, deve-se fazer a pH-metria durante o rx para determinar se o controle do pH do paciente está inadequado. Para uma minoria, com controle inadequado do pH, esta sairá mais barata do que aumentar as doses de PPI por meses a fio. Para aqueles sem um bom controle, conforme demonstrado na pH-metria, deve-se cogitar um dx de síndrome ZE (item 3.15), recomendando-se como rx cirurgia ou aumento da dose de PPIs. Muitos pts que tomam PPIs bid terão períodos noturnos de quedas de pH intragástrico para menos de 4,0 com duração de mais de uma hora. Isto tem sido denominado "escape ácido noturno" (Aliment Pharmacol Ther1998;12:1231). Estas quedas de pH no estômago estão relacionadas aos eventos de refluxo. A proporção de pts com sx refratários que apresentam escape ácido noturno é desconhecida. O acréscimo de ranitidina 300 mg hs qhs é mais eficaz em reduzir o escape ácido noturno (GE 1998;115:1335) do que o omeprazol, provavelmente por não haver secreção ácida suficiente para ação deste ou porque a histamina possa ser mais importante na secreção ácida noturna. Alguns pts têm sx persistentes devido ao refluxo de conteúdo gástrico não-ácido. Tais pts podem responder à metoclopramida em doses de 5-10 mg ac e q hs, além do rx com PPI. O uso prolongado deve ser evitado por causa do risco de discinesia tardia. Em alguns desses pts, a gastroparesia não é reconhecida como principal problema, podendo ser útil a cintilografia de esvaziamento gástrico (item 3.8). Em alguns pts com sintomas típicos e endoscopia e pH-metria normais, a hipersensibilidade esofágica pode ser o problema primário. Quando pts são refratários ao bloqueio de ácido, devem-se considerar outras terapias não tão bem estudadas, como os antidepressivos, para modular a hipersensibilidade (Ann Intern Med 1996;124:950).

- *Terapia cirúrgica para GERD*: Embora o rx médico ofereça excelente alívio de sintomas para a maioria dos pts, o rx cirúrgico é indicado em muitas circunstâncias. A cirurgia deve ser cogitada em (1) pts que preferem operar a tomar medicamentos cronicamente e que estão dispostos a aceitar os riscos potenciais da cirurgia e (2) pts cujos sintomas não são adequadamente controlados por rx médico. A abordagem cirúrgica mais comum é a **fundoplicatura de Nissen**, em que parte do fundo gástrico é tracionado por trás do esôfago, formando um contorno em "c" ao redor da junção GE. O procedimento foi realizado pela primeira vez por laparotomia aberta, mas, atualmente, tem sido feito por abordagem laparoscópica (World J Surg 1999;23:356). O método laparoscópico está relacionado a menores morbidade e tempo de internação (Ann Surg 2004;239:325), embora tenha um risco maior de disfagia (RCT [Lancet 2000;355:170]). Em pts com motilidade ruim, este contorno em "c" pode ser de 270 graus (fundoplicatura de Toupet). Em pts com esôfago encurtado, a gastroplastia de Collis (que transforma um tubo gástrico em um neoesôfago) pode ser usada. Em pts com obesidade severa, pode-se preferir uma abordagem transtorácica. Não existe uma operação única adequada para todos os pts, e a escolha da operação é feita de acordo com a anatomia do paciente (J Thorac Cardiovasc Surg 1995;110:141). Com base em um grande estudo, os seguintes resultados podem ser esperados na fundoplicatura laparoscópica de Nissen, quando realizada por mãos experientes (Ann Surg 1996;223:673): (1) alívio da azia, 93%; (2) eliminação de sintomas atípicos, 87%; (3) complicações menores, 6%; (4) complicações maiores (ou importantes), 2%; (5) reoperação, 2%; e (6) insucesso da fundoplicatura, 2%. Em estudos com grande casuística, a mortalidade é em torno de 0,2% (Surg Laparosc Endosc 1997;7:17). Seguimento de cinco anos indica que há diminuição da pressão do LES ao longo do tempo, mas que, por outro lado, 86% dos pts estão satisfeitos com o resultado (J Am Coll Surg 2003;196:51). É relatada disfagia em 3-24% dos pts submetidos à fundoplicatura, os quais podem, de maneira geral, ser tratados com dilatação, exceto quando há deslizamento da fundoplicatura ou naqueles submetidos a uma segunda operação (Am J Gastroenterol 1996;91:2318). Deve-se realizar endoscopia digestiva alta em todos os pts antes da fundoplicatura. Se a EGD revelar esofagite erosiva, então a cirurgia será uma das opções recomendadas. Não haverá necessidade de pH-metria 24 horas se a EGD mostrar erosões. Se o resultado da EGD for normal e houver dúvida sobre o diagnóstico, aconselha-se fazer a pH-metria para determinar o diagnóstico e avaliar se a cirurgia é recomendada. Os testes de motilidade alteram a abordagem cirúrgica em 10% dos pts nos quais se constata motilidade esofágica ineficaz e se realiza uma fundoplicatura incompleta. Muitos médicos experientes usam a manometria em seus pts antes da fundoplicatura. Existe uma curva de aprendizado na fundoplicatura laparoscópica. Esta curva, para o cirurgião e a equipe cirúrigca como um todo, é de pelo menos 20 e 50 casos, respectivamente. As taxas mais altas de complicações, reoperação e conversão para procedimentos abertos são todas na porção inicial da curva de aprendizado (Ann Surg 1996;224:198). Entre as causas de insucesso dos procedimentos antirrefluxo estão o rompimento do reparo inicial (46%), o reparo em torno do estômago em vez do esôfago (23%), o reparo muito apertado ou muito extenso (10%), o distúrbio motor esofágico não reconhecido (9%), a herniação (6%) e a desnervação gástrica (6%) (Am J Surg 1996;171:36).

- *Tratamento Endoscópico da GERD*: Está em desenvolvimento uma variedade de métodos endoscópicos, como alternativa à fundoplicatura cirúrgica ou à terapia médica. Em um estudo com acompanhamento de 12 meses, a injeção endoscópica de um polímero não-reabsorvível (Enteryx) na região do LES reduziu os eventos de refluxo e melhorou a azia (Am J Gastro 2003;98:1921). Têm sido descritas suturas endoscópicas ou métodos de plicatura que apresentaram eficácia modesta em acompanhamentos de curta duração (Gut 2003;52:34; Gastro Endosc 2004;59:163). A aplicação da radiofrequência no LES (procedimento de Stretta) reduz a azia e melhora a qualidade de vida, embora não reduza a exposição do esôfago ao ácido (GE 2003;125:668). São necessários estudos mais aprofundados e acompanhamento de longo prazo.

- *Refluxo durante a gravidez*: Os rx de primeira linha para pts sintomáticos com GERD devem incluir antiácidos ou sucralfato. Cimetidina e ranitidina são os H2RAs preferenciais para pts (Gastroenterol Clin North Am 1998;27:153). Há pouca experiência com o uso de PPIs em pts grávidas, mas o omeprazol é provavelmente seguro (Am J Obgyn 1998;179:727).

2.2 Esôfago de Barrett

Am Fam Phys 2004;69:2113; Nejm 2002;346:836

Epidemiologia: A idade média mais provável de início do esôfago de Barrett é 40 anos, e a idade média de dx é 55-60 anos. A proporção M:F é 4:1. Sua ocorrência é 10-20 vezes maior em brancos do que em negros. A doença é mais frequente nos fumantes e nos obesos. Em pts que fazem endoscopia digestiva alta por qualquer motivo, a prevalência é de 1-2%. A doença é constatada em 8-12% dos pts com sx de GERD que fazem endoscopia (Arch IM 1996;156:2174).

Fisiopatologia:

- O esôfago de Barret é atualmente definido[1] como uma alteração de qualquer extensão no epitélio esofágico que na bx se mostra com

---

[1] A ACG define Esôfago de Barrett como sendo a substituição do epitélio escamoso estratificado em qualquer extensão, pelo epitélio colunar especializado contendo células caliciformes. (N. da RT.)

metaplasia intestinal. Definições anteriores exigiam um comprimento > 3 cm sem necessidade de metaplasia intestinal. Entretanto, uma vez que a metaplasia intestinal é fator de risco para adenocarcinoma, a nova definição em vigor torna fundamental este aspecto histológico (Am J Gastroenterol 1998;93:1028).

- Existem evidências convincentes de que o esôfago de Barrett é decorrente de GERD. Pts com esôfago de Barrett apresentam altos níveis de exposição a ácido à pH-metria, baixas pressões de LES em repouso e motilidade esofágica ruim (Scand J Gastroenterol 1993;28:193). Não se determinou que componentes do refluxo são importantes no desenvolvimento da doença. Consideram-se o ácido e a pepsina os mais importantes, mas as secreções biliar e pancreática e, talvez, a saliva podem influenciar a alteração metaplásica (Arch IM 1996;156:2174).

- O **Esôfago de Barrett de segmento curto** é definido por uma extensão de metaplasia intestinal < 3 cm. Sua prevalência na EGD diagnóstica é de 8-32%. Está associada com sx de refluxo, mas os pts têm menos exposição ácida e melhor motilidade do órgão. Não se conhece a magnitude do risco de câncer relacionado ao esôfago de Barrett curto, mas o câncer é muito menos comum na doença de segmento curto do que na de segmento longo (metaplasia > 3 cm de comprimento) (J Clin Gastroenterol 1997;25:480).

- O esôfago de Barrett é mais comum em pts com esofagite severa constatada por exame com bário (p.ex., estreitamento, úlceras, esofagite severa), naqueles com sx de GERD > 5 anos e naqueles com escleroderma (Arch IM 1996;156:2174), nos quais a EGD detecta o esôfago de Barrett de forma mais eficiente.

Sintomas: Os sx são os mesmos do GERD, embora a tendência da sua duração seja de ser maior e de se manifestar em px mais jovem. Os pts frequentemente apresentam complicações de GERD, como estreitamento (Am J Gastroenterol 1997;92:27). Até 40% destes pts que desenvolvem adenocarcinoma (presumivelmente, causado por doença de Barrett) não têm nenhum sx de GERD (Nejm 1999;340:825).

Complicações: O adenocarcinoma é uma complicação da doença de Barrett em menos de 0,5% de pts por ano (GE 2000;119:333). As superestimativas anteriores decorrentes de viés de publicação estimularam a abordagem do rastreamento agressivo atual. O RR de câncer no esôfago de Barrett é de 30-125, comparado ao da população em geral. Entretanto, apenas uma pequena parcela de pts com esôfago de Barret morrerá de adenocarcinoma. Em uma série de 155 pts, acompanhada por um tempo médio de 9,3 anos, que *não* foi submetida ao controle, apenas 2,5% dos pts morreram de adenocarcinoma do esôfago (Gut 1996;39:5). A sobrevivência em pts com doença de Barrett é similar à constatada em grupos de controle de mesma idade e sexo (Gut 1989;30:14). O adenocarcinoma tem mais probabilidade de se desenvolver naqueles com segmentos longos de esôfago de Barrett, naqueles com hérnia de hiato > 3 cm e, talvez, naqueles com úlceras na mucosa de Barrett (Am J Gastroenterol 1999;94:3416).

Diff dx: A metaplasia intestinal da cárdia do estômago tem aparência histológica idêntica àquela no esôfago de Barrett. A biópsia feita próxima à junção GE aparente pode, na verdade, ser uma amostra do estômago e ser erroneamente interpretada como apresentando doença de Barrett. Uma vez que o esôfago de Barrett de segmento curto e a metaplasia intestinal na junção GE nem sempre podem ser distinguidos, alguns especialistas optam por controle clínico e endoscópico de ambas as condições (GE 2004;126:567).

Endoscopia: Suspeita-se da presença de epitélio de Barrett à endoscopia quando há mucosa com aparência macroscópica aveludada e com coloração avermelhada a rosada no esôfago distal, a qual se destaca da mucosa escamosa, de coloração acinzentada. Sua presença, entretanto, só pode ser comprovada por bx mostrando metaplasia intestinal. A esofagite ativa pode dificultar a detecção da doença de Barrett.

Tratamento:

- Pts com esôfago de Barrett devem receber rx médico para seu GERD subjacente. Geralmente, os PPIs são necessários para controle adequado dos sintomas nesses pts. Entretanto, o controle dos sintomas não é sinônimo de normalização da exposição ao ácido. Alguns autores chegaram até mesmo a sugerir que é necessário provar, por meio de pH-metria, a supressão adequada de ácido em pts com esôfago de Barrett. Entretanto, as atuais diretrizes da ACG recomendam o controle dos sx apenas (Am J Gastro 1999; 94:1434). A cirurgia não apresenta maior probabilidade de impedir a evolução para câncer da doença de Barrett do que o rx médico (Am J Gastro 2003;98:2390).

- O motivo forte para cogitar controle endoscópico na doença de Barrett é o prognóstico ruim do adenocarcinoma nestes pts. Cânceres encontrados em programas de controle tendem a ser descobertos em um estágio mais inicial, sendo, portanto, mais curáveis (Am J Gastroenterol 1998;93:1028; GE 2002;122:633). Entretanto, não existe nenhum dado convincente que demonstre que o controle, da maneira como é praticado atualmente, salva vidas. Os céticos quanto à atual abordagem de rastreamento na doença de Barrett em pts com GERD e controle subsequente (Clin Gastroenterol Hepatol 2004;2:861) apontam que (1) o adenocarcinoma de esôfago é incomum, embora o número de pts com GERD seja enorme, (2) muitos pts com câncer de esôfago nunca apresentam sx de GERD e (3) o controle é muito dispendioso. A primeira decisão a ser tomada se refere a começar ou não um programa de controle do paciente. Os dados sobre risco de câncer, a pouca probabilidade de morte por câncer e o desconhecimento do benefício do controle devem ser discutidos. Não há probabilidade de melhorar a vida dos pts com doenças de comorbidade significativa por meio de um controle cuja eficácia não esteja comprovada. Pts que não são candidatos à cirurgia provavelmente não se beneficiarão do controle. Entre os fatores de risco adicionais para câncer estão incluídos: comprimento > 8-10 cm e apresentação com úlcera esofágica (Arch IM 1996;156:2174; Gut 1996;39:5).

- Pts submetidos ao controle endoscópico fazem biópsias (fórceps jumbo – GE 1993;105:40) dos 4 quadrantes do esôfago, em intervalos de menos de 2 cm, para todo o comprimento do epitélio visivelmente anormal.

- As biópsias são feitas para se investigar displasia ou câncer. A displasia é classificada como negativa, indefinida, de baixo grau, de alto grau ou carcinoma. A concordância interobservador entre patologistas experientes em relação à classificação da displasia foi decepcionante, de 72-85% de concordância (Am J Gastroenterol 1998;93:1028). Recomenda-se haver uma segunda opinião de patologista antes da decisão terapêutica.

- Se não houver displasia após duas endoscopias, o protocolo da ACG recomenda um intervalo de três anos no controle (em intervalos não específicos) (Am J Gastro 2002;97:1888). Uma vez que as diretrizes da ACG são baseadas em superestimativas do risco, alguns especialistas estendem este intervalo de controle para cinco anos (Nejm 2002;346:836).

- Caso seja encontrada displasia de baixo grau, mantém-se o rx intensivo da GERD e repete-se a endoscopia em 3-6 meses. Se a displasia não evoluir além do baixo grau, a endoscopia é repetida anualmente. A displasia de baixo grau persistiu em apenas 25% dos pts pesquisados (GE 2004;127:1233).

- A administração da displasia de alto grau é controversa. Existem duas opções de rx quando a displasia de alto grau é encontrada e confirmada por um segundo patologista experiente. A primeira é a esofagectomia, justificada por literatura cirúrgica, que mostra incidência de 43% de carcinoma oculto em amostras de ressecção de pts encaminhados para cirurgia com displasia de alto grau (Ann Surg 1996;224:66). Em uma série recente de 15 pts com displasia de alto grau, 8 evoluíram e 7 regrediram no acompanhamento endoscópico durante três anos (Am J Gastroenterol 2000;95:1888). Em uma série de 72 veteranos acompanhados por quase 20 anos com endoscopia anual, por causa de displasia de alto grau, desenvolveu-se adenocarcinoma em apenas 13 deles (GE 1998;114:1149). Dez desses 13 pts foram submetidos a cirurgia curativa, e 1 deles, que não aderiu ao acompanhamento anual, teve doença metastática e não foi ressecado. Em outra série, com 28 pts submetidos à cirurgia para câncer ou displasia de alto grau, a bx endoscópica distinguiu confiavelmente os cânceres das displasias de alto grau (GE 1993;105:40). Com base nessa experiência, o controle intensivo é uma alternativa à esofagectomia. As diretrizes da ACG recomendam o controle a cada três meses para estes pts. As quatro bx a cada 2 cm não são adequadas para este grupo (falhando em detectar metade dos cânceres que se desenvolvem), sendo sugeridas quatro bx a cada centímetro (Am J Gastroenterol 2000;95:3089).

- Terapias ablativas estão sendo investigadas há muito tempo, como alternativa à ressecção cirúrgica ou à observação. A ablação pode ser realizada com laser, eletrocoagulação multipolar ou rx fotodinâmico (Gastro Endosc 2003;58:760). Seu uso deve ser limitado a pacientes selecionados com displasia de alto grau para os quais a cirurgia não seja adequada ou para aqueles em experimentos clínicos.

2.3 Estreitamentos Benignos e Anéis Esofagianos

J Clin Gastroenterol 1998;27:285

Fisiopatologia: O Estreitamento esofagiano é um problema comum e, em geral, deve-se ao refluxo ácido. Os anéis constituem problema clínico menos comum. Alguns anéis detectados por esofagografia (bário) são estreitamentos relacionados à GERD. Anéis e estreitamentos são distinguidos por sua espessura. Estenoses com espessura < 3 mm são chamadas de anéis, e aquelas com espessura > 3 mm são chamadas de estreitamentos (J Clin Gastroenterol 1998;27:285). A maioria dos estreitamentos está relacionada ao refluxo, presumivelmente devido a ciclos de inflamação induzida por ácido e recuperação com formação de cicatriz. Os estreitamentos também podem ser decorrentes da esofagite causada por comprimidos, ingestão cáustica, radiação, escleroterapia e cirurgia do esôfago. A etiologia dos anéis não é conhecida. Alguns dos anéis inferiores estão relacionados ao refluxo e podem evoluir para estreitamento evidente. Provavelmente não são congênitos, pois, na maioria das vezes, surgem após os 40 anos de idade. Anéis esofagianos inferiores (anéis de Schatzki) estão relacionados à hérnia de hiato. Sugere-se que, à medida que a inflamação decorrente do refluxo encurta o esôfago (e estica a hérnia), o anel é formado pelo pregueamento da mucosa esofagiana (Dig Dis 1996;14:323).

Sintomas: A disfagia intermitente para alimentos sólidos é o principal sintoma (ver a descrição detalhada dos sx, p. 9). Normalmente, os pts não apresentam disfagia, a menos que o lúmen no segmento estreitado seja < 13 mm. Os pts frequentemente não relatam seus episódios disfágicos, a menos que especificamente questionados.

Curso: O padrão típico é o de uma disfagia para sólidos intermitente e cada vez mais frequente, a qual pode evoluir durante meses ou anos. É comum que os estreitamentos sejam recorrentes, requerendo repetidas dilatações.

Complicações: Impactação alimentar que requer endoscopia para remoção (ver Corpos Estranhos, p. 77).

Diff Dx : Ver diff dx de disfagia na Tabela 1.3.

Radiografia: Os estreitamentos podem ser identificados no esofagograma baritado. O tablete de bário (13 mm) serve para reproduzir sintomas e mostrar estreitamento mais sutis. Nem todos os pts com disfagia requerem exames com bário. Pts com disfagia leve a moderada devem ser submetidos à EGD sem radiografia.

Endoscopia: Estreitamentos e anéis são visíveis a uma endoscopia atenta, caso se tome o cuidado adequado de insuflar o esôfago. Eventualmente, bx são indicadas para se excluir malignidade em novos estreitamentos e podem, ainda, revelar evidências histológicas de refluxo.

Tratamento: A base do rx é a dilatação usando dilatadores mecânicos ou balões. O **dilatador** progressivo tipo dilatador de Maloney pode ser introduzido às cegas no esôfago, sem a ajuda de fio-guia, com segurança, sendo eficaz para dilatar anéis ou estreitamentos simples. No entanto, são pouco usados atualmente. Os **dilatadores Savary** de polivinil, passados sobre fio-guia metálico previamente posicionado na luz esofagiana (extremidade no estômago) com a ajuda da endoscopia, são os mais comumente usados. A fluoroscopia é usada por alguns endoscopistas, mas é frequentemente desnecessária, especialmente se o endoscópio puder ser levado até o antro para colocar o fio e mantê-lo em posição fixa (Am J Gastroenterol 1993;88:1381). Tipicamente, três dilatadores são introduzidos sequencialmente em uma única sessão, com o objetivo final de dilatar pelo menos até 15 mm (em múltiplas sessões, se necessário). A bx e a dilatação podem ser concluídas na mesma sessão. Para segmentos apertados, são feitas várias sessões espaçadas a intervalos de 1-2 semanas, até que a meta seja atingida. Os **balões hidrostáticos, colocados através do endoscópio (TTS),** são outro método popular de dilatação. A complicação mais temida da dilatação é a perfuração, que ocorre a uma taxa de 1 por 500 dilatações (Gastrointest Endosc Clin N Am 1996;6:323). Taxas muito mais altas foram informadas para a dilatação de estreitamentos cáusticos (Radiology 1998;209:741). Sangramento e bacteremia são complicações muito incomuns (Gastrointest Endosc Clin N Am 1996;6:323). Existem estudos de casos de uso de eletrocautério para cortar anéis esofagianos, como alternativa para a dilatação em casos refratários (Gastrointest Endosc 1993;39:616). Em estreitamentos que reincidem rapidamente, uma injeção intralesional de corticosteroides parece ser eficaz (Gastrointest Endosc 1995;41:596; Gastro Endosc 2002;56:829). No passado, eram necessárias dilatações mensais para aqueles com doença severa. Com o advento dos PPIs, as dilatações frequentes são raras. Está claro que todos os pts com estreitamentos relacionados ao refluxo devem receber rx com PPI por toda a vida (ou cirurgia). Pts que recebem PPIs após dilatação têm melhor alívio da disfagia e precisam de menos dilatações do que aqueles que tomam H2RAs (GE 1994;106:907). Em pts cujos estreitamentos reincidem rapidamente, pode ser necessário um rx com PPI em altas doses, e a pH-metria pode ajudar na escolha da dose eficaz.

2.4 Esofagite Eosinofílica e o Esôfago com Anel

A esofagite eosinofílica é um distúrbio incomum, com poucos dados epidemiológicos, o qual afeta crianças e adultos. Frequentemente, a doença não é identificada, embora provavelmente tenha prevalência maior em crianças do que a doença de Crohn (Nejm 2004;351:940). Existe forte predominância em homens.

Fisiopatologia: Os eosinófilos infiltram a mucosa e, provavelmente, as camadas musculares do esôfago por ambos os mecanismos, alérgicos (IgE dependente) e não-alérgicos (IgE independente). Não se sabe ao certo quais são os alérgenos, mas pts pediátricos respondem a dietas elementais. Inflamações eosinofílicas de longa duração levam presumivelmente às alterações macroscópicas vistas à endoscopia em casos avançados.

Sintomas: A disfagia para sólidos está frequentemente presente, associada à impactação alimentar. A maioria dos pts pediátricos apresenta também sx de alergia (asma, alergia alimentar, atopia), mas estes achados são menos frequentes nos adultos.

Curso: Em adultos acompanhados por > 10 anos, a doença é crônica, com disfagia continuada (GE 2003;125:1660). A doença permanece confinada ao esôfago e não está associada à malignidade. O curso em crianças (muitas das quais superam suas condições atópica/alérgicas durante o crescimento) é desconhecido.

Complicações: A perfuração ocorre mais frequentemente pelo fato de o dx passar mais despercebido, e por serem tentadas dilatações inapropriadas para diâmetros maiores.

Diff dx: Ver Disfagia (item 1.2). Pode-se constatar eosinofilia na bx do esôfago no GERD (embora tipicamente situada no esôfago distal e com apenas uns poucos eosinófilos por campo de alta potência). Uma variedade de outras doenças incomuns pode estar associada com eosinófilos no esôfago (J Clin Gastro 2000;30:242). Alguns casos se apresentam com anéis, e a estenose pode ser congênita (ver Capítulo 2.5). Alguns autores sugerem que um esôfago com anéis pode ser decorrente de GERD (Am J Gastro 2001;96:984).

Radiologia: Em casos avançados, o esofagograma com bário pode mostrar um esôfago fino com anéis ou estreitamentos.

Endoscopia: Achados sutis incluem perda do padrão vascular, sulcos verticais, pontos esbranquiçados de exsudato que parecem cândida, mas são na verdade infiltrações eosinofílicas. Achados mais óbvios incluem calibre estreito, presença de muitos anéis ou aparência corrugada. Pode-se ver um estreitamento dominante no esôfago distal.

Tratamento: Dietas de eliminação podem ser úteis, especialmente em crianças (Gastroenterol Clin North Am 2003;32:949). Esteroides orais são eficazes, mas potenciamente tóxicos. O propionato de fluticasona, 220 mcg/borrifado duas vezes ao dia por seis semanas, proporciona alívio por até quatro meses. O medicamento é engolido, administrado sem espaçador, enxaguando-se a boca com água após o uso (Mayo Clin Proc 2003;78:830). Uma minoria destes pts melhora com administração de PPIs (provável refluxo secundário associado). A disfagia melhora com a dilatação, mas é arriscada, ocorrendo, frequentemente, lesões lineares alongadas. A revisão endoscópica após a passagem de cada dilatador ou ao final de cada seção de rx é prudente.

2.5 Estenose Esofágica Congênita e o Esôfago com Anel

Am J Gastroenterol 2000;95:32

Epidemiologia: Alguns casos de estenose esofágica congênita em adultos são, provavelmente, casos de esôfago com anel erroneamente diagnosticados (ver Capítulo 2.4). Estima-se que a incidência seja 1 por 25.000 nascidos vivos (Dig Dis Sci 1993;38:369).

Fisiopatologia: A estenose é determinada por anéis traqueobronquiais decorrentes de células precursoras traqueobronquiais sequestradas na parede do esôfago (Dig Dis Sci 1993;38:369).

Sintomas: Disfagia para sólidos, uma queixa antiga do paciente. Geralmente, os pts relatam episódios múltiplos de impactação alimentar e comem devagar.

Curso: Disfagia crônica.

Complicações: A perfuração ocorre mais frequentemente pelo fato de o dx passar mais despercebido e por se tentarem dilatações inapropriadas para diâmetros maiores.

Diff Dx: Ver Disfagia (item 1.2) e Capítulo 2.4.

Radiologia: O esôfago proximal mostra-se dilatado. No esôfago superior, há um longo segmento estenótico com múltiplos anéis finos e visíveis em seu interior, cujo aspecto é chamado de "esôfago em funil".

Endoscopia: O esôfago proximal mostra-se dilatado. No segmento estenótico, vêem-se numerosos anéis cartilaginosos, os quais foram descritos como tendo aparência de mola enrolada (Dig Dis Sci 1993;38:369).

Tratamento: Tratar a esofagite, se constatada. Dilatar com cuidado até um diâmetro que o paciente possa suportar e enfatizar para o paciente a necessidade de mastigar cuidadosamente.

2.6 Corpos Estranhos

Gastro Endosc 2002;55:802; Gastrointest Endosc 1995;41:33

Comentário: Esta discussão não abrange corpos estranhos acima do músculo cricofaríngeo. As orientações para o rx de crianças muito pequenas podem ser diferentes das aqui apresentadas.

Epidemiologia: A maioria das ingestões de FB ocorre em crianças de 6 meses a 3 anos. Em adultos, a maioria dos FB são impactações de alimento devidas à patologia esofágica. As ingestões também estão associadas com doença psiquiátrica e retardo mental. Presidiários podem ingerir FB por motivo escuso.

Fisiopatologia: O FB pode exercer impacto no esôfago em áreas de estreitamento e em áreas anatômicas normais de estreitamento ou angulação, como o músculo cricofaríngeo, o arco aórtico, o brônquio principal esquerdo, o piloro, o arco duodenal, a válvula ileocecal e o ânus. A maioria dos objetos é expelida espontaneamente, mas objetos pontiagudos oferecem risco de perfuração.

Sintomas: A maioria dos pts descreve claramente a sensação de FB no esôfago, embora sua percepção da localização exata possa não ser correta. Uma obstrução completa devida a FB no esôfago geralmente se apresenta como dor e incapacidade de lidar com secreções orais. Objetos que passam para além do esôfago geralmente são assintomáticos, a menos que ocorra perfuração ou obstrução. Deve-se determinar o tipo de FB suspeito (p.ex., alimento, alfinete, palito etc.).

Sinais: O exame não tem utilidade, a não ser que ocorra perfuração, caso em que pode haver crepitação no pescoço ou achados de peritonite.

Curso: Cerca de 80-90% dos objetos passam espontaneamente, 10-20% requerem endoscopia, e menos de 1% requerem cirurgia (Gastrointest Endosc 1995;41:39).

Complicações: Perfuração, obstrução.

Radiologia: Objetos radiopacos podem ser localizados com radiografias simples, mas muitos objetos ingeridos não são radiopacos. Exames contrastados devem ser evitados, para diminuir o risco de aspiração.

Endoscopia: A endoscopia é indicada em alguns casos específicos para remoção de FB (ver Rx).

Pode ser necessária uma variedade de instrumentos (laço, cesta, redes, pinça dente-de-rato, pinça-jacaré, *overtubes*, ganchos endoscópicos). A endoscopia rígida apresenta uma taxa mais alta de complicações e deve ser usada no esôfago somente se o endoscópio flexível não estiver disponível (Gastrointest Endosc 1993;39:626).

Tratamento: As características do objeto e sua localização no trato GI determinam o rx. **Bolos alimentares** impactados no esôfago devem ser removidos, a menos que o paciente esteja confortável, quando o procedimento pode ser adiado na tentativa de o bolo passar espontaneamente. Caso contrário, ele deve ser removido em 12-24 horas da ingestão. Geralmente, o bolo é removido com endoscopia sob sedação usando-se cesta ou alça tipo "polipectomia" apropriadas. Um *overtube* pode facilitar passagens múltiplas do endoscópio e oferecer proteção às vias aéreas. Alguns especialistas empurram os bolos às cegas, porém, delicadamente, para dentro do estômago e os fragmentam para facilitar a passagem adiante (Gastro Endosc 2001;53:178). Exames com bário devem ser evitados, uma vez que dificultam a endoscopia. Pode-se ministrar glucagon, mas não existem dados controlados que sustentem seu uso (Emerg Med Clin N Am 1996;14:493). **Objetos rombos**, como moedas, devem ser removidos urgentemente se permanecerem no esôfago (radiografia). Entretanto, se chegarem ao estômago, é provável que sejam eliminados espontaneamente e devem ser tratados conservadoramente (BMJ 1991;302:1321). Estes objetos podem ser acompanhados por meio de radiografias semanais e, se não progredirem para além do estômago, realiza-se sua remoção endoscópica depois de quatro semanas. **Objetos longos**, como canetas e palitos de dente, devem ser removidos, uma vez que terão dificuldade em passar pelo arco duodenal. **Objetos cortantes e pontiagudos** devem ser removidos endoscopicamente. Esses objetos frequentemente requerem o uso de um *overtube* ou de um capuz de borracha sobre o endoscópio. Algumas vezes, a endoscopia com anestesia geral é necessária. Se a bateria estiver no estômago, só deve ser removida se for grande ou se não conseguir passar pelo piloro no prazo de 48 horas. **Pacotes de narcóticos** não devem ser tocados enquanto o paciente estiver em observação no hospital e não devem ser removidos endoscopicamente, por causa do risco de rompimento e morte por superdosagem. Se os pacotes não se movimentaram visivelmente nas radiografias ou se o rastreamento de tóxicos sugerir vazamento, eles devem ser retirados cirurgicamente (Post Grad Med J 1990;66:659).

2.7 Câncer do Esôfago

Nejm 2003;349:2241; Ann Oncol 1998;9:951; Surg Oncol 1997;6:193

Epidemiologia: A maioria dos cânceres de esôfago é de células escamosas ou adenocarcinomas. Tem havido um aumento dramático na proporção de casos de adenocarcinomas escamosos (33% dos adenocarcinomas em 1988 para 43% em 1993). A incidência varia imensamente por todo o mundo, de um mínimo de 4 por 100.000 para um máximo de 130 por 100.000, em áreas endêmicas na China e no Irã (Ann Oncol 1998;9:951; Semin Oncol 1994;21:403). Existe um número desproporcional de (1) pts com baixo status socioeconômico com este câncer (15% de cânceres do esôfago versus 10% de todos os outros cânceres) e (2) afroamericanos com este câncer (17% de cânceres do esôfago versus 8,2% de todos os outros cânceres).

Fisiopatologia: Os principais fatores de risco para **câncer de células escamosas** (*ver* Brit J Surg 1996;83:1174; Semin Oncol 1994;21:403) são (1) tabagismo (risco 5 vezes maior para fumantes do que para não-fumantes, risco 10 vezes maior para fumantes em excesso vs. não-fumantes), (2) álcool (risco 20-50 vezes maior para pessoas que bebem muito em comparação com os abstêmios), (3) deficiência nutricional (em áreas endêmicas da China, Irã e África do Sul, as dietas são ricas em trigo e milho e pobres em caroteno e vitaminas), (4) toxinas dietéticas (nitrosaminas em legumes em conserva, churrascos e alimentos salgados, e micotoxinas em alimentos mofados), (5) irritação crônica (causada por alimentos muito temperados e condimentados, acalasia, estreitamento por ingestão de água sanitária) e, possivelmente, (6) agentes infecciosos (papilomavírus, fungos, bactérias) (GE 1992;103:1336) e fatores ambientais e poluentes. Os principais riscos para **adenocarcinoma** são (1) esôfago de Barrett, (2) GERD sintomático (Nejm 1999;340:825), (3) obesidade (J Natl Cancer Inst 1998;90:150), (4) álcool, e (5) uso de medicamentos que relaxam o LES (Ann IM 2000;133:165). Pode haver benefícios em termos de **proteção** no uso da aspirina e NSAIDs em ambos os tipos histológicos de câncer do esôfago (GE 2003;124:47).

Sintomas: Disfagia para sólidos, desconforto retroesternal e perda de peso.

Sinais: Caquexia, adenopatia supraclavicular.

Curso: O crs é similar para adenocarcinomas e cânceres escamosos e depende do estágio. A sobrevida em cinco anos para doença em estágio I é de 42%, caindo para 3% no estágio IV. Apenas 25% daqueles com doença em estágio IV sobreviverão um ano (Cancer 1996;78:1820). Os tumores se dividem em quatro estágios, com base em um sistema TNM. Tumores estágio I são limitados à submucosa. Tumores estágio IIA são mais profundos, mas não apresentam evidências de linfonodos regionais. Tumores estágio IIB apresentam linfonodos regionais. Lesões estágio III podem invadir estruturas adventícias ou locais e apresentar linfonodos regionais positivos. Lesões estágio IV apresentam metástases distantes.

Complicações: Obstrução esofágica, fístula traqueoesofágica, perda de sangue e desnutrição.

Diff Dx: Normalmente, o diagnóstico não é difícil. Pode haver confusão para distinguir estreitamentos benignos dos malignos. É preciso considerar a hipótese de câncer se um estreitamento aparentemente benigno reincidir rapidamente ou se a dilatação for difícil.

Radiologia: O esofagograma de bário revela massa exofílica, nodularidade ou estreitamento, todos eles levando à endoscopia para diagnóstico. A CT de tórax e abdômen é útil para detectar doença metastática distante (precisão de cerca de 67% para detecção do estágio). A MRI é sensível, mas não específica (Chest 1998;113:107S). O PET é superior à CT para identificar doença metastática distante, e seu uso pode impedir que cerca de 20% dos pts sejam submetidos a cirurgias para doenças não ressecáveis (Ann Thorac Surg 1997;64:770).

Endoscopia: A EGD revela lesões que variam de nodularidade sutil a lesões ulceradas e/ou exofílicas. O dx é feito com a obtenção de bx (pelo menos seis amostras). A citologia pode detectar algumas lesões não percebidas na bx, sobretudo nas lesões com estenose (citologia do segmento estenosado). O EUS, operador-dependente, tem precisão na detecção do estágio de cerca de 80%. No início da curva de aprendizado, o supraestadiamento ocorre em cerca de 14% dos casos, enquanto o subestadiamento, em até 28%. Com a aquisição de experiência, estes caem (cerca de 3%) (Gastrointest Endosc 1996;44:58).

Tratamento:

- Quando indicada e na ausência de evidências de metástase, a ressecção cirúrgica é o rx preferencial para estes pts. A linfadenectomia e a ressecção esofágica oferecem taxa de cura de cerca de 20% dos pts. Embora a cura seja a meta para estes pts, o tratamento paliativo ainda é muito frequente. A escolha da técnica cirúrgica toma por base a localização do tumor e a preferência do cirurgião (Surg Clin N Am 1997;77:1169). A esofagectomia em bloco pode aumentar a sobrevida e, certamente, permite uma melhor classificação do estágio da doença (Surg Oncol Clin N Am 1999;8:295). Os dados da linfadenectomia envolvendo nódulos cervicais, mediastinais e abdominais (chamada na literatura de linfadenectomia de três campos) também sugerem aumento da sobrevida em comparação com os controles retrospectivos, sendo recomendados estudos prospectivos mais aprofundados (Ann Oncol 1998;9:951). Na esofagectomia, ocorrem mortes em 5% dos pts, MI em 1%, embolia pulmonar em 1%, arritmias em 10%, fístula anastomótica em 7% e paralisia das cordas vocais em 4%.

- É possível determinar o estágio de maneira minimamente invasiva por meio de toracoscopia, mediastinoscopia e laparoscopia, mas seu lugar na avaliação pré-operatória ainda não está definido. Entretanto, a detecção cirúrgica minimamente invasiva do estágio é mais precisa do que o ultrassom endoscópico (J Thorac Cardiovasc Surg 1997;114:817).

- Devido a resultados ruins do rx cirúrgico isolado ou da radioterapia e/ou quimioterapia pós-cirurgia, tem-se discutido e estudado o rx combinado (radioterapia e quimioterapia) (Surg Clin N Am 2002;82:729). A despeito de haver mais de 30 estudos prospectivos controlados e randomizados com resultados conflitantes, não existem dados demonstrando aumento da taxa de ressecabilidade ou da sobrevida enquanto a mortalidade pós-operatória parece ser alta nos pacientes com carcinoma escamoso (Brit J Surg 1999;86:727). Os resultados não são convincentemente diferentes para o adenocarcinoma (Gastroenterol Clin North Am 1997;26:635), apesar de haver alguns experimentos individuais encorajadores (Nejm 1996;335:462). Pode-se argumentar fortemente em favor do rx multimodal, caso seja possível, em situações de estudo clínico.

- A paliação endoscópica da disfagia pode ser conseguida com uma variedade de modalidades: (1) dilatação esofágica, (2) *stents* metálicos autoexpansíveis (SEMS), (3) laser Nd:YAG, (4) terapia fotodinâmica (aplicação de laser após administração de substância fotossensibilizante para criar radicais livres de oxigênio com intuito de destruir o tumor), (5) sonda BICAP (que destrói o tecido por meio de calor direto), e (6) injeção de etanol ou polidocanol para ablação tumoral. A dilatação é um rx barato e tecnicamente simples, mas sua utilidade é limitada devido à curta duração do alívio e à taxa de perfuração de até 5% (Surg Clin N Am 1997;77:1197). Os SEMS substituíram os *stents* plásticos, os quais têm taxas de complicação inaceitáveis e eficácia limitada. Existem muitos tipos de *stents*, e as revoluções técnicas são aparentemente contínuas. As complicações imediatas da colocação de *stent* são dor no peito em 6% dos casos, sangramento em 0,2%, perfuração em um 1% e migração da prótese em 2%. Complicações tardias são esperadas em 10-30% dos casos e incluem sangramento (que pode ser fatal), migração do *stent*, penetração do tumor e impactação alimentar. Apesar das limitações, os SEMS têm substituído em grande parte as outras técnicas acima listadas como paliativos para disfagia. Eles são também o rx preferencial para fístulas traqueoesofágicas[2] (Chest Surg Clin N Am 1997;7:623).

2.8 Ingestão Cáustica

J Clin Gastro 2003;37:119; Gastroenterol Clin North Am 1991;20:847; Spechler S and Taylor M. Caustic Ingestions. In: Taylor M, ed. Grastrintestinal Emergencies. Baltimore: Williams Wilkins, 1997;19

Causa: Ingestão intencional (adultos em tentativas de suicídio) ou acidental (crianças no ambiente doméstico) de substâncias cáusticas.

A água sanitária[3] é a substância mais comumente ingerida. Formas mais diluídas (concentração, < 10%) substituíram a forma sólida e as soluções líquidas altamente concentradas, mas ainda são fortes o bastante para causar perfuração visceral. Limpadores de canos em forma de cristais contêm 50% de substância ativa; entretanto, a dor decorrente limita sua ingestão. A maioria das soluções domésticas de amônia, alvejantes e detergentes são substâncias cáusticas mais fracas, e lesões catastróficas são incomuns. Ácidos fortes podem ser encontrados em limpadores de piscina, limpadores de vasos sanitários e baterias, mas sua ingestão acidental é muito menos comum no ocidente.

Epidemiologia: Pico bimodal de incidência com crianças abaixo de 5 anos de idade e adultos com 20-30 anos, com cerca de 80% dos casos em crianças. Cerca de 5.000-15.000 por ano nos Estados Unidos (Am J Gastroenterol 1992;87:1).

Fisiopatologia: As lesões causadas por água sanitária têm sido estudadas experimentalmente e dividem-se em três fases. A lesão inicial (necrose por liquefação) ocorre em segundos e é acompanhada, nos dias seguintes,

---

[2] Prótese autoexpansível do tipo coberta. (N. da R.T.)
[3] Soluções aquosas à base de hipoclorito de sódio ou cálcio. (N. da R.T.)

por inflamação e trombose vascular. Ao longo dos 10 dias seguintes, o tecido necrosado desprende-se, e forma-se tecido granular. Nos meses que se seguem, ocorre a reepitelialização, quando podem se desenvolver os estreitamentos. A ingestão de água sanitária em concentrações acima de 25% causa lesões gástricas em 95% das vezes (Am J Gastroenterol 1992;87:337). O ácido produz necrose por coagulação capaz de limitar a profundidade de penetração. O esôfago é mais resistente a lesões por ácido do que a lesões por álcali, mas podem ocorrer lesões significativas no esôfago e lesões severas no estômago.

Sintomas: A ingestão cáustica causa dor com queimação na boca. Ocorre tosse, chiado e estridor se houver aspiração. Em ingestões de grande quantidade, podem ocorrer vômitos, dor no peito, disfagia, sialorreia e dor epigástrica.

Sinais: Queimaduras orais (a falta de queimadura oral não exclui lesão esofágica), chiado, achados de peritonite em casos avançados.

Curso: A fase aguda ocorre nos primeiros cinco dias, com os si e sx descritos anteriormente. Há uma fase latente de dez dias, quando o paciente pode estar aparentemente passando bem. A cicatrização ocorre na terceira fase. Dez a 30% dos pts desenvolvem estreitamentos caso tenha ocorrido lesão esofágica, e 80% destes se tornam sintomáticos em oito semanas. Durante esta fase, o estreitamento pode progredir rapidamente, necessitando de nova avaliação e rx (Gastroenterol Clin North Am 1991;20:847). Pode ocorrer obstrução de saída gástrica como achado tardio (4 a 6 semanas), ou mesmo anos, mais tarde. Nas lesões de grau IIB (Ver "Endoscopia"), os estreitamentos desenvolvem-se em 70% dos casos. Lesões de grau IIIa estão associadas com complicações que requerem cirurgia em 25% dos casos. Pts com grau IIIb apresentam complicações agudas com mortalidade de até 65% em 70% dos casos.

Complicações: Perfuração esofágica ou gástrica, estreitamento esofágico. A obstrução de saída gástrica ocorre com frequência igual na ingestão tanto de ácidos quanto de álcalis, com uma taxa de cerca de 5% em crianças requerendo internação (Pediatr Surg Int 1999;15:88). O câncer escamoso do esôfago é uma complicação tardia (risco relativo de câncer aumentado em mil vezes).

Em uma série de 63 pts, o período latente médio foi de 41 anos (Cancer 1980;45:2655). Esses pts parecem ter um prognóstico melhor, talvez porque o câncer se desenvolva na cicatriz, o que impede sua disseminação.

A ASGE recomenda controle durante 15-20 anos depois da ingestão, a intervalos de não mais que 1-3 anos.

Diff dx: Geralmente, a distinção entre ingestão acidental e intencional não é clara. Deve-se investigar a ingestão de outras substâncias em tentativas de suicídio e considerar que o paciente possa, ainda, ser suicida.

Exames laboratoriais: Em tentativas de suicídio, indica-se rastreamento toxicológico para detectar outras substâncias ingeridas.

Radiologia: CXR, rotina de abdômen agudo na suspeita de perfuração ou pneumonite.

Endoscopia: A EGD deve ser realizada prontamente se o pt estiver estável e sem evidências de perfuração ou queimaduras hipofaríngeas severas. O período mais arriscado para EGD é 5-15 dias após a ingestão, devido ao estado delicado das lesões. O endoscópio pode ser introduzido até que se visualize uma ulceração em circunferência (J Clin Gastro 2003;37:119). Os achados endoscópicos são classificados em estágios, como se segue. Grau I: eritema, edema consistente com desprendimento da mucosa superficial. Grau IIa: friabilidade, hemorragia, bolhas, erosões, úlceras rasas, implicando extensão até a muscularis propria. Grau IIb: achados do grau IIa em forma circunferencial. Grau IIIa: descoloração marrom-empretecido ou cinza em úlceras profundas, implicando possível lesão transmural com erosão em estruturas adjacentes. Grau IIIb: agravamento dos achados do grau IIIa.

Tratamento: Todos os pts devem ser levados para a sala de emergência. *Não* se deve induzir emese. As vias aéreas devem ser avaliadas, sendo realizada entubação endotraqueal se necessário. Não há necessidade de se neutralizarem álcalis ou ácidos no estômago. Se o paciente estiver estável e não houver nenhuma evidência clínica de perfuração, deve-se realizar EGD. À exceção dos pacientes psiquiátricos ou por questão de segurança para crianças, os pts sem lesões podem receber alta. Pts com queimaduras de grau I ou queimaduras não-circunferenciais de grau II devem ser observados por 72 horas para monitorar evidências de perfuração e podem receber alta se não houver sinais de estreitamento. Queimaduras circunferenciais necessitam de acompanhamento[4] para monitoração de estreitamentos que possam se desenvolver e evoluir rapidamente sem rx. Os esteroides têm sido usados para impedir a formação de estreitamentos, mas não são eficazes (Nejm 1990;323:637). Os antibióticos não parecem prevenir estreitamentos e devem ser usados apenas com indicações específicas. *Stents* esofágicos rígidos colocados pela boca têm sido usados em pts que não conseguiram dilatação nas primeiras oito semanas com 70% de sucesso (J Pediatr Surg 1996;31:681). Estreitamentos sintomáticos são dilatados, mas as taxas de perfuração são mais altas, e há mais recorrências precoces do que nos estreitamentos pépticos (Gut 1993;34:1498). É muito difícil manter dilatados estreitamentos de parede esofágica > 9 mm de espessura à CT, sendo necessárias muitas sessões (Gastrointest Endosc 1995;41:196). A intervenção cirúrgica pode ser necessária, porém taxas de mortalidade (de 4-15%) e morbidade são significativas, devido a vazamentos e estreitamento tardio (Pediatr Surg Int 1998;13:336).

2.9 Acalasia

Am J Gastro 1999;94:3406; Jama 1998;280:638; Gastroenterologist 1995;3:273

Causa: Desconhecida.

Epidemiologia: Distúrbio incomum com incidência de 0,5-1,2/100.000/ano. Primeiro pico de incidência na faixa etária entre 20-40 anos, e

---

[4] Acompanhamento endoscópico. (N. da R.T.)

segundo, aos 70. Constatada em todas as raças e em igual proporção nos dois sexos.

Fisiopatologia: Na acalasia, ocorre perda do peristaltismo esofágico com falha do relaxamento adequado do LES. Por provável causa autoimune ou infecciosa, ocorre diminuição do número de neurônios inibitórios no plexo de Auerbach que intermediam o relaxamento do LES, o que resulta na estimulação colinérgica irrestrita do LES e ausência de relaxamento do mesmo.

Sintomas: Disfagia, geralmente insidiosa no início. A disfagia ocorre com líquidos e sólidos, mas os problemas com sólidos podem ser mais evidentes. Os pts podem descrever uma variedade de manobras (beber líquidos em grandes quantidades, levantar os braços acima da cabeça, pular, esticar as costas) para aliviar os sx (Jama 1998;280:638). Pode ocorrer azia devido à retenção e à fermentação de alimentos no esôfago. É frequente haver dor no peito, e ela pode ser mais pronunciada em pts jovens. A perda de peso, se presente, costuma ser leve. A aspiração é incomum.

Sinais: Geralmente nenhum, mas pode ocorrer caquexia e pneumonia.

Curso: Disfagia progressiva e lenta.

Complicações: Câncer escamoso do esôfago devido a estase (RR = 16) (Gut 1992;33:155). O NNT para EGD de controle anual para detectar um câncer é 406 para homens e 2.200 para mulheres (Jama 1995;274:1359). O rx pode reduzir o risco.

Diff dx: A pseudoacalasia devida à destruição de neurônios por câncer simula a acalasia. Outras hipóteses a considerar são doença de Chagas, distúrbios não-específicos de motilidade e estreitamento esofágico.

Exames laboratoriais: A manometria esofágica é conclusiva quando mostra baixa amplitude, contrações simultâneas e ausência de relaxamento do LES. Uma variante com alta amplitude e contrações simultâneas chamada de acalasia vigorosa pode ser identificada à manometria.

Radiologia: Chapas radiográficas podem mostrar o nível de fluido e ar no esôfago. A KUB pode mostrar ausência de bolha de ar no estomago. O esofagograma com bário mostra esôfago dilatado, passagem lenta do meio de contraste (bário) e imagem de "bico de pássaro"[5] convergindo para o LES fechado.

Endoscopia: Pode revelar alimento retido ou esofagite devidos à fermentação de restos retidos. Frequentemente, a EGD não é contributiva, mas a súbita facilidade de passagem do endoscópio pelo LES fechado pode fornecer uma pista.

Tratamento: O objetivo do rx é reduzir a pressão do LES e permitir o esvaziamento do esôfago por gravidade, enquanto não houver contrações. Existem quatro opções de rx:

- Nifedipina e nitratos têm 50-80% de eficácia no alívio de sx. Entretanto, os efeitos colaterais limitam seu uso, e os resultados em longo prazo são tais que seu emprego é reservado para aqueles pts que não sejam candidatos a rx mais invasivo (J Clin Gastroenterol 1999;28:202).

- O relaxamento forçado do LES com uma única sessão de dilatação pneumática foi eficaz para cerca de 70% dos pts, em um estudo com cinco anos de seguimento (Jama 1998;280:638). Dilatações adicionais aumentam este percentual para cerca de 80-90%. É possível que haja morbidade menor, começando-se com uma dilatação para 30 mm e aumentando progressivamente para 35 mm 40 mm, nos casos cujo diâmetro menor não tenha funcionado (Am J Gastroenterol 1993;88:34). A duração da manutenção do balão dilatador insuflado não é fator crítico; 6 segundos é uma duração tão eficaz quanto 60 (Am J Gastroenterol 1998;93: 1064). A taxa de perfuração é de cerca de 3%, embora este número varie muito em estudos publicados. O esofagograma com Gastrografin é sensível para detecção de perfuração. O pt com perfuração detectada

---

[5] Afilamento do Terço Distal do Esôfago. (N. da R.T.)

imediatamente e tratado cirurgicamente é submetido ao reparo da perfuração e finalização da miotomia e apresenta taxa de morbidade e resultados similares aos da toracotomia eletiva com miotomia de Heller (Dig Dis Sci 1993;38:1409).

- A injeção intraesfincteriana de toxina botulínica resulta na inibição da liberação de acetilcolina pelas terminações nervosas. É um rx eficaz de curto prazo. Cerca de 60-70% dos pts tratados apresentam boa resposta durante seis meses (Gut 1997;41:87; Nejm 1995;332:774). Entretanto, a taxa de resposta cai para 30% com um ano (Gut 1999;44:231). Este rx é uma opção para pts de alto risco.

- Existem várias abordagens cirúrgicas para miotomia. A miotomia de Heller é a mais usada. O alívio da disfagia pode ocorrer em mais de 90% dos pts, embora a recidiva dos sx de refluxo reduza esta taxa para cerca de 60% em 15-20 anos (Ann Thorac Surg 1994;58:1343). As abordagens transtorácicas e toracoscópicas são menos usadas (Surg Clin N Am 2002;82:763). Atualmente, a miotomia laparoscópica de Heller com fundoplicatura frouxa é a abordagem cirúrgica preferida, com alívio sintomático excelente (90%) e tempo de internação hospitalar de 3-5 dias (Am J Surg 1997;174:709; Ann Surg 1997;225:655). A cirurgia deve ser indicada para: (1) pts muito jovens, dada a probabilidade de dilatações repetidas durante toda a vida; (2) insucesso em rx não cirúrgico; (3) pts com alto risco de perfuração devido a esôfago tortuoso, cirurgias anteriores de junção GE ou divertículos esofágicos; e (4) pts que preferem uma abordagem cirúrgica, devido à melhor chance de alívio duradouro dos sx (J Clin Gastroenterol 1999;28:202).

2.10 Dor Torácica Não Cardíaca

J Clin Gastro 2002;34:6; Am J Gastro 2001;96:958

Epidemiologia: Cerca de 30% dos pts submetidos ao cateterismo cardíaco apresentam resultados negativos para doença coronariana. A incidência anual nos Estados Unidos de dor torácica não-cardíaca é de cerca de 180.000 casos (GE 1997;112:309).

Fisiopatologia: Alguns dos pts com dor de origem esofágica apresentaram doença esofágica; talvez 10-15% tenham esofagite endoscópica (Am J Gastroenterol 1999;94:2310) e outros 20-30% apresentem GERD oculto não-erosivo. A causa da dor para os 60-70% restantes é funcional. Embora muitas anormalidades manométricas tenham sido descritas em pts com dor torácica de causa não-cardíaca, nenhum padrão manométrico corresponde bem aos sx (J Clin Gastroenterol 1999;28:189). A função sensorial esofágica e anormalidades do CNS são vistas em pts com dor funcional. Estes pts apresentam limiar de dor mais baixo à distensão do balão dilatador (Ann Intern Med 1996;124:950) e um limiar mais baixo de percepção dos estímulos esofagianos pelo CNS (Gut 1992;33:298).

Sintomas: Disfagia, regurgitação, azia e dor após as refeições podem sugerir GERD. A dor esofágica surge em episódios longos, frequentes, normalmente não acompanhada de dispneia, sensação de "cabeça leve", palpitações ou diaforese. A irradiação da dor para a região dorsal não é incomum. É preciso ter cuidado ao implicar o esôfago nas dores com irradiação para a mandíbula, pescoço ou braços. Ataques infrequentes de dor espontânea são mais sugestivos de doença cardíaca do que de doença esofágica (J Clin Gastroenterol 1985;7:477).

Sinais: Sem utilidade, exceto para avaliar o pt em busca de sinais de doença cardíaca ou causas musculoesqueléticas de dor.

Curso: O acompanhamento por uma média de 21 meses mostra que os pts continuam a sentir dor, embora aqueles com diagnóstico específico de doença esofagiana tenham menos probabilidade de precisar de consultas médicas ou de se tornar incapacitados pela dor (Am J Gastroenterol 1987;82:215). Pts com dor torácica e resultado normal de angiograma apresentam taxas de sobrevivência de sete anos de 96% (J Am Coll Cardiol 1986;7:479).

Complicações: Avaliações médicas repetidas, incluindo repetidos cateterismos cardíacos e atendimentos na emergência. Incapacidade secundária à dor e medo de ela ser de origem cardíaca.

Diff Dx: O diagnóstico diferencial é amplo, e esses outros distúrbios, em sua maioria, são prontamente excluídos, antes da avaliação GI. A angina é o diferencial mais importante. A angina e a dor torácica esofágica devido a GERD frequentemente coexistem. Pode ocorrer dor na parede torácica devido a costocondrite, fratura de costela, artrite, fibromialgia ou herpes zóster (antes da erupção). Entre as causas pulmonares, estão embolia pulmonar, pneumonia e pneumotórax. Dor biliar, pancreatite e doença péptica normalmente não são fontes de confusão. Entre as causas psiquiátricas, incluem-se distúrbios da ansiedade, ataques de pânico, depressão, distúrbios somatoformes e delírios fixos. Transtornos psiquiátricos são mais comuns em pts com dor torácica associada aos distúrbios de motilidade (Nejm 1983;309:1337).

Exames Laboratoriais: Uma pH-metria 24 horas é o exame mais indicado para diferenciar a dor decorrente de refluxo da dor por outras causas. A pH-metria 24 horas é mais adequada do que a manometria, perfusão de ácido (teste de Bernstein) ou prova do edrofônio (que tenta reproduzir a dor com um inibidor de colinesterase que estimula a motilidade) (Am J Med 1991;90:576). O teste do edrofônio é considerado positivo quando os sx de um paciente com dor torácica são reproduzidos. Este é um teste relativamente específico, porque raramente provoca dor em grupos controle saudáveis e naqueles com intestino irritável (Dig Dis 1998;16:198). Argumenta-se fortemente a favor do tratamento empírico com inibidor da bomba de prótons (p.ex., omeprazol, 40 mg qam e 20 mg qpm), como se faria em outros casos de suspeita clínica de refluxo (GE 1998;115:42). Esta estratégia provavelmente reduzirá custos e resultará em menos exames diagnósticos. A manometria não é rotineiramente indicada para suspeita de dor torácica de origem esofágica (GE 1994;107:1865). Ela deve ser cogitada para pts com dor torácica e disfagia, endoscopia digestiva alta negativa (para identificar aqueles com espasmo esofágico verdadeiro ou acalasia, para os quais há rx específico). Ela pode ser útil em determinados pts, ao se estabelecer a presença de distúrbio de motilidade inespecífico. Pts com dx específico têm menos probabilidade de ficarem incapacitados por sua dor e de fazer repetidas avaliações médicas. É tecnicamente possível fazer uma manometria esofagiana ambulatorial de 24 horas, porém sua utilidade é incerta (Dig Dis 1995;13:145).

Radiologia: Uso seletivo de CXR, radiografia dos arcos costais.

Endoscopia : A EGD revela esofagite em 10-15% dos pts.

Tratamento: A terapia para GERD deve ser tentada conforme descrito e continuada caso recomendado. Pts com resposta inicial boa e recidiva tardia devem ser avaliados com pH-metria, em vez de serem submetidos a rx de longa duração para GERD, porque pode haver uma resposta-placebo inicial a qualquer intervenção. Trazodona 100-150 mg diariamente (GE 1987;92: 1027) ou imipramina 50 mg po q hs (Nejm 1994;330:1411) podem ser eficazes no tratamento daqueles com hipersensibilidade visceral.

A nifedipina oral reduz a amplitude da contração nos pts com contrações peristálticas de alta amplitude (esôfago em quebra-nozes), porém não é mais eficaz no alivío sintomático do que os placebos (GE 1987;93:21). O diltiazem oral diminuiu a dor em um pequeno estudo (Am J Gastroenterol 1991;86:272). A injeção de toxina botulínica tem sido relacionada a benefícios de curta duração (Dig Dis Sci 1996;41:2025).

Têm sido feitas cirurgias para tratar doenças espásticas do esôfago, mas não parecem aconselháveis (Int Surg 1997;82:113).

2.11 Espasmo Esofágico Difuso e Distúrbios Espásticos Relacionados

Lancet 2001;358:823; Gastroenterologist 1997;5:112

Existem quatro distúrbios conhecidos, os quais, geralmente, são descobertos na avaliação de pts com dor torácica ou disfagia. Não se determinou a relevância clínica destas doenças definidas pela manometria. Estes distúrbios são:

- *Espasmo esofágico difuso* (DES), distúrbio diagnosticado em < 2% dos pts encaminhados para manometria. Ele é definido pela presença de contrações simultâneas (e, portanto, não-peristálticas) no corpo do esôfago. Este é o distúrbio espástico que mais provavelmente causa sx severos. Alguns pts com DES continuam a desenvolver acalasia.

- *Esôfago em quebra-nozes*, definido manometricamente como a presença de contrações peristálticas de alta amplitude (> 180 mmHg).

- *Esfíncter Esofágico Inferior Hipertenso*, definido como LES em repouso com pressão > 45 mmHg e relaxamento e peristaltismo normais.

- *Distúrbio de Motilidade Esofágica Não-Específico*, definido por contrações não transmitidas, contrações de baixa amplitude, contrações prolongadas, contrações de pico triplo ou contrações não-peristálticas (Am J Gastroenterol 1992;87:825).

2.12 Lesões de Mallory-Weiss

Am J Gastroenterol 1997;92:805; Am J Gastroenterol 1993;88:2056

Epidemiologia: As lesões de Mallory-Weiss representam cerca de 5% dos casos de sangramento UGI (Am J Gastroenterol 1993;88:2056).

Fisiopatologia: Estas lesões são roturas lineares na mucosa da junção. Frequentemente estão associadas a vômitos, regurgitação durante a endoscopia ou lavagem da PEG (Am J Gastroenterol 1993;88:1292), ou a outras causas que levem ao aumento da pressão abdominal. Às vezes, porém, essas roturas não possuem causa óbvia. Elas foram descritas pela primeira vez na autópsia de alcoolistas com hematemese fatal após uma libação alcoólica. A maioria das lesões tem pouca consequência clínica e não é diagnosticada. No entanto, pode ocorrer sangramento maciço, especialemente naqueles com coagulopatias ou HTN portal (Hepatology 1990;11:879).

Sintomas: Hematemese, melena **ou** hematoquesia, frequentemente, após mal-estar com vômitos.

Sinais: Depleção de volume.

Curso: Em estudo com grande casuística, constatou-se taxa de ressangramento em 24 horas, 7% dos pts (Am J Gastroenterol 1997;92:805). Pts com coagulopatias, hematoquesia ou instabilidade hemodinâmica tiveram maior probabilidade de novo evento hemorrágico. A mortalidade relacionada à falência orgânica foi de até 12% (Am J Gastroenterol 1993;88:2056).

Endoscopia: A endoscopia exclui outras causas de sangramento e ajuda a avaliar os riscos. Lesões de base limpa e lesões com coágulo aderido apresentam baixo risco de ressangramento. Pts com sangramento na endoscopia inicial têm mais probabilidade de ressangramento (Am J Gastroenterol 1997;92:805).

Tratamento: Devem ser instituídas medidas gerais de suporte para sangramento UGI (item 1.11). Se houver sangramento ativo, recomenda-se rx endoscópico, mas existem poucos dados com relação à melhor técnica. O cautério multipolar reduziu a necessidade de transfusão e cirurgia em um pequeno RCT (Nejm 1987;316:1613). A escleroterapia foi eficaz em 13 pts com sangramento ativo proveniente de rotura, mas causou perfuração (Am J Gastroenterol 1994;89:2147). A injeção de epinefrina ou o termocautério têm sido eficazes em pequenos estudos (Am J Gastroenterol 1997;92:805).

2.13 Síndrome de Boerhaave

Post Grad Med J 1997;73:265; ANZ J Surg 2003;73:1008

Esta condição rara se refere à ruptura espontânea do esôfago. Recebeu este nome em homenagem ao médico que descreveu um caso de ruptura esofagiana que matou o Grande Almirante da Holanda 18 horas depois de vômitos autoinduzidos. A apresentação clássica é de vômitos, dor severa no 1/3 inferior do tórax e enfisema subcutâneo. Entretanto, as apresentações atípicas são a regra, e, frequentemente, erra-se no diagnóstico. A mortalidade aumenta muito quando decorre mais de 12 h para o diagnóstico ser feito. O dx pode geralmente ser feito com CXR, poucas séries UGI (começando com contraste solúvel em água para tentar manter grandes volumes de bário fora do tórax), ou CT em alguns casos. O tratamento é cirúrgico.

2.14 Divertículo de Zenker (Hipofaríngeo)

Laryngoscope 1997;107:1436; Ann Otol Rhinol Laryngol 2003;112:583

Epidemiologia: 50% dos casos na 7ª e 8ª décadas de vida. Mais comum em homens.

Fisiopatologia: O divertículo se forma no triângulo de Killian, região com poucas fibras musculares entre as fibras horizontais do músculo cricofaríngeo e as fibras oblíquas do músculo constritor inferior, situado na parede dorsal mais caudal da hipofaringe (Ann Otol Rhinol Laryngol 1994;103:178). O divertículo se forma neste ponto frágil em decorrência de resistência ao fluxo de saída da faringe (Gastrointest Endosc 1999;49:126).

Sintomas: Disfagia (80%), regurgitação (50%), aspiração, tosse, pigarro (30%), pneumonia (14%), rouquidão (5%), perda de peso, halitose, dor no pescoço. Os pts podem descrever episódios de engasgo com alimentos que comeram há horas. Frequentemente, a GERD está relacionada a esses casos.

Sinais: É possível sentir uma massa palpável no pescoço.

Curso: Aumento lento e contínuo do divertículo com sx progressivos.

Complicações: Pode ocorrer perfuração diverticular devido a endoscopia, cateter NG ou corpos estranhos. Observou-se câncer escamoso em 0,5% dos casos em uma série de 1.249 pts (Hepatogastro 1992;39:109).

Diff Dx: Outras causas de disfagia precisam ser investigadas, mas o esofagograma de bário faz o diagnóstico.

Radiologia: Muito frequentemente, o esofagograma de bário revela o divertículo localizado posteriormente e à esquerda do esôfago.

Endoscopia: Geralmente não indicada, sendo arriscada devido à possibilidade de perfuração.

Tratamento: Terapia cirúrgica ou endoscópica. A escolha é determinada principalmente pela experiência profissional do médico. A diverticulectomia com miotomia do cricofaríngeo tem sido o rx padrão nos Estados Unidos. Fístula faringocutânea (3-13%), infecção do corte cirúrgico (3% ou mais), mediastinite, estenose, sangramento ou morte são complicações. Há vários procedimentos que não violam a mucosa esofágica e levam a menos infecções e recuperação mais rápida, entre os quais se incluem a diverticulopexia (em que o divertículo é suspenso, sendo suturado na fáscia prevertebral), a imbricação (em que o divertículo é seccionado e invertido para dentro do lúmen do esôfago) e a miotomia somente (Laryngoscope 1997;107:1436). No método endoscópico, a barra muscular que separa o lúmen do esôfago do divertículo é cortada. Em mãos experientes, obtém-se excelente satisfação do paciente e baixa morbidade (Ann Otol Rhinol Laryngol 1994;103:178). Recentemente, foi descrita a técnica de seção endoscópica, feita com papilótomo de ponta (ou tipo faca) sob sedação consciente (Gastrointest Endosc 1999;49:93). No entanto, são necessários mais estudos para se conhecer melhor a segurança do método (Gastrointest Endosc 1999;49:126).

2.15 Divertículo Epifrênico

World J Surg 1999;23:147; Ann Thorac Surg 1993;55:1109

Divertículos epifrênicos são encontrados no terço distal do esôfago e estão relacionados aos distúrbios de motilidade (Ann Thorac Surg 1993;55:1109) ou trauma (Am J Surg 1996;62:973). Eles se apresentam com regurgitação ou disfagia, câncer escamoso decorrente de estase ou infecção por cândida. Recomenda-se cirurgia para pts com sx severos, mas a mortalidade é significativa (até 9%) (Ann Thorac Surg 1993;55:1109 e World J Surg 1999;23:147). Tratamentos cirúrgicos minimamente invasivos estão sendo desenvolvidos (Am Surg 2003;69:465).

2.16 Síndrome de Ruminação

Peds 2003;111:158; Mayo Clin Proc 1997;72:646; GE 1995;108:1024

Epidemiologia: Este distúrbio é encontrado em 6-10% das pessoas que são internadas com retardo mental. Também ocorre em pts de inteligência normal, geralmente adultos jovens, na proporção homem:mulher de 3:1.

Fisiopatologia: O mecanismo pelo qual os pts ruminam não é conhecido, uma vez que não ocorre contração retrógrada no esôfago humano. Nem todos os episódios estão relacionados a aumento de pressão intra-abdominal. Acredita-se que a ruminação em adultos de inteligência normal é uma adaptação aprendida do reflexo da eructação, em que há um relaxamento prolongado do LES (GE 1995;108:1024).

Sintomas: Regurgitação repetitiva pós-prandial de alimento parcialmente digerido (geralmente, 10 minutos depois de comer) com duração de 1-2 horas. A perda de peso é comum, presumivelmente porque o indivíduo regurgita o bolo alimentar. A bulimia nervosa está presente em um subgrupo que regurgita o bolo regurgitado para controlar o peso.

Curso: Durante um acompanhamento de três anos, a maioria dos pts permanece sintomáticos. A severidade dos sx diminui com o tempo.

Diff Dx: GERD, gastroparesia, vômitos, obstrução ou pseudo-obstrução. O início precoce após comer é uma indicação de ruminação, em vez de gastroparesia, em que o vômito é retardado.

Exames Laboratoriais: Se realizada, a manometria gastroduodenal pode mostrar picos simultâneos na pressão em todos os níveis de registro (chamados ondas R) como artefato de um súbito aumento da pressão intra-abdominal.

Radiologia: As séries UGI, se feitas para excluir outras causas, têm resultado normal. Pode ser necessário o estudo do esvaziamento gástrico para excluir-se gastroparesia.

Tratamento: Educação, atitude tranquilizadora ou rx multidisciplinar para distúrbio da alimentação em adultos normais. O *biofeedback* também tem sido usado (J Clin Gastroenterol 1986;8:115). Técnicas de modificação do comportamento têm sido usadas naqueles com retardo mental.

2.17 Esofagite por Cândida

Curr Treat Options Gastroenterol 2003;6:55; GE 1994;106:509

Causa: *Candida albicans,* menos comumente outras espécies de cândida.

Epidemiologia: Constitui doença que acomete muito frequentemente o pt imunocomprometido agudo ou crônico; muito menos comum na população em geral.

Fisiopatologia: Defeitos na função dos linfócitos (pts com HIV), pts com defeitos na função dos granulócitos (pts em quimioterapia), flora microbiana alterada (após antibióticos) e anormalidades estruturais (divertículos, estreitamento) ou de motilidade (esclerodema) do esôfago predispõem à colonização seguida de infecção (GE 1994;106:509).

Sintomas: Disfagia ou odinofagia (ver p. 9) são os sx de apresentação em 60-80% dos pts.

Sinais: Aftas orais podem estar presentes em um terço, mas isto não garante a existência de cândida no esôfago, e a ausência de lesões orais também não a exclui.

Curso: Normalmente responde a rx, mas pode se tornar crônica ou recorrente nos imunocomprometidos.

Complicações: Estreitamento esofágico, candidíase disseminada, perfuração esofágica.

Diff Dx: Ver Disfagia e Odinofagia (item 1.2).

Exames Laboratoriais: Crescimento de leveduras, hifas e pseudo-hifas é visto na histologia, citologia ou preparado de KOH.

Endoscopia: Suspeita-se de cândida quando discretas lesões esbranquiçadas em relevo são vistas. Em casos brandos, elas são pequenas e discretas, mas aumentam de tamanho e acabam por coalescer e tornarem-se úlceras em casos mais severos. As lesões devem ser raspadas e submetidas a biópsia, uma vez que a bx sozinha apresenta uma taxa substancial de erro (Am J Clin Path 1995;103:295).

Tratamento: Pastilhas de clotrimazol, 10 mg, dissolvidas na boca e cinco vezes ao dia, durante 7-10 dias, são indicadas para um hospedeiro imunocomprometido, com sx mínimos. Deve-se usar fluconazol 100 mg po qd × 14 dias naqueles com sx moderados a severos ou naqueles com infecção por HIV ou neutropenia. A resistência ao fluconazol é mais provável em pts severamente imunossuprimidos e naqueles tratados previamente com este grupo de medicamentos (J Infect Dis 1996;173:219). Os px com falha terapêutica ao fluconazol podem ser tratados com itraconazol (200 mg po qd × 7-14 days). Sx sistêmicos ou infecção disseminada podem requerer anfotericina B com flucitosina (Curr Treat Options Gastroenterol 2003;6:55). A esofagectomia é indicada quando há necrose transmural com perfuração (Ann Thorac Surg 1999;67:231).

Epidemiologia: Esporádica em hospedeiros saudáveis, a esofagite por HSV é, na maioria das vezes, uma doença dos pts imunocomprometidos. Associados a ela, estão infecção por HIV, malignidade hematológica, transplante, uso crônico de esteroides e diabetes (Am J Gastroenterol 1986;81:246). Foi relatada transmissão sexual orogenital (Gastrointest Endosc 1999;50:845).

Fisiopatologia: Frequentemente, a infecção por HSV primário ocorre na infância e é seguida por um período latente onde o HSV permanece nas células dos gânglios nervosos. A reativação é, provavelmente, o mecanismo dominante.

Sintomas: Classicamente, os pts apresentam deglutição dolorosa severa de início súbito associada a dor retroesternal com queimação. Sangramento intestinal visível ou oculto pode também ser um sx de apresentação (Am J Gastroenterol 1986;81:246). No entanto, até metade dos pts não apresenta nem odinofagia nem dor torácica (Gastrointest Endosc 1991;37:600). Náusea e vômitos não explicados são uma apresentação comum do HSV em pts com transplante de medula óssea (Transplantation 1986;42:602).

Sinais: Lesão oral por HSV em aproximadamente 30% dos pts.

Curso: Infecção autolimitada com vários dias de sx em hospedeiro saudável; pode ser prolongada ou recorrente em pts imunocomprometidos.

Complicações: Hemorragia esofágica, herpes, pneumonia, infecção disseminada, fístula traqueoesofágica e perfuração esofágica.

Diff Dx: Ver Disfagia e Odinofagia (item 1.2).

Exames Laboratoriais: Cultura viral de raspagens e bx nas bordas das úlceras. A histologia mostra células gigantes multinucleadas, inclusões intranucleares. Recomenda-se exame com o método imuno-histoquímico.

Endoscopia: Vesículas de 1-3 mm são a primeira lesão e raramente são vistas. Desenvolvem-se em úlceras nitidamente demarcadas, com bordas amarelas em relevo. As ulcerações mais tarde coalescem e podem desenvolver pseudomembranas inflamatórias. Em uma minoria de casos, são vistas apenas alterações inflamatórias sem úlceras discretas (Gastrointest Endosc 1991;37:600).

Tratamento: Aciclovir 200-400 mg po, cinco vezes ao dia × 2-3 semanas. Aciclovir IV (250 mg/m^2 iv q 8 h × 7-14 dias) em casos moderados a severos ou se o PT não puder tomar po. Foscarnet ou famciclovir podem ser necessários em pts com resistência a aciclovir (Curr Treat Options Gastroenterol 2003;6:55). Pequenas doses de lidocaína a 2% propiciam alívio dos sx.

2.19 Esofagite por Citomegalovírus

Curr Treat Options Gastroenterol 2003;6:55; GE 1994;106:509

Causa: Citomegalovírus.

Epidemiologia: As idades de pico da infecção primária são a idade pré-escolar e adulta jovem.

Fisiopatologia: Tipicamente, o CMV é adquirido na região perianal, na primeira infância, ou por meio de contato sexual na idade adulta. As infecções primárias são assintomáticas ou estão presentes como uma mononucleose branda em adultos sem efeitos GI pronunciados. Após infecção primária, o vírus entra em fase de latência. A doença reativada é a mais sintomática e é vista em hospedeiros imunocomprometidos (Ann IM 1993;119:924).

Sintomas: Como o CMV é sistêmico, sx de náuseas, vômitos, diarreia, perda de peso e febre são comuns. Isto distingue o CMV de outras causas virais de esofagite. Ocorre odinofagia em 60% dos pts (GE 1994;106:509).

Sinais: Febre.

Curso: Autolimitada em hospedeiros saudáveis, mas pode ser crônica ou recidiva em pts imunocomprometidos.

Complicações: Estreitamento esofagiano (J Clin Gastroenterol 1991;13:678).

Diff dx: Ver Disfagia e Odinofagia (item 1.2).

Exames Laboratoriais: A cultura da bx da base das úlceras é o exame mais sensível. A histologia mostra células grandes no revestimento subepitelial com inclusões intranucleares e citoplasmáticas (estas últimas específicas do CMV).

Radiologia: O esofagograma de bário não é específico; pode ser normal ou mostrar ulcerações, algumas com vários centímetros de comprimento.

Endoscopia: As lesões iniciais são ulcerações discretas com bordas em relevo. Elas progridem para úlceras longas, geralmente rasas. O CMV infecta os fibroblastos, o endotélio e a mucosa não-escamosa, de modo que as biópsias devem ser feitas na base da úlcera.

Tratamento: Ganciclovir e foscarnet são os medicamentos igualmente eficazes que inibem a polimerase do DNA do CMV. Um estudo randomizado em pts infectados com HIV tratados durante 21 dias com foscarnet (90 mg/kg iv bid) vs ganciclovir (5 mg/kg bid), (diluído em 750-1.000 ml NS para redução de risco de toxicidade renal) por 21 dias, mostrou resposta sintomática em cerca de 80% dos pts e melhores resultados endoscópicos em 70%. As cepas resistentes ao ganciclovir podem, com frequência, ser tratadas com foscarnet (Am J Gastroenterol 1998;93:317).

2.20 Manifestações Esofágicas da Infecção por HIV

Compr Ther 2000;26:163

Causa: As causas mais comuns de disfagia em pts com HIV são: (1) cândida, (2) citomegalovírus (CMV), (3) úlcera esofágica idiopática (IEU), e (4) *herpes simplex* (HSV).

Fisiopatologia: Geralmente, esta infecção oportunista começa quando a contagem CD4 cai abaixo de 100/µl. A causa de IEU é desconhecida (Ann Intern Med 1995;123:143).

Sintomas: Disfagia para sólidos mais do que para líquidos. A presença de odinofagia sugere úlcera esofágica. Náuseas, vômitos e sx sistêmicos sugerem CMV.

Sinais: Aftas orais são uma pista útil, mas muitos pts têm mais de uma infecção.

Curso: Antes dos rx com antirretroviral, infecções recidivantes por cândida eram típicos no prazo de três meses (GE 1994;107:744). Normalmente, a esofagite por CMV responde bem ao rx (Am J Med 1995;98:169).

Diff dx: Ver Causa. O diferencial mais amplo da disfagia deve ser levado em conta se a contagem CD4 for > 200/µl (ver Disfagia e Odinofagia, p. 9).

Exames Laboratoriais: CD4.

Endoscopia: Pode mostrar achados de candidíase, CMV, herpes ou IEU. Culturas e histologia devem ser feitas conforme descrito em seções anteriores. A IEU apresenta úlceras bem circunscritas similares às do CMV.

Tratamento: Fluconazol empírico (200 mg po como dose de carga, seguida de 100 mg qd x 10 dias) é um primeiro passo razoável. Em pts que não respondem, faz-se EGD para obter um dx específico. O CMV é tratado com ganciclovir ou foscarnet (J Infect Dis 1995;172:622); o HSV, com aciclovir; a IEU, com prednisona (Am J Med 1992;93:131) ou talidomida (AIDS Res Hum Retroviruses 1997;13:301).

2.21 Leiomioma Esofágico

Chest Surg Clin N Am 1994;4:769

Causa: O leiomioma esofágico é o tumor benigno mais comum do esôfago, mas sua frequência é de apenas 1% da frequência total de neoplasias esofágicas. É um tumor de músculo liso, geralmente encontrado como uma massa submucosa no esôfago distal. Normalmente, é assintomático, mas pode causar disfagia. O esofagograma de bário mostra um defeito de preenchimento em forma de meia-lua que geralmente não obstrui o lúmen e que, na EUS, corresponde à massa hipoecoica bem circunscrita, com ecos internos finos originando-se na camada muscularis propria (Gastrointest Endosc Clin N Am 1994;4:791). Recomenda-se cirurgia quando o paciente é sintomático ou quando se suspeita de malignidade. A enucleação é a abordagem mais segura para a maioria das lesões e pode ser feita por toracoscopia (Surg Endosc 1997;11:280).

2.22 Papiloma Esofágico

Am J Gastroenterol 1994;89:245; Am J Surg Pathol 1993;17:803

Este tumor epitelial escamoso benigno é tipicamente encontrado por acaso na EGD. Normalmente, tem menos de 1 cm, e a degeneração maligna é uma raridade. Ele pode surgir como resposta à irritação da mucosa, mas o papilomavírus humano é encontrado por PCR em mais da metade dos casos. Pode ser removido endoscopicamente, embora a necessidade de remoção não esteja muito clara.

2.23 Pseudodiverticulose Intramural Esofágica

J Clin Gastro 2001;33:378; Thorax 1985;40:849

Este distúrbio raro é definido pela presença de numerosos divertículos pequenos (glândulas mucosas dilatadas) contidas no interior da parede do esôfago. O esofagograma de bário mostra o "esôfago em saca-rolha" ou em "contas de rosário", imagens de 1-4 mm de tamanho projetando-se em ângulo reto com relação ao esôfago. Eles podem estar associados com distúrbios motores, candidíase ou esofagite, e os pts podem apresentar disfagia ou, raramente, sangramento.

2.24 Coristoma Esofágico

Am J Gastro 2004;99:543

Um coristoma é uma pequena área de mucosa gástrica heterotópica no esôfago cervical.[6] Acredita-se que é congênito, sendo, normalmente, um achado com prevalência > 1%, frequentemente não percebido na EGD. Alguns pts desenvolvem disfagia, rouquidão, tosse ou estreitamento decorrentes da produção de ácido no local. A transformação para malignidade é muito rara.

---

[6] Também conhecida como "ilha de mucosa ectópica gástrica". (N. da R.T.)

Capítulo 3
Estômago e Duodeno

3.1 Gastrite

O termo "gastrite" tem amplo significado. Não existe uma classificação que correlacione satisfatoriamente a aparência endoscópica com os achados histológicos e sx clínicos, o que torna seu valor clínico pouco prático.

Frequentemente, o que o endoscopista chama de gastrite não tem nenhuma relação com o que o patologista chama de gastrite, o que, por sua vez, usualmente, não tem nenhuma relação com a queixa clínica do pt. Mais de 80% dos casos de gastrite histológica são causados por Hp (Endoscopy 1991;23:289). Outras causas incluem gastrite autoimune, medicamentos, alergia, doença de Crohn, vasculite, sarcoide, radiação e outras bactérias, vírus ou fungos.

Atualmente, o sistema Sydney é o sistema de classificação mais usado para gastrite histológica.

O sistema, que foi desenvolvido por patologistas europeus, separa a gastrite em três categorias: (1) não-atrófica, (2) atrófica e (3) especial (Am J Surg Pathol 1996;20:1161). Um segundo sistema muito usado na literatura classifica a gastrite como: (1) tipo A (gastrite atrófica do corpo, frequentemente autoimune e associada com anemia perniciosa), (2) tipo B (gastrite antral difusa geralmente associada com Hp), (3) tipo AB (gastrite atrófica envolvendo corpo e antro, representando risco conhecido de câncer gástrico) e (4) tipo C (gastrite química). O termo gastrite deve provavelmente ser considerado apenas como um dx histológico, dada a falta de correlação entre endoscopia, histologia e os sx do pt (Gut 1994;35:1172).

3.2 Helicobacter Pylori

Nejm 2002;347:1175;Am J Surg 1996;172:411; Jama 1995;274:1064

Causa: *Helicobacter pylori* (Hp). Os seres humanos são o principal reservatório do Hp. Estudo demonstrou que cepas cagA+ isoladas do *Helicobacter pylori* humano podem infectar gatos e causar gastrite (Helicobacter 1998;3:225). Uma das hipóteses é a transmissão orofecal, mas é difícil de ser provada (Am J Med 1996;100:12S).

O Hp pode ser encontrado nas fezes (BMJ 1997;315:1489) e na água potável (GE 1996;110:1031). A transmissão oral pelo conteúdo estomacal parece plausível. A transmissão oro-oral a partir de reservatórios bucais não é fácil de ser comprovada. Os dentistas (em risco pela maior exposição aos resíduos orais) não apresentam maior prevalência (Scand J Infect Dis 1995;27:149; Am J Gastro 1992;87:1728), mas os endoscopistas (provavelmente, pelos endoscópios infectados, pelas sondas de pH-metria etc.) (Am J Gastro 1994;89:1987) e as enfermeiras (em risco pela maior exposição aos resíduos orais e fecais), sim (Arch IM 1993;153:708).

Epidemiologia: O Hp é encontrado em todo o mundo, mas sua prevalência é muito variável, sendo maior em países industrializados. Os fatores de risco para infecção incluem aglomeração humana e/ou falta de higiene. Nos países em desenvolvimento, a infecção é provavelmente adquirida na infância, e a prevalência nesta fase é muito alta. Em países desenvolvidos, como os Estados Unidos, a prevalência naqueles com idade abaixo de 50 anos é < 20%, aumentando abruptamente a partir daí. Isto sugere maior probabilidade de aquisição na infância naqueles infectados antes de 1950 e que, a partir desse ano, a infecção tem sido adquirida lentamente ao longo da vida (Jama 1995;274:1064). Nos Estados Unidos, a prevalência é maior em negros e naqueles com escolaridade mais baixa. Entretanto, existe uma grande variação geográfica que não é bem explicada, tomando-se por base apenas o status socioeconômico (Am J Med 1996;100:12S). O tabagismo tem pouca ou nenhuma influência sobre a prevalência. Um efeito protetor dose-dependente foi observado no álcool. O consumo de café está relacionado a uma maior prevalência (BMJ 1997;315:1489).

Fisiopatologia: O Hp sobrevive no ambiente ácido do estomago, ao metabolizar a ureia, transformando-a em amônia. Isto cria um microambiente alcalino.

A bactéria se liga às células superficiais mucossecretoras e permanece na camada de muco, escapando ao *clearance* normal pelo sistema imunológico (Jama 1995;274:1064). O organismo produz toxinas que danificam a mucosa e induzem os mediadores inflamatórios, causando a gastrite. Cepas mais agressivas secretam a citotoxina vacuolizante A (vacA), a qual causa vacuolização do epitélio gástrico. Algumas destas cepas (cerca de 60% do total) possuem o gene A (cagA) associado à citotoxina, o qual causa inflamação mais severa e aumenta o risco subsequente de úlcera, câncer gástrico e gastrite atrófica (Nejm 1996;334:1018).

Sintomas: A infecção aguda (raramente diagnosticada) causa dispepsia ou é assintomática.

Sx crônicos decorrem de complicações da infecção por Hp. Estas complicações são DU, GU, linfoma MALT, câncer gástrico e, possivelmente, dispepsia não-ulcerosa.

Curso: A infecção aguda (documentada por pesquisadores que se infectaram intencionalmente! [Am J Gastroenterol 1987;82:192]) causa sx semelhantes à dispepsia, seguida de acloridria e gastrite histológica com neutrófilos. Em geral, decorre período de 10-15 anos de gastrite crônica ativa, durante o qual há inflamação, mas o ambiente gástrico continua ácido. Nos estágios finais, desenvolvem-se acloridria e gastrite atrófica. A incidência de DU é de < 1% por ano nos pacientes infectados. Apenas 20% dos pts desenvolverão alguma consequência clínica da infecção (Lancet 1997;349:1020).

Complicações: Há quatro consequências comprovadas de infecção por Hp:

- Úlcera *duodenal*: A evidência mais convincente da relação Hp-DU é a redução da recorrência de úlceras após a erradicação do Hp com antibióticos (p.ex., Lancet 1994;343:508; Nejm 1993;328:308). A causalidade era difícil de ser estabelecida devido à falta de um modelo animal e à alta prevalência de Hp, quando comparada à da DU. Também foi difícil esclarecer por que uma infecção que ocorre predominantemente no antro causa úlcera duodenal (Jama 1994;272:65). Entretanto, é provável que o Hp resida em áreas de metaplasia gástrica no duodeno e induza a ulceração pela reação inflamatória secundária à liberação de citotoxinas pela bactéria. Provavelmente, a hipersecreção ácida é resultante da infecção por Hp, que acaba por reduzir o número de células produtoras no antro. Esta, por sua vez, reduz o *feedback* negativo na secreção de gastrina, resultando em níveis mais altos deste hormônio e maior produção ácida (Jama 1995;274:1064).

- Úlcera *gástrica*: O papel patogênico do Hp na GU não é tão claro quanto seu papel na DU. Entretanto, a erradicação do Hp com a supressão ácida acelera a cicatrização da GU, reduz a recorrência de úlceras e cura úlceras refratárias à cicatrização (Gut 1994;35:19).

- *Câncer gástrico*: O câncer gástrico é mais comum em pts infectados com Hp. Dados da literatura (estudos caso-controle) sugerem um RR = 5,9 de câncer gástrico não cárdico para pts infectados por Hp (Gut 2001;49:347). Em um grande estudo japonês, o câncer gástrico foi constatado apenas naqueles com infecção por Hp, sendo registrada maior probabilidade de seu desenvolvimento naqueles com atrofia, gastrite no corpo ou metaplasia intestinal (Nejm 2001;345:784). O desenvolvimento de adenocarcinoma em esquilos da Mongólia infectados de longa data confere forte sustentação a esta teoria (GE 1998;115:642).

    A relação custo-benefício do rastreamento e do tratamento do Hp pode representar estratégia eficiente na prevenção do câncer gástrico (Lancet 1996;348:150).

- *Linfoma de tecido linfoide associado à mucosa (MALT)*: Normalmente, a mucosa gástrica não contém tecido linfoide organizado. Entretanto, em resposta à infecção por Hp, os folículos linfoides se desenvolvem, podendo evoluir para linfoma de células B de baixo grau.

  Cerca de 90% dos MALTomas gástricos estão associados com a infecção pelo Hp, podendo a sua erradicação curar este subconjunto de pts, principalmente quando apresentam tumores superficiais e distais (Ann IM 1999;131:88).

- Dispepsia não-ulcerosa: Entre 30 e 60% dos pts com NUD têm infecção por Hp. Entretanto, estudos populacionais não mostram associação consistente entre o Hp e a NUD, não existindo evidências convincentes do efeito do Hp sobre a motilidade gastroduodenal ou a função sensória (GE 1997;113: S67). Os dois melhores rx experimentais geraram resultados conflitantes. Um deles mostrou vantagem na erradicação do Hp (21% vs 7% de alívio de sx em 1 ano [Nejm 1998;339:1869]). O outro não mostrou nenhum benefício (26% vs 31% de alívio de sx em 1 ano [Nejm 1998;339:1875]). Entretanto, os estudos concordam sobre os sx de NUD não serem aliviados em 75% dos pts Hp-erradicados, sugerindo um papel limitado da bactéria nesta doença. A maioria dos médicos trata os pts com NUD e Hp positivos.

- *Outras associações questionáveis*: A disponibilidade de exames sorológicos tem facilitado a busca por manifestações não-GI da infecção por Hp. Foram feitas associações primárias entre infecção por Hp e CAD, doença cerebrovascular, HTN, fenômeno de Raynaud, enxaqueca, síndrome da morte súbita do lactente e ITP. Entretanto, a qualidade limitada dos dados torna estas associações especulativas, embora algumas sejam biologicamente implausíveis (Arch IM 1999;159:925).

Diff dx: A maioria das infecções é assintomática; o diff dx inclui as mesmas causas de dispepsia (item 1.1).

Exames Laboratoriais: (Am J Gastro 1998;93:2330)

- Em quem pesquisar o Hp: Só faz sentido pesquisá-lo naqueles pts que serão tratados se este for positivo. Recomenda-se a pesquisa nos pts com DU, GU e MALTomas. Pólipos gástricos em um estômago infectado com Hp podem desaparecer com rx do Hp, de modo que este grupo deve ser pesquisado e tratado (Ann IM 1998;129:712). Os dados sobre a utilidade da erradicação do Hp na NUD são conflitantes, mas a maioria dos médicos trata os pts positivos. Alguns cogitam fazer a pesquisa nos pts com histórico familiar de câncer gástrico, mas seu valor é especulativo. A pesquisa também é recomendada antes do uso prolongado de NSAID ou PPI (item 3.4). Atualmente, nenhum grande grupo recomenda o rastreamento e tratamento de pts assintomáticos. O método de pesquisa do Hp depende das circunstâncias clínicas.

- Testes de *urease em amostras de bx*: Estes testes dependem da atividade de urease em tecidos obtidos por bx endoscópica e é positivo quando ocorre mudança de cor do indicador quando a urease está presente. Os três testes norte-americanos aprovados pela FDA são Clotest, Pyloritek e Hp-fast. A sensibilidade é entre 88 e 95%, a especificidade é de 95-100%, e o custo é US$ 6-20. A sensibilidade é reduzida com o uso anterior de PPIs (Aliment Pharmacol Ther 1996;10:289), H2RAs, bismuto, antibióticos e consumo de álcool (Am J Gastroenterol 1997;92:1310). A bx do antro durante um sangramento GI ativo reduz enormemente a sensibilidade do teste de urease (Gastrointest Endosc 1999;49:302), sendo recomendado, portanto, o teste respiratório de ureia ou sorológico em lugar dele. A sorologia deve também ser usada se for necessário testar um pt que esteja em uso de antibióticos, PPIs ou H2RAs há pelo menos um mês. Geralmente, duas bx antrais são suficientes (Gastrointest Endosc 1994;40:342), mas a sensibilidade pode ser melhorada, fazendo-se uma bx adicional do corpo em pts que estão tomando H2RAs ou PPIs (Am J Gastro 1997;92:1310).

- *Histologia*: Com este método, é possível detectar a presença tanto de Hp quanto de inflamação. Se não houver gastrite histológica, então a infecção por Hp é confiavelmente excluída. Métodos especializados de coloração, como o Giemsa, podem ser usados se a H&E forem negativa e a gastrite estiver presente. As mesmas condições diminuem a sensibilidade tanto para a histologia quanto para o teste de urease na bx (ver item anterior). A sensibilidade é de 93-96%, a especificidade é de 98-99%, e o custo é US$ 60-250, mais a endoscopia. Uma estratégia para reduzir o custo e maximizar a sensibilidade é fazer primeiro um teste de urease e depois um exame histológico se a urease for negativa.

- Teste respiratório de ureia: (Am J Gastro 1998;93:2330; Gut 1994;35:723) O pt engole uma pequena quantidade de ureia ^{13}C (não-radioativa) ou ^{14}C (radioativa). A urease do Hp converte a ureia em bicarbonato e amônia. O bicarbonato é convertido em CO_2, que é colhido em uma amostra de ar expirado e detectado no espectroscópio de massa (^{13}C) ou contagem de cintilação gama (^{14}C). Nos Estados Unidos, a FDA aprovou um teste de $_{13}C$ (Meretek) e um de ^{14}C (Tri-Med). O ^{14}C tem a vantagem de custar menos (US$ 20-65 x US$ 250-350) e a desvantagem de não poder ser feito em crianças ou mulheres grávidas por causa da radioatividade. Ambos os testes têm bom desempenho, com sensibilidade de 90-96% e especificidade de 88-98%. Os antibióticos reduzem a sensibilidade, e o teste deve ser realizado pelo menos quatro semanas após a conclusão do rx de erradicação. Os PPIs podem reduzir a sensibilidade por duas semanas, e os H2RAs, por cinco dias (Ann IM 1998;129:547).

- *Sorologia*: A IgG para Hp por meio de ELISA tem 86-94% de sensibilidade, 78-95% de especificidade e custa US$ 40-100. Tem fácil disponibilidade e é útil para detecção quando não é feita endoscopia, mas não distingue infecção remota de ativa. Uma queda na titulação após o rx não é consistente o bastante para determinar a resposta ao rx, a menos que a titulação caia para zero (Jama 1998;280:363).

- *Cultura*: A cultura não está prontamente disponível em muitos laboratórios hospitalares e não é comumente usada na prática clínica. Tem 80-98% de sensibilidade, 100% de especificidade e custa $150. Seu principal uso seria para detectar cepas resistentes em pts cujo rx tenha falhado. Em termos práticos, um rx alternativo é escolhido sem informação sobre sensibilidade.

- *Testes de sangue integral*: Estes testes foram planejados para uso no consultório e têm sensibilidade reduzida (67-88%), menor especificidade (75-91%) e menor custo (US$ 10-30) comparados aos testes sorológicos ELISA. Não parece valer a pena usá-los dada a pequena economia de custos em detrimento da precisão.

Endoscopia: Não existe nenhum aspecto endoscópico que identifique o Hp. Um estômago macroscopicamente normal à endoscopia pode estar infectado, e as bx são obrigatórias se a infecção por Hp tiver de ser diagnosticada ou excluída.

Tratamento: (Curr Gastroenterol Rep 1999;1:518; Am J Gastroenterol 1998;93:2330; J Gastroenterol 1998;33:48; Gut 1997;41:8)

- Pts com teste positivo devem ser tratados, se o teste tiver sido feito por razão clínica adequada. Como a morbidade do rx é mínima e a Organização Mundial de Saúde classifica o Hp como carcinógeno classe 1, fica difícil não tratar os positivos, mesmo se o teste tiver sido feito por razões inadequadas. Entretanto, tem-se argumentado que o rx de todas as cepas de Hp é prematuro, uma vez que nem todas causam doença clínica (Lancet 1997;349:1020).

- *Características das melhores terapias*: Cerca de 1.409 tipos de rx foram identificados em uma meta-análise de rx para Hp (GE 1997;113:S131). Ao se pesquisar a literatura por regimes terapêuticos adequados, é preciso procurar por estudos terapêuticos com eficácia da análise de intenção de tratar e por protocolo respectivamente > 80% e 90% e com resultados reprodutíveis a partir de diferentes regiões geográficas. O rx deve ser bem tolerado, simples e barato. Regimes que são bid têm muito maior adesão.

- Rx com um único agente: O rx com apenas um medicamento é ineficaz e não deve ser usado.

- Rx com dois agentes: O rx com dois agentes combina um PPI com um único antibiótico, tipicamente amoxicilina ou claritromicina. Entretanto, apesar destes regimes serem aprovados pela FDA, não são eficazes no rx inicial.

- Rx triplo com *PPI*: É consenso que os regimes triplos com PPI são excelentes, apesar do custo. Os regimes elencados adiante usam como PPI ou o omeprazol 20 mg bid ou o lansoprazol 30 mg bid. Todos os medicamentos são administrados duas vezes ao dia por um período de duas semanas. O pantoprazol 40 mg po bid ou o rabeprazol 20 mg bid são provavelmente igualmente eficazes (Aliment Pharmacol Ther 1999;13:741).

    PPI + amoxicilina 1.000 mg + claritromicina 500 mg po bid x 2 semanas.

    PPI + metronidazol 500 mg + claritromicina 500 mg po bid x 2 semanas.

    PPI + amoxicilina 1.000 mg + metronidazol 500 mg po bid x 2 semanas.

    As taxas de erradicação para os protocolos para os regimes acima ultrapassam 90%. Alguns estudos indicam que uma semana com tal regime é altamente eficaz (Aliment Pharmacol Ther 1999;13:289; Am J Gastroenterol 1998;93:2330). Uma meta-análise sugere que uma dose de 500 mg bid de claritromicina é superior a uma de 250 mg bid (GE 1998;114:1169).

- Rx com *citrato de bismuto e ranitidina (RBC)*: A combinação citrato de bismuto/ranitidina pode ser usada em vários regimes altamente eficazes, os quais são comparáveis ao rx triplo com PPI. Entre os regimes sugeridos estão incluídos RBC 400 mg (Tritec) + amoxicilina 1g + claritromicina 500 mg po bid por duas semanas ou RBC 400 mg + metronidazol 500 mg + claritromicina 500 mg po bid por duas semanas.

O rx de uma semana também pode ser eficaz (Can J Gastroenterol 1999;13:213).

- Bismuto + terapia tripla: O esquema subsalicilato de bismuto (Pepto Bismol) 525 mg qid + metronidazol 250 mg qid + tetraciclina 500 mg qid por duas semanas com H2RA bid por quatro semanas é altamente eficaz. A adesão e a tolerabilidade são os principais problemas.

- Insucesso nos *tratamentos*: (Nejm 2002;347:1175) A adesão do pt e resistência aos antibióticos são, provavelmente, os fatores mais importantes no insucesso dos tratamentos. Infelizmente, não há dados disponíveis sobre suscetibilidade aos antibióticos da maioria dos pts com insucesso no tratamento. A resistência ao metronidazol é comum e a resistência à claritromicina está aumentando. Existem poucos dados para orientar a escolha de uma terapia de segunda linha. É aconselhável tentar-se um rx triplo com PPI usando metronidazol naqueles tratados anteriormente com claritromicina e vice-versa. Outras opções são bismuto com terapia tripla usando alta dose de metronidazol (500 mg po tid) ou regimes com citrato de bismuto e ranitidina (RBC). Um regime com RBC 400 mg po bid + tinidazol 500 mg bid + claritromicina 500 mg po bid por 14 dias mostrou-se eficaz em 81% daqueles que não tiveram sucesso com rx triplo com PPI (Aliment Pharmacol Ther 2001;15:1017). Um regime de 10 dias de levofloxacino 250 mg po bid + pantoprazol 40 mg bid + amoxicilina 1g po bid por 10 dias mostrou-se eficaz em 70% dos casos de tratamento malsucedido (Clin Gastroenterol Hepatol 2004;2:997).

- *Acompanhamento pós-rx*: A confirmação da erradicação quatro semanas após o final do rx é essencial em pts com MALToma, úlceras complicadas (p.ex., sangramento) e câncer gástrico em estagio inicial. Sua importância em outros grupos de pt não é tão bem estabelecida. O teste respiratório é o ideal, a menos que seja necessário fazer endoscopia por outra razão (como acompanhamento de GU).

3.3 Úlcera Péptica

Lancet 2002;360:933; Am J Gastro 1997;92:1255

Causa: A infecção por Hp (ver 3.2) e o uso de NSAIDs respondem pela maioria dos casos.

Epidemiologia:

- *GU*: Incidência estimada em 0,1%/ano; maior em usuários de NSAID. Cerca de 3% das GUs apresentam malignidade (Nejm 1995;333:32).

- *DU*: A proporção H/F é de 2:1 (confundida pela maior taxa de tabagismo em H); maior em fumantes RR = 2,2 (J Clin Gastroenterol 1997;24:2), embora não confirmada em estudo prospectivo (Epidemiology 1997;8:420); maior naqueles com FH de DU (J Clin Gastroenterol 1995;20:104). É pouco provável que a cafeína, o álcool ou que fatores psicológicos (J Clin Gastroenterol 1995;21:185; GE 1986;91:1370 e J Clin Gastroenterol 1992;15:96) sejam fatores de risco importantes (Epidemiology 1997;8:420). A dieta não desempenha papel claro, e a sugestão tradicional de dieta branda não tem base sólida (Dig Dis Sci 1995;40:576).

Fisiopatologia:

- GU: A GU resulta da transposição das defesas da mucosa gástrica pelo ambiente gástrico intraluminal rico em ácido e pepsina. O epitélio gástrico permanece intacto por causa uma série de elementos defensivos que são sensíveis à prostaglandina, incluindo: (1) camada de muco semipermeável, (2) bicarbonato na camada de líquida e (3) regeneração e reparo (Gut 1997;41:425; Gut 1993;34:580). A infecção por Hp causa dano epitelial pela produção de citotoxinas, urease e outros fatores que causam lesão e morte celular, levando à ulceração. Os NSAIDs inibem a ciclo-oxigenase, reduzindo a produção de prostaglandina, inibindo a produção de muco e bicarbonato e diminuindo o fluxo sanguíneo na mucosa. Isto impede a replicação celular, levando à formação da úlcera.

- DU: O evento iniciador na maioria das DU é a infecção por Hp. A gastrite antral decorrente resulta na diminuição das células produtoras de somatostatina (células D) cujo papel é inibir as células G, produtoras de gastrina. Isto, por sua vez, leva ao aumento da massa celular parietal (talvez devido também a fatores genéticos ou outros fatores ambientais), que resulta no aumento da secreção ácida, observada em pts com DU. Formam-se áreas de metaplasia intestinal subsequentemente colonizadas por Hp, possivelmente em resposta ao aumento do ambiente ácido. A duodenite decorre da liberação de mediadores inflamatórios do Hp e, na presença de ácido, forma-se a úlcera. Os NSAIDs presumivelmente causam ulceração ao reduzir a defesa mucosa mediada pela prostaglandina. A teoria anterior não levava em conta DU vista em pts negativos para Hp que não tomavam NSAIDs. Meta-análise realizada com pts com Hp erradicado demonstrou taxa de recorrência da úlcera de 20%, sugerindo que a infecção por Hp não é o fator crítico em um subconjunto de pts com DU (Am J Gastroenterol 1998;93:1409). Chamadas de "úlceras idiopáticas", podem ser mais difíceis de tratar e, mais provavelmente, resultar em complicações (Am J Gastro 2002;97:2950).

Sintomas: Os sx não são específicos para GU ou DU, não distinguindo confiavelmente uma da outra e estas da dispepsia não-ulcerosa (GE 1993;105:1378). O sintoma mais frequente é a dor epigástrica, algumas vezes descrita como queimação, dor constante ou dor de fome.

Classicamente, é descrita como pós-prandial e pode ser aliviada com antiácidos, mas estas características são altamente variáveis. A GU, especialmente a provocada por NSAIDs, pode ser assintomática ou se apresentar como uma complicação (sangramento ou perfuração na ausência de dor anterior – Am Fam Phys 1997;55:1323). Se a úlcera estiver próxima ao piloro, pode ocorrer obstrução do mesmo. O esvaziamento gástrico deficiente resulta, com o tempo, em sx de refluxo, vômitos ou saciedade precoce. Sx severos e súbitos podem indicar perfuração, e a dor constante pode sugerir penetração. A perda de peso é mais comum na GU gigante (> 3 cm).

Sinais: Dor epigástrica.

Curso:

- *GU*: A maioria das GUs é curada com rx inicial. Um pequeno subgrupo refratário aos H2RAs é curado com PPI (Aliment Pharmacol Ther 1996;10:381). Se forem eliminados os NSAIDs e o Hp for curado, a recorrência é baixa. Na GU crônica, deve-se investigar malignidade gástrica não detectada (adenocarcinoma ou linfoma) ou uso indiscriminado de NSAID.

- *DU*: Antes do advento do rx do *H. pylori*, a DU era uma doença crônica. Com a erradicação do Hp, a recorrência de DU é incomum (p.ex., Lancet 1994;343:508; Nejm 1993;328:308). Entretanto, análise recente sugere que uma proporção de pts com doença recidivada após erradicação do Hp pode ser alta – 20% (Am J Gastroenterol 1998;93:1409). Anteriormente, acreditava-se que a doença ulcerosa se extinguia sozinha, mas estudos da era pré-Hp, com acompanhamento de longa duração, mostram que 50% continuaram sintomáticos (Gut 1996;38:812).

Complicações: Sangramento, obstrução pilórica, perfuração, terebração para as estruturas adjacentes.

Diff Dx: Ver dispepsia (item 1.1). O diff dx inclui adenocarcinoma gástrico, linfoma e doença de Crohn.

Exames Laboratoriais: CBC, CMP, amilase e lipase ajudam no diff dx. Geralmente, os teste para Hp são feitos na EGD para GU, mas podem ser realizados por sorologia ou teste respiratório se a DU tiver sido diagnosticada por UGIS, em vez de por EGD.

Radiologia: A radiografia UGI com bário pode estabelecer o dx, mas é operador-dependente e é menos sensível e específica do que a EGD. Foi proposta uma variedade de sinais radiográficos para distinguir a GU benigna da maligna, mas, se o pt estiver em boas condições, deve-se fazer EGD para excluir malignidade se a UGIS mostrarem GU (Jama 1996;275:622). Geralmente, não se indica a UGIS na dispepsia, a menos que a EGD seja considerada de alto risco ou não esteja disponível. As UGIS não devem ser usadas para dx DU (porque seu resultado negativo não é confiável). Entretanto, se for encontrada uma DU, não é obrigatória a EGD, uma vez que é mínimo o risco de câncer na DU típica.

Endoscopia: A EGD é o padrão-ouro para dx de úlceras. As úlceras são visualizadas diretamente, podendo ser identificadas características que predizem risco de sangramento (item 3.6). A aparência saliente e limpa de uma GU sugere que a úlcera é benigna. Pelo menos seis biópsias devem ser obtidas para excluir-se malignidade. A aparencia macroscópica na endoscopia não é confiável como resultado negativo, e três biópsias detectam apenas 70% dos cânceres (GE 1982;82:228). Todas as GUs devem ser acompanhadas, até a cicatrização, por meio de EGD para comprovar sua benignidade até a cura. Alguns não defendem a EGD de acompanhamento, porque a EGD inicial e a bx têm 99% de precisão (Dig Dis Sci 1993;38:284). Entretanto, por ser alta a probabilidade do diagnóstico precoce superficial na EGD de acompanhamento (1 câncer por 250 endoscopias [Scand J Gastroenterol 1991;26:1193]), esta prática deve ser recomendada (Dig Dis Sci 1994;39:442). Geralmente, as DUs são identificadas na primeira porção do duodeno (bulbo duodenal). Uma vez que seu risco de malignidade é muito baixo, é raro indicar-se a EGD de acompanhamento para documentar a cura.

Tratamento (Jama 1996;275:622):

- *Supressão de ácido*: Embora o excesso de ácido não seja a causa primária da GU, a sua supressão cura úlceras, com cicatrização de cerca de 90% delas em 12 semanas. A supressão de ácido alivia os sx. A cimetidina (800 mg qhs) ou ranitidina (300 qhs) são mais baratas, mas não tão rapidamente eficazes como os PPIs. Recomenda-se o uso inicial de um PPI em alta dose (p.ex., omeprazol 40 mg diariamente) em úlceras grandes ou complicadas (Am J Gastro 1996;91:2516). Cerca de 90-95% das Dus e GRs cicatrizam em, respectivamente, 8 e 12 semanas com supressão ácida (cicatrização é mais lenta e tamanho maior).

- *Úlcera por NSAID*: Suspender NSAIDs. Se os NSAIDs forem suspensos, recomenda-se rx com um H2RA, a menos que a úlcera seja muito grande. Se os NSAIDs não puderem ser interrompidos, a dosagem deve ser reduzida. Se os NSAIDs forem continuados, deve-se usar um PPI (p.ex., omeprazol 20-40 mg po qd), em vez de um H2RA, para tratar a úlcera (Nejm 1998;338:719).

- *Erradicação do Helicobacter* (item 3.2).

- *Úlcera refratária*: Cogitar como possíveis causas de malignidade, uso corrente de NSAID (indiscriminado ou não) e síndrome de Zollinger-Ellison (item 3.15). O lansoprazol em alta dose (60 mg) resulta em > 80% de cicatrização de GUs não curadas com seis semanas de H2RA (Aliment Pharmacol Ther 1996;10:381). A cura pode ser mantida com 30 mg po qd. Recomenda-se cirurgia.

- *GU gigante*: A GU gigante é definida como tendo > 3 cm. Historicamente, por se acreditar de maior risco o rx medicamentoso, elas eram tratadas com cirurgia precoce. Entretanto, depois da introdução dos H2RAs, tornou-se evidente que estas úlceras geralmente se curam com rx medicamentoso. Apresentam-se mais frequentemente como emergências, têm recidivas frequentes sem manutenção (embora faltem dados sobre o status do Hp) e são um indício de más condições gerais de saúde. A taxa de mortalidade por doença associada é alta, embora o risco de câncer subsequente seja baixo (Am J Gastro 1999;94:3478). Um PPI seria o rx medicamentoso recomendado.

- *Prevenção da recorrência de úlcera*: Na GU ou DU infectada por Hp sem complicações, não se recomenda manutenção. Em pts infectados por Hp com complicação de úlcera, o rx de manutenção pode ser continuado até que se confirme a erradicação do Hp. Embora haja poucos dados, nos pts Hp-negativos com histórico de complicações mórbidas ou recorrentes, é aconselhável rx de manutenção com H2RA. A dose típica de manutenção de H2RA é metade da dose inicial (p.ex., ranitidina 150 mg po qhs reduz a recorrência endoscópica para 20-25%), porém recomenda-se a dose total se o evento inicial tiver sido mórbido.

- *Rx cirúrgico*: A maioria das cirurgias de PUD feitas hoje é para complicações em caráter de emergência. É o julgamento clínico que decide quando enviar um pt com úlcera refrátaria para cirurgia. Entre as indicações para cirurgia estão sx refratários, suspeita de malignidade, sangramento não controlado e obstrução. Deve-se excluir ZE (item 3.15) antes da cirurgia. É de suma importância excluir-se o uso corrente de NSAID por determinação dos níveis de salicilato ou de outros NSAIDs (algumas vezes, os pts sonegam esta informação!). Os familiares devem ser questionados. Uma série de 30 pts de um centro com recorrência pós-cirúrgica de úlcera devido ao uso de aspirina (metade dela, indiscriminada) teve alta incidência de estenose, operações múltiplas e resultado ruim (GE 1998;114:883). A cirurgia com ressecção em cunha de GU é simplesmente tão eficaz quanto ressecções mais extensas com vagotomia (para reduzir o ácido), presumivelmente porque o excesso de ácido desempenha um papel pequeno na patogênese da úlcera. A mortalidade na GU é substancial (6,9% no total, menor em pt eletivos e maior naqueles com doença cardiovascular), e a recorrência de úlcera ainda é de 5% (Am Surg 1996;62:673). Na DU, a cirurgia preferencial para dor intratável e perfuração é a vagotomia gástrica proximal (também conhecida como vagotomia das células parietais) (Surg Clin N Am 1992;72:335). Esta vagotomia, mais "econômica", causa menos morbidade pós-operatória do que a vagotomia troncular. Entretanto, interferem na escolha da melhor operação fatores importantes como a experiência individual, a natureza da complicação da úlcera e o julgamento clínico. Se um pt tem uma DU intratável, então é provável que não haja adesão ao rx medicamentoso ou que haja uso de NSAIDs, e a operação deve ser considerada com grande cautela.

- Síndromes *pós-gastrectomia*: (Surg Clin N Am 1992;72:445) Cerca de 20% dos pts têm síndrome pós-gastrectomia após operações da úlcera. Com a vagotomia gástrica proximal, a incidência é de apenas 5%. A **síndrome de dumping** é uma das síndromes mais comuns e decorre do rápido esvaziamento de alimentos hiperosmolares ou ricos em carboidratos. Seus sx incluem distensão abdominal, cólicas, náusea, vômitos e diarreia explosiva. Pode cursar com sx vasomotores de diaforese, fraqueza, tontura, rubor e palpitações. É tratada pela ingestão de refeições menores, evitando-se carboidratos concentrados, e pela ingestão de líquidos 30 minutos após as refeições. Algumas vezes, é necessário tratamento cirúrgico. Outras síndromes pós-gastrectomia são diarreia pós-vagotomia, gastroparesia, problemas com estômago remanescente pequeno, refluxo alcalino e várias síndromes relacionadas à jejunostomia.

3.4 Gastropatia por NSAID

GE 2001;120:594; Am J Gastro 1998;93:2037

Epidemiologia: Da população norteamericana, 1,2% usa NSAIDs diariamente (Am Fam Phys 1997;55:1323). Destes, 1-2% por ano serão internados por complicações gi de sangramento ou perfuração, a um custo anual de quase US$ 1 bilhão. O excesso de prescrições de NSAIDs para dor contribui para estas complicações evitáveis (Ann IM 1997;127:429). Os principais **fatores de risco** para desenvolvimento de complicações graves são (Am J Gastro 1998;93:2037): (1) úlcera péptica ou sangramento anteriores (RR = 2,74), (2) idade > 60 (RR = 5,52), (3) alta dosagem – 2 vezes o normal (RR = 10,1), (4) uso concomitante de corticosteroides (RR = 4,4) e (5) uso concomitante de anticoagulantes (RR = 12,7).

Sexo, tabagismo e álcool *não* são fatores de risco independentes. As complicações têm maior probabilidade de ocorrer nos primeiros três meses de rx. O uso de múltiplos NSAIDs aumenta o risco.

Fisiopatologia: As prostaglandinas protegem a mucosa gástrica ao promover a secreção de muco gástrico e bicarbonato e ao aumentarem o fluxo sanguíneo na mucosa e, finalmente, a replicação celular. Os NSAIDs inibem a produção de prostaglandina ao inibir a ciclo-oxigenase.

Localmente, os efeitos tóxicos dos NSAIDs são fracos, resultando na ocorrência de erosões superficiais da mucosa gástrica. Os efeitos mais importantes e que podem causar lesão gastroduodenal são os sistêmicos, mesmo se ministrados por via retal ou intravenosa.

Existem dois tipos de ciclo-oxigenase inibidos pelos NSAIDs. O tipo COX-I mantém a integridade da mucosa, e o COX-II induz a inflamação. Já está disponível uma classe mais nova de NSAIDs que inibe seletivamente a COX-II e não reduz as prostaglandinas na mucosa. Dois agentes de primeira geração, celecoxib (Celebrex[1]) e rofecoxib (Vioxx[2]), parecem estar associados com um baixo risco de complicações da úlcera (Lancet 1999;353:307). Vários agentes de segunda geração mais seletivos foram desenvolvidos, mas existem preocupações significativas acerca de eventos cardiovasculares (Lancet 2004;364:639). O rofecoxib foi retirado voluntariamente do mercado norte-americano, quando um estudo randomizado sobre recorrência de pólipo adenomatoso mostrou um aumento do risco de derrame e infarto do miocárdio.

Dos medicamentos seletivos não-COX-II mais antigos, o cetorolaco e o piroxicam apresentam a maior toxicidade; naproxeno, indometacina, ketoprofeno e diclofenaco são intermediários em toxicidade; o ibuprofeno é menos tóxico (Arch IM 1996;156:1623). A nabumetona é, provavelmente, o menos tóxico dos agentes mais antigos, mas à custa da redução da atividade anti-inflamatória (Am J Gastro 1996;91:2080).

O papel da infecção por Hp na gênese das úlceras por NSAID não está

---

[1] Celebra (Brasil).
[2] Descontinuado nos Estados Unidos e no Brasil devido à cardiotoxicidade.

esclarecido. Um hx prévio de úlcera é fator de risco para subsequentes úlceras por NSAID, e o Hp está fortemente associado com úlceras. É tentadora a hipótese de que a infecção por Hp seja um cofator nas úlceras por NSAID, em vez de considerá-la como não relacionada ao desenvolvimento delas. Entretanto, a erradicação do Hp não parece acelerar a cicatrização da úlcera por NSAID (Gut 1996;39:22). Embora alguns estudos sugiram que a erradicação do Hp antes da terapia com NSAID reduza o risco de úlcera (Lancet 1997;350:975), outros estudos não comprovam nenhum benefício (Lancet 1998;352:1016). Os dados mais recentes não sustentam a realização de exames para Hp antes do rx com NSAID.

Sintomas: A dispepsia pode ocorrer com o uso de NSAIDs, mas não significa que exista úlcera endoscópica. A maioria dos pts com gastropatia por NSAID é assintomática. Cerca de 60% permanecerá assim até surgirem sangramento ou perfuração (Lancet 1986;1:462). Apenas 1 em 10 úlceras induzidas por NSAID sangram.

Curso: Doença reversível com a retirada do NSAID.

Complicações: Sangramento; perfuração; morte, especialmente em mulheres idosas (Ann IM 1997;127:429).

Endoscopia: Recomenda-se EGD se houver suspeita de úlcera complicada.

Erosões são comuns, especialmente no início do rx com NSAID.

Tratamento: Prevenção da úlcera por NSAID: Pts com risco elevado de toxicidade gastroduodenal por NSAID (conforme definido em "Epidem") devem receber terapia combinada com um NSAID e misoprostol ou um PPI (Am J Gastro 1998;93:2037). Alternativamente, estes pts podem ser tratados com um agente seletivo COX-II (um "coxib") (Artrite Rheum 2000;43:1905). O **misoprostol** em dose de 200 mg po qid reduz complicações gi em até 40%, quando comparado com o placebo (Ann IM 1995;123:241). A diarreia é um problema intolerável em até 20% dos pts. Este sx pode ser reduzido mudando-se a dosagem para bid ou tid, mas esta abordagem é menos eficaz na proteção contra GU (Ann IM 1995;123:344). O medicamento também pode ser mais bem tolerado se iniciado em dose baixa (100 mg) e lentamente aumentado para a dose-alvo. O omeprazol 20 mg po qd é mais eficaz do que a ranitidina (Nejm 1998;338:719) ou o misoprostol em dose baixa (200 mg po bid) (Nejm 1998;338:727) na prevenção de úlcera por NSAID, e o omeprazol é mais bem tolerado do que o misoprostol. O lansoprazol 30 mg po qd também parece eficaz. As doses convencionais de H2RAs são ineficazes como profilaxia contra GU e, portanto, não devem ser usadas para prevenção. O uso de **agentes seletivos COX-II** (coxibs) constitui recurso eficaz na redução da toxicidade na úlcera causada pelo NSAID. Além disso, o ônus das complicações decorrentes do uso destes medicamentos pode aumentar paradoxalmente com seu uso, à medida que mais pts passam a tomá-los, por causa de sua toxicidade mais baixa e marketing agressivo.

Evidências recentes sugerem que, à medida que o uso de NSAID na população aumenta por causa dos coxibs, o número total de sangramentos por NSAID também aumenta, por causa do número maior de pts em risco. É importante observar que vários estudos demonstram que a combinação de aspirina em baixa dose e um coxib tem toxicidade gastroduodenal similar à de um NSAID convencional sozinho (p.ex., GE 2004;127:395).

Há muito poucos dados comparando o uso de um coxib ao de um PPI com um NSAID convencional, porém eles sugerem eficácia similar (Nejm 2002;347:2104). Infelizmente, nenhuma das duas estratégias é altamente eficaz em pts de alto risco. Em um estudo de coxib versus NSAID + PPI em pts com sangramento de úlcera anterior, o risco de recorrência de úlcera ou de sangramento foi de cerca de 30% em seis meses em ambos os rx (GE 2004;127:1038). Diante desses resultados ruins, um estudo da combinação de um coxib com um PPI poderia ser útil.

3.5 Úlcera por Estresse

Drugs 1997;54:581

Epidemiologia: A incidência de sangramento de úlcera por estresse na UTI reduziu de 20-30% na década de 1970 para 1,5-14% em 1995 (Am J Gastro 1995;90:708).

Fisiopatologia: (Am J Gastro 1995;90:708) Úlcera por estresse é uma termo usado para se referir a úlceras gastroduodenais ou doença erosiva difusa que ocorre em pts criticamente doentes. Erosões e hemorragia da mucosa superficial são verificadas em 70-90% dos pts criticamente doentes e progridem para úlceras confluentes em um subgrupo menor. As úlceras em pts com queimaduras e traumatismo craniano decorrem, provavelmente, da produção de ácido estimulada pela gastrina. A isquemia da mucosa é provavelmente importante em muitos outros grupos em risco. Em um grande estudo de pts com cirurgia cardíaca, os dois principais fatores de risco de sangramento foram ventilação mecânica por mais de 48 horas (15 vezes maior) e coagulopatia (4 vezes maior) (Nejm 1994;330:377). Outros fatores de risco incluem choque por quaisquer causas, traumatismo múltiplo, falência de órgão importante, queimaduras de > 35% da área de superfície corporal, traumatismo craniano, septicemia e quadriplegia. O risco de sangramento aumenta marcadamente se existirem três ou mais fatores de risco.

Sintomas: Hematemese, melena, aspirado NG com aspecto de borra de café ou com sangue vivo.

Sinais: Hipotensão.

Curso: Geralmente, ditado pela doença subjacente, e não pela própria úlcera de estresse.

Complicações: Sangramento. A perfuração é muito menos comum do que o sangramento na úlcera por estresse.

Diff Dx: Sangramento agudo de lesões preexistentes no trato superior, incluindo PUD e malignidade (ver Sangramento gi, p. 32).

Exames Laboratoriais: Hgb (atentar para queda de > 2 g que levanta suspeita de sangramento importante). PT/INR, PTT, plaquetas e rastreamento de DIC, caso esta seja uma das suspeitas clínicas.

Endoscopia: A EGD é realizada nestes pts criticamente doentes se houver sangramento em progresso para o qual possa ser necessário rx endoscópico. Geralmente, a EGD é desnecessária em pts com evidências de sangramento (i.e., "borra de café" no NGT) sem consequências hemodinâmicas.

Tratamento: O rx de úlcera de estresse é o da úlcera péptica hemorrágica (item 3.6). O maior enfoque deve ser na prevenção. O fundamento da prevenção é tratamento da doença de base. As melhoras nos cuidados da UTI são provavelmente responsáveis por parte do declínio de ocorrência de sangramento na úlcera de estresse. Vários agentes podem ser cogitados para prevenir sangramento:

- *H2RAs*: Meta-análises têm comprovado que estes agentes reduzem o risco de sangramento clinicamente importante, e há uma tendência que sugere que eles são mais eficazes do que o sucralfato. Esta redução na taxa de sangramento pode estar correlacionada ao aumento do risco de pneumonia nosocomial (Jama 1996;275:308). Entretanto, um estudo prospectivo de 1.200 pts ventilados confirmou o benefício da ranitidina comparada ao sucralfato, na prevenção de sangramento clinicamente importante (1,7% vs 3,8%), mas não mostra um risco maior de pneumonia no grupo da ranitidina (Nejm 1998;338:791). Embora a infusão contínua de H2RAs resulte em melhor supressão de ácido, ela não se traduz em menos sangramento (Am J Gastro 1995;90:708).

- *Sucralfato*: O argumento em favor do uso de sucralfato é a aparente taxa menor de pneumonia e taxa de mortalidade reduzida (Jama 1996;275:308). Isto pode ser especialmente importante em pts submetidos a ventilação mecânica prolongada que não são alimentados por via enteral (Drugs 1997;54:581). Em tais pts, a aparente baixa eficácia do sucralfato em prevenir sangramentos pode ser compensada por um risco menor de pneumonia.

- *Outros medicamentos*: Embora os antiácidos pareçam reduzir o risco de sangramento, eles podem ser dados q 1-2 h com monitoramento do pH gástrico e titulação da dosagem. Por isso, eles são pouco usados para profilaxia de úlcera por estresse. Existem muito poucos dados sobre o uso de misoprostol e PPIs.

3.6 Tratamento da Úlcera Péptica Hemorrágica

Surg Clin N Am 1996;76:83; Nejm 1994;331:717

Endoscopia: A endoscopia identifica a causa de sangramento e prediz o risco de ressangramento na primeira semana. A endoscopia deve ser realizada após a ressuscitação volumétrica e estabilização do pt. Se o endoscopista identifica, na área ulcerada, sangramento ativo em jato[3], a chance de ressangramento na primeira semana é de 80% sem rx. Caso se verifique um vaso visível sem sangramento (geralmente, uma lesão vermelha[4] ou azulada[5] de poucos milímetros saindo do leito da úlcera), a taxa de ressangramento é de 50%. Um coagulo aferido tem risco de 30%, uma pinta preta chata tem risco de 10% e uma base de úlcera coberta de exsudato e limpa[6] tem risco de menos de 5%.

Tratamento: O rx endoscópico reduz o risco de ressangramento em 40%, de cirurgia em pelo menos 60% e de mortalidade no sangramento agudo em 60% (GE 1992;102:139). O sangramento pode ser tratado por vários métodos combinados ou não, entre eles: injeção intravasal ou perivasal de substâncias hemostáticas (p.ex. etanolamina, epinefrina etc.), eletrocoagulação ou por aplicação de clipes hemostáticos (GE 2002;123:407). Aplica-se **energia térmica** com um eletrocautério bipolar ou termocautério. Aplica-se pressão diretamente no vaso até que o sangramento pare. Este procedimento aperta as paredes opostas do vaso, unindo-as, e permite uma coagulação altamente eficaz. Não

---

Nota da revisora – classificação endoscópica:

[3] Forrest I.
[4] Forrest IIa.
[5] Forrest IIb.
[6] Forrest III.

há evidências convincentes de que um dispositivo seja melhor que os outros. Pode haver dificuldade no posicionamento correto na frente do vaso de modo que a pressão possa ser diretamente aplicada, pois muitas úlceras só podem ser abordadas tangencialmente. Aplicam-se longas cargas de baixa energia (Surg Clin N Am 1996;76:83). O **rx com injeção** pode ser feito com solução de epinefrina diluída 1:10.000, álcool, trombina ou outros esclerosantes. O aspecto positivo do rx com injeção é que utiliza dispositivo barato, a técnica é facilmente dominável, e pode ser usado para tratar uma úlcera que só pode ser abordada tangencialmente. A epinefrina é segura, simples e eficaz. Geralmente são injetados um total de 10-20 ml em vários locais. A vasoconstrição e o efeito de tamponamento pelo grande volume injetado param o sangramento. A taxa de sucesso inicial é > 90% (BMJ 1997;314:1307). O acréscimo de esclerosante à epinefrina não tem nenhum efeito. A desvantagem dos esclerosantes e do álcool é o risco de perfuração, porque pode ocorrer uma necrose extensa de tecido (Brit J Surg 1996;83:461). A **terapia combinada** com injeção de epinefrina seguida de método térmico é, atualmente, o mais popular entre os especialistas (BMJ 1997;314:1307). A ideia é de que a epinefrina controla o sangramento imediato e o rx térmico impede ressangramento tardio. A aplicação endoscópica de clipes metálicos nas úlceras hemorrágicas é uma nova abordagem. Os resultados de experimentos que a comparam a métodos térmicos são conflitantes (compare-se Am J Gastro 2002;97:2250 to Gastro Endosc 2001;53:147). **Falhas de rx endoscópico** são mais bem manuseadas com uma segunda tentativa de rx endoscópico (Nejm 1999;340:751). O retratamento endoscópico reduz a necessidade de cirurgia sem aumentar o risco de morte e tem menos complicações do que a cirurgia. **O rx farmacológico** pode ser cogitado quando a endoscopia não estiver disponível ou falhar. Uma meta-análise sugere que a somatostatina ou octreotídeo podem reduzir o risco de sangramento, permanecendo úteis antes da endoscopia ou se a endoscopia falhar (Ann IM 1997;127:1062). Não existem evidências de que os H2RAs alterem a taxa de ressangramento precoce em úlceras hemorrágicas

(Endoscopy 1995;27:308). O omeprazol em dose muito alta acrescentado à terapia endoscópica parece ser benéfico (Nejm 2000;343:310), porém não está disponível nos Estados Unidos. A cirurgia é necessária para aqueles cujos tratamentos endoscópico e medicamentoso falham.

3.7 Dispepsia Não-Ulcerosa

GE 2004;127:1239; Nejm 1998;339:1376; GE 1997;112:1448

Epidemiologia: A prevalência da dispepsia na população adulta é de cerca de 15%. A maioria destes pts tem resultados e endoscopia normais, podendo ser classificados como tendo dispepsia não-ulcerosa (NUD).

Fisiopatologia: (Mayo Clin Proc 1999;74:1011) A NUD é definida como dor persistente ou recorrente centrada no abdômen superior que dura mais de três meses e não está associada com anormalidade bioquímica ou anatômica. Uma variedade de causas de NUD tem sido proposta, incluindo (1) infecção por Hp, (2) gastrite histológica ou duodenite, (3) GERD com resultado negativo de EGD, (4) aumento da sensibilidade visceral, (5) gastroparesia, (6) acomodação gástrica deficiente, (7) outras anormalidades de motilidade ou (8) distúrbio psiquiátrico. Nenhum dos dados foi convincente para uma única etiologia. Os médicos não devem pensar nisso como uma única doença, pois é, na verdade, um sx com múltiplas causas indefinidas.

Sintomas: Por definição, a NUD é a dor no abdômen superior. Pode ser acompanhada de náusea, distensão abdominal, saciedade precoce ou plenitude pós-prandial. Foram identificados subtipos (semelhantes ao refluxo, dismotilidade ou úlcera, e subtipos inespecíficos), mas eles não ajudam na escolha do rx empírico (GE 1992;102:1259).

Complicações: Nenhuma por definição.

Diff dxf: O diff dx é o da dispepsia (item 1.1). Para se estabelecer o dx de NUD, há um grande número de exclusões que, teoricamente, têm de ser feitas. Entretanto, exames exaustivos são frequentemente desnecessários e devem ser adequados à severidade e persistência da queixa.

Exames Laboratoriais: Com resultados normais por definição.

Radiologia: Com resultados normais por definição.

Endoscopia: Com resultados normais por definição.

Tratamento:

- *Tratamento do Helicobacter*: Entre 30 e 60% dos pts com dispepsia não-ulcerosa têm infecção por Hp. Os dois melhores estudos terapêuticos incluindo NUD com infecção por Hp geraram resultados conflitantes. Um deles mostrou vantagem na erradicação do Hp (21% vs 7% de alívio de sx em um ano [Nejm 1998;339:1869]). O outro não mostrou nenhum benefício (26% vs 31% de alívio de sx em um ano [Nejm 339:1875;25%]). Entretanto, os estudos convergem no sentido de os sx da NUD não serem aliviados em 25% dos pts em que o Hp foi erradicado. Uma vez que o rx é muito benigno e o Hp representa risco de câncer gástrico e doença péptica futura, aconselha-se tratar o Hp em quadro de dispepsia.

- *Rx com PPI*: Uma vez que um grande número de pts com GERD tem resultado normal de EGD e nem todos os pts com GERD apresentam sx retrosternais típicos, recomenda-se ministrar-se um PPI (Tabela 2.2). Se o pt tiver boa resposta, é aconselhável alterar o tratamento adotando um H2RA ou suspendê-lo inteiramente. Se os sx reincidirem, pode-se pensar em um dx de GERD. Em caso de persistência, recomenda-se pH-metria.

- Rx com agente *procinético*: Tem sido prática comum administrar um agente pró-motilidade, especialmente se os pts têm sx de distensão abdominal ou plenitude pós-prandial. Estes agentes parecem ser melhores do que o placebo em cerca de 40% dos pacientes. A retirada da cisaprida do mercado norte-americano tornou esta abordagem menos desejável. A metoclopramida, agente alternativo, é frequentemente mal tolerada.

    A domperidona não está disponível nos Estados Unidos, mas pode ser um rx eficaz onde houver disponibilidade.

Em um pt com sx incômodos, uma avaliação para gastroparesia (próxima seção) pode substituir agentes pró-motilidade empíricos até que sejam encontrados medicamentos mais seguros.

- *Medicamentos psicotrópicos e psicoterapia*: Na ausência de um diagnóstico psiquiátrico específico, não existem dados que sustentem o uso de agentes psicotrópicos na NUD. Entretanto, como a ansiedade e outros distúrbios psiquiátricos podem coexistir com a dispepsia e tornar os sx menos toleráveis, muitos médicos dão aos pts rx para o distúrbio psiquiátrico. Não há evidências suficientes para concluir que o rx psicológico seja eficaz (Am J Gastro 2004;99:1817), embora os dados sobre os possíveis benefícios da hipnoterapia sejam intrigantes (GE 2002;123: 1778).

3.8 Gastroparesia

GE 2004;127:1592; Scand J Gastroenterol (suppl) 1995;213:7

Causa: A gastroparesia aguda (< 3 meses) pode ocorrer no pós-operatório. Também pode ser causada por agentes virais, hiperglicemia, hipocalemia, hipotiroidismo e medicamentos, incluindo narcóticos e anticolinérgicos. A gastroparesia crônica é mais comumente causada por diabetes ou é idiopática. Ela também pode ser causada por cirurgia gástrica (Am J Surg 1996;172:24), câncer (especialmente de pulmão e pâncreas), anorexia nervosa, escleroderma, amiloidose, polimiosite/dermatomiosite, pseudo-obstrução crônica, porfíria e doença do CNS.

Fisiopatologia: O estômago armazena o alimento ingerido, mistura-o com o suco digestivo, amassa-o e libera-o de maneira controlada para o intestino delgado. O esvaziamento de sólidos ocorre após uma fase de retardo ["lag phase"] durante a qual o alimento é transportado do estômago proximal para o antro, onde termina de ser triturado. Após esta fase inicial de retardo, o esvaziamento de sólidos é linear, ocorrendo a eliminação de cerca de metade dos sólidos em 60-100 minutos. Uma grande variedade de anormalidades motoras com má coordenação e hipomotilidade resulta em deficiência de esvaziamento.

Sintomas: Saciedade precoce, náusea e vômitos são os principais sintomas de gastroparesia. A gastroparesia é, provavelmente, uma causa negligenciada de dor abdominal pós-prandial e azia (Am J Gastro 1999;94:1029). Os diabéticos podem mostrar sx de controle glicêmico deficiente. Os sx não se correlacionam bem com os tempos de esvaziamento.

Sinais: Raramente, ouve-se um som de sacolejo devido ao conteúdo gástrico retido. Isto é demonstrado colocando-se o estetoscópio sobre o estômago e balançando-se o pt de um lado para o outro.

Curso: O curso é, geralmente, crônico, mas os pts cuja etiologia provável é viral (início súbito, febre, vômitos, cólicas e diarreia) parecem melhorar com o tempo (Am J Gastro 1997;92:1501).

Complicações: Desnutrição, aspiração, GERD.

Diff Dx: Os sx de gastroparesia são inespecíficos, de modo que o diferencial é amplo, incluindo GERD, PUD, dispepsia não-ulcerosa, câncer gástrico e outras causas de dor abdominal superior (item 1.1) e náusea (item 1.3.

Exames Laboratoriais: Os exames de laboratório recomendados são CBC, CMP, Hgb A_1c e TSH para investigar causas correlacionáveis ou pistas para outros distúrbios no diff dx.

Radiologia: Estudos cintigráficos de esvaziamento gástrico são o padrão-ouro para o dx de gastroparesia. Os pts recebem uma refeição de sólidos: tipicamente, ovos, misturados com um radioisótopo. Geralmente, o exame é feito durante o tempo de eliminação de metade do isótopo (o normal é 60-100 minutos) ou durante a eliminação de parte dele em 100 minutos. A variação para estudos repetidos em indivíduos é de cerca de 15% (GE 1998;115:747).

Endoscopia: Costuma-se indicar EGD para garantir que não haja nenhuma causa mecânica de deficiência de esvaziamento (obstrução de saída gástrica devido a PUD ou tumor).

Tratamento: Entre as medidas gerais, estão rx de distúrbios eletrolíticos, refeições pequenas e frequentes, refeições pobres em gordura e ricas em fibra e não-digeríveis (cascas, polpa de frutas etc.). Aconselha-se substituir os sólidos por líquidos. O controle glicêmico em diabéticos deve ser otimizado. Os medicamentos para pts sintomáticos são cisaprida, metoclopramida, eritromicina e domperidona. A resposta é altamente variável. A cisaprida 10-20 mg po qid era o medicamento preferencial até ser retirado do mercado norte-americano por sua associação com arritmias cardíacas. A metoclopramida 5-10 mg po ac e qhs é eficaz, mas, frequentemente, é mal tolerada, por causa de efeitos colaterais no CNS, tais como ansiedade, inquietação, sonolência e depressão. Além disso, a discinesia tardia pode ocorrer em longo prazo. A eritromicina, agonista da motilidade, pode ser útil, mas nem sempre é bem tolerada (Dig Dis Sci 1998;43:1690). A domperidona 40-80 mg diariamente, em doses divididas, é eficaz na gastropatia diabética (Drugs 1998;56:429), mas não está disponível nos Estados Unidos. Em casos refratários, a alimentação por tubo jejunal pode ser necessária. Cirurgia (gastrostomia, jejunostomia, gastrectomia) ou marca-passos gástricos podem ajudar pts refratários, mas há muito poucos dados que demonstram benefício (Am J Gastro 2003;98:2122). Um estudo piloto sugere um possível benefício da injeção de toxina bolutínica no piloro (Am J Gastro 2002;97:1653).

3.9 Hérnia de Hiato

Postgrad Med 1990;88:113

Epidemiologia: Taxa de prevalência de 0,8-2,9% (pts submetidos a exames com bário).

Fisiopatologia: Existem três tipos de hérnia de hiato comumente identificados.

Na **hérnia de hiato por deslizamento**, a junção GE fica no tórax acima do hiato diafragmático e é o ponto de origem da hérnia. Este é o tipo mais comum de hérnia. Ela está associada com a esofagite endoscópica (Dig Dis Sci 1979;24:311) e os sx de refluxo. A crura diafragmática contribui substancialmente para a barreira antirrefluxo na junção GE normal, e este benefício é perdido quando a junção GE é deslocada para dentro do tórax. Em uma **hérnia paraesofágica**, a junção GE permanece fixa; o fundus e, algumas vezes, o corpo do estômago, migram para o mediastino posterior. O estômago pode, posteriormente, girar no tórax, causando obstrução (Arch Surg 1986;121:416). Muito raramente, o estômago pode herniar por meio de um defeito inteiramente distinto na crura. Nas **hérnias mistas**, a junção GE fica no tórax e uma grande porção do estômago desliza até ficar ao lado do esôfago no tórax. Erosões lineares no segmento gástrico na topografia do diafragma ou perto dele ocorrem, comumente, em pts com hérnias deslizantes. Estas ulcerações são frequentemente múltiplas e vistas nas pregas, podendo estar cobertas de sangue (GE 1986;91:338). Consistem causa bem identificada de deficiência de ferro e são chamadas de úlceras de Cameron (Gastrointest Endosc Clin N Am 1996;6:671).

Sintomas: A maioria dos pts com hérnias de hiato por deslizamento pequenas ou moderadas é assintomática ou tem sx de GERD. Em hérnias grandes e nas paraesofágicas, predominam os sx mecânicos, incluindo dor torácica de início súbito ou dor epigástrica, vômitos e disfagia (J Thorac Cardiovasc Surg 1998;115:828). Os sx crônicos de refluxo estão presentes em mais da metade dos pts. Pode haver dispneia em casos de grandes hérnias. Entre os sx de dor torácica pós-prandial na hérnia paraesofágica, predominam queixas de azia (Dig Dis Sci 1992;37:537). O encarceramento agudo pode-se apresentar como emergência cirúrgica com dor severa, febre e sx de obstrução esofágica ou gástrica.

Sinais: Nenhum, exceto naqueles que se apresentam com encarceramento, que podem estar febris e parecerem tóxicos.

Curso: A maioria dos pts com hérnias de hiato tem curso benigno. Não existem dados adequados sobre o curso de grandes hérnias ou hérnias paraesofágicas não tratadas.

Complicações: O sangramento, geralmente oculto, é comum em grandes hérnias.

Encarceramento, estrangulamento e perfuração constituem fatores de risco raros, exceto em hérnias grandes e paraesofágicas.

Radiologia: As séries UGI mostram a mucosa gástrica acima do diafragma.

Endoscopia: O diafragma pode ser visto endoscopicamente, movimentando-se com a respiração. A hérnia é diagnosticada quando a extremidade do esôfago tubular e a junção GE estão acima do orifício diafragmático.

A retrovisão do fundo gástrico frequentemente permite ver este defeito de forma mais clara.

Tratamento:

- *Cirurgia*: (Semin Thorac Cardiovasc Surg 1997;9:163) As indicações absolutas para cirurgia incluem (1) obstrução severa, que ocorre quando uma grande porção do estômago está no tórax como resultado de um volvo, (2) necrose por encarceramento e (3) malignidade na hérnia. Existem outras indicações para o rx cirúrgico, mas estão menos definidas. Alguns especialistas operam todos os pts com hérnia paraesofágica, por acharem que eles têm alto risco de complicações graves (Arch Surg 1986;121:416).

  Entretanto, aconselha-se observação cuidadosa, uma vez que a mortalidade do tratamento cirúrgico emergencial não é tão alta hoje quanto costumava ser (Ann Surg 2002;236:492). Alguns pts podem fazer cirurgia por deficiência crônica de ferro, embora a maioria deles responda a rx medicamentoso.

  Sintomas de volvo intermitente ou de encarceramento, manifestados por dor torácica pós-prandial ou sensação de plenitude são indicações relativas para cirurgia. Na cirurgia, o esôfago distal é reconduzido à posição intra-abdominal, geralmente por meio de uma fundoplicatura, e o defeito na hérnia diafragmática é reparado. Pode ser feito reparo por via laparoscópica por profissionais experientes (J Am Coll Surg 1998;186:428).

- *Terapia medicamentosa*: A maioria das hérnias não requer rx medicamentoso específico, exceto quando associadas com GERD ou deficiência de ferro. Em pts com deficiência de ferro, a perda de sangue é tão lenta que frequentemente basta fazer apenas a suplementação de ferro. Quando o ferro é suspenso, há recorrência da anemia. As lesões não se curam apenas com rx com ferro, porém frequentemente se resolvem com breves cursos de H2RAs. A manutenção com H2RAs não foi bem estudada. Parece aconselhável tratar com H2RAs e ferro e tentar suspender o ferro depois que as reservas estiverem repostas. Este é o curso preferencial, se os pts também apresentam sx de refluxo. Entretanto, a suplementação de ferro de longa duração sozinha é geralmente eficaz (Am J Gastro 1992;87:622).

3.10 Volvo Gástrico

Gastroenterologist 1997;5:41

Epidemiologia: Verificado em pts jovens com defeitos congênitos e em pts mais velhos em associação com hérnia de hiato.

Fisiopatologia: O volvo gástrico é a rotação de 180 graus ou mais do estômago para fora de sua posição normal. Isto ocorre quando os ligamentos que seguram o estômago são rompidos. O volvo está associado com hérnias paraesofágicas em adultos, hérnias congênitas em crianças, ou pode ser um evento primário sem nenhum outro defeito evidente. Um **volvo organoaxial** é criado quando o corpo do estômago gira sobre seu eixo longitudinal (linha que conecta cárdia e piloro). Pensemos no estômago como um pano sendo torcido. Ocorrem torções no estômago proximal e distal, onde o fornecimento de sangue fica comprometido. A apresentação clínica é aguda. Há, também, uma apresentação crônica, em que a torção não é severa o bastante para obstruir ou comprometer a vasculatura. Cria-se um **volvo mesentérico axial** quando o estômago dobra sobre si mesmo em torno de uma linha que vai do meio da curvatura menor ao meio da curvatura maior. Não existe torção obstrutiva e nenhuma ameaça imediata ao suprimento vascular, de modo que a apresentação clínica é crônica.

Sintomas: O volvo **agudo** se apresenta com a tríade composta de início súbito de dor, vômitos seguidos de ânsia de vomito e impossibilidade de introdução de tubo NG. O volvo **crônico** tem apresentação inespecífica, com dor abdominal superior vaga, distensão abdominal e saciedade precoce.

Complicações: Perfuração ou sangramento na apresentação aguda.

Diff Dx: Para o volvo **agudo**, o diff dx é feito com as causas de dor epigástrica severa aguda, notadamente úlcera perfurada, pancreatite e, menos provavelmente, colecistite ou outra catástrofe intra-abdominal. Para o volvo **crônico**, o diferencial é mais amplo, incluindo, às vezes, situações clínicas com sx vagos, entre elas doença péptica e gastroparesia, ou mais específicos, como malignidade gástrica, GERD, pancreatite crônica, isquemia mesentérica crônica e cólica biliar (ver p. 4).

Radiologia: Exames com bário são diagnósticos, e esta é uma das situações em que a radiografia é mais informativa que a EGD. No volvo organoaxial, o estômago parece estar de cabeça para baixo com a curvatura maior acima da curvatura menor e a cárdia e piloro no mesmo plano. O volvo mesentérico axial é mais difícil de visualizar.

O estômago pode-se mostrar como uma esfera distendida, ou o antro pode ser visto acima do corpo. Geralmente, existem duas bolhas gástricas na radiografia, uma para o fundus e outra para o antro, sem nada entre elas (onde se localiza a dobra).

Endoscopia: A EGD pode sugerir a torção do volvo organoaxial quando há dificuldade de entubar o piloro. Por outro lado, o endoscopista nota a anatomia estranha e pede o exame com bário.

Tratamento: O volvo agudo é uma emergência cirúrgica. O volvo é reduzido; pode ser necessário proceder a ressecção se houver necrose, e os defeitos predisponentes são reparados. No volvo crônico, o rx também pode ser cirúrgico. Como alternativa, pode-se realizar redução endoscópica do volvo (Am J Gastro 1990;85:1486) e colocação de dois tubos de PEG para fixar o estômago (Am J Surg 1998;64:711).

3.11 Câncer Gástrico

Lancet 2003;362:305; Am Fam Phys 2004;69:1133; Nejm 1995;333:32

Epidemiologia: Grande variação das taxas de incidência em todo o mundo, com regiões de alta incidência no Japão, na China, na América do Sul e no Leste Europeu (30-80 casos/100.000/ano) e incidência muito mais baixa na Europa Ocidental e nos Estados Unidos (10 casos/100.000/ano). A proporção homens/mulheres é de aproximadamente 2:1. Nos Estados Unidos, a incidência é mais frequente em não-brancos do que em brancos. A incidência diminuiu de 1930 até a década de 1970.

A incidência de adenocarcinoma na junção GE está aumentando rapidamente. Nos Estados Unidos, a idade média para o diagnóstico é 70 anos (Ann Surg 1993;218:583).

Fisiopatologia: Verificam-se dois tipos de adenocarcinoma. O **tipo intestinal** é constituído de epitélio formador de glândulas, que resulta em massas discretas que ulceram e são encontradas mais frequentemente no estômago distal. Este tipo de adenocarcinoma responde pelo maior percentual de casos em países de alta incidência. No **tipo difuso**, as células têm coesão mínima e infiltram a parede gástrica sem formar massa discreta. Este é visto mais frequentemente no estômago proximal e em pts mais jovens, e tem incidência constante em todo o mundo.

O **câncer gástrico precoce** (EGC) é definido como o câncer confinado à mucosa ou submucosa, independentemente de haver acometimento dos linfonodos. No Japão, o EGC tem taxa de sobrevivência em cinco anos de 90%, o que torna o rastreamento mais atrativo. A incidência de EGC entre os japoneses é de cerca de 40%, mas no Ocidente esta taxa é muito mais baixa. Por razões desconhecidas, a sobrevivência é muito melhor em pts japoneses com EGC do que em pts ocidentais (Gut 1997;41:142).

As **condições que predispõem os pts ao câncer gástrico** são (1) gastrite atrófica crônica com metaplasia intestinal, (2) gastrite associada à anemia perniciosa ou ressecção gástrica, (3) infecção por Hp (ver p. 108), (4) gastrite hipertrófica e (5) pólipos gástricos adenomatosos. A DU diminui o risco (Nejm 1996;335:242). **Fatores genéticos** podem ser importantes, uma vez que o câncer gástrico acomete famílias de pts com HNPCC ou com FAP, e é mais comum em pts com sangue do grupo A. **Fatores ambientais** associados com o aumento do risco são tabagismo e dietas ricas em alimentos salgados, defumados, em conserva ou mal preservados. Constata-se um risco menor em pessoas com dietas ricas em frutas frescas e verduras e legumes. O papel dos nitratos não está definido.

Sintomas: Somente metade dos pts tem dor abdominal. Outros sx são perda de peso (62%), náusea (34%), anorexia (32%) e, menos frequentemente, disfagia, melena e saciedade precoce. Pode ser difícil distinguir GU de câncer nos pts idosos pela hx. Vinte e cinco por cento dos pts com câncer gástrico têm histórico de GU (Ann Surg 1993;218:583).

Sinais: Massa abdominal, nódulo supraclavicular (nódulo de Virchow), nódulos periumbilicais devido a disseminação peritoneal (nódulo da Irmã Maria José), ovários aumentados (tumor de Krukenberg), massa no fundo de saco e ascite.

Curso: O estágio da doença é determinado por um sistema TNM composto de quatro estágios, baseados na penetração do tumor, nódulos regionais e metástases distantes. O acometimento dos linfonodos intra-abdominais que não os perigástricos categoriza os pts no estágio IV, em que o tumor não é curável[7]. Para todos os estágios combinados, a sobrevivência em cinco anos é de 18% (CA Cancer J Clin 1995;45:8).

Nos Estados Unidos, as taxas de sobrevida em cinco anos são 50% para o estágio I, 29% para o estágio II, 13% para o estágio III e 3% para o estágio IV. A sobrevida no Japão é de 40%, maior em tumores nos estágios I e II.

Diff Dx: Linfoma gástrico, leiomiossarcoma, PUD.

Exames Laboratoriais: Anemia (40%), hipoproteinemia (26%), LFTs anormais (26%) e FOBT positivo (40%). Marcadores tumorais (CEA, AFP, CA19-9) não são úteis no dx precoce.

Radiologia: Caso se suspeite de malignidade, deve-se fazer endoscopia em vez de UGIS. Caso esta seja feita e demonstre úlcera ou questione câncer, a EGD deve ser feita da mesma forma.

Endoscopia: A EGD pode revelar úlcera, massa ou aspecto infiltrativo difuso, especialmente nos estômagos não-distensíveis. Múltiplas bx e raspagens devem ser realizadas.

Tratamento: A **determinação do estágio antes da cirurgia é** essencial, uma vez que os pts com doença em estágio IV não se beneficiam de cirurgia na ausência de sx a serem paliados, como sangramento ou obstrução. A laparoscopia previne a laparotomia em até ¼ dos pts ao encontrar linfonodos intra-abdominais ou outras metástases não vistas na CT (Nejm 1995;333:1426). O ultrassom laparoscópico pode fornecer dados adicionais sobre determinação do estágio de tumores e nódulos. O EUS é útil na determinação inicial do estágio de tumores. Aqueles com tumores aparentes T1 ou T2 devem fazer ressecção, mas aqueles com tumores T3 ou T4 devem ser submetidos a laparoscopia (com possibilidade de ultrassom laparoscópico) para investigação de doença nodal avançada, que o classificaria como estágio IV, não mais passível de ressecção (Semin Oncol 1996;23:347).

---

[7] Está presente sinais de doença metastática a distância. (N. da R.T.)

A **ressecção** do tumor primário e dos linfonodos adjacentes é a única chance de cura. Infelizmente, a maioria dos pts no Ocidente se apresenta com doença relativamente avançada. Se a determinação pré-operatória do estágio não revelar nenhuma doença distante, faz-se a cirurgia. Na operação, a linfadenectomia varia. Uma ressecção D1 remove os linfonodos situados até 3 cm do tumor, em bloco com o estômago e o omento maior. Uma ressecção D2 requer, adicionalmente, a ressecção dos nódulos celíacos até a aorta, nódulos hepatoduodenais e retroduodenais, nódulos esplênicos e retroperitoneais. Na prática, as operações D2 frequentemente requerem pancreatectomia distal, esplenectomia e dissecção dos principais pedículos vasculares até a aorta. No Japão, as ressecções D2 são realizadas normalmente, exceto nos muito idosos (Brit J Surg 1996;83:836), resultando em sobrevida de cerca de 30% a mais nos estágios II e III em comparação aos pts ocidentais (Cancer 1999;86:1657). Entretanto, em países ocidentais, o aumento da morbidade e da mortalidade após ressecções D2 parece superar quaisquer benefícios da linfadenectomia mais extensa (Lancet 1996;347:995). Não está determinado se isto se deve a diferenças biológicas entre as duas regiões, idade do pt ou habilidade cirúrgica. A **quimioterapia** adjuvante é de tão pouco benefício que seu uso deve ser limitado a experimentos clínicos.

O entusiasmo com a quimioterapia é maior na Ásia (Cancer 1999;86:1657). A imunoquimioterapia específica para antígenos tumorais constitui nova abordagem terapêutica (Semin Surg Oncol 1999;17:139).

3.12 MALT e Outros Linfomas Gástricos

Am J Gastro 2003;98:975; Br J Haematol 1998;100:3; Gastroenterologist 1996;4:54

Epidemiologia: O linfoma gástrico é uma doença incomum. Os linfomas representam 3% de todas as malignidades gástricas e até metade deles pode ser do tipo MALT (J Clin Gastroenterol 1999;29:133).

Fisiopatologia: Normalmente, o estômago não tem tecido linfoide.

O tecido linfoide associado à mucosa (MALT) no estômago é constituído de folículos linfoides não-neoplásicos. Estes folículos surgem em resposta à estimulação antigênica crônica, tipicamente decorrente de infecção por Hp. O **linfoma MALT** (MALToma) surge da transformação maligna de um clone das células B. As células B respondem aos sinais das células T específicas do Hp (Lancet 1993;342:571), e o tumor tende a ficar localizado no estômago em virtude de um mecanismo de retorno (*homing*) nas células B. Entretanto, os MALTomas podem-se transformar em lesões de alto grau e disseminar-se para os linfonodos e medula óssea (Br J Haematol 1998;100:3). A maioria dos outros linfomas gástricos primários **não-Hodgkin** é de linfomas de células grandes difusos, originários de células B. Cerca de 60% dos linfomas gástricos surgem na gastrite crônica.

Sintomas: Dor epigástrica, perda de peso, anorexia, vômitos, melena, hematemese, dor nas costas e náusea.

Sinais: Dor epigástrica, FOBT positivo.

Curso: Geralmente, o linfoma MALT é uma doença indolente, que frequentemente permanece localizada por anos sem rx, com sobrevida em cinco anos de 82% (Br J Haematol 1998;100:3). Para outros linfomas gástricos, a taxa de sobrevida em cinco anos varia muito, mas, em geral, é de cerca de 40% (Gut 1995;36:679). A sobrevivência em cinco anos é mais próxima de 88% em pts cuja doença não se dissemina para outros órgãos intra-abdominais ou para fora do abdômen (Eur J Surg Oncol 1994;20:525).

Complicações: Sangramento e perfuração podem ocorrer, especialmente com quimioterapia, mas não são tão comuns quanto se temia antigamente.

Diff Dx: Câncer gástrico, úlcera gástrica benigna, doença de Crohn gástrica, TB gástrica, sarcoma gástrico, sífilis (Nejm 1995;332:1153) e o diff dx amplo da dispepsia (item 1.1).

Exames Laboratoriais: Histologicamente, os MALTomas têm aparência de lesões em que glândulas e criptas gástricas são invadidas e parcialmente destruídas por linfócitos anormais[8] (Br J Haematol 1998;100:3). A confusão com gastrite por Hp pode ser um problema para o patologista, e erros de amostragem também podem ser problemáticos.

Radiologia: A CT pode mostrar espessamento do estômago ou acometimento nodal.

Endoscopia: A EGD pode demonstrar úlcera ou massa de aparência maligna, pregas espessadas ou gastrite inespecífica. O EUS consegue identificar doença além da submucosa[9].

Tratamento: Para o **linfoma MALT**, uma tentativa de rx do Hp (item 3.2) deve ser a primeira linha para pts com doença confinada à mucosa e submucosa. Espera-se uma taxa de resposta de 60%, mas isto pode levar meses para ocorrer (Ann IM 1995;122:767). Pts com doença além da mucosa e submucosa no EUS não respondem ao rx com antibiótico apenas (GE 1997;113:1087), mesmo sendo recomendada eliminação do Hp. Quimioterapia e radioterapia são opções para pts que não respondem ou têm recidiva após o uso dos antibióticos. Em geral, a cirurgia é atualmente reservada para aqueles com doença residual localizada ou complicações após terapia medicamentosa. **Para linfomas não-MALT**, a ressecção gástrica era o rx de escolha (fazia-se dx histológico, determinava-se o estágio da doença e curavam-se os casos em que a doença estava confinada ao estômago), pois se achava que a ressecção gástrica preveniria hemorragia ou perfuração futuras quando os pts recebessem quimioterapia. Entretanto, a cirurgia não é mais necessária para o dx, a classificação em estágio menor é discutível se for usada quimioterapia sistêmica e a incidência de perfuração e sangramento pode ser menor do que a morbidade cirúrgica. Portanto, assim como no linfoma MALT, a cirurgia é reservada, principalmente, para doença persistente após rx medicamentoso (Ann Surg 2004;240:28).

---

[8] Lesões linfoepiteliais. (N. da R.T)
[9] É importante saber se a lesão compromete a camada muscular própria, antes da definição terapêutica (N. da R.T)

3.13 Pólipos Gástricos

Endoscopy 1995;27:32

Epidemiologia: A prevalência em autópsias de pólipos gástricos é de 0,12-0,8% (Am J Gastro 1995;90:2152). Pólipos gástricos adenomatosos são incomuns antes dos 50 anos de idade; pólipos de glândula fúndica, pólipos hiperplásicos e pólipos inflamatórios são mais comuns em mulheres (Endoscopy 1994;26:659).

Fisiopatologia: Uma grande série de estudos sobre pólipos gástricos (Endoscopy 1994;26:659) mostrou vários tipos histológicos. **Pólipos de glândula fúndica** foram vistos em 47%. Histologicamente, eles são cistos glandulares não-neoplásicos encontrados no corpo e fundus e, endoscopicamente, são pequenos e hemisféricos. Não têm nenhuma consequência clínica, a menos que estejam associados com FAP ou FAP atenuada (GE 2003;125:1462). Com frequência, são vistos em consequência de rx com PPI.

Pólipos hiperplásicos foram vistos em 28%. A infecção por Hp pode ser a etiologia, no sentido de que a eliminação do Hp causa regressão de pólipos (Ann IM 1998;129:712). Existem relatos de grandes pólipos hiperplásicos contendo carcinoma (Gastrointest Endosc 1993;39:830) e relatos do desenvolvimento de carcinoma focal em pólipos hiperplásicos (Am J Gastro 1995;90:2152). Entretanto, isto é tão raro que a maioria dos clínicos os considera inofensivos (Endoscopy 1995;27:32), a menos que sangrem ou obstruam o piloro.

Pólipos adenomatosos (10% do total) são lesões neoplásicas cuja transformação maligna ocorre cerca de 10% das vezes (Am J Gastroenterol 1998;93:2559). Outras lesões menos frequentes são **adenocarcinoma polipoide** (7%), **pólipos inflamatórios** (3%), **carcinoide** (2%) e, raramente, heterotopia da glândula de Brunner, pâncreas ectópico, síndrome de Peutz-Jeghers, síndrome de Cronkhite-Canada e pólipos juvenis.

Sintomas: Geralmente, nenhum, a menos que sangrem ou sofram prolapso através do piloro e causem dor e vômitos (Endoscopy 1996;28:452).

Complicações: Sangramento, transformação maligna, obstrução do piloro.

Diff dxf: Os pólipos epiteliais gástricos podem ser confundidos com lesões submucosas como GIST, leiomioma ou lipoma. Entretanto, a bx é normal nestas situações.

Endoscopia: Os pólipos de glândula fúndica são brilhantes e, geralmente, pequenos (4 mm em média), de modo que podem ser arrancados como uvas com um fórceps de bx. Pólipos hiperplásicos são moles e frequentemente têm superfície erodida. As superfícies erodidas também podem ser vistas nos pólipos inflamatórios e cânceres polipoides. Como a aparência endoscópica não é diagnóstica, a bx é sempre indicada (Endoscopy 1994;26:659).

Tratamento: Todos os pólipos gástricos devem ser submetidos a bx. Se for detectado um adenoma, o pólipo deve ser excisado, sendo feito acompanhamento. A American Society for Grastrintestinal Endoscopy (ASGE) recomenda repetir a EGD em um ano e a cada 3-5 anos daí por diante. Se forem encontrados pólipos hiperplásicos, deve-se investigar a presença de Hp e eliminá-lo (Ann IM 1998;129:712). O acompanhamento endoscópico rotineiro parece exagero. Entretanto, alguns autores recomendam a excisão de grandes lesões hiperplásicas (porque têm mais probabilidade de virar câncer), e uma minoria extirpa todos estes pólipos, fazendo endoscopia de acompanhamento (Am J Gastro 1998;93:2559). Deve-se considerar um diagnóstico de FAP ou FAP atenuada (ver p. 246) se um grande número de pólipos de glândula fúndica for encontrado. Lesões hemorrágicas ou obstrutivas devem ser excisadas.

3.14 Lesões Gástricas Subepiteliais

Gastro Endosc 2002;56:S43; GE 2004;126:301

Causa: A maioria das lesões subepiteliais do estômago é encontrada incidentalmente na endoscopia alta e pode-se originar de qualquer das camadas do estômago (não apenas da submucosa). A mais comum delas é o tumor estromal grastrintestinal (GIST) (Gastro Endosc 2003;58:80).

A literatura mais antiga é confusa, porque os GISTs eram considerados leiomiomas, leiomioblastomas ou sarcomas. Os lipomas são o segundo tumor mais comum e têm origem na camada submucosa.

Outras causas de lesões gástricas submucosas são compressão extrínseca, varizes, pâncreas ectópico, leiomiomas verdadeiros, carcinoides, cistos, linfoma e doença metastática.

Epidemiologia: Os GISTs estão tipicamente presentes em pts com mais de 50 anos de idade. A incidência é desconhecida, com estimativas de até 6.000 novos casos/ano nos Estados Unidos, com até 30% dos tumores apresentando comportamento maligno.

Fisiopatologia: Acredita-se que os GISTs se originam das células intersticiais de Cajal, que são células marcapasso importantes na motilidade normal (Hum Pathol 2002;33:456). Elas são identificadas por coloração imuno-histoquímica para CD-117 (conhecido como proteína KIT), um receptor da membrana celular com atividade de tirosinaquinase. Todos os GISTs parecem ter potencial maligno e, atualmente, não são mais classificados como benignos ou malignos. Esquemas recentes de classificação usam o tamanho e a contagem mitótica das amostras extirpadas para definir os riscos (Hum Pathol 2002;33:459). Lesões com menos de 1 cm são quase sempre benignas em comportamento, e aquelas com menos de 2 cm e baixa contagem mitótica são de risco muito baixo. O risco aumenta com o tamanho, e lesões > 5 cm são de risco muito alto. Os lipomas são quase sempre sem importância, exceto em casos raros em que causam sangramento ou obstrução.

Sintomas: Geralmente, nenhum, a menos que sangrem, causem obstrução ou se tornem metastáticos.

Complicações: Sangramento, transformação maligna, obstrução do piloro.

Diff Dx: A causa de uma lesão submucosa é determinada por EGD, EUS ou outras modalidades de exame de imagem.

Endoscopia: (GE 2004;126:301) As lesões subepiteliais são avaliadas seguindo-se os critérios morfológicos: tamanho, consistência, cor e forma. A mucosa sobrejacente é submetida a biópsia, podendo ser obtidas amostras de alguns elementos da submucosa. Geralmente, os GISTs são firmes e imóveis. Os lipomas são frequentemente amarelados, podem ser comprimidos como uma almofada com um fórceps e costumam ser móveis. As varizes são geralmente de cor azulada. O pâncreas ectópico é usualmente antral e pode apresentar umbilicação central. Mudar o pt de posição pode ajudar a definir a compressão extrínseca. Lesões < 1 cm passam por EGD de acompanhamento em um ano, para assegurar a estabilidade. Lesões > 1 cm que não parecem ser lipomas à EGD devem ser avaliadas com EUS, que pode determinar o tamanho e a camada de origem, identificar aspectos sugestivos de malignidade e, tipicamente, estabelecer um dx. A punção-biópsia aspirativa com agulha fina (*fine needle aspiration*, ou FNA) pode colher material e permitir identificar o GIST por coloração imuno-histoquímica para CD-117, mas a atividade mitótica só pode ser avaliada mais detalhadamente em amostras extirpadas. A ressecção submucosa endoscópica e a biópsia de núcleo com agulha são abordagens em evolução para dx e rx.

Tratamento: Os lipomas não requerem nenhum tratamento específico. Compressão extrínseca, doença metastática, linfoma e varizes são avaliados e tratados conforme definição clínica. GISTs com menos de 1 cm podem ser acompanhados com segurança. Para lesões > 3 cm, recomenda-se excisão cirúrgica. O manuseio das lesões a partir de 1-3 cm deve ser individualizado, e estas lesões devem ser discutidas com o pt, uma vez que até mesmo estas lesões podem tornar-se malignas. Entre as opções estão cirurgia ou acompanhamento anual com EUS.

Atualmente, o GIST metastático pode ser tratado com imatinib, um inibidor molecular específico da tirosinaquinase (Lancet 2001;358:1421).

3.15 Síndrome de Zollinger-Ellison

Annu Rev Med 1995;46:395

Causa: Tumor que secreta gastrina.

Epidemiologia: Incidência de cerca de 0,1-3/milhão/ano. A idade média de início é 50 anos, em uma faixa etária de 7-90 anos. Incidência maior em homens do que em mulheres.

Fisiopatologia: Os gastrinomas secretam gastrina, que causa hipersecreção de ácido gástrico. A hiperacidez resulta em PUD na maioria dos casos ou em sx de GERD severo. A diarreia é causada por dano direto à mucosa do intestino delgado, inativação da lipase pelo ácido e precipitação de sais biliares (Nejm 1987;317:1200). Os tumores (que podem ser múltiplos) podem ser de localização difícil. Geralmente, estão localizados no triângulo do gastrinoma, formado, em cima, pela junção do ducto cístico com o ducto biliar comum; embaixo, pela junção da segunda e terceira porção do duodeno; e, medialmente, pela junção do corpo e cabeça do pâncreas. A doença metastática mais frequente é a hepática, sendo causa usual de morte.

Sintomas: Dor epigástrica é o sx usual, e 90% dos pts terão PUD a certa altura. Até 60% dos pts terão sx severos de GERD. A diarreia pode ser o único sx em 20% dos pts.

Curso: O crescimento do tumor pode ser muito lento, e o curso, demorado. A sobrevida de todos os pts com gastrinoma é de cerca de 60% em cinco anos e 50% em dez anos. A sobrevida em dez anos é muito alta (90-100%) quando não se encontra nenhum tumor na cirurgia e muito menor (20-40%) em pts com doença metastática não-ressecável.

Complicações: Complicações de doença ulcerosa com sangramento, perfuração ou obstrução podem ocorrer.

Diff Dx: A ZE deve ser distinguida da PUD simples recorrente. A segunda é bastante incomum em quadro de rx para Hp e cessação de NSAIDs. A ZE deve ser excluída quando os pts se apresentarem com úlceras recorrentes, apesar do rx. Diarreia severa, especialmente se associada com PUD, deve levantar suspeita de ZE. Um forte hx familiar de úlcera ou a combinação de úlcera com hiperparatireoidismo levanta a hipótese de ZE e neoplasia endócrina múltipla (MEN tipo 1 [Ann IM 1998;129:484]). MEN tipo 1 está presente em 10-50% dos pts com

ZE, e a ZE ocorre em 20-70% dos pts com MEN tipo 1 (Medicine 2004;83:43). A ZE não é a única causa de concentração alta de gastrina. O nível elevado de gastrina pode ser causado por acloridria (decorrente de anemia perniciosa, PPIs ou gastrite atrófica), hiperplasia das células G, estado pós-vagotomia, insuficiência renal, obstrução de saída gástrica e antro gástrico residual após cirurgia. Estas causas podem ser distinguidas por testes laboratoriais especiais.

Exames Laboratoriais: A gastrina sérica é altamente sensível e é obtida, tipicamente, colocando-se os pts em jejum por três dias (os níveis séricos podem flutuar). Um valor > 100 pg/ml levanta a suspeita de ZE, mas os níveis são tipicamente muito mais altos. A acloridria como causa de nível elevado de gastrina é excluída ao se verificar a produção de ácido do estômago por amostragem gástrica. Tem-se usado uma variedade de testes provocativos em que se estimulam os tumores a produzir gastrina por meio da infusão de secretina, cálcio ou outras substâncias. O teste com secretina é o preferido.

Um aumento nos níveis de gastrina > 200 pg/ml em 2-15 minutos de infusão de secretina é diagnóstico (Surg Clin N Am 1995;75:511).

Radiologia: É difícil localizar o tumor. Porém, sua localização é essencial para a definição terapêutica.

Normalmente, múltiplos exames de imagem (combinações de CT, MRI, angiogramas, amostragem de gastrina venosa portal e cintilografias marcadas com análogo de octreotídeo) são necessários, uma vez que não existe um único exame sensível tanto para a lesão primária quanto para a doença metastática (Clin Radiol 1994;49:295). O propósito do exame de imagem é identificar lesões para cura, identificar lesões múltiplas (se presentes) e encontrar metástases hepáticas ou outras que possam impedir a cirurgia ou requerer ressecção (Surg Clin N Am 1995;75:511).

Endoscopia: O EUS pode reduzir a necessidade de angiogramas e de amostragem venosa portal (Gastrointest Endosc 1999;49:19).

Tratamento: Os PPIs são os medicamentos preferenciais para supressão de ácido nos pts que não são curados por cirurgia. A dosagem de medicamento é titulada de forma a reduzir a produção basal de ácido (*basal acid output*, ou BAO) para < 5 mmol/h para pts com estômagos intactos e para < 1 mmol/h para pts após gastrectomia que precisam de graus maiores de supressão ácida (Aliment Pharmacol Ther 1996;10:507).

Todos os pts devem fazer laparotomia, a menos que sejam encontradas metástases hepáticas. Em mãos experientes, a cura é de 30% (Ann Surg 1992;215:8). Para pts com doença persistente ou recorrente após uma primeira operação, a taxa de cura com uma nova operação é de 30%. Esta segunda cirurgia deve ser cogitada se os estudos de imagem mostrarem o tumor (Surgery 1996;120:1055). Pts com MEN tipo 1 têm tumores pequenos e multifocais, e a cura é rara. Alguns especialistas sugerem operar apenas se o tumor for encontrado em estudos de imagem pré-operatórios (Surg Clin N Am 1995;75:511).

3.16 Bezoares

Gastrointest Endosc Clin N Am 1996;6:605

Epidemiologia: Tipicamente, tricobezoares são encontrados em meninas. Fitobezoares são mais comuns em homens de meia-idade.

Fisiopatologia: Um bezoar é um material engolido que não é eliminado do estômago e forma uma massa ou concreção. A maioria dos bezoares forma-se em pts com cirurgia gástrica anterior, gastroparesia ou ingestões incomuns motivadas por razões psiquiátricas ou comportamentais. O tipo mais comum é o bezoar de substância vegetal (**fitobezoar**). A ingestão em excesso de fibras e a falta de mastigação podem ser importantes, mas uma cirurgia gástrica anterior parece ser o maior risco (Brit J Surg 1994;81:1000). Caquis não maduros frequentemente formam bezoares devido a coágulo causado quando a polpa da fruta é exposta ao ácido. Menos comuns são bezoares formados por cabelos (**tricobezoares**), tipicamente encontrados em crianças que compulsivamente arrancam e ingerem os cabelos (Mayo Clin Proc 1998;73:653). Um grande número de substâncias estranhas, como cimento, goma laca, algodão, papel e uma variedade de comprimidos podem-se transformar em bezoares. Estes bezoares de substâncias estranhas são encontrados mais frequentemente em pts psiquiátricos ou internados com hábitos alimentares bizarros.

Sintomas: Dor abdominal, náusea, distensão abdominal, saciedade precoce, halitose e perda de peso.

Curso: Como a doença subjacente ainda costuma estar presente, os bezoares frequentemente reincidem.

Complicações: Úlcera gástrica, perfuração, sangramento.

Diff Dx: Geralmente, o diagnóstico não é um problema quando a investigação de um sx inespecífico leva a UGIS, CT ou EGD, que são diagnósticos.

Radiologia: UGIS ou CT mostram uma massa livre e móvel.

Endoscopia: Necessária para dx definitivo. Os fitobezoares são massas amorfas. Os tricobezoares são geralmente pretos, viscosos e têm cabelos visíveis.

Tratamento: Alguns dias de dieta líquida de baixo resíduo podem ser suficientes em casos brandos. Papaína (enzima proteolítica) ou celulase têm taxa de sucesso em dissolver fitobezoares de 80% (Am J Gastro 1993;88:1663). A gastroparesia subjacente deve ser tratada para prevenir recorrência, e deve-se evitar alimentos ricos em polpa de frutas e fibras vegetais. Os tricobezoares são de difícil remoção endoscópica (Gastrointest Endosc 1993;39:698). Pode ser necessário cirurgia se os bezoares tiverem causado perfuração ou forem grandes demais para a endoscopia (Mayo Clin Proc 1998;73:653).

3.17 Ectasias Vasculares do Antro Gástrico

Gut 2001;49:866; J Clin Gastroenterol 1992;15:256

Epidemiologia: Distúrbio incomum, incidência verdadeira desconhecida. Predominância em mulheres, na faixa etária de 50-90 anos na maioria das séries (Am J Clin Pathol 1998;109:558).

Fisiopatologia: O dx de ectasia vascular do antro gástrico (EVAG) é feito quando se constatam listas intensamente vermelhas na mucosa do antro, irradiadas a partir do piloro em um pt com evidências de sangramento gi crônico. As biópsias, se feitas, mostram características de ectasia vascular, trombos intravasculares e hiperplasia vascular, mas não são específicas nem diagnósticas. Este distúrbio é mais frequente em pts com doença hepática crônica e em pts que fizeram transplante de medula óssea (Gastrointest Endosc 1996;44:223). A patogênese é desconhecida, e as teorias postulam influências da HTN portal, distúrbios de motilidade antral e fatores humorais (Gastrointest Endosc 1996;44:355).

Sintomas: Os mesmos da anemia, associados com perda de sangue gi crônica e melena intermitente.

Curso: Perda de sangue gi crônica sem rx.

Diff Dx: Podem surgir duas áreas de confusão. A primeira é distinguir a EVAG em pts com doença hepática decorrente de gastropatia hipertensiva portal severa (item 15.1). Geralmente, esta distinção é feita com base na aparência endoscópica, com a doença hepática acometendo o estômago mais proximal e sendo mais difusa. A histologia pode ajudar na distinção. A outra confusão endoscópica pode ser em separar EVAG leve das listas de inflamação antral.

Exames Laboratoriais: Deficiência de ferro.

Endoscopia: Como descrito em "Diff Dx".

Tratamento: Fotocoagulação com laser (J Clin Gastroenterol 1992;15:256), métodos térmicos (tais como termocautério e eletrocautério bipolar) (Gastrointest Endosc 1989;35:324) e coagulação com plasma de argônio (Endoscopia 2002;34:407) são eficazes, embora possam ser necessárias várias sessões. A antrectomia é eficaz, mas, geralmente, se disponível rx endoscópico, não é necessária (GE 1984;87:1165).

3.18 Úlcera de Dieulafoy

Gastrointest Endosc Clin N Am 1996;6:739; Am J Gastro 2001;96:1688

Epidemiologia: Causa incomum de sangramento no UGI representando 1,5-2% de todos os casos de sangramento superior maciço. A idade média de incidência é 60 anos, em uma ampla faixa etária, com predominância em homens.

Fisiopatologia: A úlcera de Dieulafoy é uma úlcera mucosa minúscula que se forma sobre um vaso sanguíneo submucoso muito grande. Foi aventado que a úlcera se forma porque a mucosa está comprometida pelos efeitos mecânicos do grande vaso sanguíneo próximo à superfície.

As úlceras de Dieulafoy são verificadas mais frequentemente no estômago proximal (75%), estômago distal (13%) ou duodeno proximal (12%), mas também foram vistas em outras partes do intestino delgado e cólon (J Clin Gastroenterol 1998;27:169).

Sx e Si: Os sx e si são os mesmos do sangramento maciço agudo do trato gi superior (item 1.10).

Curso: Após se obter hemostase inicial por meios endoscópicos, é incomum haver recorrência do sangramento (Endoscopy 1997;29:834). Foram registrados episódios de ressangramento anos depois (Gastrointest Endosc 1999;50:762).

Complicações: A ocorrência de perfuração devido a rx endoscópico é incomum.

Diff Dx: O diff dx é o do sangramento do UGI (item 1.10). Entretanto, a lesão deve constar entre os primeiros lugares da lista de diferenciais quando houver sangramento agudo substancial e a EGD inicial não mostrar nenhuma causa, ou quando mostrar pequenas anormalidades que não expliquem adequadamente um sangramento maciço.

Radiologia: A arteriografia não consegue fazer um dx, a menos que haja sangramento ativo, sendo, portanto, de pouco valor.

Endoscopia: A EGD mostra a minúscula úlcera, algumas vezes com a ponta de um vaso projetando-se para fora dela. Há pouca ou nenhuma reação inflamatória circundante. É necessário insuflar bem com ar. O dx é feito na EGD inicial somente em metade dos casos, e podem ser necessárias muitas EGDs. Algumas vezes, se um exame é feito dentro de poucas horas do sangramento, algum coágulo continua na úlcera, o que a torna mais fácil de se localizar.

Tratamento: O rx endoscópico é bem sucedido na primeira tentativa em cerca de 85% dos casos. Em outros casos, é necessário fazer uma segunda tentativa endoscópica ou cirurgia. Não existe nenhum critério científico que oriente a escolha do método de rx endoscópico. Termocautério, eletrocautério bipolar, escleroterapia, hemostasia por grampeamento, ligadura com anéis elásticos e laser, parecem todos eficazes (Endoscopy 1997;29:834). Quando o rx endoscópico falha, recomenda-se cirurgia com ressecção em cunha usando orientação endoscópica intraoperatória (J Am Coll Surg 1994;179:182).

3.19 Doença de Ménétrier

Esta é uma condição caracterizada clinicamente por pregas gástricas gigantes, geralmente no corpo e fundus, baixa concentração de secreção gástrica, mesmo quando estimulada, e por perda de proteína devido a hiperplasia da mucosa gástrica (Ann Surg 1988;208:694). Histologicamente, há hiperplasia da superfície da mucosa e atrofia do componente glandular do corpo. O rx definitivo é a cirurgia (Ann Surg 1988;208:694), mas tem sido relatada resposta ao rx medicamentoso, incluindo anticolinérgicos, bloqueadores de ácido e prednisona (J Clin Gastroenterol 1991;13:436).

Tem-se constatado resposta a rx com ab monoclonal contra receptor do fator de crescimento epidérmico (Nejm 2000;343:1697). O carcinoma gástrico pode ser uma complicação da doença.

Capítulo 4
Distúrbios Intestinais Inflamatórios, Funcionais e Outros

4.1 Síndrome do Intestino Irritável

GE 2002;123:2105; Nejm 2003;349:2136; Am J Gastro 2002;97:S1

Epidemiologia: Em um grande levantamento norte-americano, a prevalência dos sx de síndrome do intestino irritável (IBS) foi de 9,4% (Dig Dis Sci 1993;38:1569). Em outro grande levantamento em nível nacional, a prevalência de sx de IBS foi de 17% (GE 1991;101:927). Por outro lado, apenas 2,9% da população relata ter dx de IBS, porque a maioria dos indivíduos com sx de IBS não se torna *pt com* IBS (GE 1990;99:409). As mulheres têm mais do que o dobro de probabilidade de apresentar sx de IBS e frequentemente procuram tratamento para seus sintomas (GE 1991;100:998). O relato de sx diminui com a idade, sugerindo curso benigno desta afecção (Scand J Gastroenterol 1994;29:102). Não há diferença entre os sx físicos ou psicológicos, e poucos estudos são realizados em homens (Am J Gastro 2000;95:11). Pts com IBS perdem 2 vezes mais dias de trabalho devido à doença, requerem maior número de consultas a médicos devido a sx gi e não-gi (Dig Dis Sci 1993;38:1569) e submetem-se a muitas apendicectomias, colecistectomias, histerectomias e cirurgias de coluna (GE 2004;126:1665).

Fisiopatologia:

- *Definição de IBS*: Os critérios utilizados para definir IBS são os chamados critérios de Roma, publicados em 1992 e, posteriormente, revisados de (Gut 1999;45 [suppl 2]:II43). Devido ao pequeno número de sx gi em qualquer distúrbio intestinal, é impossível desenvolver uma definição, baseada em sx clínicos, que distinga IBS de outras doenças intestinais (Am J Med 1999;107:5S). Para fins práticos, suspeita-se de IBS quando um pt se apresenta com dor abdominal e alteração de hábito intestinal na ausência de uma doença de base.

- *Motilidade anormal e IBS*: A motilidade em repouso é similar em pts com ou sem IBS, mas os pts com IBS apresentam maior motilidade em resposta a estímulos como alimentos ou estresse psicológico. A severidade da dor não está relacionada com motilidade anormal (Gastroenterologist 1994;2:315).

- *Percepção visceral anormal e IBS*: (Gut 2002;51[suppl 1]:i67) Cada vez mais, existem evidências sugerindo que o aumento da sensibilidade visceral é um fator importante na fisiopatologia da IBS.

  Os pts com IBS percebem dor após a distensão do reto ou íleo em níveis de volumes muito inferiores, em comparação com o grupo controle. Os mecanismos desta sensibilidade aumentada não são conhecidos. Acredita-se que múltiplos fatores (genéticos, inflamação crônica, estresse psicológico, irritação periférica de nervos) alteram as vias aferentes da dor para o cérebro e as deixam permanentemente ativadas muito depois que o estímulo desaparece. Em certo sentido, o pt com IBS desenvolve uma memória da dor, que causa estímulos – que um indivíduo comum não perceberia – os quais são vivenciados como dor. Estes estímulos são posteriormente modulados pelo CNS de forma que aumentam ainda mais a percepção da dor.

- *Fatores psicossociais e IBS*: Até 60% de pts com IBS têm problemas psicossociais, incluindo distúrbios psiquiátricos, de personalidade, estresse do dia-a-dia, histórico de abuso físico ou sexual e dor crônica. Esses fatores psicossociais distinguem os pts com IBS dos pts com sx de IBS que não procuram tratamento. Os fatores psicossociais desempenham papel importante no sentido de que os pts com IBS apresentam sintomas de IBS mais severos do que o indivíduo que tem os mesmos sx de IBS e fazem tratamento médico. Estes problemas psicossociais acarretammais incapacitade no trabalho e maior frequência de uso de medicamentos e procura do tratamento.

- *Intolerância a alimentos*: Um subgrupo de pts apresentam sx de IBS em resposta a alimentos específicos. O mecanismo não parece ser alérgico, mas propicia uma base racional para a restrição de alguns alimentos em pts com sx moderados. Alguns médicos dão aos pts dietas restritivas rigorosas até que se encontre o alimento desencadeador do quadro doloroso (Lancet 1982;2:1115).

Sintomas: Uma vez que a IBS não pode ser definida por nenhum exame ou anormalidade estrutural, ela é reconhecida, basicamente, por seus sx. Identificam-se três padrões de sx. Este grupo de sintomas requer investigação diagnóstica diferente e responde de modo diferente ao rx (Am J Med 1999;107:20S). Os sintomas clínicos comuns aos três subtipos são : (1) presença de dor ou sx nocivos estritamente relacionados; (2) são crônicos, com anos de duração; (3) geralmente, começam no adulto jovem de modo insidioso; e (4) sem evidência de doença de base (i.e., sem perda de peso, sangramento, febre etc.). Os sx de início súbito, especialmente em pts mais velhos, não são, geralmente, decorrentes de IBS.

Sx que acordam os pts durante o sono são menos comuns, mas não descartam IBS. Os três grupos de sintomas identificados são:

- *IBS com predominância de diarreia*: Os pts apresentam dor associada com fezes aquosas e grande urgência na defecação. São descritas evacuações ditas explosivas, tipicamente numerosas em curto período, requerendo várias idas ao banheiro, frequentemente se concentrando na parte da manhã. Os sx aliviam depois da evacuação. Algumas vezes, as crises estão diretamente relacionadas a eventos estressantes (provas na escola, estresse relacionado ao trabalho, manhãs de segunda-feira etc.).

- *IBS com predominância de constipação*: Este grupo de pts apresenta cólicas no abdômen inferior associadas com evacuações infrequentes. As fezes são duras e parecem compostas de pelotas ou cíbalos individuais ou agrupados. Há uma sensação de evacuação incompleta e força ao evacuar, sendo a dor aliviada pela evacuação. Após saída de fezes duras e ressecadas, podem ocorrer evacuações mais soltas e mesmo episódios de diarreia, melhorando os sx por 1 ou 2 dias. No grupo com com predominância de constipação, há maior frequência de dispepsia, dor musculoesquelética, insônia e disfunção sexual (Am J Med 1999;107:20S).

- *IBS com predomínio de dor/desconforto*: Este grupo se apresenta com queixas de dor/desconforto generalizados, geralmente associados com percepção de distensão abdominal e sensação de gases. Seus sx podem estar relacionados ou não a refeições, e o alívio com a evacuação é variável, acometendo-os durante a maior parte do dia. Os médicos frequentemente acreditam que a distensão é imaginária, mas constatam-se aumentos no diâmetro abdominal em pts com IBS comparados a grupo de controle sem um mecanismo claramente definido (Gut 1991;32:662).

Sinais: O PE é útil apenas para detectar doenças estruturais por meio da palpação de massas, detecção de sangue e identificação de dor na parede abdominal. Nenhum achado positivo no exame físico significa maior probabilidade de ocorrência de IBS ou sugere boa resposta ao rx (Am J Med 1999;107:33S).

Cursos: Os estudos mostram que 50% dos pts têm melhora dos seus sx no decorrer dos anos. As queixas variam em severidade ao longo do tempo, mas tendem a não se alterar em qualidade (Scand J Gastroenterol 1998;33:561).

Diff Dx: O diagnóstico diferencial na IBS compreende descartar outras causas possíveis de diarreia, constipação ou dor abdominal. Pode-se criar uma lista extensa de possibilidades, com realização de uma grande número de exames desnecessários. Na prática, o diff dx completo e a investigação são desnecessários. É mais vantajoso levar em consideração um diff dx curto para o conjunto específico de queixas, levando-se em conta a idade, a duração e a severidade dos sx. Para pts com **diarreia** como sx predominante, considera-se intolerância a lactose, diarreia medicamentosa, ingestão de sorbitol (item 1.6), uso de laxativos sem orientação médica. Infecções são incomuns em pts com sx de longa duração, exceto em regiões endêmicas de parasitoses. As doenças de má absorção, como a insuficiência pancreática, raramente se apresentam com a cólica abdominal inferior típica da IBS e diarreia. A doença celíaca (item 4.12) deve ser cogitada se a dor for intra-abdominal, em vez de no abdômen inferior ou se houver perda de peso. A colite colagenosa e a má absorção seletiva de sais biliares são hipóteses incomuns. Em casos refratários, é preciso considerar um diff dx mais extenso para diarreia crônica (item 1.9). Em pts com sx predominante de **constipação**, a idade e a duração dos sx orientam a realização de exames. Naqueles com sx de curta duração e naqueles com mais de 40 anos de idade, deve-se considerar a hipótese de obstrução colônica devido a malignidade. O leitor deve rever a discussão sobre constipação (item 1.7). O diff dx para pts com IBS com predominância de **dor /desconforto** é mais complexo. Considera-se intolerância a lactose (item 4.5), ingestão de sorbitol (item 1.6), obstrução mecânica parcial (item 4.14), doença de Crohn (item 4.7), pseudo-obstrução (item 4.17), má absorção (item 1.10), gastroparesia (item 3.8) e supercrescimento bacteriano (item 6.21).

Exames laboratoriais: CBC e CMP são comumente realizados para descobrir pistas para doenças mais graves. Recomenda-se FOBT. Deve-se fazer TSH por razões específicas, como diarreia ou constipação. Exames de fezes para parasitoses têm eficácia muito baixa se os sx são de longa duração e não se alteraram recentemente. Podem ser aconselháveis em regiões endêmicas para parasitoses ou em pts com exacerbação recente de sx diarreicos. Na diarreia refratária, uma coleta de fezes de 72 horas para verificação de peso e gordura ajuda a identificar aqueles com causa estrutural de diarreia ao comprovar peso fecal > 300 g/dia ou má absorção de gordura (item 1.10).

Radiologia: Indica-se SBFT em caso de suspeita de doença de Crohn ou se houver outras pistas de obstrução mecânica. Pode-se usar BE de duplo contraste em combinação com sigmoidoscopia no pequeno número de pts nos quais é preciso excluir a hipótese de neoplasma obstrutivo. Entretanto, a colonoscopia seria o exame preferencial em pts acima de 50 anos, que podem ter o benefício secundário do rastreamento para pólipos.

Endoscopia: A endoscopia não é indicada na vasta maioria de pts com IBS. A realização de colonoscopia para avaliar sintomas de possível IBS deve ser considerada em pts mais velhos, em pts com sx de início súbito e em pts com diarreia refratária. A eficácia será maior nestes pts, e eles terão o benefício da retirada de pólipos colônicos como forma de prevenir possível CRC. A sigmoidoscopia não deve fazer parte das investigações de rotina para IBS, mas deve ser realizada para buscar pistas específicas de patologias que estejam ao alcance do sigmoidoscópio.

Tratamento:

Abordagem Inicial:

- *A avaliação das queixas do pt pode ser terapêutica*: Pts com queixas de longa duração buscam atendimento médico por uma variedade de razões. Muitos estão preocupados com a possibilidade de ter uma doença subjacente perigosa, enquanto outros simplesmente buscam o alívio dos sx. É importante saber por que motivo o pt buscou atendimento médico. Um histórico detalhado é essencial para demonstrar ao pt que o médico leva a sério suas queixas e para estabelecer a competência deste em avaliá-las. Deve-se explicar ao pt o diff dx em investigação e a avaliação planejada para excluir hipótese de doença de base. O paciente deve ser informado de que, se o rx inicial não funcionar e os exames iniciais não forem conclusivos, serão feitos mais exames, e um novo rx será cuidadosamente considerado.

Entretanto, é importante não criar expectativas não-realistas sobre as metas do rx ou a quantidade de exames diagnósticos necessários.

- *Fibras dietéticas* : Estabeleça a importância da dieta nos sx do pt por meio de um detalhado histórico dietário. Calcule a ingestão diária de fibras pelo pt em gramas, determinando sua ingestão de pão integral, cereais, feijões, frutas e vegetais (Am Fam Phys 1995;51:419). Geralmente, uma ingestão de fibras de 25 g trará melhora a pts com constipação e ajudará alguns com IBS com predominância de diarreia. Seu uso em pts com predominância de diarreia é controvertido, dadas as poucas evidências de eficácia (Am J Med 1999;107:27S). Alguns pts vão apresentar plenitude à medida que se aumenta a quantidade de fibras, devido a fermentação/degradação, portanto, este aumento deve ser gradual. A ingestão de fluidos deve ser estimulada com o aumento das fibras dietéticas. Como alternativa, suplementos de fibra contendo sementes de psyllium, metilcelulose ou policarbofila podem ser usados (item 1.7), mas deve-se, primeiro, tentar dieta naqueles que estejam dispostos a segui-la.

- *Teste de exclusão da lactose*: Determine a ingestão diária de produtos contendo lactose. Em pts com diarreia ou plenitude, vale a pena fazer um teste terapêutico de exclusão da lactose (por 7-14 dias). Alguns autores recomendam, em vez disso, um exame de hálito para intolerância a lactose. Isso evita um teste longo desnecessário, mas não responde à pergunta se a intolerância a lactose é responsável pelos sx (item 4.5).

- *Exclua uso excessivo de sorbitol*: Em pts com diarreia ou inchaço, determine a ingestão de sorbitol. O sorbitol não é absorvido e é fermentado por bactérias, o que causa desconforto ou diarreia. Ele pode ser encontrado em goma de mascar sem açúcar, pastilhas para o hálito, algumas balas duras, maçãs, pêras, pêssegos, ameixas e alimentos adoçados para diabéticos.

- *Legumes e leguminosas*: Determine a ingestão de feijões, repolho, brócolis e couve-flor. Para pts com inchaço e gases, recomenda-se um teste de exclusão ou de preparado alfagalactosidase, como o Beano (J Fam Pract 1994;39:441).

- *Alimentos gordurosos*: Na IBS, pode haver motilidade anormal em resposta a uma variedade de alimentos que desencadeiam os sintomas, e, em alguns pts, isto inclui alimentos gordurosos.

Em Pts sem uma Boa Resposta à Abordagem Inicial, Considere:

- *Repensar o dx*: Se os pts não melhorarem com a administração inicial, o médico deve repensar o diagnóstico e a investigação. Por exemplo, a falha da constipação em responder à dieta rica em fibras pode motivar a exclusão de obstrução. A ausência de melhora da diarreia após exclusão de leite e sorbitol pode motivar a reconsideração de outras causas de diarreia crônica (item 1.9), especialmente doença celíaca ou IBD.

- *Agentes antidiarreicos*: A loperamida é eficaz em tratar diarreia crônica decorrente de IBS. Ela reduz a diarreia e diminui a urgência. A dosagem deve ser aumentada gradualmente, de 2 mg para um máximo de 16 mg diários, divididos em 4 doses. Os pts devem ser advertidos sobre o risco de impactação com excesso de loperamida.

  Um medicamento de segunda linha é a colestiramina, que pode aliviar a diarreia decorrente da má absorção dos sais biliares que ocorre frequentemente em pts com diarreia funcional e está indicada naqueles com doença idiopática má absortiva de sais biliares (Am J Med 1999;107:27S). Uma dosagem de 4 g tid pode ser usada como tentativa. Alguns pts preferem comprimidos de 1 g de hidrocloreto de colestipol, quando são necessárias doses baixas.

- *Relaxantes da musculatura lisa*: Nos Estados Unidos, a diciclomina (10-20 mg po qid prn) e a hiosciamina (0,125-0,25 mg po qid prn ou como preparado de liberação lenta [p.ex., Levsinex] 0,375 mg po q 12) são muito usados para o alívio da dor na IBS. Há poucos dados que sustentem seu uso, devido a limitações metodológicas nos experimentos existentes. Uma meta-análise dos relaxantes de musculatura lisa na IBS mostraram que eles são de algum benefício no controle da dor e resultaram em melhora geral (Aliment Pharmacol Ther 1994;8:499). Uma meta-análise do óleo de menta não demonstrou benefício convincente (Am J Gastro 1998;93:1131).

- *Antidepressivos*: Os antidepressivos tricíclicos são recomendados para pts cujos sx persistem por meses, especialmente se associados com depressão ou ansiedade. Eles, provavelmente, atuam de forma central, como analgésicos. Frequentemente, as doses necessárias para a IBS são menores do que as necessárias para a depressão (10-25 mg de amitriptilina, 50 mg de desipramina). Tentativas de 2-3 meses parecem aconselháveis, e um segundo agente deve ser tentado se o primeiro falhar; o sucesso ocorre em cerca de 50% das vezes em uma segunda tentativa (Aliment Pharmacol Ther 1994;8:409).

- *Tegaserod*: Os agonistas dos receptores da 5-HT4 parecem benéficos na **IBS com predominância de constipação**. O tegaserod (2-6 mg po bid) melhora os sx de dor e constipação e é bem tolerado (Aliment Pharmacol Ther 2001;15:1655).

- *Alosetron*: O alosetron é um antagonista do receptor da 5-HT3 que melhorará a dor e a frequência das evacuações em pts com **IBS com predominância de diarreia** (Lancet 2000;355:1035).

   Foi retirado do mercado por causa de uma possível relação com casos de colite isquêmica. Os receptores da 5-HT3 estão presentes em todo o sistema nervoso entérico, e tentativas posteriores de desenvolver agentes com base no bloqueio destes receptores e de outros do sistema nervoso são inevitáveis.

- *Ervas chinesas*: Os remédios à base de ervas chinesas reduzem os sx, mas não estão prontamente disponíveis, ou não são padronizados (Jama 1998;280:1585; Jama 1998;280:1569).

Se os pts são refratários a qualquer coisa da lista anterior:
- *Reconsidere o diagnóstico*: A esta altura, se o PT apresentar sx refratários, especialmente se forem de longa duração e constantes, o dx está

provavelmente correto. É provável que não sejam necessários exames adicionais. No entanto, pts com IBS não estão livres de serem acometidos por doenças graves não relacionadas à IBS, e o médico deve ficar atento aos sx do pt.

- *Revise o histórico de abuso*: Espera-se que muito antes disso, durante o tratamento, o médico possa estabelecer se existe um histórico de abuso verbal, físico ou sexual. Entretanto, como este histórico é comum em pts com sx refratários (Ann Intern Med 1995;123:782), o médico deve re-explorar esta área.

- *Rx psicológico*: (Arch IM 2003;163:265) Existe uma variedade de modalidades, que podem ser de benefício para pts com sx que sejam mais severos e resultem em efeitos substanciais sobre sua qualidade de vida (Ann IM 1995;123:688). Entre estes tratamentos incluem-se abordagem do estresse como fator precipitante, psicoterapia, rx comportamental, hipnoterapia e biofeedback/treinamento para relaxamento. A escolha do rx é feita, geralmente, por profissional de saúde mental com base nas necessidades de recursos do pt.

4.2 Abuso Físico e Sexual e Sintomas GI

Ann IM 1995;123:782

Pts com queixas gi funcionais crônics apresentam alta incidência (44%) de abuso físico ou sexual em sua história pregressa (Int J Colorectal Dis 1995;10:200; Ann IM 1990;113:828), e grande parte desses pts nunca relata estas experiências traumáticas de vida a seus médicos. A presença de histórico de abuso e sintomas gi pode estar relacionada ao aumento da sensibilidade dos receptores aferentes viscerais (Am J Med 1994;97:105). De um modo geral, devemos sempre levar em conta histórico de abuso sexual ou físico em pts com queixas funcionais que não respondem às medidas de rotina ou naqueles pts que trocam frequentemente de médicos apresentando a mesma queixa. O relato de abuso feito pelo próprio paciente pode ser estimulado na consulta clínica. Algumas vezes, o pt pode fazer referência velada a problemas anteriores em sua vida, o que abre a porta para indagações. Outras vezes, uma pergunta bem feita pode ajudar, como: "muitos pts meus com dificuldades ou dor de barriga de muito tempo me disseram que sofreram abusos sexuais ou físicos em suas vidas. Isto nunca aconteceu com você?" A maioria dos pts fica surpreso com a pergunta, e a grande parte deles nunca havia sido interrogado sobre abuso anteriormente por um médico. A maioria dos pts reage bem a estes questionamentos. Em um centro acadêmico, apenas 3% dos pts necessitaram de aconselhamento urgente após o questionamento (Ann IM 1995;123:782). Portanto, é aconselhável explicar a possível conexão entre queixas gi crônicas e o histórico de abuso e tranquilizar os pts, dizendo que muitos outros apresentam experiências difíceis semelhantes. Para pts que respondam afirmativamente a um histórico de abuso, é sensato limitar o número de exames e tentar trabalhar com dietas e outras terapias, ao mesmo tempo em que se inicia o processo de aconselhamento. O pt é acompanhado em conjunto com clínicos de saúde mental, até que o quadro melhore. Ocasionalmente, o questionamento altera uma programação, mas é melhor que ele seja encaminhado a um especialista para um tratamento adequado.

4.3 Alergia Alimentar

Am J Gastro 2003;98:740; Lancet 2002;360:701; BMJ 1998;316:1299

Causa: As causas mais comuns da verdadeira alergia alimentar são leite de vaca, ovos de galinha, bacalhau (e outros peixes), camarão (e outros crustáceos), amendoim (e outras castanhas), soja, trigo e aditivos alimentícios. Aqueles alérgicos a pólen podem apresentar reações a uma variedade de alimentos.

Epidemiologia: A prevalência confirmada de alergia alimentar em adultos é de apenas 1,4-2,4 %, comparativamente à prevalência percebida, que é de 20% (Lancet 1994;343:1127). As taxas de alergia verdadeira são mais altas em crianças.

Fisiopatologia: Reações adversas a alimentos podem ser (1) alergia mediada por IgE (envolvendo basófilos e mastócitos [GE 1992;103:1075]); (2) reações imunológicas tardias não mediadas por IgE (p.ex., eczema causado por leite); (3) intolerância não-alérgica a alimentos (p.ex., envenenamento por alguns tipos peixes como a cavala e o atum, que apresentam altos níveis de histamina, reação a glutamato monossódico em comida chinesa); e (4) aversão a alimento. Esta última categoria é a mais comum, e os sx não são específicos e não podem ser confirmados por desencadeamento alimentar duplo-cego. Aditivos alimentícios (benzoatos, sulfitos, tartrazina, corantes, salicilatos) podem causar uma urticária de contato não-imunológica e inofensiva.

Sintomas: Os pts desenvolvem sx específicos e reprodutíveis, acometendo boca, intestino, pele e sistema respiratório. Pelo menos dois destes sistemas devem estar envolvidos. Os sx incluem prurido e inchaço orais, náuseas, vômitos, dor abdominal, diarreia, asma, tosse, rinite, dermatite atópica oral ou anafilaxia. Em um subgrupo, os sx desenvolvem-se somente após exercícios físicos.

Sinais: Angioedema, urticária.

Cursos: Cerca de 1/3 das crianças e adultos perdem a reatividade clínica a alérgenos alimentares, embora os exames de laboratório possam continuar positivos durante anos.

Complicações: Anafilaxia.

Diff Dx: A aversão a alimentos é o principal diferencial e muito mais comum do que a alergia. Reações a aditivos e outras intolerâncias podem ser difíceis de distinguir da alergia. Quando os sintomas sugerem alergia, o dx é confirmado por exames laboratoriais seguidos de eliminação e novo desencadeamento alimentar (sob supervisão médica) com o alimento ofensor.

Exames laboratoriais: A IgE específica contra antígenos em extratos solúveis em água de antígenos alimentares pode ser avaliada no soro. Muita reatividade cruzada sem significado clínico pode ser falso-positiva. Um teste alérgico com punção percutânea com extratos de alimentos é uma alternativa.

Tratamento: O rx é a suspensão da ingesta desses alimentos. O pt deve sempre portar consigo epinefrina injetável junto com um dispositivo de aplicação de fácil manuseio pelo usuário (p.ex., EpiPen), sendo desenvolvidas terapias anti-IgE e imunomodulatórias.

4.4 Diverticulose e Diverticulite Colônica

Lancet 2004;363:631; Am J Gastro 1999;94:3110

Epidemiologia: Rara em crianças. Em países ocidentais, a prevalência de divertículos < 10% naqueles com idade abaixo de 40 anos, 20-30% naqueles acima de 50 anos e > 50% naqueles com mais de 80. É rara na zona rural africana e asiática. Com base nos dados de prevalência e nos dados de internação, apenas 0,5% dos pts são hospitalizados por doença diverticular.

Fisiopatologia: (Gastroenterologist 1994;2:299) Divertículos do lado esquerdo são pseudodivertículos que contêm apenas mucosa e submucosa em vez das camadas intestinais. Eles se formam entre as camadas musculares longitudinais do cólon, que estão presentes em três bandas chamadas de *tenia coli*. Os divertículos se formam entre as tênias mesentérica e antimesentérica, onde artérias nutrientes atravessam as camadas musculares circulares. Essas artérias criam pontos fracos, onde pode ocorrer herniação. A associação de cada divertículo com uma artéria nutriente predispõe a hemorragia diverticular. Em países ocidentais, 90% dos pts apresentam doença do lado esquerdo e, na Ásia, predomina a doença do lado direito. O número de divertículos pode variar de alguns a centenas, e eles têm, normalmente, 5-10 mm de diâmetro. As peças cirúrgicas ressecadas com doença diverticular apresentam um encurtamento das tênias, espessamento da parede do cólon e deposição de elastina nas tênias, embora não haja hipertrofia muscular verdadeira (Gastroenterologist 1994;2:299). O cólon em pts com doença diverticular parece ser menos elástico e maleável. Divertículos novos podem-se formar quando a dismotilidade faz com que segmentos com pressão alta se desenvolvam no sigmoide. Por causa da epidemiologia, levantou-se a hipótese de que a diverticulose era uma doença da deficiência da ingesta de fibras. Estas, por sua vez, aumentam o volume das fezes e o diâmetro luminal e diminuem a pressão intraluminal. Uma dieta rica em fibras reduziu o risco de doença diverticular sintomática (RR = 0,63) no estudo prospectivo U.S. Health Professionals Study (J Nutr 1998;128:714). Um estudo de 1.800 ratos também demonstrou efeito protetor da dieta rica em fibras (Am J Clin Nutr 1985;42:788). A **diverticulite** é o resultado de uma pequena perfuração no divertículo.

Acredita-se que isto ocorra quando restos de alimentos não digeridos bloqueiam o colo do divertículo. Isto resulta em proliferação bacteriana e secreção de muco em um espaço fechado, que aumenta a pressão no divertículo. O suprimento vascular torna-se comprometido, e ocorre perfuração. A maioria destas perfurações é bloqueada pelo mesocólon ou apêndices epiploicos (Nejm 1998;338:1521). O abscesso bloqueado (estágio I) pode levar a outros abscessos intra-abdominais ou pélvicos (estágio II) ou a peritonite por ruptura do abscesso (estágio III). O conteúdo do intestino pode não cair na cavidade adominal no estágio III, porque o divertículo está fechado pelo edema em seu colo. No estágio IV da doença, há um grande orifício no cólon que permite a passagem de fezes para o abdômen, com consequente morbidez e mortalidade. O **sangramento diverticular** é arterial. Por isto, tende a ser volumoso e abrupto no início e, geralmente, decorre da ruptura da artéria do divertículo, uma vez que ela passa pela cúpula do mesmo. Histologicamente, a inflamação não faz parte do quadro (GE 1976;71:577). Não se sabe o que predispõe uma artéria a ficar fina. O uso de NSAID está relacionado a hemorragia diverticular (Dig Dis Sci 1997;42:990).

Sintomas: A maioria dos pts com doença diverticular não tem nenhum sx. Um subgrupo apresenta dor abdominal sem evidências de diverticulite. Não se sabe se a dor é relacionada à diverticulose. É tipicamente espástica, no LLQ, acompanhada de distensão e tem características similares às da dor da IBS, embora, em muitos casos, o histórico seja de início súbito de dor (Am J Clin Nutr 1985;42:788). A **diverticulite** apresenta-se, tipicamente, com o início súbito de dor no LLQ e febre, normalmente acompanhada de alteração dos movimentos intestinais. Pode haver pequenos sangramentos ou dor em outra região da barriga. Pneumatúria sugere fístula colovesical, e corrimentos vaginais feculentos podem indicar fístula colovaginal. Disúria e frequência podem ocorrer devido à inflamação da bexiga. O **sangramento diverticular** se apresenta como súbito, volumoso, normalmente com fezes vermelho-rutilantes, com coágulos, como seria esperado em caso de ruptura de uma artéria. A hematoquesia de pequeno volume, crônica e intermitente não deve ser atribuída a sangramento diverticular. É raro constatar-se melena decorrente de divertículos hemorrágicos do lado direito.

Sinais: A dor à palpação é quase universal na diverticulite e é verificada normalmente no LLQ. A dor à percussão e sinais peritoneais localizados ou difusos estão presentes de maneira variada e refletem a severidade do episódio. Normalmente, há presença de febre. Pode haver massa palpável em casos mais severos. O resultado da FOBT pode ser positivo, mas é raro haver sangramento visível na diverticulite.

Cursos:

- *Diverticulite*: O risco de recorrência após um primeiro acometimento de diverticulite administrado medicamentosamente é de cerca de 25%, mas a taxa informada na literatura não varia muito (Am J Gastro 1999;94:3110). Cerca de 30% dos pacientes doentes o bastante para serem internados são submetidos a cirurgia durante a hospitalização. Cerca de 1/3 deles se recupera de uma primeira crise, mas continua a apresentar sx intermitentes e brandos de dor abdominal sem diverticulite manifesta; 1/3 apresenta diverticulite recorrente e 1/3 continua assintomático (BMJ 1969;4:639). Sem ocorrer uma segunda crise, é menos provável que o pt responda a rx medicamentoso, sendo mais provável que complicações como abscesso ocorram mais frequentemente e que haja necessidade de cirurgia em dois estágios. A resposta ao rx medicamentoso após uma terceira crise é de apenas 6% (Dis Colon Rectum 1995;38:125). A diverticulite reincide em 10% dos pts tratados cirurgicamente e requer nova operação em cerca 3%, especialmente se a anastomose for no sigmoide distal em vez de no reto.

- *Hemorragia diverticular*: O sangramento para espontaneamente em 80% dos pts. Ele reincide em 22-38% dos pts, e a chance de um terceiro sangramento pode ser de até 50% (Am J Gastro 1999;94:3110). Pts que requerem menos de 4 unidades de sangue a cada 24 horas normalmente param espontaneamente (Ann Surg 1994;220:653).

Complicações: Pileflebite (inflamação ou infecção da veia portal e/ou de seus tributários); fístulas na bexiga, vagina ou na pele; abscesso intra-abdominal.

Diff Dx: Muitas causas de dor abdominal aguda precisam ser aventadas (item 1.1). As hipóteses no dx diferenciais mais importantes para diverticulite são: (1) colite isquêmica (em que há, normalmente, fezes muito sanguinolentas, e o dx é feito coma retossigmoidoscopia); (2) CRC (em que o hx dos sx é, normalmente, mais longo); (3) doença de Crohn ou colite ulcerativa (em que manifestações extraintestinais e diarreia crônica podem ser uma pista); (4) apendicite (especialmente se a diverticulite é do lado direito); (5) dor de origem ovariana (cisto, abscesso ou torção); (6) gravidez ectópica; (7) colite bacteriana, incluindo *C. diff* (em que a diarreia é pronunciada); e (8) úlcera perfurada. .

Exames laboratoriais: Na diverticulite severa o bastante para internação, a wbc é geralmente elevada, mas pode ser normal (Cirurgia 1994;115:546).

Radiologia: Indica-se série abdominal para verificar a existência de ar livre sob o diafragma para pts com suspeita de perfuração. Entretanto, uma vez que a diverticulite é realmente uma doença extraluminal, o melhor exame de imagem é a CT. Uma CT com contraste oral e, se necessário, retal, pode revelar espessamento do cólon, infiltração de gordura pericolônica, abscesso ou ar ou contraste fora da parede do intestino. Se for constatado abscesso, a CT pode ser usada para drenagem percutânea. Além disto, a CT pode mostrar um diagnóstico alternativo. Taxas de falso-negativo para a CT variam muito e são relatadas em 2-21% dos pts (Nejm 1998;338:1521). Enemas com contraste são frequentemente inconclusivos (uma vez que a doença acontece fora do intestino), mas forçam o dx a ser reconsiderado caso não se veja nenhum divertículo. O ultrassom tem seus defensores, mas é operador-dependente, e há poucos estudos sobre seu uso (Am J Gastro 1999;94:3110).

Endoscopia: A endoscopia deve ser evitada na diverticulite aguda para não levar à perfuração livre causada pelo ar ou pelo instrumento. A sigmoidoscopia é recomendada em casos agudos, se existir forte suspeita de de IBD ou colite infecciosa, e se os exames de fezes forem negativos. Depois que o pt se recuperar de uma crise clinicamente diagnosticada de diverticulite, todo o cólon deve ser avaliado (geralmente, por meio de colonoscopia, mas a combinação de BE e sigmoidoscopia é uma alternativa recomendada). Isto é feito várias semanas após a recuperação da crise aguda. A inflamação diverticular pode ser um achado incidental em pts assintomáticos que não requerem tratamento (Am J Gastro 2003;98:802).

Tratamento: (Am J Gastro 1999;94:3110; Dis Colon Rectum 1995;38:125)

- *Rx medicamentoso da diverticulite*: Episódios leves a moderados em pts saudáveis podem ser tratados de forma ambulatorial, com antibióticos orais. A severidade é julgada pela febre, contagem wbc, exame físico e severidade dos sx informados. Prescreve-se um curso de 10 dias de antibióticos orais com cobertura aeróbica e anaeróbica. Há muitas opções aceitáveis, incluindo amoxicilina-clavulanato (500 1 po tid x 10 dias); trimetoprima-sulfamethxazol (1 DS tab po bid) com metronidazol (500 mg po tid); ou ciprofloxacino (500 mg po bid) com metronidazol. Como a maioria dos pts que se recupera de sua primeira crise de diverticulite nunca apresenta recorrência, a cirurgia não está indicada após uma única crise sem complicações.

- *Rx cirúrgico da diverticulite não-complicada recorrente*: Como cada ataque de diverticulite torna mais provável que um outro ocorra e como é menos provável que este próximo ataque responda a rx medicamentoso, aconselha-se cirurgia em uma segunda crise de diverticulite. Não existem regras rígidas e fáceis, e a decisão deve ser individualizada. A condição clínica do pt para uma cirurgia, a gravidade do episódio, a resposta ao rx medicamentoso e os desejos do pt são todos fatores que influenciam na decisão. Em geral, recomenda-se a cirurgia a pts jovens em boas condições, após uma segunda crise sem complicações. Se os pts são tratados enquanto não estão realmente doentes e têm um bom preparo intestinal pré-operatório, eles podem ser submetidos à ressecção do segmento comprometido e anastomose em uma única operação (anastomose primária). Uma operação de um só estágio pode não ser possível na doença complicada.

- *Diverticulite complicada*: Abscesso, fístula, perfuração livre e obstrução definem a diverticulite complicada. Todos os pts com este quadro devem ser encaminhados à cirurgia, a menos que haja contraindicação. Pequenos abscessos pericólicos podem-se resolver com antibióticos (Cirurgia 1994;115:546). Abscesso maiores podem ser drenados guiados por CT ou por cirurgia. Se a drenagem por CT for bem-sucedida, o pt pode, normalmente, fazer uma cirurgia em uma etapa com anastomose primária. Se a drenagem por CT não for possível ou não tiver êxito, faz-se laparotomia com ressecção. Se a contaminação for substancial, é feito um procedimento de Hartmann. Nesta operação, o segmento comprometido é ressecado, e é realizada uma colostomia, com fechamento da extremidade livre do intestino desfuncionalizado. Para pts em boas condições clínicas, que têm boa recuperação, a reanastomose pode ser realizada (operação em dois estágios). Os pts que apresentam obstrução frequentemente respondem ao rx medicamentoso inicialmente e podem ser submetidos a ressecção com a anastomose primária. Pts com perfuração livre devem fazer ressecção com colostomia. Este grupo tem alta morbidade e mortalidade (6-35%).

- *Diverticulite nos jovens*: Alguns autores sugerem que a diverticulite em pts jovens é uma doença mais agressiva, que requer cirurgia em mais de 70% dos casos (Am J Surg 1994;167:562). Outros argumentam que cirurgia emergencial é frequentemente realizada, mas mal indicada, como apendicite, por exemplo (Dis Colon Rectum 1997;40:570), e que a doença não é mais agressiva nos jovens. Em geral, parece razoável oferecer a pts jovens cirurgia após uma primeira crise bem documentada e significativa, porque seu risco cirúrgico é muito baixo e eles têm uma vida longa durante a qual podem desenvolver doença recorrente.

- *Hemorragia diverticular*: A abordagem do sangramento gi inferior é descrita na p. 36. Na suspeita de sangramento diverticular, deve-se excluir causa anorretal por meio de anuscopia. Se o pt estiver sangrando ativamente, faz-se o exame de cintilografia com hemácias marcadas para tentar localizar o local de sangramento. Se este for identificado e o sangramento não parar, faz-se uma **ressecção cirúrgica do segmento**. Pode ser necessário uma endoscopia superior para excluir origem superior. Se o sangramento parar, o pt deve ser submetido a uma colonoscopia para investigação de uma causa tratável do sangramento. Alguns centros realizam **angiografia** urgente com embolização seletiva como terapia. A angiografia pode ser diagnóstica ou terapêutica, está relacionada à alta incidência de complicações e requer um volume de sangramento mais intenso do que a cintilografia com hemácias marcadas para sua visualização ($\geq$ 0,5 ml/minuto). Mesmo assim, a cirurgia ainda é frequentemente necessária (GE 2000;118:978). Alguns autores defendem a colonoscopia urgente após vigoroso preparo intestinal por meio de lavagem com polietileno glicol (p.ex., Colyte, GoLytely). O objetivo é estratificar o risco do pt de ressangramento (ao identificar aqueles com sangramento ativo, vasos visíveis e coágulos aderidos) e tratar endoscopicamente lesões de alto risco. O **rx endoscópico** inclui injeção na base do divertículo ativamente hemorrágico de 1-2 ml de epinefrina 1:20.000 em quatro quadrantes e eletrocoagulação bipolar para vasos visíveis. Clips metálicos endoscópicos (hemoclips) podem ser usados (Gastro Endosc 2004;59:433). Um recente experimento não-aleatório sugere haver benefícios (Nejm 2000;342:78), mas são necessários grandes estudos multicêntricos para aferir a segurança e eficácia dessa abordagem. Dados retrospectivos sugerem um alto risco de recorrência para aqueles tratados endoscopicamente (Am J Gastro 2001;96:2367).

4.5 Intolerância a Lactose

Am Fam Phys 2002;65:1845; Postgrad Med 1998;104:109

Causa: Deficiência de lactase, enzima do intestino delgado.

Epidemiologia: A prevalência de deficiência de lactase em adultos é baixa em norte-europeus (2-7%) e americanos caucasianos (6-22%) e mais alta em hispânicos (50-80%), afroamericanos (60-80%), americanos nativos (80-100%) e asiáticos (98-100%). A prevalência aumenta coma idade (Dig Dis Sci 1994;39:1519).

Fisiopatologia: A lactase está presente normalmente nas vilosidades das células epiteliais do intestino delgado. No nascimento, os níveis da enzima são altos, mas diminuem até 90% até a idade de 20 anos. Em alguns casos, a deficiência de lactase é adquirida devido a infecção (p.ex., giárdia), medicamentos e outras doenças do intestino. Quando a lactose dietética não é quebrada adequadamente em glicose e galactose, ela passa para o cólon sem ser absorvida. No cólon, bactérias fermentam a lactose, produzindo gás e outros metabólitos, que causam secreção fluida no interior do cólon. Nem todos os pts que digerem mal a lactose tornam-se sintomáticos; alguns vivem bem com sua deficiência. A maioria dos sx está relacionada à produção de gases, e os sx causados por menos de 12 g de lactose (1 xícara de leite) são mínimos ou nenhum, aumentando de maneira proporcional à dose, daí por diante (Aliment Pharmacol Ther 1995;9:589).

Sintomas: Dor abdominal, distensão, flatulência e diarreia após o consumo de lactose.

Sinais: A distensão, em geral, não é detectável clinicamente.

Cursos: Surprendentemente, os sx podem melhorar com a exposição continuada à lactose de pts com deficiência de lactase. Isto ocorre não pela melhora na digestão da lactose, mas pela adaptação colônica (Am J Clin Nutr 1993;58:879).

Diff Dx: Uma vez que os sx de intolerância a lactose são semelhantes àqueles da IBS, as duas doenças são facilmente confundidas. A intolerância à lactose é tão comum na IBS quanto na população em geral.

Exames laboratoriais: Vários exames estão disponíveis para o diagnóstico da deficiência de lactase. O mais usado é o teste de hidrogênio no hálito, que mede a quantidade de hidrogênio produzida após a ingestão de 25 g de lactose. Se o hidrogênio no hálito aumentar mais do que 20 ppm, está diagnosticada a deficiência de lactase. A bx do intestino delgado é o padrão-ouro, mas é principalmente um procedimento de pesquisa. Outros exames séricos têm sido descritos (Scand J Gastroenterol [suppl] 1994;202:26). Ha controvérsia com relação a que pts testar para deficiência de lactase. Uma vez que todos pts com má digestão de lactose apresentam sx, e alguns pts têm sx sem comprovação de má digestão, parece razoável fazer teste de exclusão de lactose sem um exame diagnóstico.

Tratamento: (Postgrad Med 1998;104:109) O rx é para controle dos sx. A principal medida é a suspensão de alimentos contendo lactose. A maioria dos pts tolera diariamente a quantidade de lactose existente em menos de uma xícara de leite. Entre os alimentos com mais alto teor de lactose estão leite, sorvete, ricota e iogurte. O iogurte é frequentemente bem tolerado por causa da lactase encontrada em culturas vivas. Suplementos de cálcio podem ser necessários naqueles que evitam laticínios. Em pts que não respondem à exclusão dos alimentos conhecidamente agressivos, é possível que a lactose adicionada a outros alimentos ou usada como excipiente em comprimidos esteja causando os sx . Entretanto, é mais provável que os sx do pt não estejam relacionados à lactose. Existe uma variedade de suplementos de lactase oral (p.ex., Lactrase, Dairy Ease, LactAid), que são úteis para a maioria dos pts que desejam usar laticínios moderadamente. Preparados diferentes podem ter eficácia diferente (Am J Gastro 1994;89:566), mas faltam grandes estudos comparativos. Existe disponível leite com baixo teor de lactose, mas possui sabor adocicado, não sendo aceitável para muitos. Suplementos de cálcio podem ser necessários para se manter a ingestão dietária adequada caso se evitem laticínios.

4.6 Apendicite

Nejm 2003;348:236; Am Fam Phys 1999;60:2027

Epidemiologia: (Am J Epidemiol 1990;132:910) Esta doença comum afeta 8,6% dos homens e 6,7% das mulheres ao longo da vida, embora 12% dos homens e 23 % das mulheres façam apendicectomia! O pico de incidência ocorre em pts na faixa de 10-20 anos, mas pode ocorrer em extremos de idade, quando o diagnóstico é mais difícil. Existe uma probabilidade 1,5 vez maior de ocorrer em brancos, e a incidência é máxima no verão. Por razões desconhecidas, a incidência diminuiu 15% entre 1970 e 1984.

Fisiopatologia: O apêndice é longo, tubular e revestido de folículos linfoides. Pode chegar a 20 cm de comprimento e, assim, causar dor em qualquer local do abdômen. Mais frequentemente, está localizado atrás do ceco (60%), mas pode estar mais abaixo, na pélvis, anteriormente ou posteriormente ao íleo, ou no RUQ atrás do fígado. Estas variações resultam em sx e achados físicos variados. A apendicite resulta de obstrução luminal mais comumente causada por hiperplasia linfoide (devido a doenças infecciosas), fecalitos ou, mais raramente, tumores ou doença de Crohn.

Sintomas: (Jama 1996;276:1589) A dor abdominal é o sx cardinal da apendicite e costuma durar menos de 36 horas.

Localiza-se, geralmente, no RLQ, mas pode ocorrer no flanco, RUQ ou em outra parte, dependendo da anatomia do apêndice. Em 50% dos casos, a dor começa difusamente, em local periumbilical, antes de se tornar localizada. Anorexia e náusea são comuns, mas não ajudam muito no diff dx. A presença de vômito é uma pista, se ocorrer depois da dor, mas se preceder, deve-se buscar um dx alternativo.

Sinais: (Am Fam Phys 1999;60:2027) Ocorre dor no RLQ, a menos que o apêndice esteja em local incomum. A dor se manifesta à palpação direta e, frequentemente, à percussão. Sinais positivos sugestivos incluem percussão no LLQ causando dor no RLQ e dor localizada ao tossir. Um sinal de psoas positivo (dor ao estender a coxa direita com o pt em decúbito lateral esquerdo) pode ocorrer quando o apêndice é retroperitoneal. Pode ocorrer exame retal doloroso em um apêndice pélvico. Um sinal positivo do músculo obturador (dor à rotação interna da coxa direita flexionada) pode também indicar apêndice pélvico. É comum haver febre baixa. Um exame pélvico deve ser feito, uma vez que este é o principal ponto diferencial em mulheres.

Cursos: Normalmente, a apendicite é uma doença aguda, mas existem dados que sugerem que cerca de 6% dos pts que fazem apendectomia tiveram crises recorrentes de uma dor semelhante, a qual foi aliviada pela operação (apendicite recorrente) (Brit J Surg 1997;84:110).

Complicações: A perfuração, com consequente septicemia intra-abdominal, é a complicação mais importante e é constatada em 18% dos casos (Am J Epidemiol 1990;132:910). A taxa de perfuração salta para 50% naqueles com mais de 65 anos de idade, indicando uma maior dificuldade de diagnóstico neste grupo etário.

Diff Dx: (Emerg Med Clin N Am 1996;14:653) É possível elaborar um dx diferencial exaustivo para esta doença comum. Em mulheres, ruptura de cisto ovariano, gravidez ectópica, doença inflamatória pélvica, endometriose, torção ovariana e abscesso tubo-ovariano são hipóteses importantes. Diverticulite, doença de Crohn, víscera perfurada, diverticulite de Meckel, gastroenterite e a velha e simples dor de barriga são as hipóteses gi. Cálculos renais, pielonefrite, UTI, abscesso no psoas e hematoma na bainha do reto são apenas uma lista parcial das hipóteses restantes.

Exames laboratoriais: (Emerg Med Clin N Am 1996;14:653) A wbc está elevada em 80% dos pts, frequentemente com um desvio à esquerda, mas este achado é inespecífico. Uma contagem elevada de proteína C-reativa (> 0,8 mg/dl) é também comum. A ausência de todos estes três parâmetros laboratoriais (wbc elevada, desvio à esquerda e proteína C-reativa elevada) é um argumento forte contra apendicite. Deve-se fazer exame de gravidez em mulheres. Uma urinálise pode ser útil no diff dx.

Radiologia: (Am Fam Phys 1999;60:2027) **Radiografias simples** do abdômen são úteis para excluir obstrução ou ar livre, mas têm pouco valor específico para o diagnóstico da apendicite. O **ultrassom** é útil em pts com achados clínicos equívocos e tem mais utilidade em mulheres, para a verificação de patologia pélvica e, em pts pediátricas ou grávidas, para evitar radiação. Um ultrassom com resultado negativo é aquele em que o apêndice é visualizado e mede menos de 6 mm. O ultrassom é menos sensível, menos específico e mais dependente do operador do que a CT, mas é menos caro. A **CT helicoidal** (Radiol Clin North Am 1999;37:895) é o exame mais sensível e mais específico para casos equívocos. Os melhores resultados são obtidos quando é feito enema com Gastrografin-solução salina, mas até mesmo a CT tradicional é provavelmente melhor do que o ultrassom. Ela é superior por sua capacidade de avaliar o processo inflamatório em torno do apêndice. Alguns defendem o uso rotineiro da CT do apêndice, depois que um estudo prospectivo demonstrou que ela baixava o custo para pts internados em hospitais com suspeita de apendicite, ao impedir apendicectomias e dias de observação desnecessários (Nejm 1998;338:141).

Tratamento: A apendicetomia é o rx preferencial, e pode-se esperar taxas negativas para apendicetomia de 22% para mulheres e 9% para homens (Can J Surg 1999;42:377). Existe a necessidade de grandes estudos controlados para determinar se a apendicetomia laparoscópica é superior à cirurgia aberta. Uma meta-análise sugere que, ao se usar a abordagem aberta, o tempo de cirurgia é mais curto, e o período de internação não é afetado; porém o retorno à atividade normal leva mais tempo (Can J Surg 1999;42:377).

4.7 Doença de Crohn

Nejm 2002;347:417; Am J Gastro 2001;96:635; BMJ 1999;319:1480

Causa: Não foi encontrado nenhum agente causativo.

Epidemiologia: A incidência de doença de Crohn apresenta distribuição bimodal. O primeiro pico ocorreu no início da década de 1920, e o segundo, na década de 1950. A incidência em mulheres é cerca de 20% mais alta. Negros e brancos norte-americanos apresentam incidências e cursos de doença similares (Am J Gastro 2000;95:479), mas os negros africanos têm a mais baixa incidência, sugerindo influência ambiental. Judeus têm incidência mais alta, e hispanoamericanos têm incidência baixa (GE 1992;102:1940). A doença é mais frequente em populações com status socioeconômico mais alto, urbanas e naqueles com ocupações sedentárias. A incidência anual varia enormemente com a região, com altas taxas na Escandinávia e no norte da Europa (3,6-9,8/100.000), bem como na América do Norte (até 15/100.000), e com taxas baixas no sul da Europa (0,3-3/100.000), Ásia e África (GE 1999;116:1503). A grande variação da incidência por região sugere a importância de fatores ambientais locais. Por razões obscuras, a incidência tem aumentado rapidamente nos últimos 30 anos. O tabagismo dobra o risco de desenvolvimento da doença (Dig Dis Sci 1989;34:1841) e agrava o curso clínico (Gut 1992;33:779). Parentes em primeiro grau de pts com doença de Crohn têm risco 15 vezes maior.

Fisiopatologia: A doença de Crohn representa uma falha do sistema imunológico em controlar ou conter um processo inflamatório inapropriado na mucosa intestinal. A resposta imune contínua é, provavelmente, causada pela flora intestinal normal e defeitos na barreira mucosa intestinal e sistema imunológico mucoso (Nejm 2002;347:417). Há forte evidência de predisposição genética (GE 2003;124:521). A alta ocorrência em gêmeos, o risco aumentado de um histórico familiar, variações étnicas e raciais e a associação da doença de Crohn com outras doenças genéticas raras – tudo sugere uma predisposição genética. Diferente do que ocorre nos distúrbios mendelianos simples, em que uma única mutação causa a doença, são necessários defeitos em genes múltiplos na doença de Crohn. Há também um grande componente ambiental (sugerido pela epidemiologia) que qualquer modelo de patogênese da doença de Crohn consegue explicar. Os mediadores inflamatórios produzidos na doença de Crohn são presumivelmente uma resposta à estimulação antigênica e resultam em inflamação mucosa, ulceração e, finalmente, fibrose. As anormalidades estruturais criadas resultam na diarreia, obstrução, sangramento e formação das fístulas vistas na doença. Para produzir estes efeitos, o processo inflamatório deve-se iniciar e, em seguida, perpetuar-se inadequadamente. Fatores ambientais, como infecções virais ou bacterianas ou toxinas podem ser os antígenos que atuam como iniciadores. Alguns dados apontam para infecções por *Mycobacterium paratuberculosis*, sarampo ou *Listeria*, mas é improvável que a causa seja um único agente. A estimulação antigênica crônica no intestino, causada por outros antígenos bacterianos ou toxinas ou por uma barreira mucosa com vazamento, pode ser importante. Existem diferenças na apresentação de antígenos ao sistema imunológico por células epiteliais intestinais em indivíduos normais versus doentes (GE 2000;118:S68). O papel de fatores exógenos como excesso de açúcar dietário e cigarros, ambos relacionados ao aumento do risco, ainda não foi definido (J Clin Gastroenterol 1992;14:216). Não importa quais sejam os eventos subjacentes, existe um desequilíbrio criado entre mediadores pró-inflamatórios e anti-inflamatórios.

Muitos dos importantes mediadores pró-inflamatórios e anti-inflamatórios foram identificados em modelos animais de IBD, e o rx medicamentoso pode ser direcionado a esses mediadores (ver "Rx"). As interleucinas (especialmente a IL-1), os leucotrienes e o fator de necrose tumoral (TNF) são importantes mediadores da inflamação em que os medicamentos podem atuar. A autoimunidade (falha em reconhecer antígenos normais do hospedeiro como "self") provavelmente não é um fator importante na doença de Crohn, embora se descreva uma variedade de autoanticorpos (Inflamm Bowel Dis 1999;5:61).

Sintomas:

- *Sx intestinais*: A doença de Crohn pode-se apresentar clinicamente de muitas formas, uma vez que pode acometer o tubo digestório do esôfago ao ânus e tem muitas manifestações extraintestinais. A doença é limitada ao íleo distal em 30% dos pts, limitada ao cólon em 20% dos pts e verificada nos intestinos grosso e delgado em 50% dos pts. Os sx variam com a localização da doença. A natureza dos sx será diferente dependendo se o pt possuir doença fistulizante, obstrução fixa devido a fibrose ou alterações primariamente inflamatórias da mucosa. Os pts com doença ileal distal comumente se apresentam com dor no RLQ, diarreia e perda de peso. É incomum ocorrer sangramento visível. Algumas vezes, a obstrução a partir do íleo inflamado é mais pronunciada, os pts apresentam cólica pós-prandial, e o inchaço e a diarreia podem ser pronunciados. Um subgrupo pode mostrar sx mínimos, até apresentar obstrução quase total do intestino delgado. Cólicas no baixo abdômen, diarreia, pequenos sangramentos e perda de peso são comuns na doença colônica. Pts com acometimento duodenal e/ou gástrico apresentam dor epigástrica que pode ser sugestiva de PUD. A doença de Crohn jejunoileal difusa é incomum, mas tais pts geralmente sofrem muito com a dor, a perda de peso e a diarreia (Gut 1993;34:1374).

- *Doença perianal*: Cerca de 1/3 dos pts terá sx perianais de fissuras, fístulas ou abscessos, que podem ser os sx dominantes ou podem se manifestar anos antes dos sx intestinais. Um hx de doença perianal pode ser uma pista importante no diagnóstico.

- *Doença extraintestinal*: (Gastroenterol Clin North Am 1999;28:255) São comuns sx nas articulações, especialmente artrite. Podem ser constatadas artrite periférica não-destrutiva, que acomete grandes articulações (15-20%), espondilite anquilosante (3-5%) ou sacroilite (9-11%). Na pele, o eritema nodoso apresenta-se como nódulos dolorosos e vermelhos, especialmente na face anterior das pernas (em até 15%). O pioderma gangrenoso é uma lesão de pele que causa profundas úlceras estéreis e é geralmente visto nas pernas ou no abdômen, próximo a estomas após colectomia (1-2%). A irite pode estar presente, como dor e irritação ocular e um halo de eritema fora da córnea. A colangite esclerosante (1%) é uma manifestação hepática muito importante (item 12.3). Ulcerações aftosas na boca são comuns. Doenças renais e pedras na vesícula são manifestações extraintestinais verificadas na doença de Crohn, mas não na UC. Fístulas, obstrução ureteral, cálculos de oxalato, amiloide e outras anormalidades urológicas podem complicar a doença de Crohn (Am J Gastro 1998;93:504). Uma variedade de doenças pulmonares incomuns que não respondem a esteroides tem sido relatada (Medicine [Baltimore] 1993;72:151).

- *Fístulas*: Pode-se desenvolver fístulas, porque a doença de Crohn acomete toda a espessura do intestino, não apenas a superfície mucosa.

  As fístulas podem-se desenvolver do intestino até a bexiga (enterovesicais) e causar UTIs por organismos múltiplos ou pneumatúria. As fístulas entre alças intestinais (enteroentéricas) podem-se apresentar como massas ou abscessos. As fístulas na pele (enterocutâneas) apresentam-se com drenagem fecaloide e são mais comuns em torno do ânus. Fístulas retovaginais são incomuns.

Sinais: A febre baixa é comum, mas temperaturas > 38°C geralmente representam complicação, como abscesso. Pode haver achados de caquexia.

Pode haver massa palpável, formada por alças intestinais inflamadas ou por abscesso. O resultado para FOBT pode ser positivo. Achados cutâneos, como os listados anteriormente.

Cursos: O dx demora uma média de três anos em doença do intestino delgado (Digestion 1985;31:97). O curso é imprevisível. Com base no grupo tratado com placebo em dois experimentos com medicamentos, pode-se esperar que 30-60% dos pts tratados com placebo com doença ativa entrem em remissão em 4-5 meses, e metade destes permanecerão em remissão por dois anos (Digestion 1985;31:97; GE 1979;77:898). A recorrência pós-operatória é comum, com taxas de recorrência endoscópica > 70% aos três anos. Trinta por cento dos pts tratados cirurgicamente necessitarão de uma segunda ressecção (ver "Rx").

Complicações:

- *Câncer colorretal*: Pts com colite de Crohn têm risco maior de CRC, mas a magnitude do risco não é bem definida, como ocorre na colite ulcerativa. Um estudo populacional bem feito mostrou um risco absoluto de câncer de 8% com 22 anos e um RR de 18 em pts com mais de uma década de colite intensa (Gut 1994;35:651). Muitos dos estudos anteriores que não conseguiram mostrar uma relação foram falhos, porque não levaram em conta os efeitos de prevenção de câncer pela ressecção cirúrgica e não analisaram as taxas de câncer naqueles ainda com risco (Gut 1994;35:1507). A malignidade é mais provável na doença intensa de longa duração, estreitamentos e doença fistulizante. As estratégias de controle para a doença de Crohn e a colite ulcerativa devem ser, provavelmente, similares, uma vez que os riscos são da mesma magnitude (Am J Gastro 1996;91:434).

- *Outras malignidades*: É mais comum ocorrer malignidade no intestino delgado de pts com doença de Crohn do que na população em geral, mas a magnitude do risco não é conhecida e a realização de controle não parece se justificar. Linfomas parecem estar relacionados à doença de Crohn, mas esta relação não é claramente definida (Am J Gastro 1996;91:434).

- *Osteoporose*: É comum que pts com doença de Crohn apresentem osteopenia ou osteoporose. Má absorção, inflamação e rx com corticosteroides, tudo isso contribui, e estratégias específicas de prevenção e rx têm sido propostas (Am J Gastro 1999;94:878).

Diff Dx: O dx diferencial varia com os principais sx na apresentação. Geralmente, a diarreia crônica é o sx predominante, e a doença de Crohn deve ser distinguida de IBS, colite isquêmica, colite ulcerativa, diarreia infecciosa e outras causas dietárias e medicamentosas de diarreia crônica (item 1.9). A curta duração e o início abrupto de diarreia geralmente exclui a IBD como causa. Quando a doença é confinada ao íleo, a apendicite e outras causas de obstrução intestinal podem ser os principais pontos diferenciais. A modalidade gastroduodenal da doença de Crohn é confundida com PUD.

Frequentemente, o principal problema no diagnósticos é determinar se os pts têm colite de Crohn ou colite ulcerativa. A doença de Crohn é diagnosticada pelo acometimento do intestino delgado, por sua tendência a poupar segmentos do intestino ("pulando" áreas), especialmente o reto, por seus aspectos endoscópicos e por sua histologia (ver "Endoscopia"). Em 5-10% dos casos de colite, não se consegue fazer um dx convincente (colite indeterminada).

Exames laboratoriais: Deve-se obter uma CBC para verificar anemia e leucocitose. Algumas vezes, pts com inflamação ativa podem apresentar contagens wbc altas (acima de 20.000/mm^3) devido ao processo inflamatório e rx com esteroides, mesmo na ausência de abscesso. A proteína C-reativa é um outro marcador útil de inflamação. Recomenda-se o CMP para avaliação de eletrólitos, função renal e função hepática. Elevações na alk phos podem ser uma pista para complicação por colangite esclerosante. Tem havido interesse recente no uso de anticorpos citoplasmáticos antineutrófilos (ANCA) e anticorpos anti-*saccharomyces cerevisiae* (ASCA) no rastreamento de pts com sx sugestivos de IBD e na distinção de subgrupos de IBD, mas seu papel ainda não está bem definido (Inflamm Bowel Dis 1999;5:61).

Radiologia: O SBFT é recomendado em todos os casos para avaliar a extensão e atividade da doença no intestino delgado. Os achados são frequentemente positivos para doença no íleo distal, em que se podem detectar estreitamento do lúmen intestinal, ulceração mucosa e fístula. O enema de bário pode mostrar anormalidades da mucosa ou estreitamentos na doença de Crohn e pode ser usado para visualizar estreitamentos que não podem ser atravessados por um endoscópio. Entretanto, quando se suspeitar de doença de Crohn, é preferível a colonoscopia para obter um diagnóstico de certeza. A CT é útil para identificar abscesso, podendo, frequentemente, detectar espessamento da parede intestinal indicativo de inflamação, ajudando na distinção entre doença de Crohn e apendicite, em alguns casos. A CT não é tão sensível quanto a endoscopia ou radiografia de bário. A cintilografia com leucócitos marcados com índio, que pode detectar lesões de Crohn (Dig Dis Sci 1993;38:1601), é de valor limitado.

Endoscopia: A colonoscopia é usada para diagnóstico inicial, para verificação de recorrência em pts sintomáticos após cirurgia e para investigar displasia.

Também é usada para avaliar a atividade da doença e sua distribuição em pts com doença de Crohn estabelecida, em situações nas quais o conhecimento dos achados endoscópicos pode alterar o rx medicamentoso ou cirúrgico. Não deve ser usada para avaliar resposta a rx com esteroides, porque não acrescenta nada aos sx clínicos quanto a determinar quando se pode começar a redução de dosagem de um esteroide ou quanto à previsão de desfecho (GE 1992;102:1647). Na colite de Crohn, o reto é frequentemente normal. O acometimento pelo processo inflamatório é geralmente descontínuo.

Úlceras aftosas em quadro de mucosa normal, úlceras lineares e úlceras em padrão de "calçamento" são comuns. A friabilidade difusa e a granularidade da UC são incomuns na doença de Crohn (Med

Clin N Am 1990;74:51). Biópsias são úteis para o estabelecimento do dx. As biópsias podem mostrar evidências de inflamação com linfócitos e células plasmáticas e arquitetura críptica distorcida. Granulomas, que não são vistos frequentemente em biópsias endoscópicas, ajudam a distinguir a colite de Crohn da colite ulcerativa, quando presentes. Aspectos histológicos ajudam a distinguir colite aguda autolimitada decorrente de infecção de uma primeira apresentação de IBD (Scand J Gastroenterol 1994;29:318).

Tratamento: (Am J Gastro 1997;92:559; GE 2000;118:S68)

- *Avaliação da severidade e distribuição da doença*: A fim de escolher o rx, é essencial conhecer a severidade e distribuição da doença.

  Geralmente, colonoscopia e SBFT são realizados para determinar que segmentos do intestino estão afetados. A severidade é avaliada pelos aspectos clínicos, diarreia, perda de peso, achados abdominais, capacidade de manter a nutrição e parâmetros laboratoriais, como anemia, hipoalbuminemia e status funcional. Com base na severidade da doença, escolhe-se o rx conforme indicado.

- *Doença leve a moderada*: Estes pts são ambulatoriais, prosseguem com a maioria de suas atividades normais, toleram dieta oral e não apresentam sintomas ou sinais gravemente incômodos. Os compostos com 5-aminossalicilatos (5-ASA) são o rx inicial para a maioria dos pts. A **sulfassalazina** é menos eficaz na doença de Crohn do que os preparados mais novos contendo mesalamina. Dois agentes disponíveis nos Estados Unidos são **Asacol** (que libera mesalamina no intestino delgado distal e cólon) e **Pentasa** (que libera mesalamina em local mais proximal do intestino delgado). O Asacol 0,8-1,6 g po tid para doença ileocolônica ou Pentasa 1 g po qid para doença do intestino delgado conseguem fazer com que cerca de 40% dos pts alcancem remissão (Aliment Pharmacol Ther 1996;10:1). O **metronidazol** é um regime alternativo e é dado em doses de 250-500 mg po tid durante 12 semanas, com uma taxa de resposta de cerca de 50% (Gut 1991;32: 1071). O **ciprofloxacino** com ou sem metronidazol (Can J Gastroenterol 1998;12:53) parece ser eficaz em 50-70% dos pts, embora reações adversas ao longo dos cursos de antibióticos sejam comuns. Frequentemente, são acrescentados antibióticos para pts que não estão se saindo muito bem apenas com produtos à base de 5-ASA, mas que não estão doentes o bastante para usar esteroides.

- *Doença moderada a severa*: O rx com 5-ASA de antibióticos falhou para estes pacientes ou eles têm doença mais severa na apresentação, com febre, desnutrição e de sx de diarreia e dor, que impedem suas atividades normais. Normalmente, estes pts são tratados com corticosteroides, que são eficazes em cerca de 70% dos pts no período de quatro semanas (BMJ 1999;319:1480). A **prednisona** 40-60 mg po qd é usada, inicialmente, com dosagem reduzida em 5 mg a cada semana, após ocorrência de melhora substancial. Algumas vezes, durante a redução da dosagem, ocorre uma agudização de sx e a dose é aumentada em 10-15 mg até haver melhora. Frequentemente, é necessário reduzir mais lentamente (2,5 mg por semana), depois que a dose estiver abaixo de 20 mg ou se ocorrer nova agudização em decorrência da redução.

Quando a dose de prednisona é reduzida para 20 mg, os 5-ASAs são, frequentemente, retomados. A principal preocupação com o rx com esteroides é a toxicidade. Os efeitos colaterais incluem hiperglicemia, hipertensão, supressão adrenal, osteoporose, necrose asséptica dos quadris, sudorese, miopatia proximal, depressão, insônia, dificuldade de cicatrização de ferimentos e retardo no crescimento. A **budesonida**, esteroide de alta potência próprio para a rápida metabolização de primeira passagem pelo fígado, é tão eficaz quanto a prednisona para doença do íleo e cólon proximal, porém com menos toxicidade (GE 1998;115:835; Nejm 1994;331:836). Alguns especialistas usam a budesonida como rx inicial, em vez de compostos de 5-ASA. Além das preocupações quanto a efeitos colaterais, cerca de metade dos pts não poderão parar de tomar esteroides ou se tornarão resistentes a eles (Gut 1994;35:360). Os imunomoduladores **azatioprina** ou **6-mercaptopurina (6-MP)** devem ser usados se um pt apresentar sintomas importantes que necessitem de um curso de esteroides. A azatioprina é um promedicamento metabolizado e transformado em 6-MP e, finalmente, no metabólito ativo 6-tioguanina, que é citotóxico para os linfócitos. Os benefícios do uso destes agentes levam uma média de quatro meses para se tornarem completamente evidentes, e, frequentemente, são necessários esteroides como ponte. Normalmente, as doses de azatioprina são 2-3 mg/kg, e a 6-MP é dosada em 1-1,5 mg/kg. Tipicamente, são usadas 50 mg de cada agente para começar e, caso tolerada, a dose é aumentada para a dose-alvo com base no peso corporal, cerca de duas semanas mais tarde. A metabolização destes medicamentos requer a enzima tiopurina metiltransferase (TPMT). Cerca de 90% dos pts apresentam altos níveis de TPMT, mas 10% têm níveis reduzidos e 0,3% apresentam pouca ou nenhuma atividade. A medição dos níveis de TPMT antes do início do rx orienta a dosagem e identifica aquele pt raro com ausência de atividade, que, certamente, desenvolverá toxicidade (Ann IM 1998;129:716). A correlação entre níveis de 6-TG e remissão é fraca. Entretanto, a medição dos níveis de 6-TG em pacientes que não respondem ao tratamento pode identificar pts sem adesão ao tratamento e aqueles que preferencialmente metabolizam a 6-MP transformando-a no metabólito inativo 6-metilmercaptopurina (6-MMP) (Am J Gastro 2004;99:1744). Os efeitos colaterais destes agentes incluem náusea, erupção, pancreatite, hepatite e supressão da medula óssea. Normalmente, a CBC é monitorada semanalmente, por 4-8 semanas e, daí por diante, a cada 1-3 meses.

Os LFTs também são periodicamente verificados, mas a frequência ótima ainda não foi estabelecida.

- *Doença severa*: Estes pts não conseguem tolerar alimentação e medicamentos por via oral e requerem internação hospitalar. Frequentemente, apresentam evidências de obstrução, desnutrição e febre. São tratados com esteroides intravenosos (p.ex., metilprednisolona 60-

80 mg iv diariamente em doses divididas ou por infusão contínua) ou infliximab (ver o próximo item). Causas infecciosas de diarreia, especialmente *C. difficile*, devem ser investigadas, e recomenda-se CT para verificação de abscesso. Antibióticos como metronidazol ou ciprofloxacino são acrescentados empiricamente. A cirurgia é indicada dependendo do curso clínico e resposta aos esteroides.

- *Infliximab*: (Am J Gastro 2002;97:2962) O **infliximab** é um novo rx biológico de custo muito elevado. Trata-se de um anticorpo quimérico humano-murino contra o fator de necrose tumoral, um importante mediador da inflamação na doença de Crohn. Ele é indicado para induzir remissão em doença moderada a severa que não responde a rx convencional e em doença fistulizante com fístulas enterocutâneas ou perianais.

  Por causa de sua potência e início rápido de ação, também pode ser benéfico em pts internados com doença severa e em quem rx convencionais não falharam totalmente. Também parece ser benéfico em pts com manifestações extraintestinais, como espondilite anquilosante, sacroilite, artrite e pioderma gangrenoso. Uma única infusão de 5 mg/kg em pts com doença resistente a outras modalidades resulta em remissão em 65% (Nejm 1997;337:1029). O método comumente usado (e aprovado pela FDA) para induzir remissão é infundir 5 mg/kg a 0,2 em seis semanas, porque parece ser mais eficaz e pode reduzir reações subsequentes à infusão (Am J Gastro 2002;97:2962). Infusões repetidas de 5-10 mg/kg a cada oito semanas ajudam a manter a remissão e minimizam a chance de descontinuação dos esteroides (Lancet 2002;359:1541). Entretanto, alguns especialistas defendem que se reservem infusões programadas para aqueles que não conseguem ser mantidos com 6-MP/AZA, haja vista o alto custo e os efeitos colaterais da terapia (GE 2004;126:598). Reações à infusões e perda de eficácia estão relacionadas ao desenvolvimento de anticorpos contra o infliximab (Nejm 2003;348:601). O uso concomitante de 6-MP/AZA reduz este risco, assim como o uso de hidrocortisona 200 mg iv antes da infusão de infliximab (GE 2003;124:917). A perda da eficácia do rx de manutenção pode ser tratada com um aumento da dosagem de 5 até 10 mg/kg. As reações à infusão não são reduzidas por infusões programadas (GE 2004;126:598). O infliximab é dispendioso e pode causar efeitos colaterais graves. O custo de uma única infusão de 5 mg/kg para um pt de 70 kg é de mais de 3.200 dólares. Em um estudo divulgado de 500 pts, 6% tiveram reações adversas graves. Entre elas, citam-se reações a infusão (3,8%), doença do sono (2,8%), lúpus induzido por medicamento, esclerose múltipla, infecção grave e morte (0,8%). Doenças infecciosas graves e desmielinizantes são contraindicações para o rx. Não existe comprovação de relação causal entre infliximab e malignidade (verificada em 1%). É descrita uma variedade de infecções oportunistas. A incidência de tuberculose é muito mais alta do que a de outras infecções oportunistas, indicando-se o rastreamento para tuberculose latente antes do rx (Nejm 2001;345: 1098). O exame é limitado pela alta incidência de anergia; obter um histórico de risco de tuberculose e CXR pode ser de grande importância (Clin Gastroenterol Hepatol 2004;2:309). Estudos pós-marketing também levantaram preocupação com relação a citopenias e anormalidades da função hepática.

- *Outras terapias biológicas*: Um número impressionante de terapias biológicas está em desenvolvimento para uso na IBD (Gastroenterol Clin North Am 2004;33:251). Estes medicamentos são, em grande parte, proteínas humanas recombinantes (citoquinas, fatores de crescimento) e anticorpos monoclonais. Muitos estão nas fases II e III de desenvolvimento na FDA.

- Outras terapias biológicas: Em pts que não atingem o controle excelente da doença com 5-ASA, esteroides ou a azatioprina/6-MP, outros agentes podem ser considerados. O **metotrexato** é eficaz em 40% dos pts dependentes de esteroides, porém apresenta toxicidade substancial (Nejm 1995;332:292). A **ciclosporina** tem eficácia de curto prazo (Scand J Gastroenterol 1993;28:849), mas a falta de resposta durável e toxicidade tornam seu uso mínimo na prática clínica.

- *Manutenção medicamentosa de remissão*: Os agentes 5-ASA são eficazes em manter a remissão na doença de Crohn, mas a escolha do agente, dose ótima e populações de pt ainda não foram determinadas (Aliment Pharmacol Ther 1996;10:1). Na prática, a manutenção é feita com qualquer preparado ASA que seja usado na indução da remissão em dose não menor que 2,4 g diários. A meta-análise mostra que a azatioprina e a 6-MP são eficazes na manutenção da remissão (Ann IM 1995;123:132). Estes agentes são usados para manter a remissão, quando fazem parte do rx inicial que a induziu ou em pts que requerem esteroides para remissão. A dose de manutenção é a mesma usada para induzir remissão. O uso de infliximab para a manutenção da remissão foi discutido anteriormente.

- *Terapia cirúrgica*: A cirurgia é cogitada em duas situações. A primeira é naqueles pts com complicações agudas, tais como obstrução, sangramento ou abscesso não-tratável por drenagem radiológica que não estão respondendo a rx medicamentoso. A segunda é em pts que continuam cronicamente doentes, apesar do rx medicamentoso. É especialmente sensato cogitar cirurgia mais cedo em pts refratários a rx e com um certo grau de doença. Cursos prolongados de rx medicamentoso tóxico ineficaz devem ser evitados.

- *Prevenção de recorrência pós-operatória*: (Am J Gastro 2000;95:1139) Normalmente, a recorrência pós-operatória ocorre no íleo neoterminal, no intestino delgado criado cirurgicamente, na porção mais distal. O mecanismo para esta ocorrência não é conhecido. A recorrência endoscópica é de 28% com um ano e 77% com três anos. As taxas de recorrência clínica são mais baixas, mas, em última instância, 30% dos pts requerem uma segunda ressecção dentro de dez anos. A mesalamina reduz o risco na maioria dos estudos, mas a magnitude dessa redução corresponde a modestos 13% (GE 1997;113:1465). Surpreendentemente, poucos dados foram publicados sobre manutenção pós-operatória com azatioprina ou 6-MP, embora os pts tratados tenham tido desempenho muito melhor do que pts no grupo de controle histórico. Esteroides são ineficazes. Deve-se oferecer rx de manutenção a todos os pts pós-operatórios, mas a dosagem ótima e o agente ainda não estão determinados.

- *Nutrição*: A alimentação enteral é eficaz em induzir remissão na doença de Crohn, mas é difícil e dispendiosa. Dietas poliméricas e elementais são de igual eficácia (Am J Gastro 2000;95:735). Podem ser de maior utilidade na infância e adolescência, quando o retardamento do crescimento por esteroides é a maior preocupação (Aliment Pharmacol Ther 1997;11:17). Em pts com doença parcialmente obstrutiva, uma dieta pobre em resíduos pode reduzir os sx.

- *Cigarro*: Os fumantes têm mais probabilidade do que os não-fumantes de desenvolver doença de Crohn, de necessitar de cirurgia, de requerer medicamentos imunomoduladores como a 6-MP e de entrar em relapso (Am J Gastro 2000;95:352).

  Eles devem ser aconselhados e ajudados a largar o cigarro.

- *Doença e fístulas perianais*: (Semin Gastrointest Dis 1998;9:10) Fissuras, fístulas e abscesso ocorrem em 1/3 dos pts com doença de Crohn. Quando há dor ou flutuação, estudos de imagem (p.ex., CT) e drenagem cirúrgica podem ser necessários. Na ausência de dor ou flutuação, os antibióticos são o rx de primeira linha para fístulas, embora faltem dados controlados. Entre as opções, estão o metronidazol 250-500 mg po tid, o ciprofloxacino 500 mg po bid ou a claritromicina 500 mg po bid. A taxa de recidiva é 70%, quando o rx é interrompido. Azatioprina/6-MP são eficazes em 2/3 dos pts. O infliximab (5 mg/kg iv a 0,2, e 6 semanas) é eficaz no fechamento de fístulas em 2/3 dos pts com duração mediana de resposta de três meses (Nejm 1999;340:1398). Isto deve ser tentado quando as medidas mais baratas falharem e quando for necessário rx de manutenção (ver "Manutenção medicamentosa da remissão").

É necessário rx cirúrgico para controlar septicemia e para tratar sx refratários (Semin Gastrointest Dis 1998;9:15). Em geral, a cirurgia deve ser evitada para tratamento de plicomas, hemorroidas e fissuras, por causa da má cicatrização e do risco de complicações (GE 2003;125:1503).

- *Prevenção da osteoporose*: A osteoporose é comum na doença de Crohn, mesmo quando não são usados corticosteroides. A maioria dos pts precisa de cálcio (1,5 g diariamente) e suplementos de vitamina D (800 IU diariamente). Regimes profiláticos para reduzir perda óssea induzida por esteroides devem ser instituídos (GE 2003;125:937).

- *Aspectos psicossociais*: Fatores psicossociais não causam doença de Crohn, mas são tão importantes de serem avaliados e tratados quanto outros sx da doença. A avaliação dos fatores psicossociais melhora a adesão ao tratamento, minimiza mal-entendidos entre pt e médico e melhora o estado de saúde do pt (Gastroenterol Clin North Am 1995;24:699).

- *Gravidez*: A maioria dos pts cuja doença é bem controlada pode esperar fertilidade quase normal e uma gravidez não complicada. Os agentes 5-ASA e os esteroides podem ser usados na gravidez. Metronidazol e ciprofloxacino devem ser evitados. O uso de azatioprina/6-MP é controvertido (Dig Dis 1999;17:201).

4.8 Colite Ulcerativa

Am J Gastro 2004;99:1371; Lancet 2002;359:331

Causa: Nenhum agente etiológico foi identificado.

Epidemiologia: (Gastroenterol Clin North Am 1995;24:467) A epidemiologia da UC é similar à da doença de Crohn. A incidência é bimodal, com picos na 3ª e 6ª décadas de vida. Em contraste com a doença de Crohn, o número de homens com UC supera o de mulheres em 20%. A incidência é maior em áreas urbanas, países industrializados e naqueles de status socioeconômico mais alto. Assim como a doença de Crohn, a UC é mais comum em latitudes no Norte (p.ex., incidência de 15/100.000/ano na Noruega e 2/100.000/ano na Espanha), mas, em comparação com a doença de Crohn, a incidência tem sido estável ao longo do tempo. Fumantes têm metade do risco dos não-fumantes, e ex-fumantes têm um risco ainda maior do que os não-fumantes (GE 1994;106:807). Parentes em primeiro grau têm risco 15 vezes maior de UC, mas não de doença de Crohn. Embora se pensasse, antigamente, que a UC era basicamente um transtorno psiquiátrico, parece não haver uma frequência maior de diagnósticos psiquiátricos em pts com UC do que em grupos de controle (Dig Dis Sci 1982;27:513).

Fisiopatologia: (Gastroenterol Clin North Am 1995;24:475) A colite ulcerativa e a doença de Crohn têm em comum muitos aspectos epidemiológicos e clínicos e a fisiopatologia deve ser estreitamente relacionada. A UC resulta de a resposta imune não ser adequadamente contida. A resposta imune inadequada resulta em linfoquinas (especialmente, interleucinas 4 e 10) que fazem a mediação da inflamação da mucosa no cólon. A inflamação colônica causa a diarreia e o sangramento que caracterizam a doença. A natureza do estímulo que deflagra a resposta imune e os fatores que perpetuam esta resposta são desconhecidos. Ambos, fatores genéticos (BMJ 1993;306:20) e fatores ambientais, contribuem para isto.

A UC, assim como a doença de Crohn, provavelmente faz parte de um grupo de distúrbios estritamente relacionados que compartilham as mesmas vias finais de inflamação. Os modelos atuais não abrangem adequadamente a distribuição da UC, a alta frequência dos anticorpos no distúrbio ou suas manifestações extraintestinais.

Sintomas: A diarreia sanguinolenta crônica é o principal sx da UC. Geralmente, está associada com sensação de urgência de evacuação, sensação de evacuação incompleta e sensação desconfortável de espasmo retal (tenesmo). A distribuição e severidade da colite afeta a apresentação clínica. Pts com **proctite** (doença confinada ao reto) podem-se apresentar com evacuações com fezes relativamente formadas 1 ou 2 vezes ao dia, entremeadas com múltiplas evacuações mucossanguinolentas. Com acometimento de segmentos intestinais mais extensos (proctosigmoidite, colite do lado esquerdo ou pancolite), o pt tem mais diarreia e cólicas no baixo abdômen e é, geralmente, mais doente. Perda de peso e febre refletem inflamação mais severa ou uma maior extensão da doença. As **manifestações extraintestinais** da UC são menos numerosas do que aquelas da doença de Crohn. Ocorre artropatia em 10-15% dos pts, acometendo, tipicamente, grandes articulações ou muitas pequenas articulações, simetricamente. Outras manifestações são sacroilite (9-11%), espondilite anquilosante (1-3%), uveíte e episclerite (5-15%), eritema nodoso (10-15%), pioderma gangrenoso (1-2%) e colangite esclerosante (2-7%) (Gastroenterol Clin North Am 1999;28:255).

Sinais: Dependendo da severidade da doença, o pt pode apresentar febre, caquexia e dor abdominal. A presença de distensão levanta a possibilidade de megacólon tóxico.

Cursos: A maioria dos pts tem doença crônica recidivada. Cerca de 10% dos pts terão uma única crise ou uma única crise com remissão prolongada. Pts com o sx sistêmicos, como febre e perda de peso, têm mais probabilidade de entrar em relapso. Um pt em remissão tem 20% de chance de relapso no ano seguinte, e aqueles com doença ativa tem 70-80% de chance de recidiva no ano seguinte (GE 1994;107:3). Aqueles com proctite desenvolvem a doença fora do reto em cerca de 12% das vezes ao longo de 10 anos e têm baixo risco de colectomia (3-5%) (Scand J Gastroenterol 1977;12:727).

Complicações:

- *Câncer colorretal*: (Curr Gastroenterol Rep 1999;1:496) O risco de CRC em pts com UC é de aproximadamente 7-14% em 25 anos. Estudos mais antigos de centros de referência superestimaram o risco, que parece aumentar após oito anos de doença, a uma taxa de 0,5-1% por ano de duração. Um hx familiar de CRC ou colangite esclerosante concomitante fazem aumentar o risco, enquanto o rx com 5-ASA e atendimento médico regular o fazem diminuir. A displasia, que pode ser definida como neoplasia confinada à mucosa, precede o câncer invasivo. Patologistas classificam a displasia como de baixo grau, de alto grau ou indefinida. O controle colonoscópico para detectar displasia é amplamente realizado, mas existem vários problemas práticos com a prevenção do câncer com rastreamento de displasia. São eles: (1) os patologistas frequentemente não concordam quanto à determinação da displasia, (2) nem todas as amostras ressecadas de cólon com câncer mostram displasia em outro lugar da amostra, (3) o rastreamento faz a amostragem de uma porção minúscula da mucosa, (4) o câncer pode ser visto dentro de 1 ou 2 anos de rastreamento e (5) nunca se demonstrou conclusivamente que o rastreamento salvasse vidas. Apesar dessas limitações, a ACG publicou diretrizes sugerindo rastreamento anual após 8-10 anos de doença fora do sigmoide. A diretriz da AHCPR estabelece colonoscopia q 1-2 anos depois de oito anos de pancolite ou 15 anos de colite do lado esquerdo (GE 2003;124:544). O achado de displasia de qualquer grau (confirmado por um segundo patologista experiente) é considerado indicação para colectomia. Uma área confusa é o aparecimento de lesões ou massas relacionadas a displasia, ou as chamadas DALMs. Algumas dessas lesões são provavelmente variedades comuns de adenomas esporádicos não relacionados à colite (Am J Gastro 1999;94:1746). Aquelas DALMs que se parecem com pólipos discretos ressecáveis podem ser abordadas por meio de polipectomia endoscópica, bx na mucosa circundante e rastreamento (GE 1999;117:1295).

- *Osteoporose*: Assim como os pts com doença de Crohn, os pts com UC apresentam risco aumentado (Am J Gastro 1999;94:878).
- *Megacólon tóxico*: Esta é uma condição em que o cólon se torna dilatado (> 6 cm) na presença de colite severa e toxicidade sistêmica. A morbidade e mortalidade são altas.

A administração inclui rx da colite, suspensão de narcóticos e anticolinérgicos, descompressão colônica e observação atenta para detectar complicações que requeiram cirurgia (Am J Gastro 2003;98:2363).

Diff Dx: O diferencial mais comum no diagnóstico é a distinção entre colite infecciosa aguda ou autolimitada e UC. Um início abrupto é a informação mais útil do histórico, que sugere causa infecciosa. Exames de fezes devem ser feitos para exclusão de patógenos bacterianos e amebíase (item 6.12). *C. difficile* é comum em pts com IBD, porém a doença tende a não ser tão sanguinolenta. Colite isquêmica, colite por CMV, colite causada por medicamentos (especialmente ouro) e colite por radiação completam o diagnóstico diferencial. Normalmente, a doença de Crohn é distinguida da UC pela tendência daquela de acometer porções não-contíguas do intestino (lesões salteadas) e poupar o reto, por seus aspectos histológicos ou pelo acometimento do intestino delgado. Cerca de 5-10% dos pts não podem ser claramente classificados como portadores de UC ou de doença de Crohn, e seus casos são chamados de colite indeterminada.

Radiologia: O enema baritado tem baixa sensibilidade e é de pouca utilidade na UC. A CT, se realizada por outras razões, pode mostrar espessamento do cólon. Radiografias panorâmicas do abdômen são úteis para detecção de megacólon tóxico.

Endoscopia: A colonoscopia mostra evidências de colite começando no reto e encontrada em um padrão circunferencial e contínuo até o ponto de transição para a mucosa normal. A colite caracteriza-se por granularidade, friabilidade e falta de visualização da vasculatura normal subjacente (perda do padrão vascular) (Med Clin N Am 1990;74:51). A histologia mostra inflamação aguda e crônica na lâmina própria e distorção da arquitetura normal (p.ex., atrofia glandular, ramificação). Os aspectos histológicos ajudam a distinguir a colite autolimitada aguda decorrente de infecção de uma primeira apresentação de IBD (Scand J Gastroenterol 1994;29:318).

Tratamento: (Am J Gastro 1997;92:204; Gastroenterol Clin North Am 1999;28:297; GE 2004;126:1582)

- *Proctite*: A proctite é tratada mais eficazmente com supositórios de mesalamina 500 mg pr bid por um período de 4-8 semanas, dependendo da severidade e resposta. Em um primeiro episódio leve, recomenda-se interromper o rx e esperar pelo relapso. O rx de manutenção é individualizado, com um único supositório na segunda ou terceira noite. Supositórios ou espuma de hidrocortisona são alternativas. Um ou outro pt pode requerer esteroides orais.

- *Proctosigmoidite*: Para pts ambulatoriais e sem sinais de toxicidade, enemas com mesalamina 4 g pr qhs são eficazes, dispendiosos e funcionam mais rapidamente do que preparados orais de 5-ASA. Enemas com esteroides são uma alternativa, porém ocorre a absorção sistêmica dos mesmos. Para pts que preferem rx oral, os aminossalicilatos **mesalamina** (Asacol 800-1600 mg po tid) ou **balsalazida** (Colazal 2,25 g po tid) são eficazes. Estudos comparando estes agentes são limitados demais por problemas metodológicos para que se possa concluir se algum deles é superior (Am J Gastro 2002;97:2939). A **sulfassalazina** 2-4 g diariamente em 2-4 doses divididas é uma alternativa menos dispendiosa, mas é acompanhada de efeitos colaterais mais numerosos. Estes são causados, principalmente, pela parte de sulfapiridina da molécula da sulfassalazina, que é liberada quando a droga-mãe libera a molécula ativa de 5-ASA no cólon. Se for usada a sulfassalazina, deve-se ministrar, então, folato 1 mg po qd para tratar deficiência de absorção de folato devido à sulfapiridina. A **olsalazina,** (Dipentum), dímero do 5-ASA, é eficaz mas não é usada frequentemente por causa da diarreia como efeito colateral.

- *Doença além do sigmoide*: A aplicação de rx tópico fora do sigmoide é menos confiável, e o rx oral é frequentemente necessário. Mesalamina e balsalazida são opções comuns, conforme descrito anteriormente. Um rx tópico com enema de mesalamina pode ser acrescentado ao rx oral para controle mais rápido dos sx.

- *Quando o 5-ASA não é suficiente*: Pts com colite intensa, perda de peso e anemia e aqueles que estão mais incapacitados por seus sx devem ser tratados com prednisona desde o início. Além disso, pts que não estejam tão doentes, mas cujo rx com dose máxima de 5-ASA tenha falhado, devem receber prednisona. A prednisona é dada em doses de 40-60 mg diariamente. Geralmente, o 5-ASA oral pode ser interrompido com as doses altas de prednisona, embora o rx tópico possa ser útil para alívio dos sx. Quando estes melhoram, a prednisona é reduzida em 5 mg a cada semana. O 5-ASA deve ser retomado quando a dose de prednisona estiver reduzida para 20 mg, aproximadamente, porém há pouca ciência orientando esta prática. Algumas vezes, a redução da dosagem deve ser desacelerada (p.ex., 2,5 mg por semana), quando a dose de prednisona cair abaixo de 20 mg. Para aqueles com resposta adequada a esteroides orais ou para aqueles que entram em relapso com a redução da dosagem e se tornam dependentes de esteroides, recomenda-se administrar azatioprina/6-MP (ver p. 185). A cirurgia é uma alternativa curativa que precisa ser cogitada para este grupo de pts refratários. Existem poucas evidências de que o óleo de peixe (Max-EPA, 6 caps po tid) seja benéfico (Ann IM 1992;116:609).

- *Doença severa*: Esteroides intravenosas e internação hospitalar são necessários em pts que apresentam sinais de toxicidade sistêmica, naqueles que não conseguem melhorar com esteroides orais ou naqueles que estão doentes demais para manter a hidratação e a nutrição. A metilprednisolona 60-80 mg im em doses divididas ou por infusão contínua deve ser iniciada. O ACTH pode ser usado em uma primeira crise, mas esta substância tem pouca vantagem e evidente risco de hemorragia adrenal. Em geral, narcóticos, antidiarreicos e anticolinérgicos são evitados para não precipitar megacólon tóxico. Se o pt não conseguir melhora em uma semana, aconselha-se cirurgia.

A ciclosporina pode ser dada intravenosamente, mas, em alguns casos, ela pode antecipar, em vez de impedir, a colectomia. É mais bem utilizada em centros com experiência em seu emprego (Am J Gastro 1997;92:1424). Dados sobre o infliximab na colite severa têm-se mostrado equívocos, e novos agentes biológicos estão em desenvolvimento.

- *Cirurgia*: (Gastroenterol Clin North Am 1999;28:371) A cirurgia pode ser urgentemente necessária para hemorragia, sangramento e em pacientes que continuam doentes, apesar de 7-10 dias de rx medicamentoso máximo.

A cirurgia também é indicada em pts dependentes de esteroides ou intolerantes a eles, apesar da azatioprina/6-DP, ou para aqueles que não conseguem uma boa qualidade de vida com o rx medicamentoso. Pts que receberam rx medicamentoso prolongado raramente expressam arrependimento após colectomia, apesar das mudanças de vida. Caso seja urgentemente necessário fazer cirurgia, uma colectomia subtotal (poupando o reto) é menos perigosa do que uma colectomia total, especialmente em pts com alto risco. A realização da proctocolectomia (com ileostomia ou anastomose ileoanal) pode ser feita em data posterior. Para aqueles que vão fazer cirurgia eletiva, a escolha é entre proctocolectomia total com ileostomia ou anastomose ileoanal com reservatório. Vinte e cinco a 50% das proctocolectomias com ileostomia apresentam problemas de vazamento, 10-25% requerem revisão de estoma, em 15% os pts desenvolvem obstrução intestinal, e 5% dos homens ficam impotentes. A anastomose ileoanal era inicialmente oferecida apenas aos jovens em boas condições; atualmente, é oferecida a um número maior de pts. A maioria dos cirurgiões realiza o procedimento em dois estágios. O primeiro consiste em colectomia abdominal, mucossectomia retal (poupando a ampola retal e o esfíncter anal), criação de uma bolsa ileal como reservatório fecal, anastomose ileoanal e ileostomia de desvio temporário. A ileostomia reduz a deiscência e a infecção pélvica e requer fechamento em uma segunda operação oito semanas depois. Alguns cirurgiões não fazem a ileostomia de desvio em pts de baixo risco. Os resultados funcionais são bons. A principal morbidade é a obstrução e infecção intestinais. A taxa de insucesso que exige ileostomia permanente é de 5-10%. Os pts podem esperar uma média de seis evacuações diárias, incluindo uma noturna. A principal complicação tardia é a pouchite (15%), inflamação da bolsa ileal de causa desconhecida, que responde a antibióticos (Gastroenterol Clin North Am 2001;30:223).

- *Pesquisa de câncer colorretal*: Conforme discutido em "Cmplc".
- *Prevenção da osteoporose*: A osteoporose é comum na IBD, mesmo quando não são usados corticosteroides. A maioria dos pts precisa de cálcio (1,5 g diariamente) e suplementação de vitamina D (800 IU diariamente). Devem-se instituir regimes profiláticos para reduzir perda óssea causada por esteroides (GE 2003;125:937).

4.9 Colite Colagenosa

Mayo Clin Proc 2003;78:614; Gastroenterol Clin North Am 1999;28:479

Causa: A causa é desconhecida, embora tenha sido levantada a hipótese de ligação com NSAIDs (Gut 1992;33:683).

Epidemiologia: Os poucos dados disponíveis sugerem uma incidência de 1,8/100.000/ano. Há uma predominância de 9:1 em mulheres e um pico de incidência na 8ª década de vida (Gut 1995;37:394).

Fisiopatologia: A fisiopatologia do distúrbio ainda não está bem compreendida (Dig Dis Sci 1991;36:705). A colite colagenosa é considerada um dos dois subtipos da **colite microscópica**. Alguns levantaram a hipótese de etiologia autoimune, uma vez que existe uma forte associação da colite colagenosa com distúrbios autoimunes (como tireoidite, doença de Sjögren e artrite reumatoide). O colágeno em si não explica a diarreia, a qual, provavelmente, resulta do processo inflamatório. A hipótese mais aceita é a de que o distúrbio seja uma resposta inflamatória a um agente infeccioso incomum da mucosa do cólon (Dis Colon Rectum 1996;39:573).

Sintomas: Diarreia aquosa crônica e difusa, cólica abdominal intermitente, frequentemente presente por anos, antes do diagnóstico.

Cursos: Cerca de 2/3 dos pts entram em remissão com ou sem rx, e o restante apresenta curso intermitente. O distúrbio é mais incômodo do que debilitante e não tem impacto sobre a expectativa de vida.

Complicações: Nenhuma.

Diff Dx: Deve-se suspeitar deste distúrbio em qualquer pt mais velho com diarreia aquosa crônica. Supõe-se que a maioria destes pts tem IBS, até que o diagnóstico seja esclarecido por biópsias endoscópicas. O diff dx completo é discutido em Diarreia Crônica (item 1.9).

Exames laboratoriais: Constatam-se leucócitos nas fezes em 55% dos caos, sendo que outros exames laboratoriais são de pouco valor diagnóstico (Mayo Clin Proc 1995;70:430).

Endoscopia: À colonoscopia, a mucosa é normal, ou é constatado eritema não-específico. A histologia define as características da colite (células inflamatórias agudas e crônicas na lâmina própria) associada com um aumento na espessura da banda de colágeno subepitelial (de um normal de 3 mm para uma média de 15 mm) (Mayo Clin Proc 1995;70:430). O dx também pode ser feito com sigmoidoscopia, uma vez que a vasta maioria dos pts tem acometimento do cólon esquerdo distal (Mayo Clin Proc 1995;70:430).

Tratamento: Existem poucos estudos randomizados que orientam o rx. A abordagem inicial pode ser sintomática. Deve-se fazer a exclusão de cafeína, lactose (item 4.5) e sorbitol (item 1.6). Frequentemente, a loperamida é eficaz, e alguns pts respondem à colestiramina, metronidazol ou subsalicilato de bismuto (8 tabs em três doses divididas por oito semanas [Gastroenterol Clin North Am 1999;28:479]). Quando os pts permanecem sintomáticos, recomendam-se preparados com 5-ASA (p.ex., sulfassalazina 2-4 g diariamente ou mesalamina 2,4-4,8 g diariamente em três doses divididas). A budesonida tem se mostrado eficaz em estudos aleatórios (eg Gut 2003;52:248), mas é comum haver recidiva, e não se conhece a toxicidade da terapia de longa duração. Raramente, tem-se usado prednisona e cirurgia.

4.10 Colite Linfocítica

Este distúrbio tem aspectos clínicos similares aos da colite colagenosa e apresenta uma histologia semelhante, exceto pela ausência da camada de colágeno subepitelial. É considerada um subtipo da colite microscópica.

Alguns questionam se não seria uma lesão precursora da colite colagenosa ou parte do espectro de uma doença (Am J Gastro 1995;90:1394). A colite linfocítica não tem predominância em mulheres, o que a diferencia da colite colagenosa, sugerindo que possa ser um distúrbio diferente. A abordagem terapêutica é a mesma da colite colagenosa.

4.11 Colite por Derivação

Este é um processo inflamatório que ocorre em segmentos do intestino que foram desviados do fluxo fecal (pts com bolsa de Hartmann ou fístula mucosa) (J Clin Gastroenterol 1992;15:281). Os pts podem apresentar-se com dor ou mucorreia sanguinolenta. O restabelecimento do fluxo fecal cura o distúrbio. Enemas de ácido graxo podem ser tentados em pts que não sejam candidatos a cirurgia, mas nenhum benefício foi constatado em um pequeno RCT (Dis Colon Rectum 1991;34:861).

4.12 Doença Celíaca

Lancet 2003;362:383; Nejm 2002;346:180

Causa: Sensibilidade ao glúten, que é a fração proteica do trigo, centeio e cevada.

Epidemiologia: (BMJ 1999;319:236) Inicialmente, a prevalência da doença era de 1/1.000, mas o reconhecimento da doença assintomática ou latente (Gut 1993;34:150) detectada por rastreamento sorológico colocou a prevalência na faixa de 1/200. A doença pode ocorrer em qualquer idade, embora sua ocorrência na infância esteja em declínio. O pico de incidência ocorre na 5ª década de vida, com predominância de 3:1 em mulheres. Os distúrbios relacionados incluem diabetes tipo 1, tirotoxicose, deficiência de IgA (2%), doença de Sjögren, PBC, osteoporose e distúrbios neurológicos. O cigarro parece ter efeito protetor (Gut 1996;39:60).

Fisiopatologia: (GE 2000;119:234) O glúten, que desencadeia a doença celíaca (também chamada de *sprue* celíaco ou enteropatia sensível a glúten) é a substância que está presente em massas, biscoitos e pães em geral.

A gliadina, que é a fração solúvel em álcool do glúten, contém proteínas que são ricas em glutamina e prolina, e tóxicas para pts com doença celíaca. As toxinas estão presentes em altas concentrações no trigo, centeio e cevada e em pequenas concentrações na aveia (que pode ser tolerada por alguns pts). As proteínas tóxicas estão ausentes no milho, painço e arroz. Estas proteínas tóxicas resistem à digestão no intestino alto (Nejm 2003;348:2573). São desaminadas pela enzima **transglutaminase tecidual**, que parece ser o autoantígeno na doença celíaca. A proteína desaminada liga-se finalmente às moléculas de ALH -DQ2 ou DQ8 e são reconhecidas pelas células T. Estas células T ativadas produzem citoquinas, que geram uma resposta imune com hiperplasia das criptas mucosas seguida de atrofia das vilosidades do intestino delgado. A atrofia das vilosidades causa a característica síndrome clínica, embora nem todos os pts com mucosa anormal desenvolvam sx. A doença começa no intestino delgado proximal e a extensão do acometimento afeta o desenvolvimento dos sx. Fatores genéticos são importantes, com uma concordância de 70% em gêmeos monozigóticos e forte relação com ALH -DQ2 ou DQ-8 e outros antígenos. Entretanto, a genética não explica tudo, e fatores ambientais, ainda não identificados, são, provavelmente, importantes.

Sintomas: A apresentação clássica da doença celíaca consiste de diarreia devido a má absorção e subsequente perda de peso. A diarreia ocorre associada com inchaço, borborigmos e pouca dor. Existe uma tendência em diagnosticar pts com sx mais leves, como má digestão, cansaço ou deficiência de ferro. Os sx associados podem incluir neuropatia periférica, ataxia, infertilidade, ulcerações aftosas da boca, ardência da língua, fraqueza generalizada e artrite. Em casos severos, podem ocorrer síndromes de deficiências de vitamina. A dermatite herpetiforme, doença de pele bolhosa, é considerada uma manifestação da doença celíaca e é caracterizada por lesões epidérmicas papulovesiculares pruriginosas (Nejm 1991;325:1709). Cerca de 75% dos pts com esta lesão apresentam atrofia vilosa, e as erupções respondem à dieta.

Sinais: Em casos severos, ocorre emagrecimento, glossite e desnutrição. Resultados positivos de FOBT são comuns (Nejm 1996;334:1163).

Cursos: A vasta maioria dos pts apresentam melhora com rx dietético e tornam-se assintomáticos. As recidivas geralmente se devem à exposição ao glúten (frequentemente, não intencional). Um pequeno grupo de pts não responde à dieta e é diagnosticado como refratário ou como portador de *sprue* não classificado. Este é um grupo heterogêneo com prognóstico ruim, e muitos acabam se revelando portadores de linfomas das células T (GE 2000; ;119:243).

Complicações: A doença celíaca está relacionada com linfoma do intestino delgado (RR = 77), câncer da boca e faringe (RR = 23) e esôfago (RR = 12). Este risco parece reduzir-se ao normal depois de cinco anos de dieta isenta de glúten (Gut 1989;30:333).

A osteoporose tem sido convincentemente relacionada à doença celíaca, e deve-se avaliar a densidade óssea (Gut 1994;35:150; Gut 1995;37:639).

Diff Dx: O principal problema no diagnóstico é a falha em se cogitar esta doença no diagnóstico diferencial. Falhas de diagnóstico são especialmente comuns nos idosos (Gut 1994;35:65). Um histórico sugestivo ou um rastreamento positivo leva à bx do intestino delgado, que mostra evidências de atrofia vilosa. Uma bx similar pode ser vista no *sprue* tropical (doença infecciosa de causa indeterminada [Gut 1997;40:428]), hipersecreção de ácido devido a gastrinoma, supercrescimento bacteriano, linfoma e gastroenterite eosinofílica (Nejm 1991;325:1709). Portanto, o diagnóstico de certeza é considerado quando os pts respondem à uma dieta isenta de glúten.

Exames Laboratoriais: O autoantígeno na CD é identificado como sendo a **transglutaminase tecidual** (tTG) (Nat Med 1997;3:797), e existem exames de rastreamento eficazes usando testes de ELISA. Indivíduos suscetíveis também desenvolvem autoanticorpos contra a reticulina, componente da matriz extracelular. Estes anticorpos são idênticos aos anticorpos **antiendomisiais** (EmA), que possibilitam seu uso como exame de rastreamento. Entretanto, os exames com EmA são caros e incômodos e vêm sendo substituídos por exames de tTG. Os anticorpos antiendomisiais IgA e tTG têm especificidade e sensibilidade > 95%, mas podem falhar em casos de atrofia vilosa parcial. Uma vez que a deficiência de IgA é comum na doença celíaca, também são necessários exames de níveis de anticorpos IgG ou IgA.

Os anticorpos antigliadina são úteis na atrofia vilosa parcial, e existe um exame de Ab IgG (para detectar pts com deficiência de IgA), que costuma ser pedido junto com o exame de Ab IgA tTG. É comum haver deficiência de ferro e de folato (ambos absorvidos no duodeno). Níveis anormais de transaminases são comuns (Lancet 1998;352:26) e se resolvem com rx dietético. Por causa das armadilhas do diagnóstico sorológico e da dificuldade do rx dietético vitalício, a maioria dos pts fazem biópsia do intestino delgado para confirmação do diagnóstico.

Isto pode ser desnecessário em pts sintomáticos com IgA EmA ou tTG positivos (Dig Dis Sci 1996;41:83).

Radiologia: O SBFT pode ser normal na doença branda. Se a doença estiver mais avançada, ocorre perda ou espessamento das haustrações. Em casos avançados, verificam-se alças dilatadas e lisas no intestino delgado com rápido trânsito de bário.

Endoscopia: A endoscopia pode mostrar válvulas duodenais de Kerckring normais, reduzidas ou ausentes ou indentação das válvulas (Nejm 1988;319:741). A bx obtida na endoscopia mostra as anormalidades histológicas descritas anteriormente. Os achados endoscópicos não são sensíveis (Am J Gastro 2002;97:933).

Tratamento: Em teoria, o rx dietético da doença celíaca é simples. Basta o pt evitar todos os produtos que contenham glúten: trigo, cevada e centeio. A aveia é menos tóxica e normalmente bem tolerada (Nejm 1995;333:1033). Muitos médicos acrescentam aveia à dieta depois de um período de estabilidade com uma dieta sem aveia (embora muitas marcas comerciais de aveia estejam contaminadas com glúten). A realidade, porém, é que uma dieta livre de glúten é difícil, porque o moderno processamento de alimentos resulta no acréscimo de glúten como aditivo em muitos deles. É obrigatória a consulta a um especialista em nutrição, e muitas organizações leigas fornecem listas de alimentos e receitas. Na prática, pts motivados frequentemente acabam-se tornando verdadeiros especialistas e podem ser de ajuda àqueles recém-diagnosticados. Quando os pts não conseguem melhora, isto se deve, mais frequentemente, à ingestão continuada de glúten. Os pts devem receber suplementação de folato, ferro e cálcio, se necessário. Eles podem não tolerar bem a lactose nos primeiros estágios do rx. Um exame de Ab tTG pode ser usado para verificar a continuação da ingestão de glúten em pts com sx em relapso. Recomenda-se a avaliação da densidade óssea e o rastreamento de parentes em primeiro grau.

4.13 Síndrome do Intestino Curto

Gastroenterol Clin North Am 2003;124:1105; Jama 1998;27:467; Nejm 1997;113:1767

Causa: Ressecção cirúrgica extensa do intestino delgado devido a doença vascular mesentérica, doença de Crohn ou malignidade. A doença vascular trombótica pode dever-se a defeitos de coagulação subjacentes.

Epidemiologia: A epidemiologia segue a da doença subjacente que levou à cirurgia.

Fisiopatologia: O adulto normal tem cerca de 240 cm de jejuno, 360 cm de íleo e 160 cm de cólon. A hidratação e a nutrição enteral geralmente podem ser mantidas quando uma ressecção extensa deixa o pt com menos de 70-100 cm de intestino delgado. Após a ressecção, há uma fase de adaptação intestinal, durante a qual a hipertrofia da mucosa aumenta a área da superfície de absorção e o trânsito intestinal fica mais lento. Um grande número de fatores nutricionais e hormonais são cruciais no processo de adaptação. A perda de área de superfície resulta em recaptação inadequada de calorias e proteínas (causando perda de peso), má absorção de micronutrientes (especialmente vitaminas solúveis em gordura) e eletrólitos (especialmente Ca^{++}, Mg^{++} e Zn^{++}). Sais biliares e ácidos graxos são mal absorvidos e podem causar agravamento da diarreia em pts com cólon intacto, ao estimular a secreção de fluido.

Sintomas: Diarreia, perda de peso, sx de depleção de volume. Deficiências de micronutrientes específicos podem resultar em uma variedade de síndromes (Gastroenterol Clin North Am 1998;27:467).

Sinais: Caquexia e depleção de volume.

Cursos: Geralmente, o curso é determinado pelo comprimento remanescente do intestino delgado. O desfecho é melhor em pts jovens e em pts com (1) ressecções intestinais proximais (possibilitando a absorção de sais biliares no íleo distal), (2) válvula ileocecal intacta e (3) cólon intacto.

Complicações: Pode ocorrer acidose D-láctica devido à fermentação de carboidratos mal absorvidos (apresentando-se como um disartria, ataxia ou confusão, com hiato aniônico elevado). Podem ser vistos cálculos renais de oxalato (devido à absorção colônica excessiva de oxalato, que se liga aos ácidos graxos mal absorvidos) e cálculos biliares.

Radiologia: O SBFT pode ser usado para estimar o comprimento restante do intestino.

Tratamento: (Scand J Gastroenterol 1997;32:289) O problema inicial da administração pós-operatória é, geralmente, diarreia intensa que requer TPN, reposição de fluidos de eletrólitos e H2RA para minimizar o volume de ácido gástrico. É indicado o uso inicial de alimentação por tubo, uma vez que o processo de adaptação intestinal requer alimentação enteral. São usados agentes antimotilidade (p.ex., loperamida 16-20 mg diários). A redução das calorias e das gorduras pode ser necessária naqueles com cólon intacto para prevenir diarreia induzida por sais biliares, mas não é necessária naqueles sem cólon. Uma mistura de triglicerídeos de cadeia longa e de cadeia média é uma fonte de gordura. Os pts recebem suplementos de vitaminas solúveis em água (A, D, E e K). A reposição parenteral de Mg^{++} pode ser necessária, por causa da diarreia decorrente dos preparados orais. Pode-se usar colestiramina em pts com cólon intacto que desenvolvem diarreia induzida por sais biliares. Com esta abordagem, a maioria dos pts pode fazer a transição gradualmente de TPN e alimentação enteral para uma dieta oral. Em pts que não melhoram com estas medidas, a alimentação contínua por tubos com dieta polimérica, alimentações noturnas ou TPN podem ser necessárias. Aqueles que requerem TPN de longa duração estão correndo risco de complicações por infecção, doença hepática induzida por TPN, acesso vascular ruim e supercrescimento bacteriano. Operações para criar segmentos antiperistálticos ou para aumentar a área da superfície de absorção têm tido resultados variados (Brit J Surg 1994;81:486). O transplante de intestino delgado é uma opção de alto risco que pode ser necessária naqueles com complicações intratáveis de TPN (Lancet 1996;347:1801).

4.14 Obstrução Intestinal

Lancet 1999;353:1476; Nejm 1997;31:1

Fisiopatologia: A maioria dos episódios de obstrução intestinal ocorre no intestino delgado, principalmente por aderências. Embora estas aderências possam ser inflamatórias, a maioria delas é pós-operatória.

Quase 1/3 dos pts submetidos a laparotomia sofrem nova internação ao longo dos dez anos seguintes, com complicações relacionadas a aderência (Lancet 1999;353:1476). Pts com ressecções colônicas e cirurgia pélvica correm maior risco. Outras causas de obstrução são hérnias, malignidade, doença de Crohn, radiação, benzoares, intussuscepção, íleo biliar (obstrução por cálculo biliar) e volvo. No cólon, a malignidade é a causa mais comum. A obstrução decorre da distensão das alças intestinais, edema da parede intestinal e perda de volume intravascular para o terceiro espaço. O intestino edematoso distendido tem mais probabilidade de sofrer torção, criando uma obstrução em alça fechada. Essa torção obstrui o fluxo de sangue arterial e causa gangrena do intestino por estrangulamento.

Sintomas: Cólicas abdominais são os sx típicos presentes (70%), embora a dor possa se tornar mais estável em sua natureza, à medida que persiste a obstrução (Scand J Gastroenterol 1994;29:715). Anorexia e náuseas são frequentemente vistas. Vômitos são comuns, especialmente em obstruções de alto grau ou proximais. A diarreia pode ocorrer temporariamente com o esvaziamento a jusante do intestino.

Sinais: Sons anormais e distensão são as melhores evidências ao exame físico de obstrução (Scand J Gastroenterol 1994;29:715). Normalmente, os sons intestinais são altos, mas se auscultados em fase tardia da doença ou caso tenha ocorrido estrangulamento, os sons intestinais podem estar diminuídos ou ausentes. A distensão pode estar ausente se a obstrução for proximal. Sinais peritoneais (dor à percussão e à descompressão súbita, defesa involuntária) sugerem a possibilidade de estrangulamento.

Hérnias inguinais e femorais devem ser excluídas por meio de exame.

Cursos: As obstruções parciais de uma grande parcela de pts resolvem-se sem cirurgia. Daqueles com obstrução total 8-23% terão estrangulamento na cirurgia. As taxas de recorrência são altas (34% com quatro anos, 42% com dez anos), exceto se a obstrução for decorrente de hérnia.

As taxas de recorrência são mais baixas em pts tratados cirurgicamente (29% vs 53%), e as taxas de mortalidade variam de 2-12% (Arch Surg 1993;128:765).

Complicações: Estrangulamento, com subsequente perfuração e septicemia intra-abdominal.

Diff Dx: Gastroenterite (dor, náusea, vômitos), íleo e pseudo-obstrução (item 4.16).

Exames laboratoriais: A leucocitose é, geralmente, branda, e wbc > 15.000/ mm^3 deve levantar a hipótese de isquemia. Anormalidades eletrolíticas e elevação da ureia e creatinina devem ser investigadas e corrigidas.

Radiologia: (AJR Am J Roentgenol 1997;168:1171) **Chapas radiográficas** do abdômen são rotina na suspeita de obstrução intestinal. Níveis hidroaéreos no intestino delgado dilatado são diagnósticos, mas são verificados em apenas 50-60% dos casos. Cerca de 20-30% das radiografias são equívocas, e 10-20% são normais e enganosas. Os exames radiológicos podem estar normais, se as alças estiverem todas cheias de líquido ou se a obstrução for proximal. Uma radiografia vertical do tórax centrada no diafragma pode mostrar ar livre devido à perfuração.

A **CT** é muito útil no diagnóstico de obstrução (AJR Am J Roentgenol 1994;162:255). Ela pode ser usada para visualizar alças cheias de ar ou líquido sem a ajuda de contraste oral, que pode ser difícil de ministrar devido aos vômitos. Deve-se usar contraste intravenoso. Algumas vezes, o ponto de obstrução pode ser visto. Se a obstrução é causada por um processo extrínseco, como massa ou inflamação, a CT pode identificá-lo. A CT também pode identificar evidências de estrangulamento que podem motivar cirurgia precoce.

Outros **estudos radiográficos** podem ser necessários. Um enema sem preparo com contraste iodado é uma forma eficaz de avaliar suspeita de grande obstrução intestinal e pode ser terapêutico, se a obstrução for causada por impactação fecal. No quadro agudo, exames com bário (SBFT ou enteróclise) são de valor limitado, mas podem ser úteis depois que um episódio de obstrução se resolver espontaneamente. O ultrassom pode ser de alguma valia em determinar se existe obstrução (visualização de alças dilatadas), mas geralmente não revela a causa (Radiology 1993;188:649). Pode ser mais útil em pts grávidas.

Tratamento: Perdas de fluido para o terceiro espaço e anormalidades eletrolíticas podem ser rapidamente corrigidas. Pts com causa específica de obstrução (como massa ou hérnia) e aqueles sem nenhuma cirurgia anterior que possa ter causado aderência devem ser submetidos a laparotomia. É necessário cirurgia imediata se houver evidências de comprometimento intestinal (sinais peritoneais, toxicidade, evidências de perfuração). Na suspeita de obstrução por aderência, deve-se tentar evitar cirurgia. Um tubo nasogástrico deve ser colocado para descomprimir o estômago e o intestino delgado. Tubos mais longos não têm valor adicional comprovado (Am J Surg 1995;170:366). A maioria das obstruções que se resolvem sem operação começam a fazê-lo em 24-48 horas, embora alguns especialistas esperem até cinco dias antes de desistir e proceder à laparotomia (Am J Surg 1993;165:121). Aqueles com obstruções parciais têm baixo risco de estrangulamento. Os pts são frequentemente monitorados por meio de exames físicos para detecção de sinais de comprometimento intestinal e são submetidos a laparotomia com urgência caso estes sinais se desenvolvam. O papel da laparoscopia ainda não está definido (Surg Endosc 2000;14:154). Membranas intraperitoneais biorreabsorvíveis têm sido usadas para prevenir aderências recorrentes (J Am Coll Surg 1996;183:297).

4.15 Volvo ou Vôlvulo Colônico

Adv Surg 1996;29:131

Epidemiologia: A incidência é mais baixa em nações ocidentais (1-3/100.000/ano) e mais alta em nações em desenvolvimento (12/100.000/ano em Gana). A idade média da apresentação é 60-70 anos no Ocidente e 40-

60 em nações em desenvolvimento. Pts internados com constipação crônica têm alto risco.

Fisiopatologia: Um volvo é uma torção axial de parte do tubo gi em torno do mesentério, resultando em obstrução total ou parcial. A maioria dos volvos ocorre no sigmoide ou no ceco. Um cólon sigmoide redundante pode contribuir para volvo de sigmoide. Um mesentério cecal que não está bem preso à parede abdominal posterior predispõe a volvo cecal. É raro ocorrer volvo em outros segmentos do cólon.

Sintomas: A apresentação é a da obstrução intestinal com distensão, dor e constipação. Uma vez que a condição pode se reverter espontaneamente, os pts podem ter um hx de episódios anteriores semelhantes.

Sinais: A distensão é surpreendente e frequentemente assimétrica. O sinais peritoneais estão ausentes, a menos que o volvo esteja complicado por isquemia.

Cursos: A mortalidade é alta em países ocidentais (14%) (onde o volvo ocorre em indivíduos em más condições de saúde) e é mais alta naqueles que precisam de operações de emergência (25%) (Dis Colon Rectum 2000;43:414).

Complicações: A gangrena intestinal causada por perda de alimentação vascular implica mortalidade de 50% (Dis Colon Rectum 1982;25:494).

Diff Dx: O diferencial inclui obstrução mecânica por malignidade ou doença diverticular e pseudo-obstrução (J Am Coll Surg 1996;183:297).

Radiologia: Chapas radiográficas são diagnósticas em 80% dos volvos de sigmoide, com achados de sigmoide distendido, dois níveis de ar e líquido e deformação em bico de pássaro. O volvo cecal pode ser mais difícil de identificar. Estudos com contraste podem identificar a deformidade em bico de pássaro e podem ser terapêuticos ao descomprimirem o volvo.

Tratamento: No volvo de sigmoide sem evidências clínicas de perfuração ou isquemia, a sigmoidoscopia é a abordagem terapêutica inicial. Quando o sigmoidoscópio passa pela torção, ocorre uma grande eliminação de gases ao acontecer a descompressão. A mucosa é, então, inspecionada em busca de evidências de isquemia. Um tubo de descompressão deve ser deixado para trás, o que pode ajudar a fixar o intestino, mantendo-o no lugar. A cirurgia é indicada em pts com boa saúde, por causa do alto risco de recorrência. As operações que prendem o intestino (sigmoidopexia, que sutura a serosa do sigmoide na parede abdominal posterior) apresentam taxas de recorrência mais altas (30-80%) do que aquelas que envolvem ressecção intestinal (Dis Colon Rectum 2000;43:414). Entretanto, a ressecção apresenta risco cirúrgico mais alto. A extraperitonealização do sigmoide sem ressecção tem sido descrita como alternativa, com mortalidade aceitável e baixa taxa de recorrência (Dis Colon Rectum 1998;41:381). O volvo cecal normalmente requer rx cirúrgico.

4.16 Pseudo-Obstrução Colônica Aguda

Gastro Endosc 2002;56:789; Annu Rev Med 1999;50:37

Epidemiologia: Este distúrbio (também conhecido como **síndrome de Ogilvie**) tem sido relacionado a uma longa lista de condições, notadamente cirurgias ortopédicas, uso de narcóticos, anticolinérgicos e quimioterapia. Muitos outros distúrbios – neurológicos, renais, cardíacos, obstétricos e pulmonares – têm sido descritos como relacionados a este distúrbio. Malignidade, distúrbios metabólicos e endócrinos podem estar presentes.

Fisiopatologia: Na pseudo-obstrução, as radiografias sugerem obstrução mecânica, mas não há nenhuma presente. A patogênese da pseudo-obstrução colônica aguda é desconhecida. Supõe-se que ela representa um desequilíbrio da estimulação simpática e parassimpática.

Sintomas: A apresentação usual é a distensão abdominal progressiva que ocorre ao longo de dias em um pt hospitalizado. Dor, náusea e vômitos são características variáveis.

Sinais: Timpania à percussão e distensão visível. Sons intestinais estão presentes e podem ser altos.

Cursos: O curso depende principalmente da doença subjacente.

Complicações: São relatadas taxas de perfuração de até 3%, com mortalidade em torno de 50%.

Diff Dx: O principal ponto diferencial é o da obstrução mecânica. Em pts com história clínica típica, medidas conservadoras podem ser empregadas sem mais avaliação. Naqueles pts que não conseguem melhorar em 24 horas, deve-se realizar endoscopia ou enema com contraste solúvel em água, sem preparo, para excluir obstrução mecânica.

Exames laboratoriais: São feitos rotineiramente exames de eletrólitos, Ca^{++}, Mg^{++}, PO_4, BUN/Cr, saturação de O_2 e CBC. A leucocitose é um achado preocupante em quadro de perfuração.

Radiologia: A KUB mostra um cólon distendido. O diâmetro do ceco deve ser medido, porque o risco de perfuração aumenta quando o diâmetro cecal atinge 10-12 cm. A KUB é repetida diariamente até que os achados se resolvam. Recomenda-se um enema com contraste solúvel em água em todos os pts, antes do uso de neostigmina, para excluir obstrução mecânica (Nejm 1999;341:1622; discussão 1623).

Endoscopia: Ver "Rx".

Tratamento: (Nejm 1999;341:192) Anormalidades metabólicas como acidose, hipocalemia, hipocalcemia, hipomagnesemia e depleção de volume devem ser corrigidas. Medicamentos que inibem a motilidade (p.ex., narcóticos, anticolinérgicos) devem ser interrompidos. Virar frequentemente os pts (ou fazê-los "rolar", passando 15 minutos em cada posição de decúbito – laterais, dorsal e ventral) pode ser eficaz. Introduz-se um NGT e/ou um tubo retal. Se os pts não melhorarem nem piorarem nas primeiras 24 horas e se não existirem contraindicações, deve-se usar a neostigmina. Uma dose de 2 mg iv propicia descompressão em minutos (Nejm 1999;341:137). Ela deve ser ministrada com o pt em decúbito dorsal, com recipiente coletor de fezes e monitor cardíaco, por causa do risco de bradicardia, que pode requerer atropina. Dor abdominal, salivação e vômitos podem ocorrer. Para pts que apresentam recidiva ou não respondem a esta intervenção, recomenda-se, geralmente, descompressão colonoscópica com um tubo colocado no cólon direito (Gastrointest Endosc 1996;44:144). A cirurgia é indicada para aqueles que apresentam evidências clínicas de perfuração, peritonite, ou que não respondem a nenhum outro rx.

4.17 Pseudo-Obstrução Intestinal Crônica

Annu Rev Med 1999;50:37; Gut 1997;41:675

Epidemiologia: Rara.

Fisiopatologia: Este distúrbio é definido pelo quadro radiográfico de obstrução crônica na ausência de obstrução mecânica. Uma variedade de doenças subjacentes pode resultar em um defeito crônico na motilidade intestinal. Na maioria dos pts, o distúrbio é secundário a doenças como escleroderma, amiloide ou síndrome paraneoplásica associada com malignidade. Em alguns pts, existe um defeito na musculatura lisa entérica (miopatia da víscera oca); em outros, há um defeito do sistema nervoso entérico.

Sintomas: Os sx predominantes são dor, distensão, vômitos, constipação e diarreia. Um histórico familiar pode sugerir um dos distúrbios primários.

Sinais: Distensão ou sinais de doença colagenosa vascular ou neurológica associada.

Cursos: O curso em pts com a forma secundária depende do distúrbio associado. O curso naqueles com miopatia ou neuropatia visceral primária é o de doença crônica, dor e desnutrição.

Complicações: Supercrescimento bacteriano, desnutrição.

Diff Dx: Obstrução mecânica e doença mucosa, como doença de Crohn, devem ser excluídas.

Exames laboratoriais: Devem-se obter CMP, exames de tireoide, Mg^{++} e CBC. Podem ser feitos estudos de motilidade e trânsito, em centros especializados. Fibrose e outras anormalidades morfológicas são constatadas em biópsias de toda a espessura ou de amostras ressecadas.

Radiologia: Radiografias simples de abdômen mostram o intestino dilatado, dando uma impressão radiográfica de obstrução, mesmo que não exista obstrução mecânica.

Tratamento: Geralmente, agentes pró-motilidade são ineficazes. A terapia de suporte é feita com nutrição e rx do supercrescimento bacteriano. A cirurgia é indicada em distensão sintomática severa, para colocação de uma enterostomia com tubo decompressivo (Am J Gastro 1995;90:2147). Quando existe pseudo-obstrução localizada, pode-se realizar ressecção ou anastomose.

4.18 Proctite e Enterite por Radiação

Am J Gastro 1996;91:1309

Causa: Rx com radiação para malignidade.

Epidemiologia: Geralmente, a colite por radiação ocorre em pts submetidos a rx com radiação para câncer do útero, cérvix, ovários e próstata. Na grande maioria de pts, as alterações se limitam ao reto. A colite por radiação ocorre em 2-5% de tais pts (Dig Dis Sci 1991;36:373).

Fisiopatologia: A colite por radiação pode ser aguda ou crônica. A lesão aguda por radiação ocorre em consequência de lesão a células mucosas e pode durar por três meses depois de terminado o rx. A colite crônica por radiação resulta de isquemia e fibrose decorrentes dos efeitos crônicos da radiação em vasos sanguíneos e tecido conjuntivo (Dig Dis Sci 1991;36:373). Quando o fornecimento de sangue fica comprometido, os pts desenvolvem friabilidade, sangramento, úlceras, estreitamentos ou fístulas. O reto é o mais vulnerável, porque está em posição fixa no campo de radiação (enquanto outras alças intestinais podem se movimentar) e está frequentemente em grande proximidade do órgão-alvo.

Sintomas: Espasmos retais dolorosos (tenesmo), fezes de volume pequeno e sangramento são os sx agudos mais comuns. Fístulas e sangramento são os sx crônicos mais comuns.

Sinais: Sangue nas fezes.

Cursos: A maioria dos pts que se apresentam com sx leves a moderados têm probabilidade de melhorar espontaneamente em dois anos (Q J Med 1983;52:40). Em séries cirúrgicas, cerca de 10-15% dos pts apresentaram sx severos e intratáveis, com duração de anos e requerendo cirurgia (Am J Gastro 1996;91:1309), mas esta é provavelmente uma superestimativa da extensão do problema.

Complicações: Perda de sangue severa e crônica é a complicação mais importante encontrada. Um pequeno grupo desenvolve estenose, fístulas ou perfuração.

Diff Dx: O dx não é difícil quando existe um hx de radiação e achados endoscópicos de neovascularização. Malignidade, proctite infecciosa ou ulcerativa ou úlcera retal solitária (item 7.7) são hipóteses infrequentes.

Radiologia: Se realizado, um BE pode mostrar evidências de estreitamento ou inflamação mucosa, mas a colonoscopia é de maior ajuda.

Endoscopia: A colonoscopia pode revelar descoloração ou eritema da mucosa, friabilidade ou ulceração. Vasos sanguíneos telangiectásicos de aparência estranha (neovascularização) podem ser o único achado visível e são a fonte do incômodo sangramento. Úlceras retais ou estreitamento podem ocorrer. A histologia na fase crônica mostra alterações vasculares, como fibrose da camada íntima dos vasos e vasos telangiectásicos.

Tratamento: Tenesmo e dor são difíceis de tratar e não respondem bem a esteroides tópicos ou 5-ASAs (Am J Gastro 1990;85:1537). Enemas de sucralfato parecem ser a terapia medicamentosa tópica mais eficaz, mas faltam dados randomizados de longo prazo (Dig Dis Sci 1999;44:973). O oxigênio hiperbárico tem sido usado, mas não é prontamente acessível (Dig Dis Sci 1991;36:373). O sangramento pode ser tratado com procedimentos endoscópicos locais, como laser (Gastrointest Endosc 1993;39:641), eletrocautério bipolar (Gastrointest Endosc 1991;37:492), coagulação plasmática com argônio ou formalina aplicada topicamente (Jama 1994;272:1822). Um pequeno estudo randomizado com supositórios retais de misoprostol usados durante rx mostrou grande benefício na prevenção de sx agudos e crônicos (Am J Gastro 2000;95:1961). A cirurgia, geralmente com colostomia, é o último recurso, e é frequentemente acompanhada de complicações.

4.19 Pneumatose Intestinal

Esta condição é definida pela presença de gás na parede intestinal. Os pts com este achado e evidências de obstrução intestinal ou isquemia precisam de cirurgia, mas muitos pts com uma variedade de condições (anastomoses recentes, tubos de jejunostomia, IBD, uso de lactulose, quimioterapia, COPD) recuperam-se sem intervenção cirúrgica (Ann Surg 1990;212:160).

4.20 Tiflite

Este é um distúrbio incomum de inflamação localizada do ceco e cólon ascendente, visto em pts neutropênicos que fazem quimioterapia para combater malignidade. Pode ser necessária intervenção cirúrgica (Curr Gastroenterol Rep 2002;4:297).

4.21 Gastroenterite Eosinofílica

Gut 1990;31:54; South Med J 1996;89:189

Este é um distúrbio caracterizado por infiltração eosinofílica do trato gi. Pode ocorrer acometimento nas camadas mucosa, muscular ou subserosa do intestino, podendo afetar do esôfago até o cólon. Pts com acometimento da camada subserosa apresentam-se com edema e ascite. Pts com acometimento da camada mucosa ou muscular podem se apresentar com sx evidentemente funcionais, como dispepsia (Dig Dis Sci 1997;42:2327). Na apresentação, é comum constatar-se náusea, vômitos, diarreia, perda de peso, anemia, enteropatia com perda de proteína e obstrução intestinal ou perfuração (South Med J 1996;89:189). Cerca de 50% dos pts relatam hx de alergia.

Suspeita-se de gastroenterite eosinofílica pelos sx gi e eosinofilia, mas a eosinofilia pode estar ausente em 25% dos casos (Gut 1990;31:54). Diante disso, o dx é dado quando a bx mostrar infiltração eosinofílica, que pode ser difusa, caso em que a doença pode não ser diagnosticada. Em alguns casos, pode ser necessário uma bx de toda a espessura. A causa é desconhecida. Outras causas de eosinofilia devem ser excluídas. Geralmente, a resposta a esteroides é dramática (Am J Gastro 1993;88:70).

4.22 Divertículo de Meckel

Am Fam Phys 2000;61:1037; Gastroenterol Clin North Am 1994;23:21
Esta anormalidade é um divertículo localizado na borda antimesentérica, a até 100 cm da válvula ileocecal, e é encontrada em 1-3% dos indivíduos. Em metade dos pts, o divertículo é revestido por uma mucosa gástrica heterotópica produtora de ácido. Quando o divertículo se torna ulcerado, ele pode se apresentar como sangramento do trato inferior. A intussuscepção pode ocorrer em adultos, a partir do divertículo. A mucosa gástrica contendo o divertículo pode ser detectada por meio de cintilografia com pertecnetato Tc-99, mas falsos-negativos ocorrem, e o diagnóstico pode ser difícil.

4.23 Endometriose

A endometriose pode acometer o intestino e ser confundida com dor de origem intestinal. Verifica-se cólica não-pélvica na doença avançada, e as queixas nem sempre se intensificam antes ou durante a menstruação. A doença pode simular IBD em exames com bário (Arch IM 1995;155:977). É importante pensar neste diagnóstico, que é comum em mulheres com queixas de dor crônica (Obstet Gynecol 2003;102:397).

4.24 Apendicite Epiploica

J Emerg Med 1999;17:823

Os apêndices epiploicos são estruturas contendo gordura que pendem da superfície exterior do cólon. Estas estruturas podem causar dor abdominal aguda se infartarem. A apresentação clínica pode sugerir apendicite ou diverticulite, mas o pt não se mostra doente. O diagnóstico correto é feito por meio de CT, que mostra uma densidade de gordura adjacente ao cólon com alterações inflamatórias ao redor. O rx é feito com analgesia e observação e os sx geralmente se resolvem dentro de uma semana.

Capítulo 5
Distúrbios Intestinais Neoplásicos

5.1 Câncer Colorretal

Lancet 2000;118:S115; Nejm 1999;353:391

Epidemiologia: (Gastroenterol Clin North Am 1996;25:717) O câncer colorretal (CRC) é a segunda principal causa de morte por câncer nos Estados Unidos. A incidência de CRC durante a vida para aqueles nascidos nos Estados Unidos é de cerca de 6% (Jama 1989;261:580). A incidência relacionada à idade aumenta abruptamente a partir dos 40 anos. Por exemplo, para homens nas faixas de 40-44, 50- 54 e 70-74 anos, a taxa é de, respectivamente, 12/100.000/ano, 57/100.000/ano e de 320/100.000/ano (Ann IM 1990;113:373). A incidência vem diminuindo na população branca desde a década de 1970 (redução de 1.6%), mas não em negros (aumento de 36% em homens afroamericanos), talvez devido ao acesso deficitário dos negros à colonoscopia e polipectomia (Arch Fam Med 1995;4:849). Nos Estados Unidos, as populações afro-americanas e brancas de status socioeconômico mais baixo tendem a apresentar cânceres em estágio mais avançado.

Ocorre uma grande variação geográfica. A doença é mais comum nos Estados Unidos, Escandinávia, Europa ocidental e Austrália, que na Ásia, África e América do Sul. Comunidades imigrantes nas regiões de alta incidência apresentam uma incidência maior, o que sugere que fatores ambientais podem influenciar criticamente na doença. Cerca de 75% dos cânceres ocorrem em pts sem fatores de risco bem definidos

(GE 1997;112:594). Existem vários fatores de risco bem determinados, incluindo:

- *Síndromes de polipose*: A polipose adenomatosa familial (FAP) (item 5.4) representa cerca de 1% do total de casos, e aqueles com o gene da FAP têm quase 100% de probabilidade de desenvolver câncer. Pts com histórico familiar de HNPCC representam cerca de 1-2% do total de casos e têm risco de desenvolverem CRC durante a vida de 80%, se herdarem um gene de CCNPH (item 5.3). Peutz-Jeghers (item 5.5) e polipose juvenil (item, 5.6) são fatores de risco incomuns.

- *IBD*: Aqueles com colite ulcerativa proximal à flexura esplênica apresentam uma taxa maior de CRC após 8-10 anos, e o risco é de 7-14% aos 25 anos (item, 4.8).

- Hx *familiar de CRC*: Ter algum parente de 1º grau com CRC parece conferir um risco durante a vida de 12-24%. O grupo de alto risco mais vulnerável compreende pessoas com parente em 1º grau com CRC com menos de 45 anos de idade (Gastrointest Endosc Clin N Am 1993;3:715; Ann IM 1993;118:785). Ter dois parentes em 1º grau com CRC eleva o risco durante a vida para 25-35%. O período de maior risco relativo começa com menos de 45 anos de idade (quando as taxas na população, em geral, são baixas) (Nejm 1994;331:1669). Portanto, este grupo de px se beneficia se o rastreamento colônico tem início precoce (p.ex., aos 40 anos). Quando somente um parente de 2º ou 3º graus é afetado, o risco aumenta apenas 30-50% acima do risco da população em geral, de modo que a estratégia de rastreamento não necessita ser alterada (Gastroenterol Clin North Am 1996;25:793).

- Hx *familiar de adenoma*: O risco relativo para pts cujos parentes em 1º grau têm adenoma é 1,78, aumentando para 2,59 para irmãos de pts cujos adenomas foram diagnosticados antes dos 60 anos de idade (Nejm 1996;334:82).

- *CRC anterior*: O risco de um segundo câncer é baixo nos primeiros 10 anos após o dx, mas pode chegar a 6,3% após 18 anos (Clin Radiol 1984;35:425).

- *Adenoma de cólon preexistente*: Pts com adenomas vilosos ou tubulovilosos > 1 cm têm RR para câncer de 3,6 após uma média de 14 anos de acompanhamento (Nejm 1992;326:658).

- *Pólipos colônicos hiperplásicos*: Os pólipos hiperplásicos têm sido convencionalmente considerados inofensivos e não-neoplásicos. Entretanto, evidências recentes sugerem que os pólipos hiperplásicos (especialmente lesões grandes do cólon direito) podem ser precursores de cânceres de cólon caracterizados por metilação do DNA (Clin Gastroenterol Hepatol 2004;2:1). Não está determinado se pts com pólipos hiperplásicos devem ser rastreados de forma diferente daquela dos pts com risco médio.

- *Outros riscos*: O diabetes *mellitus* tipo 2 está relacionado a um RR = 1,43 para CRC em mulheres (J Natl Cancer Inst 1999;91:542). Embora estudos de menor consistência metodológica sugiram uma relação entre o câncer de mama e o CRC, estudos de coorte não confirmam esta ligação (J Clin Gastroenterol 1994;19:57). Outros riscos são ureterossigmoidostomia anterior (RR=10) (J Urol 1990;144:1110), irradiação para câncer ginecológico, acromegalia (Clin Endocrinol [Oxf] 1990;32:65), ingestão elevada de carne vermelha (Cancer Res 1994;54:2390), gordura animal (Nejm 1990;323:1664) e cigarro (J Natl Cancer Inst 2000;92:1178).

- *Fatores de proteção*: Há muito, acredita-se que a ingestão de **fibras** protege contra CRC, depois que Burkitt levantou a hipótese de que a baixa incidência de CRC em africanos negros estava relacionada à alta ingestão de fibras. Atualmente, acredita-se que o risco reduzido em africanos negros parece dever-se ao baixo consumo de produtos animais (Am J Gastro 1999;94:1373). Os dados quanto ao efeito protetor das fibras não são surpreendentes. Uma grande metaanálise demonstrou benefícios (J Natl Cancer Inst 1990;82:650), mas vários estudos de coorte não demonstraram benefício algum (Gastroenterol Clin North Am 1996;25:717). Atualmente, a ingestão de fibras de verduras e frutas é considerada mais importantes do que a de fibras de grãos. O Nurses Health Study demonstrou o benefício evidente do uso de multivitamínicos contendo **folato** > 15 anos (RR = 0,25) e o efeito protetor mais modesto do folato na dieta (Ann IM 1998;129:517).

Existe forte evidência epidemiológica de que a **aspirina** previne o CRC. De 11 estudos observacionais, 10 mostraram efeito protetor (Ann IM 1998;128:713). O Cancer Prevention Study II, estudo prospectivo da mortalidade com mais de 1 milhão de indivíduos, mostrou uma redução de 40% no risco em pts que usaram aspirina no mínimo em dias alternados (Nejm 1991;325:1593). Uma redução similar do risco foi verificada no Health Professionals Study (50.000 homens) após controle de algumas variáveis (Ann IM 1994;121:241). Apesar dos dados epidemiológicos impressionantes, o único estudo randomizado de longa duração mostrou não haver diferenças após cinco anos de uso aleatório de aspirina (J Natl Cancer Inst 1993;85:1220). Em um acompanhamento por 12 anos do grupo estudado (em que indivíduos optavam eles mesmos por usar ou não aspirina após cinco anos), constatou-se CRC com igual frequência em usuários e não-usuários de aspirina (Ann IM 1998;128:713). Recentes RCTs mostraram benefício da aspirina em reduzir a incidência de adenoma em pts com adenoma ou câncer anteriores (Nejm 2003;348:891; Nejm 2003;348:883).

A **suplementação de cálcio** não mostra nenhum benefício consistente nos estudos epidemiológicos, mas um RCT demonstrou benefício da suplementação na prevenção de adenomas recorrentes (Nejm 1999;340:101). O **óleo de peixe** é rico em ácidos graxos ômega-3, os quais diminuem a síntese de araquidonato e a proliferação da mucosa retal de pts com adenomas (GE 1992;103:883), tendo demonstrado efeito protetor em ratos com CRC (Nutr Câncer 1991;15:1). Pts que são mais **ativos fisicamente** e mais magros têm risco ligeiramente menor de CRC (J Natl Cancer Inst 1997;89:948). O **rx com estrogênio na pós-menopausa** é relacionado a uma redução de 20% no risco (por meta-análise [Am J Med 1999;106:574]). Constatou-se diminuição da incidência de CRC em estudos sobre eventos coronarianos com os **inibidores da HMG-CoA redutase** como a pravastatina (43% de redução na incidência [Nejm 1996;335:1001]) e a sinvastatina (19% de redução [Arch IM 1996;156:2085]).

Fisiopatologia:

- *A evolução de adenoma para carcinoma*: Os mecanismos moleculares que causam a formação de adenomas e sua degeneração em cânceres são, hoje, muito bem compreendidos (Gut 1993;34:289). O primeiro passo, muito comum, é a mutação do gene da polipose adenomatosa do cólon (APC). Este gene (que tem como uma de suas mutações herdadas o defeito na FAP [p. 246]) parece ser essencial na regulação da proliferação celular e morte celular programada (apoptose) (Curr Gastroenterol Rep 1999;1:449). Defeitos no gene da APC podem ser herdados ou adquiridos. Por exemplo, uma mutação sutil no gene da APC (mutação I1307K) é responsável por cânceres herdados em judeus ashkenazi (Nat Genet 1997;17:79). Os adenomas começam como focos de cripta aberrante, e seu crescimento subsequente de adenoma pequeno para grande é marcado por uma série de mutações. Muitas dessas mutações ocorrem em genes de reparo de pareamento do DNA (defeitos descritos em pts com HNPCC [p. 242]). Um defeito descrito é a ativação de um oncogene, K-ras, embora os outros defeitos sejam basicamente perda de genes supressores de tumor. A transformação posterior em câncer ocorre com a mutação do gene p53, e a doença metastática surge por meio de uma série de mutações. Esta sequência não ocorre uniformemente, e são identificadas, certamente, mutações adicionais. O tempo necessário para esta transformação de adenoma para câncer por meio de múltiplas mutações não pode ser determinado com precisão. No National Cooperative Polyp Study, apenas 5 de

1.418 pts com adenomas desenvolveram cânceres em seis anos; todos estavam em estágio inicial. Utilizando dados disponíveis sobre incidência e prevalência de pólipos e dados sobre a média das diferenças de idade dos pts na época do dx de adenoma e câncer, um painel de especialistas calculou que um pólipo leva uma média de dez anos para se transformar em malignidade (GE 1997;112:594). Isto possibilita grande chance de se interromper o processo por polipectomia endoscópica.

- *Cânceres sem adenoma*: Uma pequena parcela de CRCs parece surgir sem que haja adenoma preexistente. Nos estágios iniciais, estas lesões são inteiramente chatas ou minimamente elevadas, frequentemente com uma depressão no centro (Gastrointest Endosc 1995;41:135), e parecem ser capazes de invadir a submucosa. É difícil estimar a proporção de cânceres que surgem de tais lesões.

- **Cânceres sincrônicos** (cânceres diagnosticados na mesma época em que o primeiro câncer é encontrado) ocorrem em 2-5% dos pts, e seu dx afeta a extensão da cirurgia em cerca de 10% das vezes (Surgery 1997;122:706). **Lesões metacrônicas** (lesões diagnosticadas posteriormente no acompanhamento) ocorrem em cerca de 2% dos pts com atraso diagnóstico médio de nove anos (Surgery 1997;122:706). A taxa de lesões metacrônicas é maior em pts com HNPCC e em pts que se apresentam com lesões sincrônicas (Dis Colon Rectum 1997;40:935).

- *Localização dos cânceres*: Foi observada uma tendência pouco explicada de se encontrar CRC no cólon sigmoide proximal (Jama 1977;238:1641).

Sintomas: As características e a localização do tumor interferem significativamente nos sx iniciais do CRC. Um pequeno número de pts são assintomáticos após um exame positivo de rastreamento (FOBT, flex sig ou colonoscopia). Um outro grupo apresenta **sangramento retal** visível. Esses têm origem mais frequentemente no colon esquerdo. Deve-se investigar um hx de sangramento retal visível na ROS. A incidência de sangramento retal visível é muito alta na prática de cuidados primários a veteranos em hospitais militares norte-americanos (13% de pólipos, 6,5% de câncer, 5% de IBD). Não houve nenhum aspecto no hx ou exame que identificasse o grupo de baixo risco, e foi necessário examinar todo o cólon para o dx (Jama 1997;277:44). Uma mudança nos **hábitos intestinais** (p.ex., alteração na frequência das evacuações ou calibre das fezes devido a lesão obstrutiva) é um sx tão importante quanto o sangramento retal e leva a um dx de câncer em uma proporção de pts (Am J Gastro 1993;88:1179). A **anemia ferropriva** profunda sem muita alteração intestinal sugere câncer do lado direito e é uma apresentação comum em pts aparentemente bem de saúde. Aqueles com doença mais avançada podem se apresentar com fadiga ou perda de peso. Entre as apresentações infrequentes, estão obstrução intestinal total requerendo cirurgia urgente, perfuração, câncer de origem primária desconhecida e endocardite por *Streptococcus bovis* (Am J Gastro 1995;90:1528).

Sinais: Geralmente, nenhum, mas pode haver massa no abdômen, hepatomegalia se houver metástase, ou massa ao exame retal. A FOBT é frequentemente positiva, mas o resultado negativo não é confiável.

Curso: O prognóstico é baseado no estágio do câncer (Tabela 5.1). O sistema TNM de classificação em estágios é o preferido, no lugar do sistema Dukes, que é mais antigo. A sobrevivência tem correlação com o estágio (GE 1997;112:594).

Tabela 5.1 Estágios do Câncer de Cólon

Estágio	Tumor (T)	Nódulos (N)	Metástases (M)	Sobrevivência de 5 anos
I	Tumor invade submucosa (T1) ou *muscularis propria* (T2)	Nenhum	Nenhum	>90%

Tabela 5.1 Estágios do Câncer de Cólon *(continuação)*

Estágio	Tumor (T)	Nódulos (N)	Metástases (M)	Sobrevivência de 5 anos
II	Tumor através da *muscularis propria* (T3)	Nenhum	Nenhum	75%
	Tumor através ou depois da serosa (T4)			
III	Qualquer T	Positivo	Nenhum	50%
IV	Qualquer T	Qualquer N	Mets distantes	<<10%

Complicações: Sangramento, perfuração, obstrução, efeitos de massa de doença distante.

Diff Dx: O diff dx pode ser muito amplo, já que os sx de CRC são variados e são comuns a muitas outras doenças intestinais. Na prática, uma vez que um sintoma motive o exame do cólon por método de imagem ou endoscopia, as biópsias endoscópicas são satisfatórias. O diff dx para massas com BE ou CT inclui fecaloma (talvez 50% das massas consideradas questionáveis à CT sejam fezes); estreitamento devido a doença isquêmica; efeito de massa devido a doença diverticular ou IBD; e neoplasmas colônicos incomuns, tais como linfoma, carcinoide e lesões submucosas.

Exames laboratoriais: CBC e CMP são exames de rotina. Os LFTs não são um indicador sensível de doença metastática. O CEA é uma medida de massa tumoral e é um possível elemento preditivo de recidiva tumoral e resposta ao rx. A taxa de cura devida ao monitoramento do CEA é pequena, quando comparada ao custo (Arch Pathol Lab Med 1995;119:1115).

Radiologia: O **enema de bário** consegue detectar CRC e pólipos colônicos, mas não é tão sensível quanto a colonoscopia. Um BE positivo requer colonoscopia para bx ou polipectomia. As estatísticas de sensibilidade derivam de um estudo de 2.193 casos consecutivos de CRC em que os registros foram revisados para verificação de desempenho de BE ou colonoscopia nos três anos anteriores (GE 1997;112:17). Este estudo abrangente, o qual, presumivelmente, reflete a prática geral nos Estados Unidos, mostrou uma sensibilidade de 85% para o ACBE, 82% para o BE com contraste simples, 97% para a colonoscopia realizada por gastroenterologistas e 87% para colonoscopia realizada por não-gastroenterologistas. Os cânceres encontrados na colonoscopia tinham maior probabilidade de estar em estágio inicial. A colonoscopia superou o BE em todos os segmentos do intestino, e o BE não teve desempenho melhor no cólon esquerdo do que no direito. Quando o BE falha em detectar cânceres, eles são geralmente evidentes na avaliação retrospectiva (76%), não sendo detectados em meio ao bário ou por causa da sobreposição de alças (Gastrointest Radiol 1991;16:123). Têm sido propostas estratégias para melhorar a eficácia do BE (AJR Am J Roentgenol 1993;160:491), mas é pouco provável que a lacuna entre estes dois estudos seja alterada.

A colonografia por CT (colonoscopia virtual) é uma nova técnica em que a CT é usada para criar uma imagem tridimensional similar à vista na colonoscopia (Nejm 1999;341:1496). O exame é feito com preparo intestinal completo e insuflação de ar no interior do cólon (o que não é, de fato, uma experiência virtual!). Seu papel na detecção do CRC ainda não foi estabelecido (discutido em GE 2004;127:970). Os avanços do hardware e do software têm resultado em taxas de detecção de pólipos similares às da colonoscopia em alguns estudos (p.ex., Nejm 2003;349:2191), mas a faixa de sensibilidade verificada em experimentos recentes é enorme (52-92%). Não se sabe quais pts com pólipos encontrados na colonografia por CT seriam encaminhados para polipectomia (ou que pts prefeririam a não-intervenção dada a incerteza). Embora todos os pólipos grandes requeiram intervenção, pólipos na faixa de 6-9 mm não podem ser ignorados, uma vez que apresentam displasia em alto grau em 2-7% e câncer em quase 1%. Não é possível, ainda, determinar se a colonografia por CT irá aumentar ou diminuir o uso de colonoscopia, mas ela pode contribuir para que um número maior de pts seja rastreado.

Endoscopia: A colonoscopia é indicada sempre que existe uma probabilidade razoável de neoplasia colorretal. Caso não se consiga realizá-la completamente, pode-se complementá-la com um enema de bário ou colonografia por CT para examinar a parte não visualizada. Se os sx colônicos persistirem, apesar do resultado negativo da colonoscopia, é preciso considerar a possibilidade de falha em detectar lesão.

Tratamento:

- *Dieta e quimioprevenção*: É aconselhável recomendar aos pts uma dieta rica em fibras de frutas e verduras e pobre em gordura e produtos animais, uma vez que tal dieta parece ter efeito protetor contra CRC e outras doenças. Um suplemento multivitamínico diário com ácido fólico (400 mcg) é possivelmente benéfico e de baixo risco. Dietas ricas em cereais são mais úteis para tratar constipação e prevenir doença diverticular, mas ainda podem ser aconselhadas como meio para a prevenção do CRC. Os dados com relação à aspirina não são consistentes o bastante para recomendar seu uso pela população em geral na prevenção de CRC, devido aos riscos associados. Supondo uma eficácia de 50% para a aspirina na redução do risco, seu uso salvaria menos vidas a um custo maior do que o rastreamento por colonoscopia (GE 2002;122:78). São necessários mais estudos para definir o papel da quimioprevenção por meio do uso de suplementos de cálcio, aspirina, NSAIDs e outros agentes (discutido em GE 2004;126:1423).

- *Detecção e remoção de adenomas* (ver também p. 236): Atualmente, está estabelecido que o meio mais eficaz de se prevenir CRC é detectar e remover adenomas. Os dados mais convincentes são do estudo de coorte denominado National Cooperative Polyp Study. Seus 1.418 pts tiveram um ou mais adenomas removidos e foram acompanhados por uma média de 5,9 anos. Quando comparada a três grupos de referência históricos (metodologicamente arrriscado, mas é o melhor que temos), a incidência de câncer foi 76-90% mais baixa do que o esperado (Nejm 1993;329:1977). Estudos tipo caso-controle de rastreamento com sigmoidoscopia rígida em um grande plano de saúde (Nejm 1992;326:653) e endoscopia com polipectomia em veteranos norte-americanos (Ann IM 1995;123:904) demonstraram uma redução de 50% no risco nas partes rastreadas do intestino.

- Cirurgia: Todos os cânceres em estágio I-III devem ser tratados cirurgicamente para tentar sua cura. As lesões em estágio IV são tratadas cirurgicamente para aliviar a dor, sangramento ou obstrução. A ressecção envolve o tumor primário e sua drenagem linfática com uma margem proximal de 5 cm margem distal de 2 cm de intestino normal. Geralmente, a extensão de intestino ressecado é ditada pelo suprimento vascular do segmento envolvido. A colectomia laparoscópica melhora a evolução pós-operatória imediata em comparação com a cirurgia aberta, e é tão eficaz para a cura de câncer de longa duração quanto a operação aberta (Lancet 2004;363:1187; Nejm 2004;350:2050). Pts que se apresentam com obstrução total requerem uma operação em dois estágios. Inicialmente, eles se submetem a colostomia em alça (em que uma alça do cólon é trazida até a pele, e é criada uma ostomia de duas bocas) até que o intestino possa ser preparado e possa ser feita a operação do câncer.

Os **cânceres retais** (Gastroenterol Clin North Am 1997;26:103) representam desafios especiais para o cirurgião. Quando o tumor se localiza no reto superior e é possível obter uma margem adequada,[1] uma ressecção anterior baixa com anastomose primária é realizada. Geralmente, todos os tumores fora do alcance do dedo do examinador podem ser ressecados dessa forma. O grampeador circular término-terminal revolucionou esta operação ao tornar mais fácil realizar a anastomose (Dis Colon Rectum 1999;42:1369). Estes pts têm risco de recidiva anastomótica mais alto e são acompanhados

---

[1] Livre de doença. (N. da R.T.)

mais intensivamente no pós-operatório. Para aqueles pts nos quais um tumor volumoso, com disseminação local ou localização muito distal impede uma abordagem anterior, faz-se uma ressecção abdominoperineal (AP) do reto, e cria-se uma colostomia sigmoide permanente. Este procedimento está associado com disfunção sexual significativa (45%) e disfunção da bexiga (30%). Aconselha-se a técnica cirúrgica que poupa o esfíncter (feita por especialistas) se o tumor estiver 3 cm acima da linha pectínea. Tem-se descrito anastomose coloanal. Pode ser aconselhável excisão local para tumores que estejam a até 8 cm da linha pectínea, que sejam móveis, que tenham histologia moderadamente ou bem diferenciada e que sejam T1 ou T2 ao ultrassom endoscópico. A **doença metastática** no fígado ou pulmão pode ser abordada cirurgicamente, especialmente se houver uma lesão solitária. *Performance status*, boa reserva hepática e habilidade para ressecção de toda a doença são pré-requisitos. A sobrevivência de cinco anos livre de tumor é de 20-30% para a ressecção de metástases hepáticas, e os resultados são altamente variáveis para metástases de pulmão (Gastroenterol Clin North Am 1997;26:103).

- *Quimioterapia*: A utilidade da quimioterapia depende do estágio e da localização do tumor. A meta do rx adjuvante é tratar micrometástases não identificadas na operação (Semin Oncol 1999;26:545). Para CRCs em **estágio III**, a combinação de 5-FU e levamisol por 48 semanas reduz a taxa de recorrência em 40% e reduz a taxa de mortalidade em 33%, tendo-se tornado padrão de tratamento (Ann IM 1995;122:321). A combinação de 5-FU e leucovorina é um regime eficaz que pode ser dado durante 6-8 meses com toxicidade tolerável (Lancet 1995;345: 939). Alguns autores sugerem um ano de rx (GE 2000;118:S115). Para CRCs em **estágio II**, regimes similares não apresentaram benefícios tão evidentes (GE 2000;118:S115 e J Clin Oncol 1999;17:1349).

Para cânceres **retais** em **estágio II e III**, radiação pós-operatória e 5-FU (Nejm 1991;324:709) ou radiação pré-operatória (Nejm

1997;336:980) melhoram a sobrevida. Para CRC em **estágio IV**, 5-FU é a base dos regimes-padrão. A meta-análise sugere que uma infusão contínua gera taxas melhores de resposta do tumor do que rx em *bolus*, mas a sobrevida é de cerca de um ano em qualquer caso (J Clin Oncol 1998;16:301). O irinotecano (CPT-11) em combinação com 5-FU e leucovorina pode-se tornar uma alternativa de rx de primeira linha, embora seja mais tóxico. Uma variedade de novos agentes tem sido avaliada, incluindo terapias com anticorpos monoclonais (Nejm 2004;350:2406). Uma vez que a quimioterapia apresenta benefício limitado, as investigações se voltaram para a terapia genética para doença avançada. Na terapia genética, introduz-se DNA nos núcleos das células do tumor, geralmente por meio de um vetor viral. Por exemplo, estão sendo conduzidos experimentos usando adenovírus para introduzir material genético p53 do tipo selvagem ("wildtype") em células cancerosas, na expectativa de restaurar o mecanismo da morte celular programada. Outras estratégias incluem a introdução de genes suicidas, que podem ser combinados com quimioterapia (Hematol Oncol Clin North Am 1998;12:595).

- *Tratamento endoscópico para obstrução*: É possível tratar a obstrução aguda com a colocação de *endopróteses* metálicas expansíveis, como uma ponte para a ressecção em estágio único ou como paliativo (Gastrointest Endosc 1998;47:277). É comum ocorrer grandes complicações, e o valor desta abordagem necessita de mais avaliação.
- *O pólipo maligno*: Ver p. 253.
- *Acompanhamento pós-rx*: Cerca de 50% dos pts terão recorrência de CRC após o rx, e a maioria delas acontecerá no decorrer de três anos da cirurgia. Programas intensivos de controle pós-operatório, com monitoramento de CBC, CMP, CEA, CXR, FOBT, endoscopias frequentes e CTs abdominais, têm sido implementados em variadas combinações, com resultados desanimadores. Usando uma aborda-

gem baseada em evidências, a American Society of Clinical Oncology[2] sugere controle muito limitado (J Clin Oncol 1999;17:1312). Deve-se fazer **colonoscopia** pré-operatória ou perioperatória para livrar o cólon de lesões sincrônicas, com repetição a cada 3-5 anos daí para frente. As diretrizes da ACS sugerem colonoscopia dentro de um ano após a ressecção do câncer (CA Cancer J Clin 2003;53:27). Pts com câncer retal em estágio II ou III *que não tomam radiação* podem-se beneficiar de sigmoidoscopia periódica para verificação de recorrência anastomótica (p.ex., q 6 mês x 2 anos). Se a ressecção de metástases no fígado for clinicamente indicada, deve-se fazer CEA pós-operatório q 2-3 meses durante pelo menos dois anos. Pts com contagens elevadas são avaliados de forma completa para detecção de recidiva. Cerca de 30% dos CRCs não produzem CEA, e até 44% dos pts com CEA pré-operatório normal têm elevações com recidiva. A recomendação de exame de CEA é baseada em evidências inconsistentes e não foi sustentada em duas outras análises (Can J Surg 1997;40:90; Lancet 2000;355:395).

- **Rastreamento de câncer colorretal:** (GE 2003;124:544; Am J Gastro 2000;95:868; GE 1997;112:594)

    Quando fazer rastreamento em pts de médio risco: O CRC é uma doença adequada para rastreamento. Conforme detalhado anteriormente, o CRC é a segunda causa principal de morte por câncer nos Estados Unidos, com um risco durante a vida de 6%. O CRC tem uma longa fase assintomática, e a evolução de adenoma para câncer ocorre ao longo de uma década. Durante este tempo, podem ser identificados e removidos pólipos pré-cancerosos e cânceres em estágio inicial. O rastreamento para CRC é um bom investimento. Quando medido em dólares por ano/vida salva, o rastreamento de CRC promove economia de 15.000- 25.000 dólares/ano) e tem bom desempenho, comparado ao rastreamento de câncer de mama (30.000-35.000 dólares), air bags duplos em carros (120.000 dóla-

---

[2] Sociedade Americana de Oncologia Clínica. (N. da T.)

res) e detectores de fumaça em novas residências (210.000 dólares) (Am J Med 1999;106:7S).

Existem quatro principais conjuntos de recomendações: Uma abordagem conservadora com base em evidências é a da **U.S. Preventive Services Task Force.**[3] A força-tarefa endossa o rastreamento para pts de médio risco com idade acima de 50 anos, mas não chega a conclusões com relação à abordagem otimizada (Ann IM 2002;137:129).

O documento mais abrangente sobre rastreamento foi preparado pela **AHCPR-U.S. Agency for Healthcare Policy and Research**[4] (publicado pela primeira vez em GE 1997;112:594 e atualizado em GE 2003;124:544). Este documento deve ser lido mais atentamente para obtenção de uma análise detalhada dos dados. Uma das limitações das diretrizes constantes do documento é que o painel ofereceu um "cardápio" de opções sem estabelecer qual delas é a preferencial. As opções para pts de médio risco incluíam FOBT anual, flex sig q 5 anos, flex sig q 5 anos mais FOBT anual, ACBE q 5 anos e colonoscopia q 10 anos. Para aqueles com parente em 1º grau com CRC ou adenoma, o painel sugeriu o mesmo rastreamento feito para pts de médio risco, mas começando dez anos mais cedo. O painel concluiu que a colonografia por CT e exames para detecção de DNA alterado nas fezes ainda não estavam prontos para uso fora dos estudos de pesquisa.

As diretrizes da **American Câncer Society** são similares, exceto por endossarem a colonoscopia q 5-10 anos para aqueles com parente em 1º grau com CRC ou adenoma e idade abaixo de 60 anos (CA Cancer J Clin 2003;53:27).

O **American College of Gastroenterology (ACG)**, bem ou mal, fez recomendações mais específicas sobre a escolha do ras-

---

[3] Força tarefa Americana de Prevenção. (N. da T.)
[4] Agência Americana de Políticas e Pesquisas em Saúde. (N. da T.)

treamento de CRC na lista de opções da AHCPR (Am J Gastro 2000;95:868). Estas diretrizes tornam a colonoscopia o exame preferencial para rastreamento. Já que estes grupos chegaram a diferentes conclusões sobre os mesmos dados, vale a pena entender o contexto com relação às escolhas de exames de rastreamento:

- *Rastreamento por colonoscopia*: A eficácia da colonoscopia como exame de rastreamento não foi estabelecida em RCTs ou em estudos caso-controle. Duas linhas de evidências sustentam o uso de colonoscopia. A primeira é um estudo caso-controle que demonstra que a sigmoidoscopia com polipectomia diminui o risco de morte por câncer de intestino distal em 60% (Nejm 1992;326:653). A segunda linha de evidências provém do National Cooperative Polyp Study, em que pts que tiveram adenomas removidos do cólon na colonoscopia tiveram uma redução de 76-90% na incidência de CRC, comparativamente a outros grupos de referência (Nejm 1993;329:1977). Está evidente que a remoção de adenomas previne cânceres e que a colonoscopia é a maneira mais eficaz de detectar e remover adenomas.

    As desvantagens da colonoscopia são o custo e o risco de perfuração e/ou sangramento durante a polipectomia. É provável que não exista pessoal treinado e unidades de saúde suficientes nos Estados Unidos para examinar todos aquele pts com indicação para rastreamento colonoscópico, mas uma taxa de aceitação relativamente baixa não faz disto um problema de fato.

    Não se determinou qual é o intervalo ótimo para rastreamento colonoscópico. Em pts com resultado negativo na colonoscopia inicial, as chances de achar um câncer ou adenoma patologicamente avançados em cinco anos são de 0% e 1%, respectivamente (GE 1996;111:1178). Com base em estimativas gerais de tempo de evolução do adenoma para câncer, propõe-se uma colonoscopia a cada dez anos (GE 1997;112:594).

- *Rastreamento por sigmoidoscopia*: A sigmoidoscopia é eficaz quando combinada com polipectomia na redução da mortalidade (Nejm 1992;326:653; J Natl Cancer Inst 1992;84:1572). A principal limitação da sigmoidoscopia é que grande parte do cólon fica sem ser examinada. Dois estudos importantes de rastreamento colonoscópico demonstram que mais da metade dos adenomas patologicamente avançados foram encontrados em pts sem nenhum adenoma distal à flexura esplênica (Nejm 2000;343:169; Nejm 2000;343:162). A sigmoidoscopia para CRC pode ser comparada ao rastreamento para câncer de mama por mamografia de uma das mamas (Nejm 2000;343: 207). Pts rastreados com sigmoidoscopia morrem de CRC que poderia ser prevenido. As vantagens da sigmoidoscopia são: (1) seu custo é mais baixo, (2) ela pode ser realizada por clínicos gerais e (3) não requer sedação. O intervalo ótimo para sigmoidoscopia não foi determinado, mas o efeito protetor pode ser de até dez anos (Nejm 1992;326:653).

- *FOBT*: Para os que acreditam apenas na medicina baseada em evidências, a FOBT tem a vantagem de ser eficaz em 5 RCTs (Am J Med 1999;106:7S). Pts submetidos ao rastreamento anual com FOBT especial positivo, que aumenta a sensibilidade e reduz a especificidade, submetidos à colonoscopia tiveram uma redução de 33% na mortalidade durante 13 anos de acompanhamento (Nejm 1993;328:1365). O rastreamento bienal é menos eficaz, mas reduz a mortalidade em 21% (J Natl Cancer Inst 1999;91:434). Um exame de FOBT correto requer que se evitem carnes cruas e uma variedade de alimentos e medicamentos (Ann IM 1997;126:811). Testes imunoquímicos eliminam a necessidade de restrição dietética. O principal problema da FOBT como estratégia de rastreamento é que, por causa de questões de conformidade e falta de sensibilidade, haverá prevenção em cerca de 15% apenas dos casos esperados de CRC nos primeiros dez anos de rastreamento (Am J Gastro 2000;95:3250).

- *Rastreamento por enema de bário*: Existem poucos dados sobre o uso de BE no rastreamento. Em um estudo em que foram feitos ACBE e sigmoidoscopia, o BE falhou em detectar 26% dos adenomas do retossigmoide com menos de 1 cm e 25% dos cânceres (Endoscopy 1995;27:159), sendo difícil considerá-lo uma ferramenta sensível para rastreamento (Am J Gastro 2000;95:868), embora endossada pelas diretrizes da ACS e AHCPR.

Recomendações para pts de médio risco: Reconhecendo que existem poucos dados para embasar as recomendações, as diretrizes atuais da ACG (que usam a lista de opções da AHCPR) parecem razoáveis (Am J Gastro 2000;95:868). O exame de rastreamento preferencial é a colonoscopia a cada dez anos, começando aos 50 anos de idade. O intervalo de dez anos é questionável e pode mudar, à medida que surgirem mais dados. Aqueles que fazem colonoscopias periódicas não devem fazer FOBT anual, porque a maioria dos resultados positivos é de falso-positivos se o pt tiver feito uma colonoscopia recente, com resultado normal. A alternativa (quando o custo ou a disponibilidade de recursos impedem a colonoscopia) é a combinação de FOBT com sigmoidoscopia q 5 anos. É, entretanto, difícil entender o porquê de uma escolha diferente de intervalo de controle para a sigmoidoscopia, em comparação com a colonoscopia.

Recomendações para pts com hx familiar de CRC: Para pts com parente em 1º grau com CRC e idade abaixo de 60 ou muitos parentes mais velhos com CRC, o risco aumenta 3-4 vezes. Sugere-se colonoscopia começando aos 40 anos de idade (ou dez anos antes da idade em que o parente foi diagnosticado com CRC) e feita a cada cinco anos (três anos para históricos mais fortes) (Am J Gastro 2000;95:868). O risco é menor se o parente tiver sido diagnosticado com mais de 60 anos de idade (risco dobrado), e as diretrizes da ACG sugerem colonoscopia q 10 anos, começando aos 40 anos de idade. Não se sabe por que a diretriz é tão diferente (q 5 anos vs q 10 anos) para um pt cujo parente foi diagnosticado aos 59 anos vs 61 anos. Existe um único estudo prospectivo que sustenta o uso de um intervalo de acompanhamento de cinco anos (Clin Gastroenterol Hepatol 2003;1:310).

Recomendações para pts com hx familiar de pólipo adenomatoso: As diretrizes da AHCPR sugerem que um pt com um parente em 1º grau com adenoma seja avaliado da mesma maneira que um pt com parente em 1º grau com CRC. Isto se baseia em dados do National Polyp Study, que mostram um risco aumentado para parentes de pts com adenomas (Nejm 1996;334:82). Entretanto, não está claro por que ter um parente com um pequeno adenoma tubular possa representar um risco comparável ao de um CRC, e está menos claro ainda como estes pts devem ser rastreados. A ACG sugere individualizar a abordagem. Um pt com um parente com adenoma patologicamente avançado, especialmente um parente com menos de 60 anos, pode ser rastreado de maneira similar àqueles com um parente em 1º grau com CRC, mas são necessários dados adicionais.

Recomendações para outros grupos de alto risco: Diretrizes específicas são discutidas separadamente para FAP (item, 5.4), HNPCC (item 5.3), IBD (item, 4.8) e para aqueles com histórico pessoal de adenoma (item 5.2) ou CRC (item, 5.1).

5.2 Pólipos Colônicos Adenomatosos

GE 2003;124:544; Am J Gastro 2000;95:3053

Epidemiologia: Incidência cumulativa de 25% até os 50 anos de idade; 40% até os 70 anos. Predominância em homens. A prevalência de pólipos > 1 cm é de 15% até os 75 anos. Fatores de risco dietéticos para a incidência e recorrência de adenomas são similares àqueles para CRC (item, 5.1) (Ann IM 1993;118:91).

Fisiopatologia: Adenomas são neoplasmas colônicos benignos; são importantes por causa de seu potencial de degeneração pra CRCs. A vasta maioria de CRCs surge de adenomas, e a detecção e remoção de adenomas previne o CRC. Com base na histologia, o patologista classifica os adenomas como tubular, tubuloviloso ou viloso. O endoscopista classifica os adenomas por tamanho, localização e morfologia. Pólipos com pedículo são chamados de pediculados e são geralmente mais fáceis de ressecar completamente. Pólipos chatos e em sua maioria ligados à parede colônica são chamados de sésseis e são mais difíceis de remover quanto maior é o seu tamanho. Lesões pedunculadas são vistas mais frequentemente no cólon esquerdo, presumivelmente devido ao efeito de tração das fezes formadas no desenvolvimento do pólipo. O tamanho e a histologia determinam o risco de desenvolvimento de câncer. Pts com adenoma maior do que 1 cm têm 4 vezes mais chance de desenvolver um câncer em um outro local durante um período de 14 anos (Am J Gastro 1996;91:448). A displasia severa, precursora de carcinoma, tem mais probabilidade de se desenvolver em pts mais velhos com pólipos grandes e em pts cujos pólipos apresentam um grande componente viloso. Um adenoma viloso grande (> 1 cm) em um pt acima dos 60 anos tem 50 vezes mais chances de abrigar displasia severa do que um pequeno adenoma tubular (< 5 mm) em um pt jovem (GE 1990;98:371). Os adenomas não regridem, mas crescem a uma taxa altamente variável, com a maioria permanecendo estável em tamanho, mas uma minoria crescendo a uma taxa de 2-4 mm/ano (Am J Gastro 1997;92:1117). Os adenomas, provavelmente, levam uma média de dez anos para evoluir de adenoma pequeno a câncer (GE 1997;112:594). Os adenomas se desenvolvem a partir de uma célula-tronco epitelial monoclonal que sofreu mutação, transformando-se em cânceres por meio de uma sequência de mutações nos genes supressores de tumor e da ativação de genes causadores de câncer (oncogenes) (ver "Câncer Colorretal", p. 219). O National Polyp Study, cujo objetivo foi estudar o controle e o resultado nos pts com adenomas recém-descobertos, fornece dados sobre os resultados pós-polipectomia colonoscópica. Dos pts com um ou mais adenomas encontrados na colonoscopia índice, 40% terão adenomas durante os três anos de acompanhamento. Entretanto, adenomas com características patológicas avançadas (> 1 cm, displasia severa ou câncer) foram encontrados em apenas 3% dos pts ao longo de três anos, e apenas 0,5% eram malignos. A taxa de adenomas avançados foi a mesma para pts que fizeram duas colonoscopias (em 1 e 3 anos após o exame índice) ou uma única colonoscopia, em três anos (Nejm 1993;328:901). Quando estes pts foram avaliados em uma média de 5,9 anos, constatou-se uma taxa de câncer reduzida em 75-90%, quando comparada àquela em grupos de referência não tratados (Nejm 1993;329:1977). Não está claro se pts com adenomas tubulares pequenos removidos na endoscopia têm alto risco de CRC no acompanhamento. Em apenas 4 de 776 pts com adenomas tubulares pequenos (únicos ou múltiplos) removidos na sigmoidoscopia rígida e acompanhados por uma média de 14 anos, desenvolveu-se câncer retal (Nejm 1992;326:658). Entretanto, no National Cooperative Polyp Study, foi a remoção de *todos* os adenomas que resultou na redução dramática da incidência de câncer. Dada a magnitude da redução do risco verificada neste estudo, parece prudente continuar a investigar pts com adenomas tubulares, a menos que haja evidências mais convincentes de baixa eficácia. Pólipos sésseis grandes (> 3 cm) são frequentemente recorrentes (25% em uma série), e esta recorrência pode acontecer após um resultado negativo de colonoscopia. O carcinoma é comum em recorrências (17%), e o risco de câncer metacrônico é substancial (4%) (Gastrointest Endosc 1992;38:303).

Sintomas: Geralmente, nenhum. Grandes pólipos podem sangrar. Pólipos distais podem sofrer prolapso para fora do reto.

Sinais: A FOBT é positiva em uma minoria de adenomas.

Curso: Muito poucos adenomas se tornam cânceres, com uma estimativa anual de evolução para malignidade de 2,5 em 1.000 pólipos por ano. Um adenoma esporádico leva, provavelmente, dez anos, em média, para se tornar maligno se estiver destinado a isto. Pts com adenomas vilosos ou tubulovilosos > 1 cm têm RR para câncer de 3,6 a uma média de14 anos de acompanhamento (Nejm 1992;326:658). Esta é a justificativa para controle endoscópico de pts com adenomas.

Complicações: CRC, sangramento.

Diff Dx: Os adenomas (cerca de metade dos pólipos colônicos) devem ser distinguidos patologicamente de outros pólipos. Entre eles, incluem-se os pólipos hiperplásicos (talvez 30% de todos os pólipos), os quais medem, geralmente, menos de 0,5 cm e localizam-se, frequentemente, no cólon distal. Mucosas redundantes ou plicomas têm aparência polipoide, porém apresentam mucosa colônica histologicamente normal. Lipomas, pólipos juvenis, pólipos inflamatórios, pseudopólipos decorrentes de IBD, lipoma submucoso, carcinoides, neurofibromas e pólipos de Peutz-Jeghers completam o dx diferencial. Alguns pólipos que se parecem macroscopicamente com adenomas benignos podem ser carcinomas (ver "O Pólipo Maligno", p. 253).

Exames laboratoriais: Os adenomas são classificados de acordo com sua histologia. A maioria dos adenomas é tubular, com cabeças compostas de estruturas múltiplas ramificadas. Uma minoria é de adenomas vilosos (cerca de 10%), com cabeças alongadas em forma de dedo a partir da superfície do pólipo projetando-se para o interior do lúmen intestinal. Estes têm o maior risco de câncer subsequente. Alguns pólipos (cerca de 20-30%) contêm uma mistura de elementos tubulares e vilosos e são chamados adenomas tubulovilosos. Geralmente, o patologista descreve o grau de displasia do pólipo. A displasia severa é equivalente ao carcinoma *in situ*, mas, desde que todas as displasias estejam acima da *muscularis mucosa*, o câncer invasivo não consegue se desenvolver. O tamanho dos pólipos é mais bem estimado quando eles se encontram no cólon, em vez de após sua fixação.

Radiologia: O enema de bário com duplo contraste tem sensibilidade de 50-80% para pólipos < 1 cm, e de 70-90% para pólipos > 1 cm. Todos os BEs com resultado positivo levam à colonoscopia para polipectomia, e BEs falso-positivos (talvez 5%) também levam à colonoscopia. O enema de bário não é um exame recomendado para detectar pólipos, a menos que a colonoscopia não esteja disponível ou não possa ser realizada. A colonografia por CT (colonoscopia virtual), em que a CT é usada para criar imagens tridimensionais do cólon similares em aparência àquelas vistas na colonoscopia, é uma tecnologia em evolução discutida na p. 236.

Endoscopia: A colonoscopia é o exame preferencial para a detecção e remoção de adenomas. Entretanto, ela ainda tem limitações (Am J Gastro 1999;94:194). Colonoscopias sequenciais demonstram que um examinador experiente deixará de detectar 15% dos pólipos com menos de 10 mm, mas raramente deixará de detectar pólipos maiores (J Natl Cancer Inst 1990;82:1769). A polipectomia é feita com uma variedade de técnicas. Pequenos pólipos (< 5 mm) podem ser removidos com pinças para bx. Alguns endoscopistas preferem pinças de bx com corrente elétrica ("hot biopsy") para a remoção de pequenos pólipos. Estas pinças permitem fazer a biópsia convencional e a cauterização da base do pólipo. Suas principais desvantagens são o risco de remoção incompleta e de lesão por cautério na parede intestinal, especialmente no cólon direito, onde a parede é mais fina (Gastrointest Endosc 1988;34:32). Pólipos pequenos também podem ser removidos por meio de laço sem cautério.[5] Pólipos maiores são removidos com polipectomia com eletrocautério, em que um laço de arame é colocado em torno da base do pólipo e o cautério é aplicado (Am J Gastro 1987;82:615). Pólipos sésseis com mais de 1 cm de diâmetro são geralmente removidos em vários pedaços, para minimizar o risco de lesão por cautério. Pólipos grandes são mais fáceis e mais seguros de ressecar após injeção de solução salina sob o pólipo, formando uma espécie de "almofada" sob a lesão. Isto cria uma barreira térmica de mucosa colônica inchada pela solução salina para proteger a parede muscular da lesão pela corrente elétrica (Am J Gastro 1994;89:305). Perfuração e sangramento estão entre as complicações da polipectomia endoscópica. O sangramento tem mais probabilidade de ocorrer com pólipos grandes. Geralmente, o sangramento pode ser controlado endoscopicamente, mas pode requerer cirurgia. A lesão térmica também pode gerar **síndrome pós-polipectomia**, em que os pts desenvolvem

---

[5] Polipectomia a frio. (N. da T.)

dor e peritonite localizada devido a microperfuração ou queimadura serosa. Perfurações livres requerem cirurgia, mas a maioria dos pts com síndrome pós-polipectomia recupera-se em dias quando em rx com antibióticos (Gastrointest Endosc Clin N Am 1996;6:343).

Tratamento: As diretrizes atuais para pts com pólipos colônicos não-familiais (Am J Gastro 2000;95:3053; GE 2003;124:544) são:

- *Colonoscopia total e polipectomia endoscópica*: Quando são detectados adenomas na sigmoidoscopia, geralmente se faz uma colonoscopia total, e todos os adenomas são ressecados. Existe uma baixa probabilidade de se achar um adenoma avançado ou câncer ao se realizar a colonoscopia total para um único adenoma pequeno encontrado na sigmoidoscopia flexível em pts de risco médio (Ann IM 1998;129:273). As diretrizes da ACG preconizam que a colonoscopia total seja individualizada. Entretanto, dado o benefício do rastreamento por colonoscopia (ver "Pathophys"), parece ser aconselhável realizá-lo na maioria das circunstâncias. Pts com pólipo hiperplásico encontrados na sigmoidoscopia têm um risco de adenoma do cólon mais proximal de 18%, embora este número seja similar em pts que fizeram sigmoidoscopia sem encontrar nenhum pólipo (GE 1992;102:317). Portanto, os pólipos hiperplásicos na sigmoidoscopia não são uma indicação para colonoscopia total, assim como não o é uma sigmoidoscopia com resultado normal. Um pt que sofreu ressecção de um adenoma grande (> 2 cm) deve fazer colonoscopia em 3-6 meses para garantir a completa ressecção, e se esta não for conseguida após 2-3 sessões, recomenda-se, geralmente, cirurgia.

- *Polipectomia cirúrgica*: Se os adenomas não puderem ser ressecados na colonoscopia, a colectomia é, em geral, recomendada, a menos que o pt tenha risco cirúrgico muito ruim. A hemicolectomia assistida por laparoscopia pode possibilitar uma recuperação mais rápida sem maiores complicações (Mayo Clin Proc 2000;75:344).

- Controle *pós-polipectomia*: Realiza-se a colonoscopia total para ressecar todos os adenomas. Se houver dúvida quanto à totalização da ressecção (por causa de multiplicidade de adenomas, preparo ou outros fatores técnicos), em geral, faz-se um exame de acompanhamento após um ano. Para pts com dois ou menos adenomas tubulares < 1 cm de tamanho e sem hx familiar de CRC, as diretrizes preconizam colonoscopia em cinco anos. Para aqueles com hx familiar de CRC, com > 2 adenomas, com histologia vilosa ou com adenoma ≥ 1 cm, o primeiro exame de acompanhamento ocorre em três anos. Se o exame de acompanhamento for negativo aos três anos, o intervalo de controle é subsequentemente aumentado para cinco anos. O acompanhamento deve ser individualizado conforme a idade e expectativa de vida do pt. A American Cancer Society (ACS) sugere um exame de três anos para todos os pts com adenomas (embora isto possa ser adiado para seis anos em caso de adenoma único e pequeno). Outro exame é recomendado aos três anos para pts com adenomas índices > 1 cm ou com adenomas múltiplos ou para aqueles com alterações vilosas ou displasia em alto grau (CA Cancer J Clin 2003;53:27). Todos os outros voltam a obedecer às diretrizes de médio risco. A base de evidências para qualquer coisa além daquilo que se faz nos primeiros três anos após a polipectomia é uma extrapolação de estudos observacionais e da opinião de especialistas. Por enquanto, os profissionais usam estas diretrizes como um substituto para evidências de maior qualidade. A melhor base de evidências para a redução de risco está no National Cooperative Polyp Study, em que a colonoscopia foi feita q 3 anos por seis anos.

- O pólipo maligno: Em termos patológicos, um pólipo é maligno quando o câncer atravessou a *muscularis mucosa* e invadiu a submucosa (Hum Pathol 1998;29:15). A preocupação com um pólipo maligno é a de que linfonodos cancerosos possam ser deixados no pt se não for feita colectomia. Entretanto, a maioria destes pts são curados por meio de polipectomia, desde que o pólipo tenha três características favoráveis: (1) o pólipo é completamente excisado e retirado, sem envolvimento da margem cirúrgica, (2) o câncer não é pouco diferenciado e (3) não há evidências de invasão linfática ou vascular. Em pts com pólipos com estas características favoráveis, o risco de doença metastática em pólipos pediculados é de 0,3% (GE 1986;91:419). Uma vez que a mortalidade da colectomia é frequentemente mais alta (0,2% para os muito jovens, 4,4% para aqueles acima de 70 anos, com uma média geral de 2%), estes pts não são operados e geralmente passam bem. O local do pólipo é inspecionado em três meses para garantir completa excisão e, em seguida, o pt retorna ao controle-padrão de adenomas (Am J Gastro 2000;95: 3053). Em pólipos sésseis com as características favoráveis descritas acima, o risco pode ser de até 4%, de modo que a colectomia pode ser recomendável se o pt não estiver em grande risco. Entretanto, os dados são menos claros para pólipos malignos sésseis, uma vez que não muitas lesões sésseis malignas grandes são ressecadas e acompanhadas. Provavelmente, é melhor deixar as grandes lesões retais por conta do cirurgião, que tem uma chance maior de removê-las completamente, para determinar se a polipectomia sozinha é curativa (Endoscopy 1993;25:469).

5.3 Síndrome do Câncer de Cólon Não-Polipose Hereditário

GE 2001;121:198; Jama 1997;277:915

Causa: Mutação herdada de genes de reparo de pareamento do DNA.

Epidemiologia: A idade média de início do câncer é 44 anos. Sem predileção por gênero. Cerca de 1-2% dos CRCs são relacionados a HNPCC (GE 2001;121:1005).

Fisiopatologia: A definição em vigor de **HNPCC** (critérios de Amsterdã) é a de que é uma forma herdada de CRC que pode ser identificada quando: (1) três ou mais parentes têm CRC e um deles é de 1º grau com relação aos outros dois, (2) o câncer envolve duas gerações e (3) um dos casos ocorre antes de o pt fazer 50 anos (Dis Colon Rectum 1991;34:424). Além disso, alguns heredogramas vão apresentar malignidades herdadas no endométrio, intestino delgado, ovário, pâncreas, estômago, árvore biliar, cérebro e carcinoma de células transicionais do ureter e pelve renal (GE 1993;104:1535). A aplicação rigorosa desta definição significa a exclusão de alguns pts que têm o distúrbio (conforme definido pelo defeito genético). Critérios de inclusão mais amplos (chamados de critérios de Bethesda modificados) foram publicados (GE 2001;121:198). Suspeita-se fortemente de defeito genético quando (1) um pt tem dois cânceres HNPCC ou (2) quando um parente em 1º grau tem um câncer HNPCC antes dos 50 anos de idade ou um adenoma antes dos 40. Outras razões para considerar que um pt tem defeito genético são CRC com histologia cribriforme ou em anel de sinete e CRC de início precoce ou adenoma. Frequentemente, os heredogramas com CRC são chamados de Síndrome de Lynch I, e aqueles associados com cânceres extracolônicos são chamados de Síndrome de Lynch II. Suspeitou-se da patogênese do HNPCC quando tumores extraídos destes pts mostraram alteração generalizada nas sequências repetidas de base no DNA, chamada de "instabilidade das microssatélites". Isto sugeriu que ocorreram erros de replicação no desenvolvimento do tumor e levou à identificação de mutações em vários genes que normalmente funcionam no reparo do pareamento do DNA (Curr Gastroenterol Rep 1999;1:449). Mutações de 4 genes – MSH2, MLH1, PMS1 e PMS2 – respondem por 73% dos casos de HNPCC. Muitas mutações foram identificadas, mas muitas outras são desconhecidas. Estes defeitos são herdados de maneira autossômica dominante, embora nem todos os pts que herdam os genes desenvolvam câncer (penetrância incompleta). Pts com HNPCC não têm grande número de adenomas, mas os que existem ocorrem em idade mais jovem, têm mais probabilidade de serem vilosos e de evoluírem para câncer a uma taxa muito mais rápida do que os adenomas esporádicos (Gut 1992;33:783). Até 70% dos cânceres ocorrem proximais à flexura esplênica. A **síndrome de Muir-Torre** (adenomas sebáceos, carcinomas sebáceos, múltiplos ceratoacantomas e adenomas colônicos) é uma variante do HNPCC (Am J Gastro 1998;93:1572).

Sintomas e Sinais: Semelhantes aos do CRC esporádico (ver p. 219).

Curso: O risco de CRC é de 75% até os 65 anos de idade. O risco de câncer metacrônico é de 50% após 15 anos. O risco de câncer endometrial é de 40% e o de câncer ovariano de 9% até os 70 anos (Jama 1997;277:915).

Complicações: Malignidades extracolônicas.

Diff Dx: Geralmente, na ausência de um diagnóstico específico, o dx é feito com o uso de critérios clínicos descritivos. O HNPCC deve ser distinguido da FAP (isto costuma ser fácil de se fazer com base no número de pólipos), da FAP atenuada e de outras síndromes de polipose (ver Seção 5.4). A realidade é que a maioria dos casos de HNPCC não é reconhecida, não porque ele seja difícil de distingur de outras síndromes raras de polipose, mas porque a maioria dos médicos não sabe de sua existência.

Exames Laboratoriais: Atualmente, existem testes genéticos disponíveis comercialmente que devem ser oferecidos aos pts de risco (GE 2001;121:198). Nos exames laboratoriais, o DNA da probanda é examinado por várias técnicas para detectar mutações em MSH2 e MLH1. O processo começa com o exame do tumor do parente afetado para verificação de instabilidade dos microssatélites, presente nos tumores em mais de 90% dos pts com mutação germinal. Se for identificada uma mutação na probanda, então os parentes podem ser testados. Se um parente tem resultado positivo, ele apresenta alto risco (80% de chance de câncer). Se um parente for negativo com probanda positiva, ele tem médio risco. Se a probanda apresentar resultado negativo ou ambíguo no teste, o exame genético para o resto da família não terá significado, porque a probanda provavelmente terá uma mutação que não pode ser identificada pelo exame. Se um membro afetado da família não estiver disponível para avaliação, aconselha-se oferecer exame de mutação, mas ele não terá significado se for positivo. É obrigatório o aconselhamento genético com relação às consequências positivas ou negativas de um exame positivo ou negativo (Am J Gastro 1999;94:2344).

Endoscopia: A colonoscopia é o exame preferido para portadores genéticos suspeitos. A sigmoidoscopia é inadequada, porque, diferentemente dos pts com FAP, aqueles com HNPCC têm poucos pólipos e uma tendência para doença no lado direito.

Tratamento: O Cancer Genetic Consortium[6] (um painel de especialistas) publicou recomendações para o manuseio dos pts com HNPCC (Jama 1997;277:915). Por causa do alto risco de desenvolvimento de um segundo câncer durante o seguimento (CRC metacrônico), a colectomia subtotal com anastomose ileorretal é a cirurgia preferida para pts com CRC com parente com HNPCC. Isto dá um resultado funcional excelente, permanecendo um segmento intestinal curto que pode ser facilmente inspecionado para verificação de novos adenomas. Não há dados suficientes para recomendar ou desaconselhar a histerectomia e ooforectomia profiláticas no momento da colectomia ou em outra época. Os intervalos de 3-5 anos típicos para controle de pólipos adenomatosos são inadequados para pts com HNPCC, porque o câncer frequentemente se desenvolve em 3-5 anos da colonoscopia (10% com cinco anos) (Gut 1992;33:783; Am J Gastro 1994;89:1978). O CRC tem sido constatado dentro dos 1-2 anos dos exames de controle. Com base em evidências de estudos observacionais, a recomendação da AHCPR é a colonoscopia q 1-2 anos, começando aos 20-25 anos de idade (ou dez anos a menos que o do primeiro câncer no heredograma, o que ocorrer primeiro) (GE 2003;124:544). O rastreamento do câncer endometrial é mais incerto. Com base em opiniões especializadas, propôs-se ultrassom transvaginal anual e/ou aspiração endometrial começando entre as idades de 25 e 35 anos, mas o benefício não é comprovado e a sensibilidade é desconhecida (Jama 1997;277:915). Mesmo em parentes conhecidos, existe, frequentemente, falha em se controlar o câncer, por causa de falta de conhecimento do médico

---

[6] Consórcio Genético do Câncer. (N. da R.T.)

quanto às diretrizes para HNPCC e de problemas de adesão do pt (Am J Gastro 1999;94:2344; Dis Colon Rectum 1993;36:254).

5.4 Polipose Adenomatosa Familial e Síndromes Relacionadas

Lancet 2004;363:852; Mayo Clin Proc 2000;75:57

Causa: Mutação do gene da polipose adenomatosa do cólon (APC).

Epidemiologia: Frequência de mutação genética de 1:5.000 para 1:25.000. Prevalência de 1:24.500 para 1:43.500. A herança autossômica dominante resulta em igual incidência para homens e mulheres. Constatada em todos os grupos raciais e étnicos.

Fisiopatologia: (Q J Med 1995;88:853) Neste distúrbio, o pt herda uma cópia normal do **gene APC** e uma cópia mutante. Esta mutação pode ser herdada de um dos pais em um padrão autossômico dominante, ou o pt pode ser o primeiro com a mutação germinal (e não tem hx familiar positiva, como ocorre em 30% dos casos). Em 80% dos pts, a mutação pode ser identificada. Em indivíduos mais afetados, a mutação *frameshift* ou *nonsense* resulta na produção de uma proteína truncada que pode ser detectada em exame laboratorial. A expressão normal do gene APC parece importante na morte celular programada (apoptose). A doença ocorre quando o gene APC normal (ou selvagem) do pt sofre mutação de modo que as células têm duas cópias defeituosas, uma mutação germinal e uma mutação adquirida (somática). Muitas mutações têm sido descritas, e suas variações respondem parcialmente por quatro expressões fenotípicas diferentes da mutação APC, que são FAP clássica, síndrome de Gardner, síndrome de Turcot e APC atenuado. Na **FAP clássica**, os pts desenvolvem centenas de adenomas quase sempre possíveis de serem detectados por volta dos 35 anos e que resultam universalmente em câncer, por volta dos 50 anos. Os adenomas são raros antes dos 12 anos de idade. Frequentemente, verifica-se hipertrofia congênita do epitélio pigmentar retiniano (CHRPE), que foi usada, anteriormente, na análise do heredograma. Constatam-se adenomas no estômago e duodeno, especialmente na região periampular, e 5-8% dos pts desenvolverão câncer duodenal. Pólipos hiperplásicos do estômago e cistos das glândulas fúndicas são comuns. Ocorrem tumores desmoides em 4-15%. São tumores fibrosos benignos que constituem uma das principais causas de morbidade por causa do efeito compressivo da massa intra-abdominal sobre o intestino e os vasos. Tumores da tireoide (carcinoma papilar, geralmente em mulheres) e hepatoblastomas (idade de 1-6 anos; ocorrem em < 0,5%) estão associadas com o quadro, embora não sejam comuns. Os adenomas podem ocorrer no íleo após anastomose ileoanal. Na **síndrome de Gardner**, os pts apresentam polipose adenomatosa junto com osteomas múltiplos, cistos epidermoides, tumores desmoides e dentes supernumerários, bem como outras anormalidades dentárias. Algumas vezes, a FAP simples e a síndrome de Gardner coexistem no mesmo heredograma. Pts com **síndrome de Turcot** têm polipose com tumores do CNS, especialmente glioblastomas e meduloblastomas. A **APC atenuada** é uma síndrome na qual são encontrados menos de 100 pólipos, sx extracolônicos são incomuns e há uma grande variação no número de pólipos em um heredograma. Alguns dos pts com aspectos clínicos de APC atenuada apresentam, de fato, mutações bialélicas em um gene de reparo por excisão de base chamado MYH (Clin Gastroenterol Hepatol 2004;2:633).

Sintomas: Os sx são, tipicamente, sangramento retal, diarreia, obstrução e dor abdominal vaga. Os pts são frequentemente assintomáticos até se apresentarem com câncer.

Sinais: FOBT positiva, massas de tumores desmoides no abdômen, CHRPE (ver "Pathophys"), massas mandibulares, cistos epidermoides.

Curso: Os pólipos geralmente se desenvolvem no final da adolescência até a casa dos 20 anos. O início de câncer antes dos 10 anos de idade ou depois dos 50 anos é incomum. Em pts não tratados, o câncer costuma se desenvolver na casa dos 30 anos de idade, com óbito aos 42 anos, em média. As causas comuns de morbidade em pts que se submetem a proctocolectomia são tumores malingos do trato gi superior, tumores desmoides e complicações operatórias. A proporção de pts que morrem de CRC tem diminuído. Entretanto, o CRC continua sendo a causa mais comum de óbito (Dis Colon Rectum 1996;39:384), em parte porque > 20% dos pts não têm nenhum hx familiar e, portanto, não são rastreados, e em parte porque aqueles com risco frequentemente adiam a cirurgia ou o rastreamento por motivos sociais (Brit J Surg 1997;84:74). O câncer duodenal ocorre em 5% (Brit J Surg 1998;85:742).

Complicações: Sangramento ou obstrução por câncer, efeito compressivo pelos tumores desmoides, cânceres extracolônicos.

Diff Dx: Sem sua forma clássica, a FAP não é difícil de diagnosticar, uma vez feita a sigmoidoscopia. A forma atenuada, com menos de 100 pólipos, pode causar confusão no diagnóstico.

Exames laboratoriais: Exames genéticos devem ser oferecidos àqueles com risco e àqueles com pólipos múltiplos. Os exames genéticos possibilitam que o pt com risco saiba se é portador do gene e faça planos. As desvantagens dos exames genéticos são possíveis efeitos securitários e empregatícios, bem como a "culpa do sobrevivente" naqueles com resultado negativo para o gene (Am J Gastro 1999;94:2344). Os exames começam por investigar a proteína truncada (Nejm 1993;329:1982) produzida pelo gene APC mutante (o chamado teste da proteína truncada ou PTT). Se o teste for positivo em um dos parentes (como ocorre em 80% dos heredogramas), então este parente tem a doença. Nem todas as mutações APC resultam em uma proteína truncada. Portanto, se o teste for negativo, um membro da família afetado precisa ser testado para verificar se aquele familiar apresenta proteína truncada. O teste de PTT tem resultado negativo confiável somente se for encontrada proteína truncada em um membro afetado do heredograma. Para aqueles heredogramas que não apresentam proteína truncada, a análise de lincagem (requerendo pelo menos dois outros membros da família) pode ser feita com 95% de sensibilidade.

Endoscopia: Achados de centenas a milhares de pólipos adenomatosos no cólon. A EGD pode mostrar pólipos fúndicos gástricos (50%), adenomas gástricos (6%) ou adenomas duodenais/ampulares (33-90%).

Tratamento:

- Cirurgia: Deve-se realizar cirurgia quando o pt estiver no final da adolescência. Existem três opções cirúrgicas: (1) proctocolectomia total com ileostomia de Brooke, (2) colectomia subtotal com anastomose ileorretal e (3) proctocolectomia total com anastomose ileoanal (Surg Oncol Clin N Am 1996;5:675). A ileostomia não é muito escolhida por pts jovens. A anastomose ileorretal tem a vantagem de ter baixa morbidade, com um excelente resultado funcional e sem disfunção sexual, mas tem a desvantagem da necessidade de controle por toda a vida e o risco de câncer de reto fatal. A anastomose ileoanal propicia a eliminação do risco de CRC, mas os resultados funcionais (resíduos fecais que sujam o ânus, frequência na evacuação, evacuação noturna) não são muito bons (Ann Surg 1999;230:648). A conversão posterior para anastomose ileoanal está associada com substancial morbidade (Dis Colon Rectum 1999;42:903). A maioria dos autores prefere a anastomose ileoanal (Ann Surg 1997;226:514). Se o reto não for ressecado, então o controle pós-operatório se torna difícil, por causa da dificuldade de distinção entre cânceres pequenos e adenomas recorrentes e de problemas de adesão do pt. As taxas de câncer retal pós-cirurgia variam muito, de 7-32% (Gastrointest Endosc Clin N Am 1997;7:111).

- *Rastreamento de pts com risco*: (Mayo Clin Proc 2000;75:57) Pts com risco devem fazer exames genéticos. Se o exame genético for positivo, a sigmoidoscopia anual começa aos 10 anos de idade e é feita até que os adenomas sejam detectados. A cirurgia é realizada no final da adolescência. O rastreamento para hepatoblastoma é uma opção até os 6 anos de idade. Os pts devem fazer exames anuais de tireoide. Naqueles com exames genéticos equívocos, a sigmoidoscopia anual começa aos 10 anos de idade, diminui em frequência aos 25 e continua até os 50 anos. Se o exame genético for inequivocamente negativo, alguns ainda recomendam uma sigmoidoscopia de poucos em poucos anos, por causa da possibilidade de erro do laboratório.

- *Pós-colectomia e controle com EGD*: Se for feita anastomose retal, é obrigatório o controle a cada seis meses. Se for feita proctocolectomia total, a bolsa ileal deve ser examinada para verificação de adenomas q 3-5 anos. A EGD com endoscópios com visão direta para a frente e lateral (para detectar adenomas ampulares) é feita começando aos 25 anos de idade e a cada 1-5 anos dali por diante, dependendo dos achados (Brit J Surg 1998;85:742; Lancet 2004;363:852). O sulindaco pode reduzir o risco de adenomas se o teto for mantido (GE 2002;122:641). O celecoxib pode diminuir o risco de adenomas duodenais (Gut 2002;50:857).

5.5 Síndrome de Peutz-Jeghers

Am J Gastro 2000;95:596; Lancet 1999;353:1211

Causa: Mutação germinativa em STK11, uma serina/treonina quinase, cujo funcionamento normal não foi caracterizado totalmente (Nat Genet 1998;18:38; Nature 1998;391:184). O aumento da suscetibilidade se deve ao defeito germinativo, e pólipos se desenvolvem quando ocorre uma mutação somática na cópia normal do gene de um dos pais não-afetados.

Epidemiologia: Distúrbio raro com taxa de mutação estimada de 1/200.000. Herdado como traço autossômico dominante. Sem predileção por gênero. Geralmente, apresenta-se clinicamente na 1ª ou 2ª década de vida.

Fisiopatologia: A síndrome é definida pela presença de pigmentação melânica da pele e membranas mucosas, associadas com polipose grastrintestinal. Os pólipos são hamartomatosos (crescimentos aberrantes, porém, não-neoplásicos) e ocorrem em todo o intestino. Eles são mais frequentes no intestino delgado, menos frequentes no estômago e no cólon. Os pólipos causam sx por obstrução, intussuscepção, prolapso ou sangramento.

A associação da síndrome de Peutz-Jeghers com **malignidade** é bem estabelecida, apesar do fato de os pólipos não serem neoplásicos. A dificuldade em estabelecer a associação deve-se parcialmente à heterogeneidade dos aspectos clínicos em diferentes familiares. Em um estudo seriado recente, o RR para câncer de qualquer tipo foi 19 para mulheres e 6 para homens, com um RR 20 vezes maior para cânceres de mama e ginecológicos (Ann IM 1998;128:896). O câncer do pâncreas em idade tenra e o tumor de Sertoli nos testículos são cânceres relacionados (Brit J Surg 1995;82:1311).

Sintomas: Cólica abdominal devido a intussuscepção recorrente, sangramento retal (80%), hematêmese (10%) e extrusão anal de pólipos (Lancet 1999;353:1211).

Sinais: Manchas melânicas características, descritas como pequenas sardas escuras de cor castanha a azuladas, com poucos mm de diâmetro, são encontradas muito frequentemente nos lábios e mucosa bucal. Elas também ocorrem nas palmas das mãos e solas dos pés. Podem desaparecer com a idade e variam muito em intensidade entre parentes.

Curso: A evolução não é benigna, com obstrução, sangramento e excesso de malignidade, mas a morbidade está diminuindo com rx eficaz (Lancet 1999;353:1211).

Diff Dx: A combinação de lesões pigmentadas da pele e histologia de pólipos geralmente deixa pouca dúvida quanto ao dx.

Radiologia: O SBFT é de grande valor para identificar pólipos e planejar a intervenção cirúrgica adequada.

Endoscopia: A endoscopia revela pólipos de vários mm a vários cm, que são, geralmente, lobulados. A histologia dos pólipos mostra um núcleo de fibras musculares lisas partindo da *muscularis mucosa* e estendendo-se para dentro da mucosa, em um padrão ramificado que faz com que os pólipos pareçam lobulados. Eles estão cobertos por mucosa normal. Ocorre um padrão de pseudoinvasão. Neste padrão, forças mecânicas empurram os elementos mucosos normais para dentro da submucosa, onde revestem espaços císticos repletos de mucina (Lancet 1999;353:1211).

Tratamento: A meta é remover pólipos para prevenir sx e reduzir o risco de malignidade. O maior problema são os pólipos no intestino delgado, fora do alcance do endoscópio. Todos os pólipos > 1,5 cm devem ser removidos, muitas vezes com frequentes laparotomias e endoscopia intraoperatória. As diretrizes de controle (EGD q 2 anos, SBFT q 2 anos, controle de cânceres de mama, gônadas e pâncreas) foram publicadas, mas sua eficácia não é comprovada (Am J Gastro 2000;95:596).

5.6 Pólipos Juvenis e Polipose Juvenil

Brit J Surg 1995;82:14

Causa: Até agora, duas mutações identificadas foram relacionadas com esta doença autossômica dominante. Mutações no gene que codifica uma proteína chamada PTEN (Nat Genet 1998;18:12) e mutações no gene supressor de câncer SMAD4 (mutação comumente vista em tumores pancreáticos) parecem criar alterações no terreno para crescimento de células epiteliais (Curr Gastro Rep 1999;1:449). Existe uma associação entre telangiectasia hemorrágica hereditária e polipose juvenil em parentes positivos para SMAD4 (Lancet 2004;363:852).

Epidemiologia: Este é um distúrbio muito raro. Nos registros de polipose, ele é menos visto do que a FAP. Portanto, a frequência genética é provavelmente menor que 1:50.000. Não existe diferença entre gêneros na prevalência.

Fisiopatologia: Um pólipo juvenil é um pólipo hamartomatoso (não-neoplásico) caracterizado por espaços císticos dilatados revestidos de epitélio colunar, com lâmina própria inflamatória. Acredita-se que pólipos juvenis solitários ocorram em 1% das crianças. Deve-se suspeitar deste distúrbio quando: (1) mais de 3-10 pólipos juvenis são vistos no cólon

(Arch Dis Child 1991;66:971) ou (2) pólipos juvenis são vistos por todo o intestino ou (3) um pólipo juvenil é encontrado em um pt com hx familiar de polipose juvenil. A síndrome surge em forma severa na primeira infância, pode ser limitada ao cólon, ou pode acometer o estômago e intestinos. Os pts desenvolvem pólipos múltiplos, que podem obstruir ou sangrar, mas a principal preocupação é o risco associado de CRC. Uma incidência de 18% de CRC na idade média de 37 anos foi relatada em um estudo. O risco cumulativo de CRC durante a vida é de cerca de 50%. O câncer provavelmente surge do desenvolvimento de displasia adenomatosa em um pólipo juvenil (Cancer 1991;68:889) ou de adenomas sincrônicos. Há um aumento de incidência de outros cânceres gi, especialmente do estômago. Um hx familiar está presente em 20-50% e, presumivelmente, a maioria dos outros representa novas mutações germinativas. Um grande número de manifestações extracolônicas foi descrito em relatos de caso, e parece provável que haja uma grande heterogeneidade genética na síndrome. A síndrome é autossômica dominante com penetrância variável.

Sintomas: Sangramento, diarreia ou obstrução por pólipos.

Sinais: Pólipos retais em prolapso, FOBT frequentemente positiva.

Curso: Altamente variável, dependendo do número de pólipos; risco de câncer conforme acima.

Diff Dx: Estando a histologia disponível, o principal ponto diferencial é a polipose esporádica vs familial.

Radiologia: Pólipos no BE ou UGI /SBFT, mas a endoscopia é preferencial.

Endoscopia: A colonoscopia revela pólipos de 5 mm a vários cm que são vermelhos, esféricos ou lobulados e frequentemente apresentam pedículo.

Tratamento: Para pts com uma quantidade tal de pólipos que o cólon não consegue ser totalmente limpo, recomenda-se cirurgia. Alguns autores são mais agressivos e sugerem uma abordagem cirúrgica para todos os pts, dada a incidência cumulativa de CRC de 50% (J Am Coll Surg 1995;181:407). Outros acreditam que a colectomia não é recomendada se o cólon puder ser limpo e o pt demonstrar adesão ao controle (Arch Dis Child 1991;66:971). A anastomose ileorretal é a abordagem mais comum, mas alguns defendem a anastomose ileoanal, dada a recorrência de pólipos no reto e a necessidade de controle futuro (J Am Coll Surg 1995;181:407). Existem poucos dados para orientar os intervalos de controle endoscópico. Uma das abordagens preconiza a colonoscopia anual até que o pt tenha dois exames negativos, seguida de uma extensão do intervalo entre exames (Gastrointest Endosc 1993;39:561). Esses autores sugerem que o intestino superior também seja inspecionado com um intervalo de 3-5 anos, se o exame for negativo. Uma outra diretriz sugere endoscopia superior e inferior q 1-2 anos até depois dos 70 anos naqueles afetados (Gut 2002;51 Suppl 5:V21)

5.7 Síndromes de Polipose Diversas

Nejm 1994;331:1694

Doença de Cowden: Também chamada de síndrome do hamartoma múltiplo, caracteriza-se por tricolemoma facial e outras pápulas mucocutâneas, doença da mama fibrocística, bócio, câncer da tireoide e pólipos hamartomatosos múltiplos do trato gi, de variadas histologias. Os pólipos são incidentais e não existe nenhum risco de malignidade gi associada.

Neurofibromatose: Neurofibromas submucosos que podem causar dor ou sangramento podem ser vistos em todo o intestino (Jama 1997;278:51).

Síndrome de Ruvalcaba-Myhre-Smith: Macrocefalia, lesões penianas pigmentadas, e hamartomas do intestino (Pediatr Derm 1988;5:28).

Síndrome de Polipose de Devon: Pólipos fibroides inflamatórios recorrentes exigindo cirurgia (Gut 1992;33:1004).

5.8 Tumores Carcinoides do Intestino

Curr Opin Oncol 2002;14:38; Nejm 1999;3 40:858; Lancet 1998;352:799

Epidemiologia: A incidência é baixa, de 0,5/100.000-2,1/100.000 (Dis Colon Rectum 1997;40:349; Cancer 1997;79:813).

Fisiopatologia: Os carcinoides se originam de células neuroendócrinas e contêm grânulos ricos em hormônios e aminas biogênicas. Acredita-se que metabólitos da serotonina e outros hormônios sejam responsáveis pela **síndrome carcinoide**, em que há episódios de rubor, chiados, diarreia e, finalmente, doença valvular cardíaca à direita. A síndrome carcinoide é vista apenas em pts com metástases hepáticas que possibilitam a liberação de hormônios diretamente na circulação sistêmica sem *clearance* pelo fígado. Uma variedade de cininas, prostaglandinas, gastrinas, somatostatinas, glucagon e outras substâncias pode ser liberada dos tumores. O perfil das substâncias liberadas varia com o local anatômico (Dis Colon Rectum 1997;40:349). A serotonina é metabolizada e transformada em ácido 5-hidroxi-indolacético (5-AHIA), que pode ser detectado na urina como marcador tumoral Os carcinoides podem ocorrer em muitos locais. Podem ser vistos como parte da síndrome MEN-1 (Ann IM 1998;129:484). **Carcinoides gástricos** são geralmente associados com gastrite atrófica e se apresentam como pequenas lesões no corpo ou fundus encontradas incidentalmente na endoscopia. Eles podem também ser vistos na síndrome ZE (item, 3.15) e esporadicamente. Somente as lesões esporádicas têm alta incidência de metástases e síndrome de carcinoide. **Carcinoides do intestino delgado** geralmente surgem no íleo distal e se apresentam com obstrução ou dor. Elas podem ser multicêntricas e estão frequentemente associadas com síndrome carcinoide. **Carcinoides do apêndice** geralmente se apresentam como achados incidentais na apendicectomia. Em 95% dos casos, eles têm < de 2 cm de tamanho e não sofrem metástase. Lesões maiores podem sofrer metástase e causar síndrome carcinoide. **Carcinoides colônicos** geralmente têm apresentação tardia como grandes massas colônicas à direita (Dis Colon Rectum 1994;37:482), e a síndrome carcinoide ocorre em < 5%. **Carcinoides retais** são frequentemente encontrados incidentalmente na endoscopia (Dis Colon Rectum 1992;35:717). Contêm, tipicamente, glucagon, em vez de serotonina e raramente produzem síndrome carcinoide.

Sintomas e Sinais: Sx de dor ou obstrução podem ser verificados devido a efeito de massa do tumor ou metástases. A maioria de outros sx está relacionada à **síndrome carcinoide**. Verifica-se rubor em 90%. No carcinoide gástrico, o rubor prolongado tem tom arroxeado e ocorre, principalmente, no rosto e pescoço. No carcinoide do intestino delgado, o rubor é rosa-avermelhado e de curta duração. Outras manifestações são diarreia secretória (70%), dor abdominal (40%), telangiectasia (25%), chiado (15%) e doença valvular cardíaca (> 30%).

Curso: Cerca de 45% dos pts apresentam metástases ao dx original. A sobrevida em cinco anos independente do local do tumor é de 50%, mas é muito mais alta nos carcinoides de apêndice e reto (Cancer 1997;79:813). A evolução da doença metastática é altamente variável, com alguns pts tendo uma sobrevida livre de sx de muitos anos.

Complicações: Síndrome carcinoide (ver "Pathophys" e "Sx e Si"). A doença cardíaca carcinoide ocorre em 2/3 dos pts com síndrome carcinoide (Nejm 1999;340:858). O espessamento fibrótico do endocárdio causa retração dos folhetos valvulares no coração direito, resultando em regurgitação da tricúspide ou, menos frequentemente, estenose. Ocorre com menos frequência regurgitação/estenose das válvulas pulmonares ou das válvulas do lado esquerdo (Circ 1993;87:1188). A causa é desconhecida. Ocorre deficiência de niacina (pelagra, dermatite, diarreia, demência), porque o triptofano precursor é consumido pelo tumor.

Diff Dx: Geralmente, este dx é cogitado por causa dos sx sugestivos de síndrome carcinoide. O diferencial é amplo, dependendo dos sx iniciais.

Exames Laboratoriais: Um exame de urina de 24 h para 5-AHIA é específico para carcinoide (se o nível for > 100 mmol/24 h), embora o exame requeira uma variedade de restrições dietéticas e de medicamentos (Lancet 1998;352:799).

Radiografia: Usa-se CT com e sem contraste para detectar metástases hepáticas. A cintilografia com octreotídeo marcado com rádio pode ser usada para detectar metástases antes da operação por meio da ligação a receptores de somatostatina nas células tumorais (Nejm 1990;323:1246). Histologicamente, estes tumores têm células pequenas com núcleos bem redondos. Elas são coradas com cromato e com prata. Os corantes imuno-histoquímicos são diagnósticos por confirmarem o conteúdo de hormônio do tumor.

Endoscopia: Este é o melhor exame para detecção de lesões gástricas e intestinais ao alcance do endoscópio.

Tratamento: Carcinoides do apêndice < 2 cm são tratados com apendicectomia. Aqueles maiores do que 2 cm ou que se estendem até a base do apêndice são tratados com hemicolectomia direita. Carcinoides retais são geralmente tratados com excisão local se forem < 1 cm e com ressecção se forem > 2 cm. A abordagem para lesões com 1-2 cm de tamanho é individualizada, porque não se sabe se a ressecção é melhor do que a excisão local para este grupo. Lesões do intestino delgado são tratadas com ressecção. Lesões gástricas pequenas podem ser excisadas endoscopicamente, e lesões maiores são ressecadas. Na **síndrome carcinoide**, os pts devem evitar consumir álcool e alimentos condimentados e evitar fazer esforço físico, pois podem precipitar as crises. O octreotídeo, análogo sintético da somatostatina, injetado bid, inibe a liberação de serotonina e é eficaz em 70-90% dos pts, se forem usadas doses adequadas (Aliment Pharmacol Ther 1995;9:387). Um análogo de ação prolongada, o lanreotídeo, teve eficácia similar em um pequeno estudo e é injetado apenas q 10 d (Cancer 2000;88:770). As metástases hepáticas podem ser ressecadas em pts selecionados, com alívio sintomático de longa duração (Am J Surg 1995;169:36). A oclusão da artéria hepática (por embolização ou cirurgia) pode oferecer benefício de curta duração (vários meses) em doença não-ressecável. Pode haver benefício em acrescentar a quimioterapia para prolongar a resposta (Ann IM 1994;120:302). O transplante para carcinoide metastático teve uma sobrevida de cinco anos de surpreendentes 69% em um estudo francês (Ann Surg 1997;225:355). A quimioterapia é decepcionante, e há pouca experiência com a radiação (Nejm 1999;340:858). Está em investigação um rx direcionado aos receptores da somatostatina (Curr Opin Oncol 2002;14:38).

Capítulo 6
Distúrbios Intestinais Infecciosos

Comentário: As causas infecciosa de diarreia mais frequentemente encontradas estão resumidas na Seção 6.1. Para uma discussão do diff dx, ver Diarreia Aguda (item 1.8) ou Diarreia Crônica (item 1.9). Medidas gerais de suporte estão descritas nessas seções. Para análises gerais, ver Dis Mo 1999;45:268 ou Am J Gastro 1993;88:1667.

6.1 Colite por Clostridium Difficile e Diarreia Causada por Antibiótico

Nejm 2002;346:334; Am J Gastro 1997;92:739

Causa: *Clostridium difficile*, bacilo anaeróbico formador de esporos.

Epidemiologia: Os registros de incidência da doença têm aumentado, provavelmente em decorrência de melhor detecção e conscientização dos médicos. A doença é mais comum nos idosos, em pts renais, em pts cirúrgicos, pts com IBD (Gut 1983;24:713) e naqueles com malignidade.

As taxas de portadores na Europa e nos Estados Unidos são de 0-3% em indivíduos adultos saudáveis e 35-65% em recém-nascidos saudáveis. Frequentemente, o organismo é adquirido no hospital pela ingestão de esporos.

Os esporos resistem à digestão e tornam-se vegetativos quando alcançam o cólon. Pts infectados são um reservatório da doença, e o organismo pode ser encontrado em muitas superfícies e em locais de cuidados com pts. Ele é transmitido pelas mãos de profissionais de saúde ou por estetoscópios (J Antimicrob Chemother 1998;41[suppl C]:59).

Fisiopatologia: A diarreia causada por antibióticos é uma doença branda, autolimitada, de mecanismo desconhecido relacionado a muitos antibióticos, que desaparece com a cessação do medicamento e não causa nenhum dano estrutural ao cólon. O *C. difficile* causa um espectro variado de doenças, desde diarreia sem colite macroscópica óbvia até formas mais severas decorrentes de alterações inflamatórias na mucosa colônica. Antes da descoberta do *C. difficile*, esta doença era chamada de colite pseudomembranosa, por causa dos achados endoscópicos e histológicos, e acreditava-se que era causada por *Staphylococcus aureus*. A descoberta de que 10% dos pts que tomavam clindamicina desenvolviam colite pseudomembranosa levou à descoberta de que as toxinas produzidas pelo *C. difficile* são a causa da doença (BMJ 1995;310:1375). O uso de antibióticos de amplo espectro é o evento iniciador na grande maioria dos casos de colite por *C. difficile*.

Alterações na flora intestinal normal parecem permitir a proliferação do organismo. O organismo é mais frequentemente adquirido nosocomialmente, no ambiente. Quando o pt colonizado é exposto a antibióticos de amplo espectro, há um rápido crescimento do organismo. Quase todos os antibióticos foram implicados na colite por *C. difficile*, incluindo clindamicina, penicilinas, cefalosporinas, quinolonas, eritromicina, tetraciclinas e sulfonamidas. A doença tem mais probabilidade de acompanhar cursos de rx em alta dose e prolongados, especialmente se forem usados múltiplos agentes.

O *C. difficile* causa colite pela produção de toxinas A e B no lúmen do cólon. A toxina A causa reação inflamatória e secreção de fluido. A toxina B é uma poderosa criotoxina em culturas de tecidos, mas não é enterotoxigênica em animais (Nejm 1994;330:257). Uma variedade de outros fatores de virulência pode ser importante em promover a colonização e a destruição de tecidos (J Antimicrob Chemother 1998;41

[suppl C]:13). De 5 a 25% das cepas não produzem nenhuma das toxinas e não causam diarreia.

Sintomas: Pts com doença branda geralmente se apresentam com início súbito de diarreia aquosa durante ou pouco depois de um curso de antibióticos. Entretanto, pode haver uma demora de muitas semanas entre o uso de antibióticos e a doença. Aqueles com doença mais severa podem ter diarreia intensa, dor abdominal substancial e febre.

Sinais: Na doença branda, pode haver leve dolorimento abdominal ou FOBT positiva. Na doença mais severa, pode haver febre, sinais de depleção de volume, delírio e distensão abdominal. Sinais peritoneais localizados são comuns na doença severa e geralmente melhoram com rx adequado. Um pequeno subgrupo apresenta-se com colite fulminante, com dilatação tóxica, peritonite difusa ou sinais de perfuração.

Curso: A recidiva é frequente, ocorrendo em 15-35% dos pts (cerca de 20%, em média), e a maioria dos pts tratados ambulatorialmente melhora em 2-3 dias com rx apropriado; 95% curam-se completamente depois de um curso de 10 dias (Nejm 1994;330:257). Entretanto, a doença tem-se tornado mais agressiva na última década, com um aumento dramático na mortalidade e complicações em pts hospitalizados (Cmaj 2004;171:468).

Complicações: Colite fulminante, com peritonite, septicemia Gram-negativa e perfuração.

Diff Dx : A doença por *C. difficile* precisa ser distinguida da diarreia simples causada por antibióticos. Em pts com sx leves, isto significa interromper o antibiótico e aguardar. Em pts com doença moderada, são feitos exames de fezes para *C. difficile*. Se os exames forem negativos e a suspeita for grande, podem ser aconselháveis exames endoscópicos. Em pts que adquirem diarreia no hospital, as causas prováveis são *C. difficile*, medicamentos ou alimentação enteral. A eficácia de detecção de outros patógenos na diarreia nosocomial é muito baixa, e culturas de fezes de rotina são, geralmente, perda de tempo.

Exames Laboratoriais: Os **imunoensaios para detecção de toxina A e B** nas fezes são os exames mais usados nos Estados Unidos. Têm sensibilidade de 90%, variando por marca de teste. São altamente específicos. Portanto, um resultado negativo em pt afetado não é raro na prática clínica. Pedir um segundo exame em dia diferente aumenta a probabilidade de detecção (Ann IM 1995;123:835). Testes comerciais podem não detectar variantes de toxina (Ann IM 2001;135:434) e 1-2% dos casos envolvem cepas que produzem apenas toxina B (Nejm 2002;346:334). A **cultura** é o exame mais sensível e especifico, sendo, geralmente, reservada para investigação de surtos epidêmicos, quando a identificação da cepa talvez seja importante . A **cultura de tecido para toxina B** é um exame incômodo, com apenas 90% de sensibilidade. A **PCR de fezes para toxina B** talvez tenha a melhor combinação de sensibilidade, especificidade e custo, mas não está amplamente disponível (Clin Gastroenterol Hepatol 2004;2:669). A **aglutinação de látex** detecta uma enzima metabólica do *C. difficile*, não a toxina (J Clin Microbiol 1991;29:2639). Além de detectar cepas não-patogênicas, ela possui outras reatividades cruzadas, o que torna sua especificidade inadequada. A leucocitose é comum.

Radiografia: Geralmente, a KUB tem resultado normal na doença leve, mas, à medida que a doença evolui, pode haver sinais radiográficos de colite, tais como imagem de impressão de polegar (irregularidade do contorno da mucosa do cólon do tamanho aproximado da impressão digital de um polegar) ou dilatação tóxica. A CT, frequentemente realizada em pts muito doentes antes da avaliação diagnóstica, pode mostrar espessamento da parede colônica devido à colite.

Endoscopia: Na doença branda, existe colite mínima ou não-visível. Quando a doença evolui, há um achado patognomônico de pseudomembranas à colonoscopia. Trata-se de placas amareladas, em relevo, com aparência de superposição, com tamanho que varia de poucos mm a mais e 1 cm de diâmetro. Na doença severa, elas podem coalescer, formando grandes segmentos. São facilmente removidas pelo endoscópio (dão o termo "pseudomembrana") (Am J Gastro 1997;92:739). A mucosa embaixo delas pode se mostrar quase normal ou edematosa, friável e eritematosa, dependendo da severidade da doença.

Em cerca de 10% dos pts, as pseudomembranas são restritas ao cólon proximal e podem não ser vistas na sigmoidoscopia (GE 1982;83:1259). Estes pts podem ser difíceis de dx porque podem ter menos diarreia, devido ao fato de o cólon esquerdo ter sido relativamente poupado.

Pts neutropênicos não têm pseudomembranas, porque não possuem células brancas suficientes para fabricá-las (BMJ 1995;310:1375).

Tratamento: Sempre que possível, os antibióticos devem ser interrompidos. As atuais diretrizes da ACG sugerem que, uma vez que muitos casos se resolvem espontaneamente, rx com antibióticos não devam ser feitos rotineiramente (Am J Gastro 1997;92:739). Esta diretriz é ignorada pela maioria, especialmente à luz do aumento da agressividade da doença. A maioria dos médicos somente pede exames diagnósticos em pts que estejam afetados de forma significativa e trata todos aqueles com resultados positivos. Pode ser necessária a reposição de fluidos e eletrólitos. Agentes antimotilidade devem ser evitados, uma vez que prolongam o contato da mucosa com a toxina e podem agravar a doença.

Em pts com doença leve a moderada, o medicamento preferencial é o **metronidazol** 250-500 mg po tid durante 7-10 d. Algumas cepas são resistentes ao metronidazol, mas isto é incomum. Em pts com doença severa, que, frequentemente, não podem tomar medicamentos orais, o remédio é dado na dosagem 500-750 mg iv q 6-8 d, dependendo do peso corporal e da severidade da doença. A **vancomicina** oral é muito **cara** e deve ser usada quando os pts não respondem ao metronidazol, não conseguem tolerá-lo, estão criticamente doentes ou têm contraindicação para o seu uso (p.ex., gravidez). A dosagem usual da vancomicina é 125 mg po qid por 7-10 d, mas doses até 500 mg po qid são usadas em pts com doença severa. Provavelmente, a vancomicina oral deve ser usada concomitantemente com metronidazol iv em pts que estão criticamente doentes. A vancomicina dada por via iv não funciona, porque existe excreção inadequada no cólon, onde reside o organismo. Alguns pts muito doentes para quem o metronidazol não funciona podem ter diarreia por *S. aureus* e podem responder à vancomicina oral (Am J Gastro 1997;92:739).

A colestiramina ou o colestipol ligam-se à toxina (e à vancomicina!), mas são terapias marginais comparativamente aos antibióticos. A bacitracina é menos eficaz do que a vancomicina (GE 1985;89:1038), e uma variedade de outros agentes tem sido usada (Aliment Pharmacol Ther 1997;11:1003).

Os pts com recidiva sintomática devem receber um segundo curso de rx com metronidazol, uma vez que a causa da recidiva raramente é decorrente de resistência ao medicamento e sim devido à germinação de esporos no cólon, por reinfecção nosocomial ou devido a um novo curso de antibióticos. Não existe uma abordagem bem definida para pts com recidivas múltiplas. Alguns especialistas usam um curso prolongado de vancomicina oral; outros usam vancomicina intermitentemente (125 mg po q 2-7 d por 1 ou 2 meses, com redução gradual de dosagem feita de forma não-científica). A esperança é de se eliminarem as formas vegetativas recém-desenvolvidas a partir dos esporos que escapam ao antibiótico. Outras formas de rx incluem preparados com lactobacilos (ineficazes segundo RCT [Mayo Clin Proc 2001;76:883]), *Saccharomyces boulardii* oral (Aliment Pharmacol Ther 1998;12:807; GE 1989;96:981), enemas fecais, fezes de doador por NGT (Clin Infect Dis 2003;36:580) e gamaglobulina iv (Gut 2002;51:456).

Pts com doença severa podem requerer **cirurgia** em razão de perfuração ou colite fulminante, com mortalidade de 25-67%. Uma série de análises retrospectivas sugere que os pts têm mais probabilidade de sobreviver se fizerem colectomia subtotal em vez de desvio simples ou colectomia em menor grau (Dis Colon Rectum 1998;41:1435; Postgrad Med J 1998;74:216).

Pts com diarreia devem ser isolados para **prevenir** a disseminação da doença.

Lavar as mãos é essencial, e a carga de esporos e formas vegetativas é reduzida por meio da limpeza minuciosa do ambiente e equipamentos. O rx de portadores assintomáticos com metronidazol ou vancomicina é ineficaz (Ann IM 1992;117:297).

6.2 Campilobacter

Gastroenterol Clin North Am 2001;30:709; Clin Lab Med 1999;19:489

Causa: A maioria das infecções humanas por campilobacter é causada por *Campylobacter jejunii*, mas outras espécies, incluindo *C. coli* e qualquer das outras 12 subespécies, podem causar doença humana. Os organismos são Gram-negativos e têm forma de bastonetes curvos ou em espiral.

Epidemiologia: O campilobacter é a causa bacteriana mais comum de diarreia depois do *C. difficile*. Existe um pico bimodal de incidência (bebês e jovens adultos), mas a infecção afeta todas as idades. Geralmente, as causas esporádicas estão relacionadas com carne de ave mal cozida ou contaminada e, menos frequentemente, com outras carnes, água não tratada ou leite cru. As epidemias estão relacionadas com leite cru ou água contaminada.

Fisiopatologia: A ingestão de até 500 organismos pode resultar em infecção. A bactéria coloniza o íleo distal e o cólon, quando ocorre invasão e a absorção intestinal é inibida, resultando em diarreia.

Sintomas: O período de incubação é de 1-5 d. Tipicamente, os pts se apresentam com cólicas, diarreia aquosa (frequentemente, misturada com sangue e muco) e febre. Pode haver dor de cabeça especialmente forte, o que é uma pista para a etiologia.

Curso: O curso típico é de mal-estar durante 4-5 d, com 1 a 2 semanas para resolução total. Daqueles que procuram atendimento médico, 20% apresentam sx por mais de uma semana (Am J Gastro 1993;88:1667). A taxa de recidiva é de 10-20%.

Complicações: Existem fortes evidências sorológicas e com base em culturas de que a infecção por campilobacter pode resultar em síndrome de Guillain-Barré (Clin Microbiol Rev 1998;11:555; Infect Dis Clin

North Am 1998;12:173). Pode ocorrer síndrome de artrite reativa em pts positivos para ALH-B27 (em 1-3 semanas), com resolução em seis meses (Arch IM 1983;143:215). Tem sido constatada pancreatite em 6% dos pts doentes o bastante para serem internados (Arch IM 1983;143:215).

Exames Laboratoriais: Como o organismo é inoportuno, uma única cultura pode não ser adequada (Am J Gastro 1993;88:1667). Um observador experiente pode conseguir detectar o organismo por método de Gram, usando carbol-fucsina como contracorante, já que sua forma é de um bastão curvo, o que lhe dá aparência de asa de gaivota. Não existe nenhum outro método rápido de sensibilidade e especificidade adequadas para uso comercial.

Endoscopia: Geralmente, a endoscopia não é indicada, mas, se feita, mostra características de colite não-específica com eritema, edema e perda do padrão vascular nos segmentos acometidos.

Tratamento: Tipicamente, obtém-se o resultado da cultura de fezes quando o pt já está melhorando, e o rx,, a esta altura não abrevia a doença. Pts que se recuperam mais lentamente, que têm sx continuados de disenteria ou que estão imunocomprometidos devem ser tratados com eritromicina 250 mg po qid por 5 d. Em um subgrupo de pts doentes, o rx com uma quinolona (p.ex., ciprofloxacino 500 mg po bid x 5 d) dada na apresentação, antes do resultado da cultura, pode abreviar a doença (item, 1.8). Entretanto, o aumento da resistência às quinolonas limita o valor desta abordagem. Na Europa e na Ásia, a resistência às quinolonas varia de 41-88%; na América do Norte, a taxa saltou para mais de 10% (GE 2000;118:S48). A azitromicina 500 mg diariamente é uma alternativa à eritromicina.

6.3 Salmonela

Dis Mo 1999;45:268; Am J Gastro 1993;88:1667; South Med J 1978;71:1540

Causa: Existem mais de 2.200 sorotipos de salmonela. As espécies que mais provavelmente causam gastrenterite nos Estados Unidos são *S. typhimurium*, *S. enteritidis*, *S. heidelberg*, e *S. newport*.

Epidemiologia: Cerca de 40 mil casos são notificados anualmente nos Estados Unidos, representando cerca de 1-5% do total real. A transmissão ocorre por água e alimentos contaminados, principalmente carne de aves, ovos, laticínios e carnes processadas. A transmissão vertical em ovos de galinha tem criado um reservatório imenso (Gut 1994;35:726). A transmissão orofecal é facilmente prevenida com a lavagem das mãos.

Fisiopatologia: A bactéria invade o epitélio intestinal e colônico, resultando, frequentemente, em bacteremia (5-10%). Pts com doença falciforme, HIV e imunosuppressão são mais propensos a bacteremia. É mais comum que os pts infectados desenvolvam gastroenterite, não sendo comum que desenvolvam infecções extraintestinais (osteomielite, pneumonia, arterite e meningite). Aqueles infectados com os agentes que causam tifoide ou paratifoide desenvolvem febre entérica (sem discussão detalhada aqui). Após uma infecção aguda, é comum os pts excretarem organismos por semanas a meses. Os pts são chamados de portadores crônicos se a excreção durar mais do que 1 ano. Isto ocorre em 1% dos pts infectados com salmonela não-tifoide.

Sintomas: Frequentemente, os pts apresentam-se com sx leves a moderados de cólicas abdominais e diarreia. Um pequeno subgrupo apresenta-se com doença mais severa, com febre alta e diarreia sanguinolenta. Os pts com doença severa são, provavelmente, os muito idosos, os muito jovens e os imunocomprometidos.

Sinais: Febre, dolorimento abdominal (algumas vezes, do lado direito, se houver grande acometimento ileal) e sangue nas fezes.

Curso: Geralmente, doença autolimitada de vários dias; excreção fecal prolongada, com 1% dos pts desenvolvendo estado de portador (> 1 ano de infecção).

Complicações: Infecções extraintestinais devido a bacteremia conforme listado em "Pathophys". Pode ocorrer artrite reativa.

Exames Laboratoriais: Exame de fezes com C&S.

Radiografia: A KUB, se feita, pode mostrar evidências de colite com dobras colônicas espessas e impressão de polegar. A CT pode mostrar evidências de espessamento da parede colônica.

Endoscopia: Se feita, mostra evidências não-específicas de colite. As biópsias mostram colite aguda sem a distorção da arquitetura críptica ou perda de depleção das glândulas mucosas vistas na IBD (Gut 1994;35:726).

Tratamento: O rx antibiótico, em geral, não abrevia o curso da doença em pts com sx leves a moderados. O rx com antibióticos deve ser reservado para pts com sx severos (tais como febre alta, diarreia sanguinolenta ou necessidade de internação), pts em extremos de idade ou pts que estão imunossuprimidos. As opções são Tm/S 160/800 mg po bid, ciprofloxacino 500 mg po bid ou norfloxacino 400 mg po bid por 5-7 d, dependendo da rapidez da resposta (Am J Gastro 1997;92:1962). Naquele pequeno número de pts que desenvolve o estado de portador crônico após enterocolite, recomenda-se rx com uma quinolona por 28 d, mas isto se faz mais por analogia a estudos com cepas tifoides do que por evidências diretas (GE 2000;118:S48).

6.4 *Shigella*

Gastroenterol Clin North Am 2001;30:709; Am J Gastro 1993;88:1667

Causa: Existem quatro espécies de organismos *Shigella*: *S. dysenteriae*, *S. flexneri*, *S. boydii* e *S. sonnei*.

Epidemiologia: Os únicos reservatórios para *Shigella* são os humanos e os macacos. Em nações industrializadas, esta é uma doença eminentemente pediátrica, por causa da transmissão pessoa a pessoa. No Ocidente, a maioria das infecções é por *S. sonnei*, que é menos agressiva. Por contraste, em nações em desenvolvimento, a transmissão pela água e alimentos contaminados é comum, e a doença é frequentemente causada pelas espécies mais agressivas *S. flexneri* ou *S. dysenteriae*.

Fisiopatologia: São necessárias pequenas doses infecciosas, e, em geral, elas resistem ao ácido estomacal. A doença clínica geralmente começa dentro de 12 h, quando se inicia a invasão do intestino delgado. Durante os poucos dias seguintes, o cólon é invadido, e o pt desenvolve dor no baixo abdômen e, em alguns casos, diarreia sanguinolenta.

Sintomas: O sx mais comum é a diarreia volumosa (sanguinolenta em cerca da metade dos pts, a clássica disenteria). A maioria dos pts desenvolve cólicas abdominais, que podem ser severas. Febre e vômitos são comuns.

Sinais: Dolorimento abdominal, febre e sangue nas fezes.

Curso: Se não for tratada, a doença dura, geralmente, uma semana, com uma variação de 1-30 d.

Relapsos crônicos de sx são raros.

Complicações: Foram descritos obstrução intestinal, megacólon tóxico, perfuração, pneumonia e HUS. Após a doença, constata-se síndrome de Reiter (artrite, dor na costas, uretrite e conjuntivite) em 1-2% dos casos, mais frequentemente em pts positivos para ALH-B27.

Exames Laboratoriais: Exame de fezes com C&S.

Endoscopia: Se feita, os achados colonoscópicos são de colite não-específica.

Tratamento: O rx com antibióticos abrevia o curso da doença e previne mais transmissões de pessoa a pessoa. Os pts com doença adquirida nos Estados Unidos devem ser tratados com Tm/S I DS comp po bid x 5 d. Pts cuja doença é adquirida em viagens ao exterior devem ser tratados com uma quinolona, como o ciprofloxacino 500 mg po bid, e as sensibilidades devem ser confirmadas (Am J Gastro 1997;92:1962). Agentes antimotilidade devem ser evitados nos muito doentes, porque podem agravar a doença (Jama 1973;226:1525).

6.5 E. Coli O157:H7

Annu Rev Med 1999;50:355; Lancet 1998;352:1207; Ann IM 1995;123:698

Causa: A *Escherichia coli* O157:H7, organismo assim chamado porque expressa os antígenos somático 157 (O) e flagelar 7. Outras *E. coli* produtoras da toxina Shiga causam doença diarreica, mas seu papel não é bem definido (GE 1993;105:1724).

Epidemiologia: Incidência de 8/100.000/ano na Grã-Bretanha e na América do Norte, muito maior na América do Sul. Picos no verão. O gado saudável é o principal reservatório, mas o organismo é encontrado em muitos outros animais, especialmente nos ruminantes. A doença é mais frequentemente transmitida por alimento e água, mas a transmissão de pessoa a pessoa pode ser importante em alguns ambientes, como em creches infantis. A carne se torna contaminada no abate, especialmente se é moída no processamento. Carne moída mal passada é uma causa frequente. Surtos epidêmicos têm sido relacionados a produtos frescos ou beber ou nadar em água não tratada com cloro. Os alimentos causadores variam de sidra recém-extraída de maçãs (Jama 1993;269:2217) a carne seca de boi (Jama 1997;277:1229). Enfatiza-se a necessidade de envolvimento das autoridades de saúde pública na investigação dos casos. A dose infecciosa é muito pequena (50 organismos). A excreção de organismos pelas fezes pode durar por semanas após a recuperação.

Fisiopatologia: A agressividade deste organismo se deve à sua produção de toxinas Shiga, a um plasmídio virulento e a outros fatores ainda não caracterizados. O organismo adere à borda em escova do cólon, e os fatores de virulência causam dano celular, levando a diarreia sanguinolenta. A HUS é causada por aderência de toxinas Shiga às células endoteliais renais. Isto, provavelmente, deflagra a deposição de plaquetas e fibrina nos vasos renais, causando hemólise das células vermelhas e insuficiência renal secundária a oclusão microvascular.

Sintomas: A doença pode se apresentar como de transmissão assintomática, diarreia sem sangue, diarreia sanguinolenta ou HUS levando à morte. O período de incubação é de 1-7 d. A doença geralmente começa como diarreia aquosa, que fica sanguinolenta em 70% dos pts. Vômitos são comuns (60%), mas a febre é de baixa temperatura e ocorre em apenas 30% dos pts.

Sinais: O dolorimento abdominal pode ser pronunciado. É incomum ocorrer febre alta. Anormalidades neurológicas podem-se desenvolver em pts com HUS.

Curso: A maioria dos pts se recupera em 7 d. Entretanto, 3-7% dos pts desenvolvem HUS.

Destes, 9% morrem, 3% apresentam insuficiência renal crônica ou outras grandes sequelas, como derrame ou convulsões, e 25% têm sequelas renais leves (Jama 2003;290:1360).

Complicações: HUS, que é mais comum nos muito idosos, nos muito jovens (com menos de 5 anos) e, possivelmente, naqueles que tomam agentes antimotilidade ou antibióticos.

Exames Laboratoriais: Exame de fezes com C&S. O organismo é identificado presumidamente, porque não fermenta o sorbitol. Colônias negativas para sorbitol são, então, testadas para detecção do antígeno O157. A leucocitose é comum.

endoscopia: A endoscopia (que é geralmente desnecessária) revela uma mucosa com aparência hiperêmica e congestionada, com edema e ulceração superficial difusa frequentemente vista no cólon direito. Não existe nenhum aspecto na biópsia que seja diagnóstico. Pode haver características de colite isquêmica e colite pseudomembranosa, vistas na bx (Ann IM 1995;123:698).

Tratamento: O rx é feito com medidas de suporte. Parece prudente monitorar o desenvolvimento de HUS, especialmente nos muito idosos e nos muito jovens. A loperamida deve ser evitada, porque pode predispor a HUS (J Pediatr 1990;116:589). Não se sabe se antibióticos são prejudiciais. Um pequeno estudo prospectivo de coorte com crianças demonstrou um aumento da incidência de HUS naquelas crianças que tomaram antibióticos (Nejm 2000;342:1930), mas a meta-análise de nove estudos não mostrou nenhum efeito (Jama 2002;288:996). Agentes queladores da toxina Shiga são uma nova abordagem, mas um RCT de um destes agentes não comprovou nenhum benefício (Jama 2003;290:1337). A HUS requer diálise em 50% dos casos. É essencial que o médico notifique imediatamente as autoridades de saúde pública dos casos confirmados ou suspeitas de surto. A investigação imediata pode levar à prevenção de casos adicionais por meio da rápida identificação da fonte.

6.6 Cólera e Outras Doenças Vibriônicas

Lancet 2004;363:223; Am J Med 1998;104:386; Lancet 1997;349:1825

Causa: *Vibrio cholerae*, bastonete curvo Gram-negativo. As cepas O1 e a recém-surgida O139 causam doença epidêmica, e outras cepas causam diarreia esporádica. O *Vibrio parahemolyticus* causa doença diarreica.

Epidemiologia: O cólera é endêmico na Ásia e na África. Foi reintroduzido em forma epidêmica na América Latina na década de 1990. Uma cepa recém-surgida (O139) tem causado epidemias na Índia, em Bangladesh e no sudeste da Ásia. Em países industrializados, é, geralmente, a doença dos viajantes que retornam. As epidemias surgem quando cepas epidêmicas são introduzidas em populações não-imunes. A transmissão ocorre por água, alimentos e de pessoa a pessoa. O *Vibrio parahemolyticus*, transmitido pela ingestão de frutos-do-mar mal cozidos, é comum no Japão e tem sido constatado em áreas costeiras dos Estados Unidos.

Fisiopatologia: O cólera é o protótipo da diarreia secretória enterotóxica. O organismo se liga às células epiteliais do intestino delgado e secreta a toxina do cólera. A toxina induz a produção de adenilato ciclase, aumentos da cAMP intracelular, que, por sua vez, aumenta a secreção de cloreto e diminui a absorção de Na. Isto causa a grande perda de volume que caracteriza a doença.

Sintomas: Diarreia intensa, de até um litro por hora.

Sinais: Depleção de volume, estupor.

Curso: Geralmente, resolve-se em 6 d se for evitado colapso vascular.

Exames Laboratoriais: Cultura de fezes. Geralmente, faz-se um dx clínico em quadro epidêmico.

Tratamento: A questão principal do rx do cólera é a reidratação. Esta é feita oralmente com o esquema recomendado de hidratação da Organização Mundial De Saúde (NaCl, KCl, bicarbonato de sódio, e glicose) e intravenosamente em casos severos. Tetraciclina, doxiciclina e quinolonas abreviam o curso da doença. As vacinas orais são promissoras, mas podem ser caras demais para a maioria daqueles em risco (Lancet 2004;363:223).

6.7 Yersinia Enterocolitica

Clin Microbiol Rev 1997;10:257

Este patógeno é uma causa incomum de doença na América do Norte. Ele causa enterocolite aguda, pseudoapendicite ou ileíte terminal sugestiva de doença de Crohn. A doença pode ser complicada por septicemia com infecção metastática e uma variedade de outras sequelas clínicas. O dx é feito com C&S, embora a sorologia também possa ser de utilidade. Existe uma ampla variedade de antibióticos eficazes.

6.8 *E. Coli* Enterotoxigênica, Enteropatogênica e Enteroinvasiva

É muito difícil distinguir no laboratório clínico cepas de *E. coli* que causam diarreia de outras cepas não-patogênicas de *E. coli*. A agressividade dessas cepas é causada por genes codificados em plasmídios. Apenas o tipo O157:H7, discutido na Seção 6.5, é identificado especificamente na prática clínica comum. A cepa enteropatogênica é basicamente uma doença infantil, podendo ter duração prolongada. O tipo enterotoxigênico produz diarreia com enterotoxina e é a principal causa de "diarreia do viajante". O rx antibiótico com Tm/S ou quinolonas abrevia a doença (item 1.8). O tipo enteroinvasivo causa doença por invasão dos tecidos (Dis Mo 1999;45:268; Am J Gastro 1997;92:1962).

6.9 Plesiomonas

Este bacilo Gram-negativo facultativamente anaeróbico causa mal-estar com diarreia, febre e sangue nas fezes. Parece ser uma infecção invasiva após a ingestão de mariscos mal cozidos ou depois de uma viagem. Os antibióticos (Tm/S ou tetraciclina) podem melhorar o mal-estar (Ann IM 1986;105:690).

6.10 Aeromonas

Aeromonas, bacilo Gram-negativo facultativamente anaeróbico, é encontrado em águas doces e salobras nos Estados Unidos e é causa de diarreia no mundo todo. Os sx podem ser crônicos em adultos e agudos e severos em crianças. Provavelmente, a diarreia é causada por uma enterotoxina. Vários antibióticos parecem eficazes (Gastroenterol Clin North Am 2001;30:709)

6.11 Giardíase

Clin Infect Dis 1997;25:545

Causa: *Giardia lamblia*, protozoário flagelado.

Epidemiologia: A infecção resulta da ingestão de cistos, que podem permanecer viáveis por meses em água fria. A maioria das infecções deve a água contaminada ou, menos comumente, transmissão orofecal. Embora os cistos sejam frequentemente resistentes ao cloro presente na água potável, eles podem ser removidos eficazmente por filtração.

Pessoas que acampam correm risco de adoecer devido à contaminação da água por animais ("febre do castor"). A giárdia pode ser endêmica em áreas em que o tratamento da água é inadequado, embora a maioria dos residentes dessas regiões continuem assintomáticos.

Fisiopatologia: Depois que os cistos são ingeridos e passam para o duodeno, eles se transformam em trofozoítos, que são a forma vegetativa. Alguns trofozoítos encistam no íleo e são excretados nas fezes. Não ocorre invasão de tecidos e nenhuma toxina foi identificada. O mecanismo da diarreia não é claro, mas pode estar relacionado com a destruição da borda em escova. Uma vez que alguns pts com hipogamaglobulinemia ou deficiência de IgA têm doença mais severa, uma resposta mediada por anticorpos do hospedeiro parece importante. É comum ocorrer má absorção. A intolerância a lactose é encontrada em 20-40% dos pts e pode durar semanas, mesmo depois que a infecção tenha desaparecido.

Sintomas: O período de incubação costuma ser de 1-2 semanas. A maioria das infecções permanece assintomática. Pts agudamente sintomáticos apresentam-se com cólicas, dor da metade do abdômen para cima, distensão, flatulência e fezes soltas e malcheirosas. Perda de peso e anorexia são comuns. Constata-se febre, algumas vezes, no início da doença. Não há sangue nas fezes. À medida que a infecção se torna mais crônica, mal-estar e dor epigástrica podem predominar, e a diarreia diminui.

Sinais: Distensão e sons intestinais muito ativos.

Curso: Se não for tratada, a infecção dura de semana a meses, embora costume desaparecer espontaneamente em hospedeiros saudáveis. Em recidivas múltiplas, considera-se a hipótese de infecção recorrente (deve-se mandar testar a água dos reservatórios), hipogamaglobulinemia, HIV ou outros estados de imunodeficiência.

Exames Laboratoriais: O exame preferencial é o de fezes para detectar antígenos de giárdia, sendo altamente sensível e específico. Exames de fezes para O&P são insensíveis, mesmo com muitas amostras. Exames sorológicos são de pouca utilidade, porque não distinguem infecção remota de ativa. O teste do cordão, em que o pt engole uma cápsula presa a um fio, que é examinado para detecção de trofozoítos, é incômodo. Antibióticos empíricos parecem ser uma alternativa sensata.

Tratamento: Metronidazol 250 mg po tid por 5-7 d é o rx mais comumente usado nos Estados Unidos. Tinidazol 2 g po em dose única é igualmente eficaz e foi liberado recentemente nos Estados Unidos (Clin Microbiol Rev 2001;14:114). Furazolidona (100 mg po qid x 7-10 d), albendazol e paromomicina são alternativas. A quinacrina não está mais disponível nos Estados Unidos, por causa de sua toxicidade. Devido à frequência de deficiência de lactase, os pts devem minimizar a ingestão de lactose e ser avisados de que a deficiência de lactase pode durar semanas e causar um aparente relapso, quando os pts tentam reintroduzir laticínios.

6.12 Amebíase

Lancet 2003;361:1025; Clin Infect Dis 1999;29:1117

Causa: *Entamoeba histolytica*, parasita protozoário. Existem varias espécies não-patogênicas, como a *E. dispar*, que é 10 vezes mais frequente, mas morfologicamente idêntica à *E. histolytica*. Existem espécies de patogenicidade ocasional ou incerta, como a *Entamoeba coli* (Lancet 1991;338:254) e a *Dientamoeba fragilis* (Dig Dis Sci 1996;41:1811).

Epidemiologia: A infecção é endêmica em muitas nações em desenvolvimento e incomum em nações com sistemas de saneamento bem desenvolvidos.

A cada ano, ocorrem 40-50 milhões de casos. Nos Estados Unidos, é, em grande parte, uma doença de viajantes que retornam e imigrantes. Existe probabilidade 7-12 vezes de ocorrer abscesso hepático em homens. A transmissão é orofecal, por meio de alimentos e água contaminados.

Fisiopatologia: O parasita é ingerido na forma de cisto, que produz oito trofozoítos, os quais se ligam às glicoproteínas-mucinas intestinais e invadem as células do hospedeiro. Após a invasão do cólon, locais distantes de infecção podem se desenvolver. O mais comum é o abscesso hepático.

Sintomas: Alguns pts permanecem portadores inteiramente assintomáticos, especialmente em áreas endêmicas. Pts com colite amebiana apresentam-se com início gradual de dor abdominal, febre e diarreia, que se torna sanguinolenta. O início gradual é um dos principal marcadores, e é comum a perda de peso. A febre é infrequente na colite sozinha. O abscesso amebiano se apresenta como dor e febre, algumas vezes com massa no RUQ.

Sinais: Na colite, é comum haver sangue nas fezes (70%). Pode-se detectar, em pts que a desenvolvem, uma massa segmentar localizada de tecido granuloso chamada de ameboma (Gastroenterol Clin North Am 1996;25:471).

Curso: Geralmente, o curso tem uma boa resposta ao rx, mas gravidez, malignidade, uso de esteroides, desnutrição e infecção neonatal têm maior probabilidade de resultar em um quadro fulminante (Clin Infect Dis 1995;20:1453).

Complicações: Doença extraintestinal com abscesso no fígado, baço ou cérebro, empiema ou pericardite; abscessos podem-se romper; ocorre colite fulminante em < 0,5% e pode haver necessidade de cirurgia, com mortalidade de 50%.

Diff Dx: O diff dx para abscesso hepático amebiano é abscesso hepático piogênico, equinococos e HCC.

Exames Laboratoriais: O exame de fezes para detectar antígeno específico de *E. histolytica* (Gut 1994;335: 1018) é o exame preferencial, porque tem sensibilidade de 87% e especificidade de 90%. Exames de fezes para O&P falham em detectar mais da metade das infecções (a menos que sejam obtidas muitas amostras) e não distinguem espécies patogênicas de não-patogênicas. A sorologia é um adjuvante útil (75-90% de sensibilidade), mas não distingue infecção recente de remota e pode ter resultado negativo no curso inicial da doença. No abscesso hepático, a alk phos se mostra elevada em 80% dos pts.

Radiografia: CT ou ultrassom são eficazes para o dx de abscesso.

Endoscopia: A colonoscopia deve ser feita se houver dúvida quanto à causa da colite e é superior à sigmoidoscopia. A mucosa tem aparência semelhante à encontrada na IBD, com granularidade, friabilidade e ulcerações. As úlceras podem apresentar bordas muito bem definidas e são chamadas de "úlceras em botão de camisa". Examinam-se raspagens das bases das úlceras em busca de trofozoítos, e a bx é feita por método convencional ou imunoquímico (Gastroenterol Clin North Am 1996;25:471).

Tratamento: Ambos, trofozoítos e cistos, devem ser destruídos para acabar com a infecção intestinal. O metronidazol 750 mg po tid x10 d mata trofozoítos. O tinidazol 2 g po x 3 d é igualmente eficaz e já está disponível nos Estados Unidos. Os cistos são tratados com um curso de furoato de diloxanida 500 mg po tid x 10 d ou iodoquinol 650 mg po tid x 20 d. Portadores assintomáticos de cistos podem ser tratados sem o curso de metronidazol. Para colite fulminante, usa-se metronidazol iv. Existe outro rx para pts grávidas e para circunstâncias especiais (GE 2000;118:S48). Para abscesso hepático, o rx inicial é feito com metronidazol/diloxanida. A drenagem percutânea ou cirurgia não são necessárias na maioria dos casos.

6.13 Criptosporidiose

Nejm 2002;346:1723; Adv Parasitol 1998;40:37

Causa: *Cryptosporidium pavum*, parasita protozoário muito comum.

Epidemiologia: Esta é uma infecção comum, com taxas de prevalência de menos de 2% em países industrializados e de até 30% em nações em desenvolvimento (Epidemiol Rev 1996;18:118). É altamente infecciosa.

As infecções humanas se originam de animais (especialmente, gado), mais frequentemente via abastecimento de água. Grandes surtos em cidades com bom tratamento de água apontam para a dificuldade de controlar este agente (Ann IM 1996;124:459). Cerca de 4% dos pts com infecção por HIV nos Estados Unidos desenvolvem criptosporidiose. Outros riscos são desnutrição e convivência coletiva.

Fisiopatologia: O mecanismo pelo qual o criptosporídio causa diarreia aquosa profusa não foi determinado. Não se identificou nenhuma toxina, e é raro ocorrer destruição intestinal de fato.

Sintomas: Depois de um período de incubação de cerca de 6 d, hospedeiros saudáveis desenvolvem uma infecção autolimitada marcada por diarreia aquosa, anorexia, dor abdominal e, algumas vezes, febre ou tosse. Alguns pts infectados por HIV apresentam doença transitória, mas têm mais probabilidade de ter doença crônica. Uma minoria de pts imunossuprimidos apresenta-se com doença fulminante, parecida com o cólera em sua intensidade.

Sinais: Depleção de volume; sons intestinais ativos; algumas vezes, febre.

Curso: Trata-se de uma doença autolimitada que dura dias a semanas em hospedeiros saudáveis. É uma doença crônica em pts com HIV e indica sobrevivência curta (Q J Med 1992;85:813).

Complicações: Infecção respiratória é comum e pode causar tosse severa e dispneia. Pode ser letal em pts com HIV. Nestes, a infecção biliar pode causar um quadro semelhante ao da colangite esclerosante, que melhora com esfincterotomia.

Exames Laboratoriais: O método ácido-rápido modificado de Ziehl-Neelsen é o exame preferencial. Testes de anticorpos fluorescentes estão, hoje em dia, à venda comercialmente e parecem mais sensíveis do que as técnicas com corantes (Clin Lab Med 1995;15:307).

Tratamento: O rx suportivo é o mais importante, já que não existe rx antimicrobiano altamente eficaz. Hospedeiros saudáveis combatem totalmente a infecção. Hospedeiros que parecem saudáveis, mas não melhoram, devem ser testados para HIV. Este pts aparentemente saudáveis com doença de curso longo e pts com infecção por HIV devem ser tratados com paromomicina 500 mg po qid × 2 semanas (GE 2000;118:S48), mas o rx tem eficácia variável (Postgrad Med J 1997;73:713). Para pts com HIV, os antivirais são uma das bases do rx. A loperamida ou outros agentes antimotilidade devem ser usados, e o octreotídeo pode ser usado como rx sintomático com algum benefício.

6.14 *Ciclosporose*

Infect Dis Clin North Am 1998;12:1

Causa: *Cyclospora cayetanensis*, protozoário coccidiano aparentado do *Cryptosporidium* e *Isospora*.

Epidemiologia: O organismo é encontrado no mundo inteiro. A doença é adquirida pela ingestão de oocistos, em consequência da contaminação fecal de água ou alimentos. O surto mais notável nos Estados Unidos foi relacionado com framboesas guatemaltecas (Ann IM 1999;130:210). Tanto o surto (Ann IM 1995;123:409) quanto os casos esporádicos foram causados por água não tratada. Viajantes que voltam de áreas endêmicas têm risco maior.

Fisiopatologia: Após a ingestão, o organismo torna-se um parasita intracelular do epitélio do intestino delgado. Além destas observações preliminares, sabe-se pouco.

Sintomas: Tipicamente, os pts apresentam-se com diarreia aquosa, sem sangue, que ocorre em ciclos. Fadiga, anorexia, perda de peso e inchaço são comuns. Sintomas semelhantes aos da gripe podem preceder a diarreia em uma semana.

Sinais: A perda de peso pode ser demonstrada, mas os achados físicos são inespecíficos.

Curso: Em indivíduos imunocompetentes, a infecção pode durar semanas, com a diarreia tornando-se menos pronunciada e a fadiga e anorexia persistindo. Em pts infectados por HIV, a doença pode ser mais prolongada e tem mais probabilidade de relapso.

Exames Laboratoriais: O método ácido-rápido de Ziehl-Neelsen modificado é o método de detecção mais usado. A detecção é melhor com métodos de concentração, e estão surgindo novas técnicas de detecção (Arch Pathol Lab Med 1997;121:792).

Endoscopia: A bx, se realizada, pode mostrar atrofia vilosa e hiperplasia críptica (Ann IM 1993;119:377).

Tratamento: Um experimento controlado por placebo mostrou que Tm/S 1 DS comp po bid × 7 d é altamente eficaz (Lancet 1995;345:691). Doses repetidas tiw podem ser necessárias para prevenir recidiva em pts com AIDS (GE 2000;118:S48).

6.15 *Isospora Belli* e Microsporídios

O organismo *Isospora belli* foi descrito como causa de diarreia em soldados na Primeira Guerra Mundial (daí o nome). Hoje em dia, este protozoário é quase exclusivamente identificado em pts com Aids (Nejm 1986;315:87). Água ou alimentos contendo oocistos são, presumidamente, o modo de transmissão. O organismo pode ser encontrado em células epiteliais do intestino delgado e causa atrofia vilosa e hiperplasia críptica. Os sx são diarreia aquosa com dor espástica e esteatorreia. O diagnóstico é feito por detecção microscópica de oocistos usando corante de carbol-fucsina. Geralmente, ele responde a Tm/S 160/800 po qid × 10 d, e têm sido descritos regimes para prevenir recidiva (GE 2000;118:S48).

Os **microsporídios** podem causar infecção em hospedeiros saudáveis, mas são, principalmente, patógenos de pts com AIDS. Existem muitas espécies capazes de causar doença diarreica. São pequenos e difíceis de detectar nas fezes e amostras de tecido. Um corante tricrômico modificado é usado nas amostras de fezes. O albendazol é eficaz no rx de algumas espécies (Parasitology 1998;117:S143).

6.16 *Blastocystis Hominis*

Este protozoário produz doença com diarreia e dor abdominal. Em muitos pts com este parasita, é encontrado um segundo agente infeccioso. Sua presença indica que o pt foi exposto a alimento ou água contaminados. Ele é não-invasivo e, na maioria dos casos, não é preciso rx. Aqueles com sx persistentes em quem não se identificou nenhuma etiologia alternativa podem ser tratados com metronidazol 750 mg po tid x 10 d (J Clin Gastro 1990;12:525).

6.17 *Dientamoeba Fragilis*

Este protozoário produz doença com diarreia e dor abdominal. É associado com a infecção por oxiúros. O rx consiste em di-iodo-hidroxiquina em adultos e metronidazol em crianças (Dig Dis Sci 1996;41:1811).

6.18 Gastrenterite Viral

Gastroenterol Clin North Am 2001;30:779; Jama 1993;269:627; Nejm 1991;325:252 Vírus são causas frequentes de diarreia. Entretanto, o rx para todas as doenças mencionadas a seguir é feito com medidas de suporte e raramente é preciso dx específico, exceto na investigação de epidemias. O **rotavírus** é uma causa frequente de diarreia desidratante que dura 5-7 d em crianças pequenas. Geralmente, a doença não é severa depois dos 3 anos de idade, e a infecção costuma ser assintomática. Ocorre mais frequentemente no inverno, em climas temperados, e é facilmente diagnosticada, se desejado, por meio de exames de fezes para antígenos. Os **vírus tipo Norwalk (calicivírus)** causam surtos de diarreia, febre, vômitos e mialgia em crianças e adultos. As infecção ocorrem frequentemente em ambientes como navios de cruzeiro, acampamentos e asilos. Os surtos são causados por água, mariscos ou outros alimentos contaminados. A doença dura 1 ou 2 dias. Os exames de PCR disponíveis em laboratórios de pesquisa têm ajudado na compreensão destes vírus como causas de epidemia. **Os adenovírus entéricos** causam doenças diarreicas prolongadas em bebês e crianças pequenas. Os **astrovírus** são causas não muito bem carcaterizadas de diarreia.

6.19 Diarreia no HIV

GE 1996;111:1724

Causa: Foram identificadas muitas causas de diarreia em pacientes com HIV. Entre elas, incluem-se patógenos que causam doença em hospedeiros saudáveis, como campilobacter, salmonela, *Shigella*, *C. difficile*, giárdia e *Entamoeba histolytica*. Infecções oportunistas como CMV, criptosporidiose, ciclosporose, microsporidiose, isosporidiose e *Mycobacterium avium* complexo causam diarreia prolongada em pts infectados por HIV. Múltiplos patógenos são vistos em até 29% dos pts (Gut 1996;39:824).

Diff Dx: O diferencial tem de incluir as causas de diarreia vistas em pts que não estão infectados por HIV (item, 1.9). A diarreia secundária a medicamentos é comum em pts com HIV.

Exames Laboratoriais: As fezes devem ser mandadas para exame para O&P × 3, cultura para patógenos bacterianos, antígeno para *C. difficile*, antígeno para giárdia, microsporídios (tricrômico modificado), *Isospora* (carbol-fucsina) e testes para criptosporídios (ácido-rápido ou antígenos). Recomendam-se pelo menos três amostras de fezes, mas o número ótimo é desconhecido (GE 1996;111:1724).

Endoscopia: A colonoscopia vai demonstrar uma causa (geralmente, CMV ou criptosporídios, mas também adenovírus ou espiroquetas) em 30% dos pts com exames de fezes negativos e baixa contagem de CD4. A maioria destes achados estava dentro do alcance de um sigmoidoscópio em um estudo seriado (Gut 1996;39:824), mas a eficácia da colonoscopia vs sigmoidoscopia foi de 39% vs 22% em um outro estudo maior (Gastrointest Endosc 1998;48:354). A EGD é indicada e pode demonstrar a causa (criptosporídios, *giárdia*, *Mycobacterium avium*, CMV ou microsporídios) em até 44% dos pts com exames de fezes negativos e contagem de CD4 < 200/ml (Gut 1996;39:824). Alguns autores sugerem que a colonoscopia com biópsias do íleo terminal é tão eficaz quanto a sigmoidoscopia acompanhada de EGD, e sugerem que a EGD não acrescenta nada. Entretanto, esses autores tiveram uma taxa muito baixa de detecção de microsporídios em suas bx com EGD (Am J Gastro 1999;94:596). Na análise de estratégias com relação aos pts, a colonoscopia com EGD teve a eficácia diagnóstica mais alta, e qualquer outra abordagem corre o risco de falhar na detecção de diagnósticos tratáveis.

Tratamento: As causas específicas são tratadas conforme descrito anteriormente neste capítulo, para cada patógeno específico. Não há nenhum rx consistentemente eficaz para criptosporídios (Postgrad Med J 1997;73:713) ou microsporídios, mas um rx com antirretrovirais potentes restaura a imunidade e elimina os patógenos (Lancet 1998;351:256). O CMV é tratado com ganciclovir ou foscarnet (item, 2.19).

6.20 Helmintos Intestinais

Geralmente, pts com estas infecções não se apresentam com diarreia, e sim com dor abdominal não-específica e eosinofilia. Importantes cestódios (tênias) incluem *Diphyllobothrium latum*, *Taenia*, *Hymenolepis* e *Dipylidium caninum* (Gastroenterologist 1993;1:265). Nematódios comuns incluem (1) *Ascaris lumbricoides*, (2) *Trichuris trichiura* (3) *Necator americanus* e *Ancylostoma duodenale* (Nejm 2004;351:799), (4) *Enterobius vermicularis* (oxiúro), (5) anisakiasis (o parasita do sushi) (Am J Gastro 1986;81:1185) e (6) trichinose (Gastroenterologist 1994;2:39). Os ascarídeos são de interesse especial para os gastroenterologistas porque podem migrar para os ductos biliares e pancreáticos, causando colangite e atuando como nidação para cálculos. Uma vez feito o dx (geralmente, por exames para O&P), procede-se a um rx eficaz (GE 2000;118:S48).

6.21 Supercrescimento Bacteriano

Curr Treat Options Gastroenterol 2004;7:19; Clin Perspect Gastro 2000;3:225

Causa: Colonização do intestino delgado com uma alta concentração de bactérias.

Epidemiologia: Os idosos estão mais propensos ao supercrescimento bacteriano, na ausência de outros riscos identificáveis (Am J Gastro 1997;92:47).

Fisiopatologia: Normalmente, o intestino delgado contém baixas concentrações de bactérias (< 10^4 ufc /ml), que desempenham varias funções úteis, incluindo a produção de vitamina K e a quebra de açúcares não absorvidos em ácidos graxos absorvíveis no cólon.

Várias condições podem levar ao supercrescimento bacteriano, incluindo perda de acidez gástrica (especialmente iatrogênica devido a rx com PPI), motilidade deficiente (p.ex., escleroderma, neuropatia diabética) e anormalidades anatômicas (divertículos, alças cegas, fístulas, estreitamentos). Geralmente, os pts são colonizados por gêneros múltiplos de bactérias orais ou colônicas, e não por espécies únicas (Am J Gastro 1999;94:1327). As bactérias desconjugam os ácidos biliares no intestino delgado, impedindo a formação de micelas (misturas de sais biliares conjugados e lípides dietárias), reduzindo, assim, a absorção da gordura dietética. Os sais biliares desconjugados também são tóxicos aos enterócitos, resultando em má absorção de carboidratos e proteínas. As bactérias degradam as proteínas, a absorção de vitaminas é reduzida e os níveis de B_{12} podem cair devido ao consumo de B_{12} por bactérias e por ligação de metabólitos bacterianos de B_{12} aos receptores de absorção de vitamina B_{12} no íleo.

Sintomas: Diarreia crônica associada com distensão e cólica abdominal são os sx típicos. Pts frequentemente notam borborigmos e flatos malcheirosos.

A perda de peso é comum. Nos idosos, os sx podem ser inespecíficos (anorexia, náusea) (Am J Gastro 1997;92:47).

Sinais: Não existe nenhum achado específico ao exame, embora os pts possam ter achados de doenças (como escleroderma) que predispõem ao supercrescimento bacteriano.

Curso: Como as condições predisponentes são geralmente crônicas, relapsos múltiplos são comuns.

Complicações: Os pts podem desenvolver complicações de desnutrição ou síndromes de deficiência de vitaminas específicas (cegueira noturna com deficiência de vitamina A, neuropatia e anemia com deficiência de B_{12}).

Diff Dx: O diferencial amplo é o da diarreia crônica (item, 1.9).

Exames Laboratoriais: Em pts com condição predisponente e um bom histórico clínico, recomenda-se rx empírico em vez de diagnóstico laboratorial. O padrão-ouro para o diagnóstico laboratorial é a cultura de aspirado do intestino delgado. Isto é raramente feito fora do ambiente de pesquisa, por causa da dificuldades com culturas anaeróbicas, da dificuldade de obter a amostra e da dificuldade em detectar supercrescimento distal. O teste do hálito ^{13}C-xilose é o método preferencial de diagnóstico laboratorial. As bactérias metabolizam a xilose marcada (que os seres humanos saudáveis geralmente absorvem intacta), e o CO_2 marcado com ^{13}C é detectado no hálito. O teste tem sensibilidade e especificidade > 90%, mas é caro. Testes de hálito de hidrogênio carecem de sensibilidade e especificidade (Am J Gastro 1996;91:1795).

Radiografia: O SBFT pode mostrar evidências de condições predisponentes, tais como divertículos no intestino delgado, estreitamentos ou doença de Crohn.

Tratamento: Se possível, a condição predisponente subjacente deve ser tratada. Geralmente, isto não é possível. Existem muito poucos dados sobre opções de antibiótico ou duração de rx. Os antibióticos são tipicamente ministrados em 7-10 cursos. Em pts com recidivas frequentes, os cursos de antibiótico são de 1 semana e 1 mês usando um esquema rotativo. Norfloxacino (800 mg diariamente em doses divididas) e amoxicilina-clavulanato (500/125 um comp po tid) mostraram-se eficazes em um pequeno estudo aleatório cruzado (GE 1999;117:794). Com base na experiência clínica, e não em estudos, outras opções comuns são tetraciclina 250 mg po qid, doxiciclina 100 mg po bid, cefalexina 250 mg po qid ou ciprofloxacino 500 mg po bid. Algumas vezes, o metronidazol é usado como único agente, mas é mais frequentemente combinado com um agente ativo contra aeróbios.

6.22 Envenenamento Alimentar

Postgrad Med 1998;103:125; Feldman M, Scharschmidt B, Sleisenger M, eds. Sleisenger & Fordtran's grastrintestinal and liver disease. 6th ed. Philadelphia: WB Saunders, 1998:1624-1627. Doenças causadas por ingestão de alimentos podem ser infecciosas ou provocadas por toxinas pré-formadas. As causas infecciosas foram discutidas anteriormente. As causas mais comuns de intoxicação alimentar são:

Staphylococcus aureus: A enterotoxina pré-formada deste organismo é a causa mais comum de envenenamento alimentar por toxina. Ela causa um início de mal-estar agudo com náusea e vômitos em um curto período de incubação (1-6 h) e doença com duração de 24 h. Febre, cólicas e diarreia são sx menos pronunciados. O organismo é transmitido ao alimento pela pessoa que o manuseia (especialmente, alimentos com concentrações altas de sal e açúcar), e nele a toxina é formada, à medida que o organismo cresce no alimento morno.

Clostridium perfringens: Este organismo produz uma toxina à medida que cresce em carnes processadas ou carnes de ave inadequadamente resfriadas. Causa diarreia aquosa e cólicas, tendo incubação de 8-24 h e duração de 24-36 h.

Bacillus cereus: Produz cólicas, diarreia e vômitos. A incubação da doença é de 6-14 h, com duração de 20-36 h. Não é comum haver febre. Está associada com alimentos mantidos quentes por períodos prolongados.

Descreveu-se uma variante da apresentação da doença, basicamente com vômitos.

Diversos: Entre as intoxicações alimentares mais raras estão envenenamento por cogumelos, cólera, botulismo, envenenamento por tetrodotoxina de baiacu, ciguatera por consumo de peixe, envenenamento paralítico por mariscos e envenenamento por escombrídeos.

6.23 Doença de Whipple

Lancet 2003;361:239; Gastroenterol Clin North Am 1998;27:683

Causa: Foram descritos bacilos no primeiro caso relatado por Whipple, em 1907. O agente causativo, *Tropheryma whippelii*, um actinomiceto Gram-positivo, foi identificado pela primeira vez por sequenciamento de RNA ribossômico e, recentemente, foi cultivado (Nejm 2000;342:620).

Epidemiologia: O distúrbio é muito raro e tipicamente encontrado em homens brancos de meia idade.

Fisiopatologia: A doença de Whipple é uma patologia crônica, multissistêmica, com recidivas. Nunca se documentou transmissão de pessoa para pessoa, e fatores do hospedeiro são provavelmente importantes. A diminuição da produção de interleucina pelos monócitos pode ser importante (Gastroenterol Clin North Am 1998;27:683). Quase todo tecido pode ser infiltrado pelos macrófagos repletos de material (bacilos em degeneração) ácido periódico-Schiff positivo (PAS positivo) que caracterizam o distúrbio.

Sintomas: A apresentação da doença pode ser bem variável. Perda de peso (frequentemente 10-15 kg) e diarreia devido a má absorção são os sx mais comuns. É comum ocorrer artrite não-destrutiva, que pode preceder outros sx por anos (Mayo Clin Proc 1988;63:539).

A dor abdominal é frequentemente vaga e não tem características específicas. Pode haver tosse. As manifestações do CNS ocorrem em 10-50% e podem incluir dor de cabeça, ataxia, fraqueza, convulsões e mudanças de personalidade. Alguns pts se apresentam apenas com doença do CNS (Scand J Infect Dis 1999;31:411). Até 15% dos pts nunca têm sx GI (Medicine 1997;76:170). Pode ocorrer acometimento ocular, que se apresenta como iritie ou perda visual.

Sinais: Linfadenopatia periférica, dolorimento abdominal, hiperpigmentação, febre, definhamento e edema periférico são comuns. Ocorrem murmúrios decorrentes de endocardite ou pancardite, e pode-se constatar atrito pericárdio. FOBT com resultado positivo é comum (Dig Dis Sci 1994;39:1642).

Curso: Sem rx, a doença é lentamente progressiva, mas, com antibióticos, o prognóstico é bom. Verifica-se resposta sintomática em dias a semanas após os antibióticos. Recidivas são comuns (40%), meses ou anos após um rx bem sucedido (Gastroenterol Clin North Am 1998;27:683).

Diff Dx: A parte mais difícil do diagnóstico é considerar a hipótese de uma doença assim tão rara quando estão presentes sx não-específicos. A combinação de má absorção, febre, adenopatia e sx nas articulações levanta a suspeita.

O dx é estabelecido por bx do tecido acometido, geralmente bx do intestino delgado na EGD. A PCR de tecidos infectados pode ser útil em pts sem acometimento do intestino delgado (Nejm 1995;332:390).

Exames Laboratoriais: Anemia (90%), má absorção (alto teor de gordura nas fezes em coleta de 72 h, resultado anormal de teste de d-xilose), caroteno sérico baixo, hipoalbuminemia. O PCR pode ser usado para identificar sequências de *T. whippelii* em tecidos quando os aspectos da bx não forem conclusivos.

Radiografia: Geralmente, o SBFT é anormal, com dilatação e espessamento da mucosa (Mayo Clin Proc 1988;63:539). A CT pode mostrar adenopatia.

Endoscopia: A EGD mostra dobras espessadas e espaçadas com placas amarelas ou esbranquiçadas, mas pode se mostrar macroscopicamente normal (Medicine 1997;76:170). A bx típica mostra vasos linfáticos dilatados, infiltração da lâmina própria com macrófagos muito corados, demonstrando PAS positivo e contendo bacilos Gram-positivos e AFB-negativos. Uma vez que o acometimento pode ser difuso, devem-se obter amostras múltiplas (Scand J Gastroenterol 1994;29:97).

Tratamento: Uma variedade de antibióticos tem sido usada com êxito. Antibióticos que não atravessam a barreira hematoencefálica (p.ex., tetraciclina) não devem ser usados (Mayo Clin Proc 1988;63:539). A Tm/S é considerada o agente de primeira linha (Dig Dis Sci 1994;39:1642) e é ministrada por um período de 12 meses. Deve-se dar prosseguimento ao rx oral com um curso de duas semanas de ceftriaxona 2 g iv qd (Lancet 2003;361:239). Podem ocorrer falhas dos antibióticos (GE 1994;106:782). A eficácia de nova bx ou PCR de fluido cérebro-espinhal para avaliar a erradicação não foi determinada.

Capítulo 7
Distúrbios Anorretais

7.1 Hemorroidas

GE 2004;126:1463; Prim Care 1999;26:35

Epidemiologia: A taxa de prevalência de hemorroidas é 80-90% nos adultos norte-americanos, com igual incidência em homens e mulheres (Dis Colon Rectum 1983;26:435). Hemorroidas sintomáticas são incomuns antes dos 20 anos de idade, têm pico aos 45-65 anos e estão associadas com status socioeconômico mais alto (GE 1990;98:380). A gravidez é um fator de risco.

Fisiopatologia: As hemorroidas são classificadas como internas ou externas, com base na localização anatômica de onde se originam. É importante reconhecer as duas regiões. A borda anal é a porção mais distal do canal anal. Cerca de 2-3 cm acima da borda fica a linha dentada ou pectínea, que é a junção da mucosa anal e retal. As hemorroidas são dilatações patológicas dos leitos vasculares normais. São internas ou externas conforme sua origem, do leito vascular, respectivamente, acima ou abaixo da linha dentada.

O ponto de origem, e não a extensão distal da hemorroida, é que a classifica. As hemorroidas internas são cobertas por mucosa retal e não apresentam nenhuma sensação somática, enquanto as externas são cobertas por anoderme e têm a sensação somática de pele. As hemorroidas internas são classificadas com base no grau de prolapso (grau I = sem prolapso; grau II = redução espontânea; grau III = redução manual; grau IV = não pode ser reduzida). A patogênese das hemorroidas não é bem compreendida, embora acredite-se que o esforço constitua importante fator no rompimento dos leitos vasculares. Constipação e diarreia são condições associadas com hemorroidas (Dis Colon Rectum 1998;41:1534).

Sintomas: As hemorroidas internas causam sangramento indolor ou prolapso. Geralmente, o sangue é vermelho vivo e é visto no papel higiênico ou em torno das fezes, ou pode pingar no vaso sanitário, se houver prolapso. Hemorroidas prolapsadas podem resultar em sangramento na roupa de baixo. Não é comum ocorrer trombose dolorosa das hemorroidas. As hemorroidas externas começam como pequenos plicomas, causam problemas com a higiene, causam irritação perianal e podem trombosar agudamente, causando dor aguda severa.

Sinais: As hemorroidas externas são visíveis, mas as internas não, a menos que prolapsadas. A maioria das hemorroidas internas não são palpáveis, e a anuscopia é obrigatória para definir sua presença ou ausência.

Curso: Geralmente, os sx são leves e intermitentes. Apenas uma minoria de pts requer intervenções além das medidas típicas ou desenvolvem complicações como trombose ou prolapso permanente.

Complicações: Trombose, que se apresenta como dor aguda.

Diff Dx: A presença de hemorroidas é facilmente estabelecida. A dificuldade diagnóstica reside, geralmente, em determinar se as hemorroidas são a causa de um determinado sx. O diferencial inclui outras causas de sangramento retal, como fissura, pólipo, câncer e IBD, e outras causas de desconforto perianal, como abscesso ou fístula. Deve-se suspeitar de fissura se houver dor e espasmo ao exame. As hemorroidas não devem ser aceitas como causa de sangramento retal sem avaliação mais detalhada (item, 1.11).

Exames Laboratoriais: Geralmente, não estão indicados, exceto no sangramento crônico substancial.

Endoscopia: A anuscopia é fácil de se realizar e muito informativa. As hemorroidas são mais bem avaliadas com o anuscópio do que com o colonoscópio. Na anuscopia, a linha pectínea é identificada, a mucosa retal distal é inspecionada, e as hemorroidas são identificadas como protrusões vermelho-azuladas dentro do lúmen. A anuscopia também possibilita a avaliação de fissuras.

Tratamento: Uma dieta rica em fibras para manter as fezes amolecidas geralmente basta para tratar sangramento hemorroidário indolor grau I ou II. Alguns pts experimentam problemas locais, com coceira ou queimação secundários à dificuldade de higiene ou edema decorrente das hemorroidas. Isto frequentemente melhora com medidas tópicas como limpeza com lenços umedecidos, gaze com loção de hamamélis e banhos de assento. Cremes de hidrocortisona com ou sem anestésico são um rx adjuvante sem eficácia comprovada.

A ligadura com anel elástico é eficaz para hemorroidas redutíveis. A hemorroida é tracionada, e os anéis elásticos são colocados em torno da base das mesmas. Os anéis são colocados no mínimo 5 mm acima da linha pectínea, para evitar dor. A colocação é feita em uma hemorroida de cada vez, com uma espera de 2-4 semanas entre os tratamentos. Cerca de 5-10% dos pts sentem dor constante, algum sangramento e, raramente, verifica-se septicemia pélvica. Escleroterapia com injeção, coagulação com infravermelho, eletrocoagulação e tratamento a laser são usados com êxito. A crioterapia deve ser evitada, devido a alta taxa de complicações. A ligadura com anel elástico é barata e apresenta a maior eficácia no curto prazo, mas tem incidência maior de dor pós-operatória do que a coagulação com infravermelho ou escleroterapia com injeção (Am J Gastro 1992;87:1600). Faz-se hemorroidectomia cirúrgica em pts com prolapso (graus III e IV), quando há hemorroidas externas concomitantes e naqueles nos quais os outros métodos falharam. As hemorroidas externas trombosadas apresentam-se como uma massa frequentemente dolorosa e visivelmente inchada, cheia de sangue coagulado consistente. Os pts com sx agudos devem ser tratados com esvaziamento imediato do coágulo para alívio da dor.

7.2 Fissura Anal

Brit J Surg 1996;83:1335

Epidemiologia: Queixa comum em jovens adultos, que afeta homens e mulheres igualmente.

Fisiopatologia: (Scand J Gastroenterol Suppl 1996;218:78) A fissura anal é uma rachadura na mucosa do canal anal. As fissuras agudas são bem superficiais e são geralmente decorrentes de laceração traumática causada por fezes duras e secas. Uma minoria de fissuras agudas não cicatrizam e tornam-se profundas, com bordas endurecidas. Fissuras crônicas ocorrem na linha média posterior em, respectivamente, 90% e 75% dos homens e mulheres afetados. A maior parte do restante ocorre na linha média anterior. Uma hipótese é a de que a elevação do tônus em repouso do esfíncter anal interno resulta em deficiência da perfusão na pele na linha média posterior e na não-cicatrização da fissura.

Sintomas: Os sx típicos são dor na evacuação ou após evacuar, sangue no papel higiênico ou em torno das fezes e coceira.

Sinais: Fissuras agudas são lacerações superficiais e frequentemente podem ser vistas ao se separarem as nádegas. Fissuras crônicas apresentam bordas bem definidas, base de aparência fibrótica e, frequentemente, têm um plicoma na linha média no final da fissura. Um exame retal ou anuscópico pode ser difícil, por causa da ocorrência de espasmo.

Curso: A maioria das fissuras são agudas e cicatrizam espontaneamente. Uma minoria torna-se crônica (sx com duração maior que 6-8 semanas), e podem apresentar ciclos de cicatrização e recorrência.

Diff Dx: As fissuras podem ser secundárias a doença de Crohn, sífilis, TB, HIV, leucemia, IBD ou câncer anal. Estes diagnósticos devem ser considerados, especialmente se a fissura não for na linha média.

Endoscopia: Fissuras anais são mais bem visualizadas com um anuscópio do que com um colonoscópio. A lidocaína tópica pode ser útil, mas, algumas vezes, a dor e os espasmos são intensos demais para se prosseguir sem anestesia geral.

Tratamento: A maioria das **fissuras agudas** são tratadas fazendo-se com que as fezes amoleçam (dieta rica em fibras e suplementos de fibra ou emolientes de fezes, como ducosato de sódio 100 mg po tid), e com preparados tópicos de hidrocortisona com anestésico. Gaze embebida em loção de hamamélis, lenços umedecidos ou banhos de assento podem dar alívio. As **fissuras crônicas** são tratadas por métodos que reduzem a pressão do esfíncter anal inferior e, presumivelmente, restauram o fluxo sanguíneo da linha média posterior. A dilatação anal forçada é eficaz, mas está associada com altas taxas de incontinência fecal.

A esfincterotomia lateral interna é a abordagem cirúrgica mais comum. Neste procedimento, o esfíncter anal interno é cortado em posição lateral (em vez de na linha média posterior). O principal problema com a esfincterotomia interna lateral é a incontinência, com taxas de até 35% (Am J Surg 1996;171: 512). Modificações, tais como uma esfincterotomia ajustada ao comprimento da fissura, podem reduzir essa taxa (Dis Colon Rectum 1997;40:1439). Nitratos tópicos dilatam o esfíncter anal e resultam na cicatrização de fissuras em 40-80% dos pts (discussão em GE 2003;124: 235). O trinitrato gliceril tópico a 0,2% é aplicado duas vezes diariamente no canal anal por seis semanas e é geralmente bem tolerado, embora possa cursar com cefaleia. Esta concentração de nitroglicerina é muito mais baixa do que a usada na doença cardíaca e não está disponível comercialmente nos Estados Unidos, mas pode ser preparada por um bom farmacêutico. A toxina bolutínica injetada no esfíncter é mais eficaz do que placebo (Nejm 1998;338:217), mas é cara, em comparação com os nitratos. Os bloqueadores do canal de cálcio mostram-se promissores. Já que o rx medicamentoso não está associado com a incontinência, um tratamento com nitratos ou toxina botulínica, como tratamento de primeira linha, seguido de esfincterotomia lateral faz sentido se o rx medicamentoso falhar (Am J Gastro 2003;98:968).

7.3 Fístula e Abscesso Anorretais

As glândulas anais estão localizadas na linha pectínea no canal anal. Se estas glândulas ficam obstruídas e infectadas agudamente, o pt desenvolve um abscesso anorretal. Se a infecção progride para a região perianal, cria-se uma fístula anal crônica. Geralmente, o diagnóstico não é difícil, e o rx é cirúrgico (exceto para fístulas relacionadas à doença de Crohn). A abordagem cirúrgica é ditada pela localização do abscesso ou fístula (Surg Clin N Am 2002;82:1139).

7.4 Incontinência Fecal

Mayo Clin Proc 2002;77:271; Dig Dis Sci 1999;44:2488

Epidemiologia: A prevalência da incontinência de fezes sólidas está entre 0,5 e 1,5%. Ela é 8 vezes mais comum em mulheres do que em homens e é mais comum em pts de asilos. A prevalência aumenta para 17% após os 85 anos de idade (Dig Dis Sci 1999;44:2488).

Fisiopatologia: A continência é mantida pelo esfíncter anal (uma combinação de esfíncteres interno e externo e músculo puborretal) e pelo ângulo anorretal de 90 graus. As duas principais formas de se prejudicar a continência são lesão direta do esfíncter e denervação do assoalho pélvico. As causas específicas de incontinência são lesão obstétrica do esfíncter ou de sua inervação (a causa mais comum), denervação por esforço ao evacuar, lesão do nervo pudendo, cirurgia anorretal pregressa, impactação fecal, câncer, prolapso retal, outros traumatismos de esfíncter e doenças neurológicas. Capacidade ou sensação retal inadequada também podem resultar em incontinência.

Sintomas: É frequente que os pts não forneçam um hx claro de sua incontinência. Incontinência de alto grau (perda de fezes sólidas) é, geralmente, evidenciada pelo hx, mas a incontinência mais sutil (de flatos ou fezes líquidas) pode cursar com queixa de excesso de gases, urgência ou diarreia. Os pts temem sair de casa. Pode-se quantificar a severidade indagando o pt ou responsável por seus cuidados sobre o uso de absorventes e manchas na roupa de baixo.

Sinais: A pele perianal pode mostrar sujeira ou irritação. O esfíncter pode estar visivelmente aberto, em casos severos. Os tônus voluntário e em repouso são avaliados por exame digital. A retirada do dedo deve provocar um reflexo de fechamento. A sensação da pele perianal deve ser avaliada para verificação de pistas de doença neurológica. Deve-se excluir massa retal distal por palpação.

Curso: A piora da incontinência tem curso lento e progressivo.

Diff Dx: Fístulas, prolapso retal, proctite e massas são os principais pontos diferenciais.

Exames Laboratoriais: Uma variedade de exames especializados pode ser usada para se avaliar a incontinência fecal. Entre eles, incluem-se manometria anal, endossonografia e eletromiografia (EMG). Estes exames especializados não estão prontamente disponíveis para a maioria dos médicos, nem são necessários para manusear a maioria dos pts com este problema comum. Entretanto, podem ser necessários para determinar a melhor abordagem para pts que não melhoram com rx medicamentoso.

Endoscopia: A sigmoidoscopia flexível é indicada para excluir lesões estruturais e propiciar a oportunidade de rastrear o intestino distal.

Tratamento: A maioria dos pts responde à combinação do aumento da ingestão de fibras para aumentar o volume fecal e uso de agentes antidiarreicos. Isto cria fezes secas e volumosas com pouca probabilidade de vazarem. A loperamida é bem tolerada, e doses de 1-2 mg diariamente (não prn) são, geralmente, necessárias. Os pts devem ser informados de que quaisquer produtos e medicamentos que causem fezes soltas (p.ex., doenças diarreicas agudas, intolerância a lactose, excesso de sorbitol, cafeína) agravará a incontinência. O *biofeedback* tem seus defensores e funciona melhor em pts altamente motivados. O reparo cirúrgico funciona bem (80% de sucesso), se houver um defeito definido no esfíncter anal externo, mas a maioria dos casos não tem defeito definido e deve-se à denervação pélvica. Uma variedade de abordagens cirúrgicas está disponível para estes pts refratários com êxito limitado (Surg Clin N Am 2002;82:1139).

7.5 Prurido Anal

Surg Clin N Am 1994;74:1277

Epidemiologia: Taxa homens:mulheres de 4:1 para aqueles sem causa demonstrável de coceira perianal.

Fisiopatologia: A coceira perianal decorre mais frequentemente da má higiene regional. Em alguns pts, fatores dietéticos, doença de pele ou fatores psicogênicos podem perpetuar a coceira. Em alguns pts, o uso crônico de substâncias irritantes (como sabão sem enxágue adequado) pode causar uma dermatite. Em muitos casos autolimitados, a causa não é identificável.

Sintomas: Coceira persistente.

Sinais: A pele perianal pode mostrar sujeira fecal, deformidade, eritema, rachaduras nas dobras espessadas da pele e escoriações.

Curso: Geralmente, os episódios são autolimitados, a menos que exista uma condição predisponente crônica.

Complicações: Nenhuma.

Diff Dx: Muitos casos de coceira perianal têm causa definível e tratável relacionada à higiene perianal. A incapacidade de manter a pele perianal livre de fezes é verificada em pts com tônus ruim do esfíncter, diarreia crônica, hemorroidas externas ou plicomas, cirurgia anal pregressa, fístulas anteriores ou abscesso perianal que cicatriza com deformidade, obesidade mórbida e maus hábitos de higiene pessoal. Outros pts podem ter causas subjacentes de prurido – dermatológicas, dietéticas, medicamentosas, ginecológicas ou psicogênicas. Deve-se cogitar oxiuríase em crianças.

Exames Laboratoriais: Teste da fita adesiva para oxiuríase. Bx de pele ou raspagem em casos incomuns para verificar outras doenças primárias, como psoríase, infecção fúngica ou malignidade.

Tratamento: Em pts com evidências de sujeira fecal, a causa subjacente deve ser tratada, se possível. Os pts devem ser aconselhados a limpar a região com lenços ou gaze umedecidos com loção de hamamélis ou água morna, evitando-se usar sabão. Deve-se evitar esfregar excessivamente o local durante a limpeza. Preparados tópicos com hidrocortisona podem propiciar alívio. Na maioria dos casos idiopáticos, os sx resolvem-se em 4-6 semanas. Entre as causas dietéticas, estão cafeína, chocolate, frutas cítricas e derivados de tomate, devendo-se evitá-las.

7.6 Impactação Fecal

Mayo Clin Proc 1998;73:881

Epidemiologia: O risco maior é verificado em pts constipados e em pts internados com problemas mentais ou físicos.

Fisiopatologia: O evento iniciador é a retenção do bolo fecal devido a uma variedade de causas subjacentes, como condições dolorosas do ânus, diminuição no reconhecimento da necessidade de evacuar (devido a medicamentos ou doença do CNS) ou falta de sensação retal. Forma-se um bolo fecal ressecado no reto. O cólon continua a emitir mais fezes para o reto até que um bolo que não passa pelo diâmetro do esfíncter anal é criado (fecaloma).

Sintomas: Aqueles com atividade mental intacta geralmente reconhecem a falta de evacuações e têm dor retal. Entretanto, a apresentação pode ser inespecífica em pts que são mentalmente ou fisicamente deficientes, com sx como mudança no status de desempenho, náusea, inchação ou febre. Alguns pts se apresentam com aparente diarreia, já que há vazamento de fezes em torno do bolo.

Sinais: Geralmente, um bolo endurecido de fezes pode ser sentido, mas, algumas vezes, é mais macio do que o esperado ou a impactação está além do alcance do dedo. O abdômen pode se mostrar distendido ou dolorido, e as fezes podem ser palpáveis.

Curso: Caso o hábito intestinal não seja regularizado, a impactação pode recidivar.

Complicações: Úlceras estercorais (úlceras causadas por necrose por pressão local do intestino exercida por fezes duras e secas) e perfuração do cólon são complicações raras devido a isquemia e/ou necrose por pressão de toda a espessura.

Diff Dx: Uma hipótese diagnóstica diferencial importante é obstrução mecânica devido a tumor.

Exames Laboratoriais: Leucocitose ou anormalidades eletrolíticas podem estar presentes em casos severos.

Radiografia: A radiografia abdominal demonstra fezes no cólon e reto e níveis de ar e fluido em casos mais severos. As radiografias não substituem o exame retal.

Endoscopia: Deve-se excluir causa mecânica da impactação por meio de colonoscopia, se a causa for incerta e o pt estiver em um grupo etário em que o CRC é uma preocupação.

Tratamento: A desimpactação manual é o primeiro passo. Um anestésico tópico, como a lidocaína, pode ser útil, e a sedação consciente pode ser uma gentileza em algumas circunstâncias. O canal anal é gentilmente dilatado com dois dedos, e o bolo é quebrado com os dedos. O examinador deve estar bem protegido, por vestes, contra o fluxo fecal. Se este procedimento não funcionar ou se o bolo não puder ser alcançado, faz-se um enema com água ou óleo mineral. Se isto falhar, podem-se tentar enemas com leite e melaço. Um enema com gastrografin pode ser diagnóstico e é geralmente terapêutico quando outras medidas falham. Quando não existem evidências de obstrução, soluções orais de polietilenoglicol podem ser dadas oralmente ou por tubo NG a uma taxa de 100 ml/h até a limpeza (Dig Dis Sci 1997;42:1454).

7.7 Síndrome da Úlcera Retal Solitária

Brit J Surg 1998;85:1617

Epidemiologia: Este distúrbio é incomum (1 por 100.000/ano), com início típico na 3ª ou 4ª década de idade. Existe igual prevalência em homens e mulheres.

Fisiopatologia: A causa é desconhecida. É possível que existam diferentes causas em diferentes grupos. O prolapso retal (manifesto ou oculto) e a contração paradoxal dos músculos do assoalho pélvico parecem importantes e podem causar ulceração ou induzir isquemia local.

Sintomas: Sangramento retal, passagem de muco, sensação de evacuação incompleta e esforço ao evacuar. Prolapso retal é comum. Alguns pts são assintomáticos.

Sinais: A úlcera pode ser palpável, e o prolapso pode ser identificado ao exame.

Curso: Em cerca de metade dos pts, as úlceras persistem por cinco anos, apesar do rx (GE 1983;84:1533).

Complicações: Sangramento maciço ou formação de estreitamento são complicações raras.

Diff Dx: As principais hipóteses diferenciais são malignidade, IBD e traumatismo repetido. O distúrbio é diagnosticado erroneamente em 25% dos casos. Geralmente, os diagnósticos incorretos são IBD ou neoplasia (Dis Colon Rectum 1993;36:146).

Exames Laboratoriais: A manometria anorretal mostra uma variedade de anormalidades, mas nenhuma é de ajuda para o dx ou rx.

Endoscopia: A maioria destas lesões é encontrada 5-10 cm a partir da borda anal na parede retal anterior. São, em geral, úlceras de vários cm de diâmetro, mas a aparência é variável, e úlceras múltiplas ou lesões em relevo, circunferenciais ou polipoides, podem ser vistas. As biópsias mostram edema da mucosa, fibrose variável e desorientação da musculatura lisa da muscularis, que se estende até dentro da lâmina própria. A EUS pode mostrar ausência de relaxamento puborretal.

Tratamento: Rx tópicos costumam ser ineficazes, uma vez que não corrigem o defeito subjacente. Podem ser usadas fibras para minimizar-se o esforço. Alguns pts parecem ter um importante componente comportamental, com esforço excessivo, e o *biofeedback* tem sido usado com algum êxito (Gut 1997;41:817). A cirurgia é uma opção para os pts muito refratários. A retopexia é a cirurgia mais comum, e cerca de 50% dos pts melhoram. A ressecção anterior tem resultados desanimadores (Brit J Surg 1998;85:1246). A colostomia é uma alternativa drástica.

7.8 Intussuscepção

Ann Surg 1997;226:134; Gastroenterol Clin North Am 1994;23:21

Neste processo, uma porção do intestino penetra o lúmen intestinal (invaginação) distal a ela. A lesão é incomum em adultos, e a maioria dos casos está relacionado com neoplasia na porção invaginante. A maioria dos casos de intussuscepção em crianças não está relacionada com anormalidade anatômica. O distúrbio geralmente se apresenta como obstrução ou sangramento e é frequentemente diagnosticado como uma lesão alvo à CT ou ao ultrassom. O rx em adultos é cirúrgico.

7.9 Proctalgia Fugaz

Este é um distúrbio muito comum, caracterizado por ataques intermitentes, imprevisíveis de dor espasmódica severa no reto, que dura de segundos a minutos. Entre ataques, os pts sentem-se inteiramente bem e têm evacuação normal. A causa é desconhecida, mas está provavelmente relacionada a disfunção do esfíncter anal interno. Uma forma hereditária foi descrita (GE 1991;100:805). O dx é feito com base no histórico característico e pela exclusão de patologia retal por meio de sigmoidoscopia, se houver alguma dúvida clínica. A maioria das crises é tão breve que não é necessário rx. Pressão manual aplicada com a mão espalmada na região anal pode ser eficaz. Banhos de assento aquecidos e decúbito dorsal com os joelhos fletidos em direção ao tórax têm sido usados. A forma hereditária responde a nifedipina (Gut 1995;36:581). A inalação do beta-agonista salbutamol abrevia as ataques (Am J Gastro 1996;91:686).

7.10 Câncer do Canal Anal

Este distúrbio representa cerca de 1,5% de todas os neoplasmas do trato gi. Está relacionado à transmissão sexual do papilomavírus humano. A maioria dos pts não precisa de cirurgia e pode ser curada por uma combinação de quimioterapia e radiação. Ver Nejm 2000;342:792 para uma discussão mais abrangente.

7.11 Doença de Hirschsprung

Este distúrbio resulta da ausência congênita de células ganglionares no ânus e em uma extensão variável do intestino distal (Curr Probl Surg 1996;33:389). Isto acarreta uma obstrução funcional que geralmente se apresenta, nos primeiros anos de vida, como constipação severa ou septicemia devido a enterocolite. A apresentação na idade adulta é rara, e os sx em adultos geralmente estão presentes desde a infância (J Clin Gastro 1984;6:205). O rx consiste na remoção cirúrgica do segmento aganglionico com mau funcionamento.

Capítulo 8
Distúrbios Vasculares do Intestino

8.1 Isquemia Mesentérica Aguda

BMJ 2003;326:1372; GE 2000;118:954

Causa: Esta doença catastrófica resulta mais comumente da embolia, mas também pode ser decorrente de trombos arteriais ou venosos, estados de baixo fluxo ou vasculite.

Fisiopatologia: A oclusão súbita de um vaso mesentérico causa isquemia, que evolui para infarto, geralmente em 24 horas. Cerca de 50% dos pts apresentam oclusão arterial, 15% têm oclusão venosa, e o restante tem doença não-oclusiva. Este último grupo frequentemente desenvolve a doença em consequência de hipotensão sistêmica, CHF ou choque séptico.

Sintomas: Os pts desenvolvem dor abdominal severa, que é frequentemente desproporcional aos achados do exame físico. Pode haver fatores de risco associados, tais como MI recente, CHF, estados hipercoaguláveis ou evidências de isquemia crônica pré-existente (dor pós-prandial). Entretanto, muitos pts não possuem nenhum fator de risco associado.

Sinais: Na evolução inicial da doença, o exame abdominal pode ser relativamente benigno, mas, à medida que a isquemia piora, a dor aumenta, somem os sons intestinais e surgem achados peritoneais.

Diff Dx: Dor abdominal aguda (item 1.1).

Curso: A taxa de mortalidade é alta e varia com a etiologia. A mortalidade operatória é maior para trombose arterial (77%) e isquemia não-oclusiva (73%). É menor para embolismo arterial (54%) e trombose venosa (32%) (Brit J Surg 2004;91:17).

Exames Laboratoriais: Não existe um único exame sérico eficaz para fazer o diagnóstico. CBC com diferencial, CMP (para verificar outras causas e avaliar o hiato aniônico como pista para acidose metabólica) e amilasemia para ajudar no diagnóstico diferencial.

Radiografia: Exames radiográficos são usados para excluir pneumoperitônio. A ultrassonografia com doppler pode avaliar as porções proximais da artéria celíaca, artéria mesentérica superior (AMS) e artéria mesentérica inferior (AMI), mas as oclusões podem ser assintomáticas, tornando o exame de menor utilidade em quadro agudo. A CT pode mostrar anormalidades no curso da doença, causadas por êmbolos na AMS (como gás na parede intestinal, intestino espessado ou gás no sistema portal), mas é um exame insensível antes da ocorrência do infarto. A CT é mais útil em identificar oclusões em veias mesentéricas. A angiografia mesentérica é o padrão ouro para diagnóstico, mas especialistas discordam de seu uso rotineiro em suspeita de isquemia mesentérica. Os defensores da angiografia na suspeita de isquemia da artéria mesentérica inferior (AMI) citam os muitos resultados negativos, que economizam uma laparotomia, e os positivos, que possibilitam diagnóstico precoce. Os opositores citam a demora no diagnóstico por falta de disponibilidade imediata e o tempo que se leva para a realização do exame. A experiência da equipe local representa ponto importante. A angiografia pode mostrar êmbolos (que obstruem parcial ou completamente) nos vasos grandes ou em ramificações distais. Também pode mostrar evidências de isquemia mesentérica não-oclusiva (IMNO), em que nenhuma oclusão é constatada, mas existe intensa vasoconstrição microvascular (Am J Surg 1996;171:405).

Endoscopia: Não indicada.

Tratamento: Aqueles com suspeita de isquemia mesentérica e sem acesso a angiografia são encaminhados para laparotomia, assim como aqueles com sinais peritoneais. O rx de pts com resultados positivos nos angiogramas depende do achado. Êmbolos importantes são tratados com embolectomia e trombos são tratados com *bypass* (Arch Surg 1999;134:328). Segmentos infartados são ressecados, e uma segunda cirurgia pode ser necessária para se reavaliar a viabilidade do intestino remanescente (Arch IM 2004;164:1054). Êmbolos de menor importância (em vasos distais menores) podem ser tratados com trombolíticos, papaverina ou anticoagulação. Trombos em veia mesentérica superior sem sinais peritoneais podem ser tratados com anticoagulação. Tais pts devem ser avaliados para verificação do estado hipercoagulável. A isquemia mesentérica não-oclusiva pode ser tratada com papaverina intra-arterial.

8.2 Isquemia Mesentérica Crônica

BMJ 2003;326:1372; GE 2000;118:954

Causa: Trombose vascular decorrente de doença aterosclerótica.

Fisiopatologia: A maioria dos pts (90%) tem estenose severa ou oclusão de 2 ou 3 vasos mesentéricos. São incapazes de aumentar o fluxo sanguíneo intestinal em resposta à alimentação. Uma pequena minoria tem oclusões da AMS (7%) ou do tronco celíaca (2%).

Sintomas: Os pts desenvolvem dor 1-3 h após as refeições, que persiste por 1-3 h, e os sx ocorrem com frequência cada vez maior durante semanas a meses. A dor, também chamada de angina abdominal, gera o medo de comer e a subsequente perda de peso.

Sinais: Caquexia e ruídos abdominais podem estar presentes.

Diff Dx: O diferencial é o da dispepsia (item 1.1). A chave para se fazer o diagnóstico é considerá-la na lista de possibilidades.

Curso: A sobrevida em cinco anos daqueles que sobrevivem à revascularização é de 70%.

Complicações: Evolução para infarto, desnutrição.

Radiografia: A angiografia é o padrão-ouro para diagnóstico. O uso da angiografia por MRI iguala-se ao da angiografia convencional em centros especializados. Existem outros exames disponíveis (p.ex., doppler mesentérico após estímulo pós-prandial [Am J Surg 1995;169:476] ou consumo de oxigênio intestinal), mas carecem de sensibilidade e especificidade (GE 2000;118:954). Pts assintomáticos acima de 65 anos frequentemente (18%) apresentam resultados normais nos exames de doppler (AJR Am J Roentgenol 1993;161:985). Alguns médicos usam doppler em pts com probabilidade menor, antes do exame, como forma de selecionar aquele paciente que mais provavelmente se beneficiará da realização da angiografia.

Tratamento: A revascularização cirúrgica (por endarterectomia ou *bypass* [Ann Vasc Surg 1998;12:299]) propicia taxa de sucesso inicial de cerca de 70-90%, taxas de recorrência de 10% e baixa mortalidade. A angioplastia mesentérica tem taxa de sucesso inicial similar, mas taxas de recidiva muito mais altas, levando especialistas a recomendá-la apenas em pts com risco cirúrgico mais alto (GE 2000;118:954). A angioplastia pode ser usada para restaurar a patência de enxerto (Cardiovasc Intervent Radiol 1987;10:43).

8.3 Colite Isquêmica

BMJ 2003;326:1372; GE 2000;118:954

Causa: Esta doença é causada por perfusão colônica inadequada, apesar de os vasos mesentéricos se mostrarem macroscopicamente normais. Ela tem sido relacionada a cirurgia aórtica ou cardíaca pregressa; vasculite; estados hipercoaguláveis (GE 2001;121:561), medicamentos (cocaína [Am J Gastro 1994;89:1558], NSAIDs [J Clin Gastro 1993;16:31], pseudoefedrina [Am J Gastro 1999;94:2430], bcp [J Clin Gastro

1994;19:108]), exercícios prolongados (corrida a distância), lesões colônicas obstrutivas e eventos cardiopulmonares que causam hipotensão.

Epidemiologia: Mais comum nos idosos.

Fisiopatologia: A forma mais comum da doença é a hemorragia submucosa transitória com inflamação. Mais raramente, pode haver colite crônica, estreitamento ou evolução para gangrena de toda parede. Nenhuma oclusão vascular de vasos importantes está evidente, mas os pts têm mais probabilidade de ter aterosclerose subjacente.

Sintomas: Os pts tipicamente sentem o início súbito de cólica abdominal severa e diarreia sanguinolenta. Uma apresentação crônica com dor, diarreia sanguinolenta ou estreitamento do cólon é bem incomum.

Sinais: Dor e peritonite localizada podem ser encontradas.

Diff Dx: As principais hipóteses a serem consideradas são as causas de diarreia sanguinolenta aguda: infecções (*E. coli* O157:H7, campilobacter, *Shigella* e salmonela) e IBD. Em alguns casos, diverticulite, isquemia mesentérica aguda ou obstrução também constituem hipóteses.

Curso: A maioria dos pts se recupera completamente sem cirurgia. Séries cirúrgicas acadêmicas superestimam a severidade da doença (p.ex., Dis Colon Rectum 1992;35:726).

Complicações: Estreitamento do cólon, gangrena.

Exames Laboratoriais: Geralmente, CBC com diferencial, CMP e amilase são obtidos para excluir outros distúrbios. Podem ser recomendados exames de fezes, incluindo a cultura e a pesquisa *C. difficile*.

Radiografia: Exames radiográficos são úteis para se excluir pneumoperitônio e para se detectar sinal de "impressão digital" do cólon devido ao edema da mucosa ou pela obstrução. Uma CT frequentemente mostra evidências de colite (Radiology 1999;211:381) e é mais sensível para detectar perfuração do que a KUB. A CT é útil na exclusão de outras causas de dor abdominal. Não se indica a angiografia, a não ser que haja suspeita de isquemia mesentérica aguda (caso em que os pts tendem a ter dor muito mais constante no meio do abdômen em vez de cólicas com diarreia sanguinolenta).

Endoscopia: A colonoscopia é feita para estabelecer o dx e excluir câncer e IBD. Os achados são os de colite segmentar, com friabilidade, hemorragia e exsudato. Pode haver evidências de fibrose, dependendo da duração da doença. Costuma-se fazer a colonoscopia depois que o paciente obtiver melhora clínica, por causa do risco de perfuração. As biópsias são geralmente inespecíficas, mas podem mostrar áreas sugestivas de necrose de coagulação. O reto é geralmente poupado, mas a flexura esplênica é frequentemente acometida (porque fica na transição entre os ramos periféricos da AMS e AMI).

Tratamento: Os pts são mantidos npo, recebem fluidos iv e são avaliados e tratados com relação às condições cardiopulmonares associadas. Antibióticos de amplo espectro (p.ex., cefotetano, ampicilina-sulbactam) são ministrados rotineiramente com base nos estudos experimentais que mostram benefícios, porém faltam dados sobre uso em humanos. Se os pts melhoram, são feitos avanços na dieta, e os antibióticos são suspensos. Um pequeno número de pts deteriorará por causa do desenvolvimento de gangrena intestinal ou terá colite refratária. Estes são tratados cirurgicamente. Estreitamentos podem requerer ressecção segmentar, mas podem melhorar com o tempo sem rx.

8.4 Angiodisplasias do Trato GI

Gastrointest Endosc Clin N Am 1997;7:509; Am J Gastro 1993;88:807

Causa: Não se conhece a causa subjacente da angiodisplasia.

Epidemiologia: Mais comum nos idosos.

Fisiopatologia: Estas lesões representam ectasia das veias submucosas com sobreposição de capilares e podem ocorrer em todo o trato gi. São mais comuns no cólon. Geralmente, não se apresentam com sangramento maciço, porque são lesões de baixa pressão (venosas). Lesões semelhantes podem ser vistas na telangiectasia hemorrágica hereditária (Osler-Rendu-Weber) (Dig Dis 1998;16:169), síndrome de Turner ou na síndrome CREST. Pts com doença de von Willebrand podem ser muito difíceis de tratar, por causa da predisposição ao sangramento com pequenas lesões (Br J Haematol 2000;108:524). Nestas condições, lesões múltiplas são um desafio clínico. Há uma relação com a estenose aórtica, e a substituição valvular pode parar o sangramento. Em pts sem estes distúrbios associados, as lesões são encontradas mais frequentemente no ceco e cólon ascendente. É menos comum haver lesões do lado esquerdo que tenham importância clínica. As angiodisplasias também podem ser vistas no intestino delgado ou estômago.

Sintomas: A maioria dos pts é assintomática. Alguns podem se apresentar com sx secundários a anemia crônica ou com hematoquesia aguda.

Sinais: Exame de fezes pode ser positivo para sangue.[1] Angiodisplasias mucocutâneas são vistas na telangiectasia hemorrágica hereditária.

Diff Dx: Estas lesões são consideradas no dx diff do sangramento gi agudo ou crônico (item 1.11).

Curso: Um pequeno subgrupo de pts apresenta sangramento macroscópico recorrente.

Complicações: Anemia, hemorragia maciça. Perfuração decorrente de rx endoscópico.

Exames Laboratoriais: CBC é um exame de rotina. Podem ser aconselháveis estudos de coagulação em pts com comorbidades para verificação de coagulopatias.

Radiografia: Lesões substanciais podem ser identificadas pelo padrão tardio de drenagem venoso na angiografia. A angiografia é muito menos usada para dx do que a endoscopia. A angiografia tem sensibilidade de apenas 17%, comparada à endoscopia (Mayo Clin Proc 1988;63:993).

---

[1] Sangue oculto positivo. (N. da R.T.)

Endoscopia: As lesões são vermelhas, planas ou com relevo mínimo; podem ter bordas arredondadas ou estreladas e conter pequenos vasos, os quais podem ser frequentemente discernidos. A endoscopia é o método diagnóstico preferencial.

Tratamento: Uma variedade de métodos endoscópicos foi descrita. Eletrocautério bipolar, coagulação com plasma de argônio e termocautério são os mais usados. Pts com sangramento recorrente podem ser tratados com estrogênios (Am J Gastro 1988;83:556), mas o melhor RCT não comprova nenhum benefício com rx de um ano com estrogênio/progesterona (GE 2001;121:1073).

8.5 Aneurisma Aórtico Abdominal

O gastroenterologista se depara com este distúrbio que se apresenta como dor abdominal aguda decorrente da dissecação arterial ou como achado incidental ao exame físico ou em estudos de imagem. Geralmente, recomenda-se reparo eletivo para pts saudáveis com aneurismas aórticos abdominais (AAAs) medindo cerca de de 5-6 cm. Pts com aneurismas menores podem ser acompanhados por meio de ultrassom periódico. Destes, 60% vão acabar submetidos a reparo eletivo (Mayo Clin Proc 2000;75:395).

Capítulo 9
Pâncreas

9.1 Pancreatite Aguda

Lancet 2003;361:1447; Nejm 1999;340:1412

Causa: Muitas causas de pancreatite aguda (AP) foram identificadas (Nejm 1994;330:1198; Gastroenterol Clin North Am 1999;28:571). Na maioria das regiões do mundo, **cálculos biliares** são a principal causa de AP, e o **álcool** está em um segundo lugar bem próximo. A **pancreatite idiopática** (10-25% do total) está em terceiro lugar na lista, embora muitos desses casos representem falha em diagnosticar calculose biliar e microlitíase (Nejm 1992;326:589). A **hipertrigliceridemia é uma causa** relativamente comum de AP e é verificada quando os níveis de TG são > 1.000 mg/dl. A pancreatite ocorre mais frequentemente na hiperlipidemia tipo V e menos frequentemente nos tipos I e IV (Gastroenterol Clin North Am 1990;19:783). Um número impressionante de **medicamentos** tem sido implicado na AP (Aliment Pharmacol Ther 1996;10:23; Am J Gastro 1999;94:2417). Entre eles estão a azatioprina /6-mercaptopurina, L-asparaginase, compostos do ácido 5-aminossalicílico (mesalamina, olsalazina, sulfasalazina), didanosina (um antirretroviral), ácido valproico, furosemida, cimetidina, famotidina, tiazidas, lisinopril, codeína (Am J Gastro 2000;95:3295), antibióticos (tetraciclina, metronidazol, nitrofurantoína, eritromicina, sulfonamidas, pentamadina) e NSAIDs (ibuprofeno, sulindaco, celecoxib) (Arch IM 2000;160:553).

A **ERCP** diagnóstica está associada com um risco de 3-9% de AP, e as taxas podem ser maiores na esfincterotomia ou quando acrescida da manometria do esfíncter de Oddi. **Traumatismo contuso** no abdômen pode causar AP ao lesar o sistema ductal pancreático. **Infecções** são sempre listadas como causa de AP, mas, no atendimento clínico a adultos, elas são incomuns. Outras causas implicadas são caxumba, coxsackievírus, CMV, campilobacter, hepatite A e hepatite B. Pts infectados por HIV têm alta incidência de pancreatite decorrente de uma variedade de infecções e medicamentos. A associação de **hiperparatireoidismo** com AP tem recebido maior atenção do que merece e é muito infrequente (0,23% de 800 pts consecutivos com hiperparatireoidismo) (Brit J Surg 1986;73:282). Acredita-se que a ocorrência de AP após **cirurgia cardíaca** esteja relacionada com isquemia. **Embolia** e **vasculite** são causas raras. Veneno de escorpião (BMJ 1970;1:666), picadas de certas aranhas, a mordida do lagarto Monstro-de-Gila, inseticidas organofosforados e metanol são causas **tóxicas** raras de AP. Uma forma familial rara **(pancreatite hereditária)** é relacionada a crises recorrentes de AP que levam à pancreatite crônica. Ela é causada por mutações no gene que codifica o tripsinogênio catiônico (Gut 1999;45:317). A pancreatite autoimune pode ter apresentação aguda. Ver p. 336.

Outros **distúrbios obstrutivos**, como o câncer de pâncreas ou câncer ampular, podem obstruir o ducto pancreático e causar AP. No **pâncreas divisum**, os ductos dorsal e ventral do pâncreas não se fundem. O ducto dorsal maior (ducto de Santorini) drena através da papila menor. Se o ducto menor estiver relativamente estenótico, pode ocorrer AP. A estenose ou disfunção do esfíncter de Oddi (item, 10.7) podem também resultar em AP. Cistos no colédoco (item 10.8) e ectasia ductal mucinosa (item 9.4), que é uma união anômala do ducto pancreatobiliar (Gastro Endosc 1999;50:189), são causas infrequentes.

A **úlcera péptica penetrante** raramente se apresenta como AP. Doença de Crohn, fibrose cística e hipotermia geralmente se apresentam com outros sx. A pancreatite pós-parto parece ser de natureza principalmente biliar (Mayo Clin Proc 2000;75:361).

Epidemiologia: O distúrbio é comum, com uma incidência de 24/100.000 por ano no Reino Unido (Brit J Surg 1987;74:398). A incidência tem aumentado durante os últimos 40 anos, por razões não esclarecidas. O distúrbio é mais comum em homens do que em mulheres.

Fisiopatologia: (Surg Clin N Am 1999;79:699) Não se determinou como as numerosas causas de pancreatite resultam em doenças clínicas similares. O refluxo biliopancreático parece ser o evento iniciador mais importante na pancreatite por cálculo biliar (Gut 1995;36:803). Parece haver predisposições genéticas à pancreatite causada por mutações em genes que normalmente atuam para limitar a destruição do pâncreas decorrente da ativação de tripsina a partir do tripsinogênio. A característica comum das muitas causas de AP é a ativação prematura de enzimas proteolíticas (como a tripsina a partir do tripsinogênio) e sua retenção inapropriada na célula acinar. A lesão subsequente da célula acinar causa liberação de citocinas e ativação do sistema complemento. Células inflamatórias são recrutadas para dentro do pâncreas, resultando em liberação de mais mediadores inflamatórios, como o fator de ativação de plaquetas (PAF), o TNF, a IL-1, e a IL-6. Estes causam edema no tecido local, necrose celular e os distantes efeitos sistêmicos de hipotensão, febre, hipóxia, vazamento de capilares e ARDS. Uma compreensão melhor desta cascata pode permitir intervenções terapêuticas mais eficazes (ver Rx).

A pancreatite é classificada como pancreatite edematosa intersticial se o tecido pancreático permanecer viável. É classificada como pancreatite necrosante (que é mais severa) se o tecido pancreático se tornar não-viável.

Sintomas: O sx mais comum é a dor no abdômen superior, que é geralmente epigástrica e se irradia para as costas. A dor é geralmente constante e pode ser severa. Náusea e vômitos são comuns.

Sinais: A febre é comum e não implica, necessariamente, em infecção. Hipotensão e taquicardia podem estar associadas com a hipovolemia. A dor abdominal é maior no epigástrio, mas pode estar presente em qualquer região do abdômen onde haja processo inflamatório. Em casos mais severos, há distensão, rigidez, dor à percussão ou perda de sons intestinais. Pode-se sentir uma massa no abdômen superior se o pt desenvolver flegmão ou pseudocisto. A coloração azulada dos flancos (sinal de Grey Turner) e da região periumbilical (sinal de Cullen) é raramente vista e decorre de hemorragia na doença severa necrosante. Os campos pulmonares podem mostrar evidências de efusões ou atelectasia. A pele pode mostrar xantomas eruptivos (pápulas amarelo-avermelhadas de alguns mm, especialmente nas superfícies extensoras) se a causa for hiperlipidemia. Raramente, vêem-se nódulos epidérmicos vermelhos e doloridos decorrentes de necrose adiposa.

Curso:

- Causas de mortalidade: A evolução da doença é determinada pela extensão da necrose glandular pancreática, pelo grau de destruição parenquimatosa e circunjacente pelo suco pancreático, pelos efeitos sistêmicos dos mediadores liberados na resposta inflamatória e pelo desenvolvimento de infecção em regiões de necrose. A morte prematura resulta de falência multissistêmica (primeira semana), e as mortes tardias geralmente se devem a infecção. Cerca de 80% das mortes se devem a complicações sépticas. Na pancreatite necrotizante (casos com seções de tecido pancreático não-viável), 30-40% dos pts desenvolvem infecção na necrose (World J Surg 1997;21:130). A obesidade representa risco de desfecho ruim (Brit J Surg 1993;80:484).

- Classificação clínica de severidade: Vários métodos têm sido descritos para avaliar a severidade de doença (Surg Clin N Am 1999;79:733). Há três métodos de avaliação da severidade usando exames clínicos simples e exames de laboratório para a pancreatite. O primeiro método é o critério de **Ranson**. Neste sistema, fatores de prognóstico ruim são identificados por avaliação na internação e após 48 h. Para a **pancreatite alcoólica**, estes fatores são: *Na internação*: (1) idade

> 55, (2) wbc > 16.000/mm^3, (3) glicose > 200 mg/dl, (4) LDH > 350 U/l, e (5) AST > 250 U/l.

Em 48 h a partir da internação: (1) queda nos hct > 10%, (2) aumento de BUN > 5 mg/dl, (3) Ca^{++} < 8 mg/dl, (4) déficit de base > 4 mmol/l, (5) déficit de fluido > 6 l, e (6) pO$_2$ < 60 mmHg.

- Se menos de três fatores de risco estiverem presentes, a mortalidade é < 1%. Se 3-4 fatores estiverem presentes, a mortalidade é de 15%, aumentando muito com cada fator de risco adicional. Os critérios de Glasgow, mais simples, para pancreatite por cálculo biliar são aplicados dentro das primeiras 48 h após a hospitalização. Neste sistema, os fatores de prognóstico ruim são (1) idade > 55, (2) wbc > 15.000/mm3, (3) glicose > 180 mg/dl, (4) BUN > 45 mg/dl, (5) LDH > 600 U/l, (6) albumina < 3,3, (7) Ca++< 8, e (8) pO2 < 60 mmHg. A presença de três ou mais fatores indica risco aumentado. O principal problema com estes sistemas é a falta de precisão e a necessidade de esperar 48 h para concluir a identificação do estágio. Com o sistema Glasgow, 30% dos pts com pancreatite severa deixam de ser diagnosticados, e 40% com três ou mais critérios apresentam curso benigno (Surg Clin N Am 1999;79:733). O terceiro sistema, a pontuação APACHE-II, é mais complexo, mas pode ser superior a outros sistemas de classificação, porque pode ser medida diariamente e, portanto, pode ser mais precisa (Am J Gastro 1997;92:377).

- Predição de severidade por CT: O exame de CT pode avaliar a severidade. O prognóstico é excelente quando a CT apresenta resultado normal ou mostra aumento do pâncreas devido a edema ou alterações inflamatórias peripancreáticas leves. Quando são constatadas coleções de fluidos, o risco de infecção aumenta para 30-50%, e a mortalidade é de 15%. A CT também é usada para determinar se o pâncreas está necrótico. Áreas necróticas não se destacam com contraste iv. Na pancreatite necrosante, o prognóstico é pior, especialmente se a necrose se tornar infectada. O grau de inflamação e necrose pode ser classificado com um sistema de dez pontos que tem correlação com o desfecho (Radiology 1994;193:297). O contraste usado na CT agravou a pancreatite em um modelo animal, mas a relevância clínica desta observação não está definida (GE 1994;106:207).

Complicações:

- Complicações sistêmicas: As complicações pulmonares incluem hipóxia, atelectasia e efusão pleural. Em casos mais severos, desenvolve-se pneumonia ou ARDS. Insuficiência renal e colapso cardiovascular podem resultar de depleção de volume devido ao sangramento ou perda de fluido no retroperitônio. A hipocalcemia é comum e deve-se à precipitação de cálcio no processo de necrose da gordura peripancreática. A hiperglicemia resulta da redução dos níveis de insulina. Coagulopatia, nódulos subcutâneos decorrentes de necrose gordurosa metastática,[1] retinopatia e psicose são incomuns.

- Pseudocisto: Um pseudocisto é uma cavidade repleta de fluido revestida por uma camada de tecido inflamatório em lugar do epitélio visto em um cisto verdadeiro. Pseudocistos maduros possuem paredes bem desenvolvidas e espessas e formam-se 4-6 semanas após doença aguda. Devem ser diferenciados das coleções de fluidos peripancreáticas de paredes finas vistas no início da doença.

- Necrose pancreática Infectada: Quando as células pancreáticas inflamadas ficam necróticas, elas são, inicialmente, estéreis. Entretanto, podem-se tornar infectadas com patógenos entéricos. A necrose pancreática infectada pode ser identificada por bx com agulha guiada por CT e, geralmente, é vista após a primeira semana (GE 1987;93:1315).

- Abscesso pancreático: Um abscesso pancreático é uma coleção de fluido pancreático que se torna infectada. É visto em cerca de 1-4% dos casos. Requer drenagem, mas é muito menos perigoso do que a necrose infectada.

---

[1] Paniculite nodular liquefativa. (N. da R.T.)

- Complicações incomuns: Verificam-se fístulas pancreáticas no cólon, necrose intestinal adjacente, varizes gástricas decorrentes de trombose da veia esplênica, hematoma esplênico e hemorragia aguda em pseudocistos ou no retroperitônio.

Diff Dx: Ver "Abordagem da Dor Abdominal Aguda" (item 1.1). O diagnóstico da pancreatite aguda é feito com base no histórico, exame físico e exames laboratoriais e é seletivamente confirmado por estudos de imagem, tais como CT. Em casos leves que se apresentam em fase final da doença, os exames laboratoriais podem ser de menor utilidade, e os exames de imagem são mais importantes.

Geralmente, a causa da pancreatite é evidente no H&P iniciais, nos exames de laboratório e no ultrassom transabdominal. Entretanto, em 10-25% dos casos, a causa não é imediatamente identificada. Cerca de 50% desses casos idiopáticos nunca reincidem, mas muitos sim, e requerem uma avaliação mais aprofundada. Há uma variedade de opiniões de especialistas quanto à avaliação da chamada **pancreatite aguda recorrente** (compare GE 2001;120:708 com J Clin Gastro 2003;37:238). Costuma-se começar a avaliação com CT para verificar presença de tumor ou pancreatite crônica. Se o resultado for negativo, muitos especialistas procedem à ERCP para investigar pancreatite crônica, tumores, pâncreas divisum (que é tratado por esfincterotomia do ducto dorsal), pâncreas anular, coledococele e união anômala do ducto pancreatobiliar. Alguns especialistas avaliam o esfíncter de Oddi por manometria, mas outros preferem não fazê-lo por causa do risco. Na ERCP, a bile é aspirada e examinada por microscopia para detecção de microcristais de monohidrato de colesterol ou de bilirrubinato de cálcio.

Se estes exames derem resultado negativo, são feitos testes para verificação de defeitos genéticos (ver "Pathophys") ou de pancreatite autoimune (com níveis de IgG4). Outros especialistas usam a combinação de MRCP e EUS como exames iniciais e reservam a ERCP para terapia, porque é arriscada. Muitos especialistas não fazem a microscopia biliar e recomendam esfincterotomia biliar e/ou colecistectomia, se a ERCP/MRCP e/ou EUS forem negativos. A abordagem irá variar dependendo da experiência dos profissionais locais nas variadas modalidades disponíveis.

Exames Laboratoriais: A **amilase** é um fator preditivo sensível de AP, mas podem ser vistas elevações falso-positivas devido ao câncer de pâncreas, infarto mesentérico, obstrução intestinal, úlcera perfurada e insuficiência renal. A amilase salivar causa falso-positivos que podem ser facilmente identificados por fracionamento de amilase. A macroamilasemia causa aumento da amilase sérica na ausência de pancreatite e pode ser detectada por fracionamento. A **lipase** é mais específica do que a amilase, mas pode se mostrar elevada na úlcera perfurada, isquemia ou obstrução (embora, tipicamente, tais elevações sejam menos de 3 vezes maiores que o normal). A lipase é eliminada mais lentamente e pode ser de ajuda se os pts se apresentarem dias depois do evento. Todos os pts devem fazer pelo menos uma **CBC** e um **CMP** diariamente no início do curso da doença para avaliar função renal, eletrólitos, cálcio, glicose e função hepática. A elevação dos níveis de AST/ALT (> 3 × normal) e bilirrubina pode sugerir cálculos biliares como etiologia. Os **triglicerídeos** devem ser obtidos para excluir hipertrigliceridemia como etiologia.

Radiologia: O ultrassom é um exame mais sensível para cálculos biliares do que a CT e está indicado rotineiramente em pts com AP e nenhum hx pregresso de colecistectomia. A CT com cortes finos do pâncreas e grandes doses de contraste iv é usada para determinar o estágio da doença com base no grau de inflamação e de necrose glandular. A CT deve ser feita em pts que têm doença clinicamente severa ou que não parecem estar melhorando depois de alguns dias de internação. Chapas radiográficas são necessárias em caso de suspeita de perfuração ou obstrução.

A CT e a MRCP podem ser indicadas na avaliação de AP recorrente (ver "Diff Dx").

Endoscopia: A ERCP é indicada como medida terapêutica na pancreatite biliar severa ou colangite (ver "Rx"). A ERCP ou o EUS podem também ser indicados na AP recorrente (ver "Diff Dx").

Tratamento:

- Medidas de suporte: Os pts são mantidos npo e recebem analgesia e hidratação venosa vigorosa com correção e monitoramento do status da volumemia e dos eletrólitos. Pts grau Ill são tratados na UTI. Um grande déficit de fluido pode ser verificado nos primeiros dias, seguindo-se diurese abundante quando o pt se recupera. O cateterismo vesical (cateter de Foley) é importante para monitorar a diurese naqueles gravemente doentes. Um NGT não altera o desfecho, mas pode propiciar alívio sintomático se o pt estiver vomitando ou tiver íleo paralítico. Os H2RAs iv minimizam os volumes gástricos e podem melhorar os sx, mas não o desfecho. Medicamentos agressores e álcool devem ser interrompidos. Recomenda-se espirometria de incentivo para minimizar a atelectasia.

- Antibióticos: Estudos anteriores não conseguiram mostrar benefício de rx antibiótico na pancreatite, porque incluíram muitos pts que não tinham pancreatite necrosante. Entretanto, em pts com pancreatite necrotizante, a descontaminação seletiva (com antimicrobianos orais e retais) diminui-se a morbidade e mortalidade (Ann Surg 1995;222:57). Esta abordagem depende de cuidados intensivos de enfermagem, e os antibióticos iv são mais convenientes. O imipenem (500 mg iv q 6-8 h, ajustado para peso e função renal) propicia excelentes níveis no tecido pancreático. Uma meta-análise com oito estudos comprovou benefício dos antibióticos em reduzir a mortalidade, sustentando o uso rotineiro de antibióticos em doença necrotizante (J Gastrointest Surg 1998;2:496).

- ERCP: A justificativa para a realização urgente de ERCP na suspeita de pancreatite por cálculo biliar é para remover o cálculo impactado e prevenir pancreatite e colangite futuras. Estudos iniciais demonstraram uma melhora no desfecho para aqueles com doença severa que se submeteram a esfincterotomia (Lancet 1988;2:979). RCTs subsequentes produziram resultados conflitantes. Em um grande estudo, o benefício parece ter ocorrido principalmente no tratamento de colangite (Nejm 1993;328:228). Um estudo que excluiu pts com bilirrubina ≥ 5 mg/dl ou colangite clínica não mostrou nenhum benefício devido a ERCP inicial e demonstrou uma frequência maior de complicações respiratórias (Nejm 1997;336:237). Uma meta-análise sugere benefícios da ERCP inicial e da esfincterotomia para remoção de cálculos (NNT 7,6 para complicações e 26 para morte) (Am J Gastro 1999;94:3211). A maioria dos médicos usa ERCP seletivamente, quando exames clínicos ou laboratoriais sugerem obstrução biliar ou colangite. Crises recorrentes de AP associada com pâncreas divisum podem ser tratadas com endoprótese endoscópica ou esfincterotomia da papila menor (Gastrointest Endosc 2000;52:9).

- Lavagem peritoneal: Na pancreatite severa, 3 d de lavagem peritoneal contínua não melhoram o resultado final (em RCT [Nejm 1985;312:399]). Lavagens de maior duração (7 d) parecem ter benefício na redução de infecção tardia (Ann Surg 1990;211:708), mas não são muito usadas e não foram comparadas ao rx com imipenem.

- Nutrição: Os pts são mantidos npo nas fases iniciais da doença. Aqueles com doença severa podem ter mal-estar prolongado e não conseguir tolerar dieta oral. No passado, tais pts eram tipicamente postos em NPT para prevenir complicações nutricionais. Entretanto, meta-análise de RCTs recentes sugere que a alimentação com tubo nasoentérico é, ao mesmo tempo, mais segura, mais barata e abrevia o período de internação (BMJ 2004;328:1407). A estimulação pancreática por meio da alimentação é evitada, dando-se prioridade à nutrição enteral cuja extremidade do cateter é posicionada distalmente ao ligamento de Treitz.

- Avaliação da necrose para detecção de infecção: Em pts com necrose à CT que melhoram clinicamente, não há nenhuma necessidade de intervenções para comprovar que a necrose permaneceu estéril. Entretanto, para aqueles que pioram e desenvolvem doença sistêmica (febre, taquicardia, insuficiência respiratória) ou que não conseguem melhorar até a segunda semana, a aspiração com agulha guiada por CT deve ser feita para determinar se a necrose está infectada (GE 1987;93:1315). Pts com infecção na bx com CT precisam de debridamento cirúrgico, e pts com aspirados negativos são tratados conservadoramente.

- Debridamento cirúrgico: A necrose pancreática infectada é uma indicação clara para debridamento cirúrgico. Uma variedade de técnicas cirúrgicas é descrita (Nejm 1999;340:1412). Os benefícios do debridamento naqueles pts com toxicidade sistêmica precoce ou tardia e nenhuma evidência de necrose infectada não foram comprovados. Entretanto, muitos cirurgiões usam o debridamento em pts que não conseguem melhorar após rx medicamentoso prolongado (J Am Coll Surg 1995;181:279). O debridamento também pode ser necessário se um pseudocisto suspeito contiver necrose organizada, porque a simples drenagem leva à infecção (Am J Gastro 1994;89:1781).

- Pseudocistos: (Am J Gastro 1997;92:377) Pseudocistos assintomáticos não requerem intervenção. A prática, anteriormente comum, de operar pseudocistos assintomáticos > 5 cm e presentes por > 6 semanas não é sustentada por dados atuais. Os pseudocistos sintomáticos podem ser descomprimidos por métodos cirúrgicos, endoscópicos ou radiográficos. Não existem estudos comparativos úteis que determinem a abordagem ótima, e a qualificação dos especialistas locais é, geralmente, o fator determinante. Os métodos cirúrgicos incluem gastrocistostomia (se ele estiver adjacente ao estômago), cistojejunostomia em Y de Roux e pancreatectomia distal.

Uma gastrocistostomia endoscópica pode ser feita se o cisto apresentar interface com a parede posterior do estômago (Gastrointest Endosc 1989;35:1). O cisto pode ser drenado com uma endoprótese tipo "rabo-de-porco", desde que o ducto principal não esteja obstruído (uma vez que o cisto não se resolve se o ducto não estiver patente), mas a taxa de recorrência é alta (Surg Gynecol Obstet 1992;175:293).

- Colecistectomia: Pts com cálculos biliares como causa de sua pancreatite devem fazer colecistectomia tão logo a pancreatite melhore. Não devem ser submetidos a longas demoras, por causa do risco de recorrência (Am J Surg 1990;159:361). Cálculos comuns no ducto devem ser excluídos com colangiografia intraoperatória ou MRCP (item 10.1). Se são encontrados cálculos, estes podem ser removidos laparoscopicamente (por especialistas experientes) ou pode-se fazer ERCP pós-operatória e extração dos cálculos se o profissional tiver qualificação para tanto (Am J Surg 1993;165:515).

- Rx de lama biliar: A lama biliar parece ser uma das causas de AP, e seu rx pode incluir esfincterotomia ou colecistectomia que reduz as taxas de recorrência (Nejm 1992;326:589). Entretanto, em muitos pts a lama biliar pode ser um achado incidental. A pancreatite reincide em até 20%, apesar do rx da lama biliar (Gastroenterol Clin North Am 1999;28:571).

- Terapia para reduzir a resposta inflamatória sistêmica: Uma vez que os mediadores inflamatórios causam a doença sistêmica vista na pancreatite, tem-se tentado interromper este processo. Rx antiproteolítico, glucagon, atropina e somatostatina são ineficazes (Gut 1998;42:886). Um longo curso de lexipafant, inibidor do PAF, não mostrou nenhuma eficácia (BMJ 2000;320:244).

9.2 Pancreatite Crônica

Lancet 2003;361:1447; GE 2001;120:682; J Clin Gastro 1999;29:225

Causa: (GE 2001;120:682) Propõe-se um novo sistema de classificação para pancreatite crônica (CP), baseado em fatores de risco etiológicos. É chamado de sistema **TIGAR-O**, com cada letra representando a primeira letra de um dos fatores etiológicos de risco (em *itálico e negrito* nesta seção). As causas mais comuns são *tóxicas* **metabólicas**, e a causa tóxica mais frequente é o álcool. Cerca de 60-70% dos pts com CP em países industrializados apresentam hx de mais de seis anos de consumo > 150 g de etanol diariamente. Outras causas tóxicas são cigarros (Pancreas 1996;12:131), hipercalcemia, hiperlipidemia (controvertida) e insuficiência renal crônica. A maioria do restante tem **pancreatite *i*diopática**, que inclui um grupo de inicio tardio e outro de início precoce, bem como a entidade mal compreendida chamada pancreatite tropical (J Clin Gastro 2002;35:61). Parece haver predisposições *ge*-*néticas* à pancreatite recorrente causadas por mutações em genes que normalmente atuam limitando a destruição do pâncreas causada pela ativação da tripsina do tripsinogênio (Lancet 2003;361:1447). Estas mutações incluem: (1) mutações nos inibidores da protease de serina (mutação SPINK1), (2) mutações no gene regulador da condutância transmembrana da fibrose cística (CFTR), que são comuns em pts com CP aparentemente idiopática (sem evidências clínicas de fibrose cística) (Nejm 1998;339:653) e (3) mutações no gene do tripsinogênio catiônico, que são a causa da pancreatite familial. A pancreatite *a*utoimune está sendo cada vez mais reconhecida. Ela é caracterizada por infiltração linfoplasmacítica e fibrose, pâncreas aumentado com estreitamento do ducto principal, níveis elevados de IgG (especialmente IgG4) e sensibilidade a esteroides (Am J Gastro 2004;99:1605).

A pancreatite aguda severa e *recorrente* pode levar a doença crônica em determinados casos. Um grupo muito menor terá *obstrução* do ducto, como a que pode ser vista no traumatismo, pseudocistos, tumores ampulares e pâncreas divisum (item 9.1). A insuficiência pancreática pode ser constatada em uma variedade de distúrbios sem pancreatite, mais notadamente na fibrose cística (Surg Clin N Am 1999;79:829).

Epidemiologia: Uma vez que a doença frequentemente deixa de ser diagnosticada, as taxas de prevalência reais de pancreatite crônica são desconhecidas, e as estimativas variam de 0,04 a 5,0%. A média de idade de início é 45 anos na CP alcoólica. Uma incidência bimodal é verificada na CP idiopática, com início no final da adolescência e na casa dos 50 anos (GE 1994;107:1481).

Fisiopatologia: (Am J Gastro 2004;99:2256) Com muitas etiologias diferentes, pode-se conjecturar que vários mecanismos diferentes levam à CP. No caso do álcool, há, provavelmente, vários fatores que são importantes para a evolução da doença, uma vez que apenas a minoria dos alcoólicos desenvolvem CP. Estresse oxidativo, efeitos tóxicos diretos, defeitos genéticos, ciclos de necrose e fibrose e obstrução crônica são fatores prováveis e importantes em muitos casos. A dor pode ser causada por necrose do tecido, pseudocistos, elevação do ducto pancreático e pressão no interstício pancreático, isquemia ou lesão de nervo.

Sintomas: A maioria dos pts com CP apresentam hx de alcoolismo e relatam ataques recorrentes de dor no abdômen superior que se irradia para as costas. Os ataques são parcialmente aliviados ao se ficar em posição ereta. A dor pode ser intermitente ou crônica e constante. Cerca de 10-20% dos pts apresentam-se sem dor, mas com diabetes, má absorção, perda de peso ou icterícia.

Sinais: Dor epigástrica ou massa, se um pseudocisto estiver presente.

Curso: Na CP, há, geralmente, destruição progressiva do tecido pancreático, resultando em disfunção endócrina e exócrina. A dor da CP tende a diminuir com o tempo, sendo frequentemente acompanhada do desenvolvimento de insuficiência pancreática. A mortalidade é de 50% aos 25 anos, mas grande parte dela se deve a doenças relacionadas ao alcoolismo.

Complicações: O câncer de pâncreas ocorre em 4% dos pts após 20 anos de doença (Nejm 1993;328:1433). Diabetes e insuficiência exócrina são características tardias causadas pela destruição de mais de 80-90%

da glândula. A insuficiência exócrina pode resultar em desnutrição e deficiência de vitaminas solúveis em água (A, D, E e K). Podem-se desenvolver pseudocistos, os quais podem causar dor, romper-se, ficar infectados, causar sangramento ou comprimir órgãos adjacentes (ver p. 321). Raramente, ocorre trombose da veia portal ou esplênica, mas esta última pode resultar em varizes gástricas isoladas (Dig Dis Sci 1992;37:340).

Diff Dx: Inclui o da dispepsia (item 1.1). Naqueles com má absorção, o diferencial inclui as muitas causas de má absorção/má digestão (item 1.10). A maioria dos pts com dor crônica decorrente de pancreatite e com resultados normais para estudos de imagem ficam sem um diagnóstico, a menos que sejam usados exames de função pancreática (ver "Exames Laboratoriais"). Alguns pts aparentemente com pancreatite crônica têm câncer de pâncreas, que pode ser de difícil diagnóstico.[2] A ERCP pode revelar estreitamento ductal, cuja raspagem pode revelar o diagnóstico.

Exames Laboratoriais: A amilase e a lipase podem estar modestamente elevadas, mas, em geral, apresentam nível normal, por causa da destruição glandular. Os LFTs podem estar elevados devido ao alcoolismo ou à obstrução do ducto biliar (decorrente de alterações fibróticas ou edematosas no pâncreas). Existe uma variedade de exames pouco práticos e insensíveis para função pancreática. O mais sensível é a coleta de suco duodenal, com medida de seu teor de proteína e bicarbonato após administração de secretina (teste de secretina-pancreozimina). Testes que dependem da digestão pancreática de substratos administrados por via oral ou que dependem da detecção de quimotripsina ou tripsina nas fezes também podem ser usados para detectar disfunção pancreática mais sutil.

O principal problema com estes testes (p.ex., teste do pancreolauril, teste da bentiromida) é o pequeno valor preditivo nos pts para

---

[2] A ecoendoscopia constitui meio diagnóstico valioso nas patologias pancreáticas, incluindo a investigação da neoplasia. (N. da R.T.)

quem eles são necessários (aqueles com dor crônica e estudos de imagem negativos). Uma coleta de fezes de 72 h para verificação de gordura após uma dieta de 100 g diárias de gordura é o melhor exame para determinar se a diarreia decorre da má absorção de gordura devido a insuficiência exócrina. Um exame de fezes com método Sudan para detecção de gordura tem resultado positivo confiável para esteatorreia, mas não se pode dizer o mesmo do negativo.

Radiografia: Calcificações pancreáticas são vistas na KUB em 30% dos pts. A CT é mais sensível para calcificações e anormalidades nos ductos (75-90%, dependendo do exame e do grau da doença [GE 1994;107:1481]), mas não é tão boa quanto a ERCP. A MRCP está evoluindo como alternativa à ERCP em alguns centros (Am J Gastro 2002;97:347).

Endoscopia: A ERCP é o padrão-ouro em exames de imagem para diagnóstico. A doença em estágio inicial mostra alterações leves no ducto principal e ectasia dos ramos laterais. Na doença mais avançada, há "beading" e dilatação do ducto principal e seus ramos laterais. A ERCP não é perfeitamente sensível. Uma ERCP com resultado normal pode ser vista em pts cujo exame de função pancreática apresenta resultado anormal e que subsequentemente desenvolvem sx de pancreatite crônica. A EUS tem se tornado ferramenta sensível para a detecção de pancreatite crônica por profissionais experientes. Pode ser uma boa alternativa à ERCP quando a CT e a MRCP não são diagnósticas, uma vez que é menos invasiva (Gastro Endosc 2002;56:S76).

Tratamento: (GE 1998;115:765)

- Rx medicamentoso da dor: A dor episódica pode ser tratada com analgésicos narcóticos com prescrição médica para minimizar o potencial de abuso. Antidepressivos como a amitriptilina podem ser usados para minimizar a percepção de dor. As enzimas pancreáticas podem ser benéficas por causarem uma inibição do feedback negativo da secreção pancreática ao desnaturarem o peptídeo que libera

CCK. Um total de 6 RCTs foi publicado, e uma meta-análise não conseguiu mostrar nenhum benefício (Am J Gastro 1997;92:2032). Entretanto, os dois estudos positivos usaram preparados em comprimidos em vez de cápsulas de enzima.

A pancrelipase (6 comp po ac e qhs) reduz a dor em 75% em pts com doença leve a moderada (GE 1984;87:44). A supressão da função pancreática por meio da redução da acidez gástrica ou pelo uso de octreotídeo não parece ser eficaz. **Bloqueios nervosos** com corticosteroides ou álcool são amplamente usados na dor crônica e obtêm graus variados de sucesso.

- Rx endoscópico da dor: Estudos não-cegos têm concluído que a colocação de endoprótese pancreática, que, presumivelmente, alivia obstrução ductal, alivia a dor em até 60% dos pts com CP (Gastrointest Endosc 1999;49:S77). Entretanto, a sua colocação também causa alterações ductais que podem não ser reversíveis (Gastrointest Endosc 1996;44:268). Na ausência de RCTs, estes procedimentos potencialmente mórbidos devem ser limitados aos centros especializados, como parte de estudos. Cálculos pancreáticos podem ser removidos do ducto principal com melhora da dor em > 50% dos pts, mas a relevância dos cálculos pancreáticos em causar dor está longe de ser esclarecida (Int J Pancreatol 1996;19:93).

- Rx cirúrgico da dor: (GE 1998;115:765) O procedimento preferencial para pts com dor não aliviada por medicamentos e causada pela dilatação de ducto pancreático (≥ 6 mm) é uma pancreatojejunostomia lateral (a chamada operação tipo Puestow). Tem morbidade relativamente baixa, e pode-se esperar alívio da dor em 60% dos pts em dois anos. Para pts com ductos não dilatados, é necessário ressecção pancreática. A simpatectomia toracoscópica pode ser uma alternativa menos mórbida em mãos experientes (J Gastrointest Surg 2002;6:845). As ressecções pancreáticas distais frequentemente falham em aliviar a dor, a não ser que a doença esteja confinada à cauda (p.ex., estreitamentos ductais pós-traumáticos). A pancreatoduodenectomia (procedimento de Whipple) parece ser uma solução eficaz, embora drástica. O alívio da dor é bom (85%), muito embora a cauda adoecida do pâncreas seja deixada para trás.

- Má absorção: A má absorção clínica ocorre na doença avançada quando mais de 80-90% da glândula é destruída. Ocorre má absorção de gordura (esteatorreia) e proteína (azotorreia). Os sx são tratados administrando-se cerca de 30.000 IU de lipase e 10.000 IU de tripsina durante o período pós-prandial. A reposição representa apenas cerca de 5% da produção digestiva normal. Podem ser usados comprimidos ou cápsulas entéricas revestidas. Os comprimidos são mais baratos e sujeitos a degradação pelo ácido estomacal (p.ex., pancrelipase com 8.000 U de lipase por comprimido). Os preparados entéricos revestidos resistem à degradação pelo ácido, têm maior concentração de lipase por comprimido e podem funcionar quando falham os preparados sem revestimento. O acréscimo da supressão ácida pode melhorar a eficácia dos comprimidos.

- Rx de outras complicações: O diabetes tende a ser difícil, com risco alto de hipoglicemia, por causa da perda de glucagon devido à destruição de células das ilhotas. Os pseudocistos estão discutidos na p. 335. Na ascite pancreática, o vazamento do ducto rompido ou o pseudocisto é tratado, em geral, cirurgicamente. A obstrução duodenal ou do ducto biliar geralmente requer cirurgia.

9.3 Câncer de Pâncreas

Lancet 2004;363:1049; GE 1999;117:1464; Lancet 1997;349:485

Epidemiologia: (Surg Oncol Clin N Am 1998;7:67) O câncer de pâncreas é a 11ª principal causa de câncer nos Estados Unidos (taxa de 9/100.000), mas a quinta principal causa de morte por câncer, devido à relação morte/incidência de 0,99. É uma doença ligeiramente mais comum em homens e negros. A RR para fumantes é de pelo menos 1,5. Uma dieta rica em gordura ou carne aumenta o risco. A alta ingestão de fibras, frutas e vegetais diminui o risco. O café foi *erroneamente* descrito como um risco em um estudo amplamente divulgado (Nejm 1981;304:630). O álcool não tem nenhum efeito.

A gastrectomia parcial aumenta o risco, e a tonsilectomia diminui. O risco é de 4% depois de 20 anos de pancreatite crônica (Nejm 1993;328:1433). Há uma relação com o diabetes, mas este não é um fator de risco independente (Nejm 1994;331:81). A exposição ocupacional a aminas aromáticas (trabalhadores do setor químico) pode ser um risco. O hx familiar é um risco, e a doença tem sido relacionada a pancreatite familial, HNPCC (item 5.3), doença de Peutz-Jeghers (item 5.5), câncer de mama familial e outros distúrbios genéticos.

Fisiopatologia: Os defeitos subjacentes no câncer de pâncreas são mutações adquiridas e herdadas de genes causadores de câncer. Os genes que se tornam defeituosos são genes supressores de tumor (cujo funcionamento normal restringe a proliferação celular), oncogenes (genes que, quando sofrem amplificação ou mutação, causam transformação celular) e genes de reparo de pareamento do DNA (cuja função normal é reparar erros de replicação). Muitos defeitos genéticos já foram descritos (J Am Coll Surg 1998;187:429; Am J Surg 2003;186:279).

Sintomas: A dor abdominal está presente em 90% dos pts. Pode ser vaga e indefinida e pode ser sentida nas costas. Perda de peso e saciedade precoce são comuns. A icterícia ocorre como um achado relativamente precoce se o tumor estiver na cabeça do pâncreas e obstruir o duto biliar. Pode ser um achado tardio se o tumor causar icterícia por metástases em vez de obstrução. Ocasionalmente, os pts se apresentam com pancreatite aguda (3%). O surgimento de diabetes pode preceder o câncer de pâncreas (15%). Pode haver depressão associada.

Sinais: Massa abdominal, caquexia ou icterícia podem ser observadas.

Curso: No diagnóstico, o tumor está confinado ao pâncreas em < 10% dos pts. Cerca de 40% apresentam disseminação local, e 50% têm disseminação distante. A maioria dos pts morre em um ano após o diagnóstico, e a sobrevivência para cinco anos é de menos de 3%.

Complicações: Icterícia obstrutiva, obstrução duodenal, efeitos de doença metastática.

Diff Dx: Um dos principais problemas no diagnóstico é distinguir o câncer de pâncreas da pancreatite crônica, porque os quadros clínico e radiográfico são semelhantes. O adenocarcinoma pancreático deve ser distinguido de outros tumores menos comuns do epitélio ductal pancreático (p.ex., neoplasmas císticos do pâncreas [p.331], tumores de células das ilhotas [p.331] e tumores das células acinares ou tecidos não-epiteliais [p.ex., linfoma]). Estes outros tumores são incomuns.

Exames Laboratoriais: CEA e CA 19-9 podem estar elevados. Entretanto, níveis elevados significam pouco em termos de informação sobre prognóstico e não são de nenhum valor na determinação do estágio.

Radiografia: A CT é o exame de maior utilidade,[3] podendo detectar tumores até mesmo de 1-2 cm e disseminações locais ou metástases distantes. A precisão da CT para os critérios de não-ressecabiliade e ressecabilidade é, respectivamente, de 90% e 50-90%. A bx com agulha pode ser feita guiada por CT.[4] Geralmente, ela é reservada para pts não candidatos à cirurgia, devido à doença radiograficamente não-ressecável ou à má condição de saúde. A angiografia é usada em alguns centros para detectar invasão vascular se a cirurgia estiver sendo cogitada. Modalidades

---

[3] A ecoendoscopia e a ressonância magnética são métodos de imagem úteis no diagnóstico de neoplasia pancreática. A ecoendoscopia tem especial utilidade nos casos de suspeita clínica com exames de imagem negativa. (N. da R.T.)

[4] A punção-biópsia aspirativa por agulha fina guiada por ecoendoscopia constitui opção menos mórbida. (N. da R.T.)

mais novas de exames de imagem estão em desenvolvimento (Lancet 1997;349:485).

Endoscopia: A ERCP possibilita a detecção de tumores ductais de 1 cm de tamanho e separa aqueles pts com câncer ampular e colangiocarcinoma que podem ter maior chance de ressecabildade. Durante a ERCP, é possível realizar citologia e biópsias, além da drenagem interna por meio da colocação de endopróteses biliares(ver "Rx"). O EUS pode-se mostrar superior à CT para lesões menores, linfonodos e invasão vascular, mas é operador-dependente.

Tratamento:

- Cirurgia: O primeiro passo em determinar a abordagem correta é definir o estágio com uma combinação de CT e outras modalidades. A laparoscopia diagnóstica é usada em alguns centros para determinar a ressecabilidade, uma vez que pequenas metástases locais frequentemente deixam de ser detectadas em outros estudos de imagem. Ela pode ser especialmente útil em tumores do corpo e cauda (onde minúsculas metástases são frequentes) e se houver presença de ascite. Realiza-se cirurgia se não houver evidências radiográficas de invasão vascular, disseminação local ou distante e se o pt estiver em boas condições de saúde. Quase todas as lesões potencialmente ressecáveis estão na cabeça do pâncreas, uma vez que os pts desenvolvem sx (icterícia) quando o tumor ainda é de pequeno tamanho. Cerca de 80-90% das lesões são não-ressecáveis. Faz-se uma **pancreatoduodenectomia** (operação de Whipple) com ou sem a modificação que preserva o piloro. Se não houver invasão local ou vascular, a sobrevida de cinco anos é 50%, mas estes pts são poucos e raros.

Abordagens cirúrgicas mais radicais aumentam a morbidade, mas não melhoram o resultado. Tumores < 2 cm têm melhor sobrevida. Um *bypass* para aliviar a obstrução biliar ou duodenal pode ser indicado, se o pt apresentar doença não-ressecável na cirurgia. A

esplancnicectomia[5] química intraoperatória (com injeção de álcool absoluto) é eficaz para controle da dor.

- Quimioterapia e radiação: O papel da quimiorradiação adjuvante em pts ressecáveis não está definido (Surg Oncol Clin N Am 2004;13:567). A radiação em conjunto com 5-FU é oferecida a pts com doença avançada localmente. A gencitabina é uma opção para pts com doença metastática e performance status ruim (Ann Oncol 1999;10:140). A radiação pode reduzir a dor local. Doses de radiação externa são limitadas pela radiossensibilidade das estruturas normais circundantes. Implantes intraoperatórios têm sido usados com sucesso mínimo (J Clin Gastro 2000;30:230).

- Paliação da icterícia: A icterícia obstrutiva pode causar prurido, mal-estar, colangite e desconforto abdominal para os pts, cuja paliação pode ser realizada por via endoscópica (endoprótese) ou cirúrgica. Pacientes com doença avançada, pacientes idosos e aqueles com estado funcional ruim são provavelmente mais beneficiados com a colocação de endopróteses. Endopróteses metálicas resultam em menos complicações decorrente de entupimento que as plásticas, que devem ser trocadas a cada três meses (Gastrointest Endosc 1998;47:1). As endopróteses plásticas são mais baratas e podem ser recomendados se a expectativa de vida for curta. Pts jovens, com boas condições' físicas, podem se beneficiar de uma abordagem cirúrgica. Na cirurgia, pode ser feito um diagnóstico do tecido, a colocação de bypass no duodeno e na obstrução, e a dor pode ser paliada com injeção de álcool no plexo celíaco (CA Cancer J Clin 2000;50:241). As vantagens desta abordagem são menor incidência de colangite devido a obstrução da endoprótese e prevenção da obstrução duodenal em pts com sobrevida prolongada. O custo disto, entretanto, é a morbidade cirúrgica.

---

[5] Neurólise do tronco celíaco. (N. da R.T.)

- Paliação de obstrução duodenal: A gastrojejunostomia alivia efetivamente a obstrução duodenal. A colocação endoscópica da endoprótese duodenal tem sido descrita, mas precisa de avaliação mais profunda (Gastrointest Endosc 1998;47:267).

9.4 Neoplasmas Císticos do Pâncreas

Nejm 2004;351:1218

Carcinomas e Cistoadenomas Mucinosos: (40%) Estas lesões apresentam grandes cistos com septos e calcificação periférica e podem ter um componente sólido. Geralmente, o fluido é rico em marcadores tumorais e pobre em amilase. Algumas lesões benignas só são distinguidas das malignas na avaliação anatomopatológica da peça operatória após ressecção. A transformação de benignas para malignas é um risco substancial, de modo que essas lesões devem ser ressecadas. Podem ser difíceis de distinguir de pseudocistos.

Cistoadenomas Serosos: (30-40%) Estas lesões têm cistos múltiplos e pequenos, com cistos maiores na periferia. Frequentemente, existe uma calcificação estrelada central que possibilita sua identificação na CT. Têm pouco ou nenhum potencial de malignidade. Os cistoadenomas serosos que apresentam características diagnósticas na CT podem ser acompanhados sem ressecção (a menos que sejam sintomáticos), embora tenham sido relatadas transformações malignas (Am J Surg Pathol 1989;13:61).

Neoplasmas Ductais Ectásicos Mucinosos.[6] (20-30%) Estas lesões são alterações neoplásicas do ducto pancreático principal ou ramos laterais (Am J Gastro 1992;87:300). Elas formam uma cavidade cheia de muco que se comunica com o ducto pancreático principal. À ERCP,

---

[6] Também conhecidas como ectasia ductal mucinosa ou neoplasia intraductal mucinosa papilífera. (N. da R.T.)

pode ser visualizada saída de secreção mucoide pelo orifício ampular dilatado.[7]

Estas lesões podem ser benignas ou malignas. O tratamento depende do risco cirúrgico e dos benefícios potenciais deste para o pt.

Neoplasmas Císticos Papilares: Estas lesões são as mais raras do grupo e são, na maioria, tumores sólidos com áreas císticas de hemorragia e necrose; frequentemente, apresentam cápsula. São vistos mais frequentemente em mulheres jovens. Podem ser benignos ou malignos (GE 1996;110:1909).

9.5 Tumores das Células das Ilhotas

J Clin Endocrinol Metab 1995;80:2273; J Am Coll Surg 1994;178:187

Epidemiologia: Estes tumores raros têm uma incidência combinada de 1/100.000/ano.

Pathophys/Sx/Si/Diff Dx: Estes tumores derivam de células-tronco neuroendócrinas e podem secretar uma variedade de hormônios polipeptídeos. Muitos destes fazem parte da síndrome tipo I de neoplasia endócrina múltipla (NEM) (tumores do pâncreas, paratireoide, pituitária, córtex adrenal e tireoide) (Ann IM 1998;129:484). Vários tumores de células das ilhotas são identificados:

Insulinoma: (50% dos tumores de células das ilhotas) Esta lesão se localiza no pâncreas e causa hipoglicemia de jejum acompanhada de tremores, irritabilidade, fraqueza, diaforese e fome (devido à liberação de epinefrina) ou sx neurológicos, como confusão, comportamento bizarro e convulsões (decorrentes diretamente da hipoglicemia). Geralmente, são adenomas únicos e benignos, mas podem ser múltiplos, malignos ou associados com hiperplasia, em vez de tumor discreto. O diferencial inclui outras causas de hipoglicemia de jejum, mais notada-

---

[7] Também conhecido como papila tipo "boca-de-peixe". (N. da R.T.)

mente a autoadministração de insulina. Discutido em Surg Oncol Clin N Am 1998;7:819.

Gastrinoma. (10-15%) Ver p. 152.

Peptídeo intestinal vasoativo (VIPoma): (10-15%) Estas lesões estão localizadas no pâncreas ou na cadeia simpática e causam diarreia aquosa, hipocalemia, hipocloridria e acidose. A diarreia é volumosa e persiste com jejum. Podem ocorrer como parte da síndrome tipo I de MEN, mas são, geralmente, lesões isoladas. O uso abusivo de laxativos simula a síndrome, e o amplo diferencial da diarreia crônica precisa ser avaliado (item 1.9).

Glucagonoma: (1%) Estas lesões causam a síndrome 4D: diabetes, dermatite, depressão e DVT. A erupção patognomônica é o eritema necrótico migratório em que manchas vermelhas nas extremidade, coxas ou períneo evoluem para vesículas com pústulas que descamam e coçam.

Somatostatinoma: Estas lesões causam diabetes, diarreia, esteatorreia e calculose da vesícula biliar (tipo A). A lesão tipo B é associada com neurofibromatose e pode causar sangramento gi ou efeito de massa. Tendem a ser grandes e malignas.

Polipeptídeo pancreático (PPoma): Estes tumores não causam nenhum sx, até se apresentarem com metástases vasculares. Podem estar relacionados à síndrome MEN tipo I.

Tumores não-funcionais: Estes tumores, sem nenhuma secreção de polipeptídeo funcional, apresentam-se com sx similares aos do adenocarcinoma do pâncreas (perda de peso, dor, icterícia, efeito de massa).

Exames Laboratoriais: Para o **insulinoma**, níveis sequenciais de glicose e insulina são diagnósticos.

Níveis de peptídeo C são eficazes para excluir autoadministração de insulina (que é provavelmente mais comum do que o insulinoma!).

Níveis elevados de hormônio definem o **VIPoma** e o **somatostatinoma**.

Níveis elevados de glucagon ou bx de pele são usados para diagnosticar **glucagonoma**.

Radiografia: A CT é usada para localizar o tumor e verificar existência de metástases. A arteriografia realizada por profissional experiente, com amostragem venosa portal trans-hepática de níveis de hormônio, pode propiciar informações adicionais (Clin Radiol 1994;49:295). A cintilografia com radionuclídeo e octreotídeo pode ser usada para visualizar tumores com receptores da somatostatina e pode ser útil em identificar recorrências (Semin Ultra-Som CT MR 1995;16:331).

Endoscopia: Seu uso em mãos experientes sugere que o EUS é preciso na localização pré-operatória e pode eliminar a necessidade de angiografia, reduzindo, assim, o custo (Gastrointest Endosc 1999;49:19).

Tratamento: Caso haja suspeita de tumor de células da ilhotas pelos sx clínicos e níveis de hormônio, o rx depende da presença de metástases e da existência de tumor localizado. Se forem encontradas metástases, recomenda-se quimioterapia, geralmente com estreptozotocina e 5-FU, que tem taxas de resposta de até 60% (Nejm 1980;303:1189). A ressecção é realizada se o tumor puder ser localizado e se não houver nenhuma metástase. Se o tumor não puder ser localizado, recomenda-se rx medicamentoso ou, em alguns casos, pancreatectomia subtotal. Características de síndrome MEN-I devem levantar a possibilidade de lesões múltiplas. O octreotídeo pode ser usado para administrar a diarreia em pts com doença não-ressecável, especialmente VIPoma (Dig Dis Sci 1999;44:1148).

Capítulo 10
A Árvore Biliar

10.1 Colecistite e Cólica Biliar

Am Fam Phys 2000;61:1673; Clin Perspect Gastro 2000;March:87

Epidemiologia: O risco de cálculos biliares aumenta com a idade. A prevalência de cálculos biliares em mulheres jovens é de 5-8% e sobe para 35% em mulheres acima de 75 anos. A prevalência em homens aumenta para 20% aos 70 anos. O risco aumenta mais tarde para os homens, presumivelmente porque a gravidez confere risco mais cedo às mulheres. A obesidade é um grande risco para cálculos biliares, especialmente em mulheres, e 10-25% dos pts desenvolvem cálculos com a rápida perda de peso (Ann IM 1993;119:1029). Em grupos mais jovens, a proporção M:F é 2:1. O rx com reposição de estrogênio aumenta o risco (GE 1988;94:91). Níveis mais altos de estrogênios promovem a supersaturação do colesterol biliar e podem responder por parte da diferença observada. A incidência de cálculos biliares em pts grávidas é 2%, embora se desenvolva lama biliar em 30%, que desaparece após o parto em metade dessas pts (Ann IM 1993;119:116). A atividade física de recreação reduz o risco (independente do peso).

A hipertrigliceridemia aumenta a atividade da HMG-CoA redutase, aumentando, consequentemente, o risco ao promover a secreção de colesterol na bile (Semin Liver Dis 1990;10:159). Certos grupos étnicos (mulheres indígenas do sudoeste dos Estados Unidos, nativos chilenos) têm incidência muito alta. Negros têm risco menor que brancos. A lesão da medula espinhal causa hipomotilidade da vesícula biliar e alterações nas lípides biliares que promovem a formação de cálculos (GE 1987;92:966).

Fisiopatologia: Nos Estados Unidos, 85% dos cálculos são compostos de colesterol. Os cálculos de pigmento (compostos principalmente de bilirrubinato de cálcio) e os cálculos mistos representam o restante. A fisiopatologia da formação de cálculos de pigmento não é bem conhecida, mas a base físico-química da formação do cálculo biliar de colesterol tem sido muito estudada. Existem três espécies de lipídios na bile: (1) colesterol (4%), (2) fosfolipídeos (22%, principalmente como fosfatidilcolina, aka lecitina) e (3) sais biliares (67%) (Semin Liver Dis 1990;10:159). Pequenas quantidades de bilirrubina (0,3%) e proteína (4,5%) também estão presentes. O colesterol não é solúvel em água (é hidrofóbico). Os sais biliares e lecitinas têm superfícies polar e apolar e são chamados "anfifílicos". As superfícies polares possibilitam que os sais biliares se dissolvam em água. O colesterol biliar é transportado em partículas estáveis (micelas) constituídas de lecitina e sais biliares. A bile fica supersaturada quando é excedida a capacidade dos sais biliares e da lecitina de manter o colesterol em solução. A **supersaturação** é o primeiro passo na formação de cálculos e, geralmente, ocorre devido a excesso de secreção de colesterol na bile. A **nucleação** é a transição inicial de cristais de colesterol líquido para cristais de colesterol sólido na bile. Embora muitas pessoas tenham bile supersaturada, os cálculos precipitam apenas em número pequeno.

O fator nucleante mais importante é a mucina da vesícula biliar, mas existem outras proteínas pronucleantes e antinucleantes. A **estase** da vesícula biliar promove a formação de cálculos, ao permitir que cresçam sem serem expelidos da vesícula biliar.

- Lama biliar: A lama biliar é uma mistura de mucina da vesícula biliar e pequenos cristais de colesterol ou bilirrubinato de cálcio, a partir dos quais cálculos macroscópicos podem se desenvolver (GE 1988;95:508). A lama biliar pode ser detectada ao ultrassom e pode causar sx biliares, tais como cólica, colecistite ou pancreatite. Pts com lama biliar assintomáticos podem ser administrados de forma expectante. Pts com perda de peso rápida, pts que tomam ceftriaxona ou octreotídeo, pts grávidas e pts que fizeram transplante de órgão têm risco de desenvolver lama biliar (Ann IM 1999;130:301).

- Consequências do desenvolvimento de cálculos: Pts com cálculos biliares podem (1) permanecer assintomáticos; (2) desenvolver cólica biliar decorrente de obstrução ductal cística breve e intermitente; (3) desenvolver colecistite aguda devido a obstrução ductal cística prolongada, com inflamação e infecção bacteriana secundárias; (4) desenvolver colecistite crônica devido a crises agudas recorrentes; (5) sofrer migração de cálculos para o duto biliar comum e para o duodeno, que podem causar dor, pancreatite ou colangite; (6) desenvolver câncer de vesícula biliar; ou (7) desenvolver íleo biliar (obstrução intestinal por cálculo biliar).

- Colecistite acalculosa: Trata-se de colecistite com ausência de cálculos. Nos pts, surge mais frequentemente como complicação de cirurgia importante, traumatismo ou queimaduras. Seus mecanismos exatos não são conhecidos (J Am Coll Surg 1995;180:232).

- Colecistite xantogranulomatosa: Esta anormalidade é encontrada em cerca de 1,7% de vesículas biliares extirpadas. Trata-se de uma condição inflamatória, fibrosante e destrutiva da vesícula biliar caracterizada pela presença de macrófagos cheios de lipídios, que possivelmente se desenvolvem em resposta ao extravasamento de bile (J Clin Pathol 1987;40:412).

Sintomas:

- Cólica Biliar: A maioria dos cálculos biliares não causa sx. O sx mais comum associado com cálculos biliares é a cólica biliar caracterizada por episódios de dor discreta, imprevisíveis, que duram de minutos a 5 h e desaparecem (Postgrad Med 1991;90:119). A frequência dos ataques é maior à noite. O pt sente-se bem entre ataques. Geralmente, a dor é epigástrica ou no RUQ (e, ocasionalmente, subesternal ou no LUQ). Frequentemente, a dor se irradia para fora do abdômen, tipicamente para um ponto abaixo da escápula homolateral. Náusea e vômitos podem ocorrer. É incomum haver febre sem colecistite. Contrariamente ao que se diz, não existe nenhuma evidência de que a intolerância a alimentos gordurosos, arrotos ou distensão abdominal estejam relacionados ao desenvolvimento de cálculos biliares (Scand J Gastroenterol 2000;35:70). Para sx que ocorrem previsivelmente ou muito frequentemente (> 1 vez por semana), deve-se buscar outra causa que não cálculos biliares.

- Colecistite aguda: Nesta complicação, o pt começa com um ataque de cólica biliar que não se resolve. A dor tende a se localizar no RUQ e pode estar associada com vômitos. Pode surgir febre. Uma minoria importante de pts pode apresentar pouca ou nenhuma dor, especialmente os diabéticos, os imunocomprometidos, pts com doença do CNS e pts que tomam esteroides.
- Pancreatite aguda: Os cálculos biliares podem-se apresentar, inicialmente, com sx de pancreatite aguda (AP) (item 10.1).
- Coledocolitíase: Estes pts podem se apresentar com sx de cólica biliar (freqüentemente, com irradiação para a escápula), icterícia, urina escura ou pancreatite, ou podem ser assintomáticos.
- Colangite: Classicamente, estes pts se apresentam com a tríade de Charcot: febre, dor no RUQ e icterícia. Todos estes achados podem não estar, necessariamente, presentes.

Sinais: Na cólica biliar, geralmente, não existe nenhum achado físico. Na colecistite, pode haver dor localizada com achados peritoneais (dor à percussão, dor com atitude de defesa ou dor à descompressão). Muitos pts apresentam sinal de Murphy, que é a cessação abrupta da inspiração devido à intensificação da dor quando o examinador apalpa o RUQ. Pode haver uma massa palpável no RUQ. Pts com colangite tipicamente têm icterícia e febre, mas podem não apresentar dor no RUQ.

Curso: (Ann IM 1993;119:606) A maioria dos cálculos biliares permanece assintomática. No grupo de pts com cálculos que inicialmente são assintomáticos, os sintomas irão se desenvolver mais tarde, a uma taxa de 1-2%/ano. A taxa pode ser mais alta (4%/ano) nos primeiros cinco anos. Depois do primeiro ataque de cólica biliar, a chance de ataques recorrentes é alta, mas 30% dos pts não terão um segundo ataque em dez anos de acompanhamento.

A taxa de AP pode ser mais alta em pts com pequenos cálculos (Arch IM 1997;157:1674).

Complicações: Câncer de vesícula biliar (item 10.4). Alguns pts desenvolvem um cálculo que fica preso no colo da vesícula biliar e obstrui o duto comum. Isto é chamado de síndrome de Mirizzi (Am Surg 1994;60:889). Fístula colecistocoledociana e íleo biliar (obstrução do intestino delgado por cálculo passado através de fistula) podem ocorrer nos pacientes não tratados (BMJ 2002;325:639).

Diff Dx: Dependendo da apresentação, o diferencial é o da dispepsia (item 1.1), pancreatite (item 9.1) ou icterícia (item 1.12).

Exames Laboratoriais: Os resultados dos exames de laboratório se apresentam normais na cólica biliar. LFTs, amilase e lipase devem ser obtidos na avaliação de suspeita de ataques de dor biliar, a fim de se detectarem evidências de pancreatite ou cálculos no duto comum. Na passagem aguda de cálculos, as transaminases podem estar muito altas (200-800 U/l) e podem apresentar padrão mais sugestivo de hepatite do que de obstrução. Se o cálculo for expelido, os resultados dos LFTs rapidamente se normalizam. Se a obstrução persistir, os níveis de alk phos e bilirrubina sobem lentamente, e as transaminases ficam em níveis 2-3 vezes acima do normal. Frequentemente, há leucocitose na colecistite.

Radiografia:

- Cólica biliar: O ultrassom é o exame preferencial para pts com suspeita de cólica biliar. Sua sensibilidade é 97%, com especificidade de 99%. Entretanto, muitos pts com ultrassonografia abdominal negativa não são submetidos ao exame padrão-ouro (colecistectomia);[1] têm sido propostas sensibilidades ajustadas de 90% para a sensibili-

---

[1] A ecoendoscopia é hoje considerada exame sensível para identificação de microlitíase. (N. da R.T.)

dade e 97% para a especificidade (Arch IM 1994;154:2573). A CT é insensível, e seu resultado negativo não é confiável. No colecistograma oral (OCG), os pts ingerem grandes tabletes de um agente de contraste que é excretado na bile e levado para a vesícula biliar. O OCG não é usado frequentemente, porque é menos sensível do que o ultrassom e porque é inespecífico se a não-visualização da vesícula biliar for considerada como resultado positivo.

- Colecistite aguda: Geralmente, o ultrassom é o primeiro exame a ser feito para investigar cálculos biliares. Ele pode revelar evidências diretas de colecistite, como espessamento da parede da vesícula biliar, coleção de fluido circundante ou, ainda, dilatação dos dutos biliares devido à coledocolitíase. Se o ultrassom for negativo e houver suspeita de colecistite aguda, faz-se uma cintilografia com radionuclídeo (tipicamente, chamada de cintilografia com HIDA, não importando que isótopo seja usado). Em pts normais, o marcador radioativo é excretado na bile e flui para a vesícula biliar. Se o duto cístico estiver obstruído (como na colecistite aguda), o marcador não é visualizado na vesícula biliar, e o resultado do exame será positivo. A sensibilidade é 97%, e a especificidade, 90%. Uma vez que a colecistite pode ocorrer sem cálculos, a cintilografia HIDA tem vantagens sobre o ultrassom no diagnóstico da colecistite acalculosa.

- Cálculos no duto comum: CT e US são exames ruins para cálculos no duto comum. A ERCP é o exame preferencial para pts com forte suspeita clínica de cálculos no duto comum (icterícia, duto dilatado ao US, LFTs anormais), por causa do potencial para rx endoscópico. Caso o pt seja submetido a cirurgia, então um colangiograma intraoperatório é uma alternativa mais barata. Se a suspeita for pequena, a MRCP é uma alternativa de baixo risco, com cerca de 90% da sensibilidade de uma ERCP (Gastro Endosc 2002;56:803).

Tratamento:

- Colecistectomia laparoscópica ("cole-lap"): Pts com cálculos biliares sintomáticos devem fazer colecistectomia, a menos que haja contraindicação médica importante. Para pts assintomáticos, é melhor esperar o desenvolvimento dos sx do que fazer cirurgia profilática. Aqueles com colecistite aguda devem ser submetidos a cirurgia imediatamente após a ressuscitação, porque até 20% deles terão gangrena ou perfuração, e a demora em fazer cirurgia resulta em altas taxas de complicação (BMJ 2002;325:639). A abordagem laparoscópica tem substituído a colecistectomia aberta; porém não há estudo que sustente seu uso. Menor tempo de internação, dor, recuperação mais rápida e a demanda dos clientes indicam que nunca será feito um RCT. A mortalidade esperada na cole-lap é de 0,1-0,2%, e complicações ocorrem em 5%.

Estas taxas são similares às da operação aberta (Ann Surg 1993;218:129). As contraindicações à abordagem laparoscópica são cicatrização ou inflamação, que impedem o acesso ao RUQ, peritonite difusa e coagulopatia. Nem todos os pts podem ser abordados por via laparoscópica, sendo que algumas abordagens (cerca de 5%) são convertidas para operação aberta (Nejm 1991;324: 1073). Embora as indicações para cole-lap não sejam diferentes daquela da colecistectomia aberta, a sua utilização aumentou em cerca de 11% com o advento da abordagem laparoscópica (Surg Endosc 1996;10:746).

- Cole-lap e o duto biliar comum: O acesso ao duto biliar não é tão fácil com a cole-lap. Cerca de 8-17% dos pts que fazem colecistectomia são diagnosticados com cálculos no duto biliar comum (CDBs), e 1-2% terão diagnóstico de cálculos retidos antes da cirurgia (J Am Coll Surg 1998;187:584). Um grande esforço tem sido feito para o desenvolvimento de métodos não-invasivos para a detecção de cálculos no duto comum como LFTs e achados ultrassonográficos. Cerca de 90% dos pts são considerados de baixo risco para CDBs, porque apresentam níveis normais de LFTs, nenhuma dilatação do duto biliar e nenhum hx de icterícia ou pancreatite. Mesmo neste grupo de baixo risco, a incidência de cálculos é de 5%. Pts com LFTs em elevação têm uma incidência muito alta de CDBs (Gastrointest Endosc 1997;45:394). Na prática, devem ser feitos exames de imagem do duto biliar quando houver dilatação, níveis anormais de LFTs, pancreatite ou hx de icterícia. Existem várias abordagens quando há suspeita de cálculos no duto comum. Quando há uma alta probabilidade de cálculos (icterícia, dutos dilatados, colangite), frequentemente, faz-se ERCP antes da cole-lap.

Centros com alto grau de especialização em exploração laparoscópica do duto biliar ou ERCP pós-operatória podem deixar de fazer a ERCP pré-operatória em pts com alta probabilidade de CDBs. O papel da MRCP é limitado, porque não é terapêutica. Quando não são feitas MRCP ou ERCP pré-operatória, os cálculos do duto biliar comum pode ser diagnosticados por colangiografia intraoperatória. Pts com resultado positivo em colangiogramas são submetidos a (1) ERCP pós-operatória com esfincterotomia e extração de cálculo (Surg Endosc 1995;9:1235), (2) remoção laparoscópica de cálculos no duto comum (em mãos experiente) (World J Surg 1998;22:1125) ou (3) conversão para operação aberta. Os métodos laparoscópicos de exploração do duto biliar apresentam menos complicações e são mais baratos se feitos em centros especializados, mas estes resultados ainda não são prováveis na comunidade típica (Am Surg 1999;65:135). A qualificação dos profissionais locais geralmente determina a abordagem.

- Complicações da colecistectomia: A complicação mais temida da cole-lap é a lesão do duto biliar. As lesões de duto biliar podem ser (1) transecções ou ligaduras dos dutos, (2) vazamentos do coto cístico ou (3) vazamentos de ramificações superficiais dos dutos hepáticos direitos no leito de ressecção vesicular (Am J Surg 1994;167:27).[2] Os vazamentos ocorrem mais frequentemente com cirurgiões inexperientes (Brit J Surg 1995;82:307). Pts com lesões de duto biliar apresentam-se com dor e, em grau variado, distensão abdominal, íleo e febre. Os níveis de LFTs podem estar normais ou quase nor-

---

[2] Canais de Luscka. (N. da R.T)

mais em pts com vazamentos. Porém, haverá desenvolvimento de icterícia se o duto foi ligado. Quando se suspeita de vazamento, uma cintilografia com HIDA geralmente mostra o vazamento, e estudos de imagem podem mostrar coleção líquida intra-abdominal.

Vazamentos do coto cístico ou ramificações do sistema hepático direito podem ser tratadas colocando-se uma endoprótese biliar na ERCP (Gastrointest Endosc 1993;39:416). Como esta atravessa o esfíncter e reduz a pressão no duto biliar, o vazamento é selado na maioria dos casos (Am J Gastro 1995;90:2128). A endoprótese biliar é removida semanas depois, e o fechamento do vazamento é conferido. Alguns especialistas preferem fazer esfincterotomia e colocar um tubo nasobiliar. Geralmente, o tubo nasobiliar pode ser removido em poucos dias, quando desaparecer o edema da esfincterotomia, poupando-se o pt de um segundo procedimento. Não existe estudo comparativo direto. Transecções podem requerer intervenção cirúrgica e estão associadas com alta incidência de estreitamento subsequentes, alto custo e mortalidade (Ann Surg 1997;225:268). Outras complicações notáveis são sangramento e lesão intestinal (Nejm 1991;324:1073). Cálculos podem ser perdidos dentro do abdômen, raramente resultando em complicações infecciosas ou mecânicas (Surg Endosc 1999;13:848).

- Colecistostomia: Pts com colecistite aguda que apresentam risco muito alto para cirurgia podem ser tratados com colecistostomia ou com uma punção da vesícula biliar guiada por ultrassom sem tubo de drenagem (Lancet 1993;341:1132).

- Dissolução de cálculos biliares: Em pts que não são candidatos cirúrgicos, os cálculos podem ser dissolvidos com ácido ursodesoxicólico (UDCA). Este medicamento reduz a secreção de colesterol na bile e possibilita a dissolução do colesterol nas superfícies dos cálculo. Os cálculos devem ser constituídos de colesterol (este tipo de cálculo flutua no OCG) e não devem estar calcificados (determinado na KUB), e o duto cístico deve ser patente (verificado com OCG). As taxas de sucesso são de 30-55%. Há uma alta taxa de recidiva (43% em quatro anos) (Gut 1988;29:655). A recidiva pode ser reduzida por UDCA ou aspirina.

- Litotripsia: A litotripsia extracorpórea com onda de choque (Leco) pode ser usada para quebrar cálculos em pedaços menores, a fim de permitir sua eliminação espontânea, dissolção com o UDCA ou facilitar a extração endoscópica. O sucesso varia com o tamanho e o número de cálculos (22-90%). O procedimento pode ser complicado por cólica biliar devido a fragmentos de cálculos (Ann IM 1990;112:126). Solventes orgânicos instilados diretamente na vesícula biliar podem dissolver cálculos rapidamente, mas esta abordagem é raramente usada hoje em dia (Gastroenterol Clin North Am 1991;20:183).

- Prevenção de cálculos durante a perda de peso: O UDCA previne cálculos induzidos por perda de peso rápida (Am J Gastro 1993;88:1705).

- Coledocolitíase comum pós-colecistectomia: (Am J Gastro 1997;92:1411) Os pts podem se apresentar com achados pós-colecistectomia sugestivos de cálculos no duto comum (ataques de dor no abdômen superior, que se irradia para as costas, LFTs anormais, dutos biliares dilatados, pancreatite ou colangite). Pts com alta probabilidade de cálculos devem fazer ERCP. Na ERCP, faz-se o cateterismo biliar e, em seguida, a colangiografia. Se houver falha de enchimento sugestiva de cálculos, procede-se a esfincterotomia. Isto possibilita a extração de cálculos para dentro do duodeno com uso de um balão ou cesta de arame (basket) para capturá-los. A remoção de cálculos traz risco, no curto prazo, de complicações como pancreatite, sangramento ou perfuração. O duto biliar pode ser desobstruído em > 90% dos casos. O acompanhamento de longa duração indica que a esfincterotomia pode ter consequências não-desejadas, como recidiva litiásica e estenose do esfíncter em até 24% dos pts em 15 anos (Gastrointest Endosc 1996;44:643). A dilatação do esfíncter com balão (esfincteroplastia) com extração de cálculo tem eficácia e complicações similares, mas não "cria" uma esfincterotomia (em um RCT [Lancet 1997;349:1124]). Falta acompanhamento de longo prazo, e os resultados podem não ser similares fora de um centro especializado. A nitroglicerina sublingual também tem sido usada para extrair cálculos através de um esfíncter temporariamente dilatado (Am J Gastro 1997;92:1440). Cálculos muitos grandes são mais difíceis de serem removidos, porque não se consegue fazer uma esfincterotomia grande o bastante para a passagem fácil do cálculo (Gut 1993;34:1718). Nestes casos, o cálculo pode ser capturado com cestas de litotripsia endoscópica e, em seguida, fragmentado em pedaços menores que irão passar através da papilotomia (litotripsia mecânica). Outros métodos incluem drenagem interna com endopróteses, litotripsia (laser ou litotripsia eletro-hidráulica) e solventes orgânicos para dissolução do cálculo (Am J Gastro 1991;86:1561).

- Síndrome pós-colecistectomia: Estes pts têm os mesmos sx que os levaram à colecistectomia, ou desenvolvem novos sx pós-operatórios que são sugestivos de dor de origem do trato biliar. Estes pts representam três grupos. O primeiro é o grupo de pts com disfunção do esfíncter de Oddi (item 10.7). O segundo é o de pts com cálculos no duto biliar comum (item 10.1). O terceiro é o grupo de pts que foi encaminhado para colecistectomia devido a sintomas não decorrentes de doença vesicular. Estes pts podem ter GERD, IBS, PUD ou outra patologia grave não diagnosticada. Uma análise atenta do hx orienta a escolha do próximo diagnóstico ou providência terapêutica. Não adianta muito deixar o pt com o rótulo de síndrome pós-colecistectomia.

10.2 Colangite Bacteriana

Gastroenterol Clin North Am 2003;32:1145; Am J Gastro 1998;93:2016

Causa: Na maioria dos casos, a colangite é resultado da infecção da árvore biliar obstruída por cálculos biliares. A ascaridíase é uma causa comum de colangite na Ásia.

Fisiopatologia: Bactérias infectam a bile de estase (acima do cálculo biliar obstrutivo) no duto comum. A pressão aumenta na árvore biliar, e as bactérias refluem para dentro da circulação sistêmica, causando septicemia. Organismos Gram-negativos entéricos são os mais comuns, mas organismos anaeróbios podem ser os responsáveis pela infecção em até 15% dos pts.

Sintomas: Dor no RUQ do abdômen, algumas vezes irradiada para as costas. Alguns pts não têm nenhuma dor, mas esta ausência de dor não exclui colangite. Febre ou rigores são comuns. Náusea e vômitos podem ocorrer.

Sinais: Febre, às vezes muito alta. A maioria dos pts com colangite tem icterícia. Podem apresentar relativamente pouca dor no abdômen superior em comparação com os pts que se apresentam com colecistite. Alguns têm hipotensão ou estado mental alterado.

Curso: Sem o alívio da obstrução, a mortalidade é muito alta. Mesmo com a ERCP, a mortalidade ainda é alta, da ordem de 10%.

Diff Dx: Este diagnóstico precisa ser considerado em qualquer pt com quadro de febre ou septicemia e LFTs anormais. Colecistite e pancreatite são as duas hipóteses mais comuns, mas víscera perfurada, intestino isquêmico ou outra doença intra-abdominal aguda podem resultar em um quadro similar. A pneumonia pode causar dor e LFTs anormais, com septicemia. A septicemia por qualquer causa pode provocar LFTs anormais, especialmente se acompanhada de hepatite isquêmica ("fígado do choque") (item 16.3).

Exames Laboratoriais: Em geral, as LFTs demostram quadro obstrutivo, com bilirrubinas elevadas e alk phos e transaminases abaixo de 200 U/l. Trombocitopenia e hipoalbuminemia representam riscos de resultados ruins (Nejm 1992;326:1582).

Radiografia: O ultrassom pode mostrar dutos dilatados e, ocasionalmente, cálculos ou gás nos dutos biliares. Geralmente, não é necessário CT. Se for ministrado contraste oral em exame de CT, ele deve ser eliminado com laxante, porque o contraste interfere com a ERCP. A MRCP pode ser eficaz em pts com baixa probabilidade de colangite, mas cuja possibilidade não pode ser completamente ignorada (Endoscopy 1997;29:472).

Tratamento: Pts com suspeita de colangite recebem antibioticoterapia de amplo espectro (p.ex., ciprofloxacina com metronidazol, ampicilina-sulbactam) e fluidos iv. A ciprofloxacina alcança concentrações mais altas em dutos biliares obstruídos do que outros antibióticos, mas isto não quer dizer solução terapêutica (Gastrointest Endosc 1994;40:716). A ERCP é realizada tão logo seja possível. Na maioria de pts, a esfincterotomia e a extração de cálculo são feitas no procedimento inicial (ver p. 343 para informação sobre técnicas de extração de cálculo). Em alguns pts criticamente doentes e/ou com coagulopatia ou com cálculos múltiplos e grandes, um tubo nasobiliar deve ser colocado como alternativa segura e eficaz (Am J Gastro 1998;93:2065). Os cálculos podem ser removidos eletivamente, depois que a septicemia for tratada com medicamentos e o pt estiver estável. Se for feita cirurgia urgente para este grupo de pts, a mortalidade é de 30% (vs 10% para ERCP), e a abordagem endoscópica é fortemente recomendada (com base em um RCT [Nejm 1992;326:1582]).

10.3 Colangiocarcinoma

Nejm 1999;341:1368

Epidemiologia: A incidência é baixa, de 1/100.000/ano. Dois em três pts têm idade acima de 65 anos (Ann Surg Oncol 2000;7:55). Os fatores de risco são PSC (10% de risco ao longo da vida, p. 391), cigarro, cistos no colédoco, doença de Caroli (item 10.8), exposição ao contraste dióxido de tório e infecção crônica com os parasitas *Opisthorchis* *viverrini* e *Clinorchis sinensis*. Na maioria dos casos, nenhum fator de risco é identificado.

Fisiopatologia: O colangiocarcinoma acomete, mais comumente, os dutos biliares extra-hepáticos distais ou o hilo biliar (tumor de Klatskin). É menos comum que as lesões sejam intra-hepáticas ou multicêntricas. A lesão epitelial aguda ou crônica do duto biliar é provavelmente importante na transformação maligna, mas o processo não é bem entendido.

Sintomas: Os pts apresentam sx de obstrução biliar. A icterícia está presente em > 90% dos pts, algumas vezes com acolia fecal, colúria e prurido. A dor não é característica. A perda de peso sugere doença avançada. É incomum haver colangite.

Sinais: Dependendo da localização do tumor, pode haver massa palpável ou vesícula biliar palpável.

Curso: A taxa de sobrevida de cinco anos é 10-45%, com mediana de 12-30 meses. Para pts que não são candidatos a operação, a sobrevida é 3-6 meses (Gut 1998;42:76).

Diff Dx: O diferencial é o da icterícia (item 1.12). As outras hipóteses diagnósticas são câncer de pâncreas, câncer ampular, cálculos do duto comum e estreitamentos biliares benignos (frequentemente relacionados com pancreatite crônica ou cirurgia biliar pregressa).

Exames Laboratoriais: Os LFTs mostram elevações da bilirrubina e alk phos desproporcionais às transaminases. O PT pode estar elevado devido a má absorção de vitamina K, porque não há bile no lúmen intestinal para absorção. O CA 19-9 é o marcador tumoral sérico mais eficaz e mostra-se elevado em mais de 80% dos pts (Oncology 1996;53:488).

Radiografia: O ultrassom mostra evidências de dutos biliares dilatados, mas, frequentemente, deixa de detectar a lesão, especialmente se localizada no duto biliar distal. A CT é mais sensível e pode detectar nódulos e invasão local. A MRI pode ser usada para detectar comprometimento vascular. A colangiografia é o padrão-ouro. Geralmente, a ERCP é o primeiro exame a ser feito porque é diagnóstica e terapêutica. A MRCP pode fornecer informações úteis, caso a ERCP seja considerada pouco contributiva (Nejm 1999;341:258). PTHC pode ser usada se a drenagem não puder ser feita só com a ERCP.

Endoscopia: A ERCP com citologia por escovação/bx e drenagem interna com colocação de *endoprótese* alivia os sx relacionados à icterícia. Em centros especializados, a citologia por escovação ou da aspiração com agulha fina pode ter eficácia diagnóstica de 75% (Gut 1997;40:671). Entretanto, a citologia pode ser negativa se o tumor for desmoplásico.

Tratamento: A cirurgia é a única modalidade que prolonga a sobrevida. A seleção de pts para ressecção é baseada em características do tumor e hospedeiro (Ann Oncol 1999;10:239). Muitos pts não são candidatos adequados devido ao *performance status*, à doença cardiopulmonar ou à cirrose (Curr Probl Surg 1995;32:1). A ressecção é feita para lesões intra-hepáticas. Tumores hiliares requerem ressecção com hepatojejunostomia. Tumores distais são tratados como cânceres da cabeça do pâncreas, com uma duodenopancreatectomia (procedimento de Whipple). Lesões distais têm mais probabilidade de serem ressecáveis (Ann Surg 1996;224:463). O transplante de fígado tem sido usado para colangiocarcinoma relacionado a PSC, mas os resultados são ruins e tem-se proposto o transplante na fase inicial do curso da PSC (Hepatology 1996;23:1105). A radiação (externa ou intraluminal) pode ser de muito pouco benefício (Gut 1996;39:852; Brit J Surg 1995;82:1522). A quimioterapia não é eficaz. A colocação de endoprótese melhora a icterícia. As *endopróteses* de metal têm menos probabilidade de entupir e causar colangite, mas os plásticos são mais baratos. Pts com tumores > 30 mm sobrevivem uma média de três meses, e a drenagem interna com endoprótese é mais adequada. Aqueles com tumores menores podem ser melhor paliados com endopróteses metálicas (Gut 1998;42:76). O rx fotodinâmico prolonga a sobrevida naqueles que não conseguem melhorar da icterícia só com drenagem interna (GE 2003;125:1355).

10.4 Câncer de Vesícula Biliar

Nejm 1999;341:1368

Epidemiologia: (Am J Gastro 2000;95:1402) A idade média do dx é 65 anos. As mulheres são mais afetadas do que os homens. As taxas variam muito de um país para outro. Constatam-se altas taxas no Chile (13/100.000/ano), em Israel, na Polônia, no México e na Bolívia. A taxa nos Estados Unidos é 2,5/100.000/ano, com incidência 50% maior em brancos que em negros. Fatores de risco importantes são: (1) colecistite crônica e cálculos biliares (especialmente se > 3 cm), (2) pólipos na vesícula biliar (especialmente lesões solitárias, sésseis, hipoecoicas > 10 mm), (3) junção anômala do duto pancreatobiliar (cuja união fica fora do duodeno e possui um canal comum muito longo, e o risco de câncer de vesícula biliar pode ser de 25% [GE 1985;89:1258]), (4) vesícula biliar com parede calcificada (vesícula de porcelana [J Clin Gastro 1989;11:471]), (5) tifoide, (6) PSC e (7) exposição ocupacional a metais pesados.

Fisiopatologia: Especula-se que a inflamação predispõe ao câncer, mas o mecanismo é desconhecido.

Sintomas e Sinais: Dor crônica no RUQ, febre, mal-estar, perda de peso ou crise aguda de colecistite são apresentações comuns. Uns poucos pts serão diagnosticados incidentalmente na colecistectomia. Pode haver uma massa dura palpável no RUQ.

Curso: A maioria dos pts se apresenta com doença avançada, e a sobrevivência de cinco anos é 5-10%. A sobrevivência mediana é três meses (Am J Gastro 2000;95:1402).

Complicações: Obstrução biliar.

Diff Dx: Estão incluídos doença inflamatória e neoplásia da vesícula biliar. O dx pré-operatório é correto antes da cirurgia em cerca de 50% dos pts (Ann Surg 1994;219:275).

Exames Laboratoriais: As LFTs podem-se mostrar colestáticas se houver invasão local ou efeito de massa com obstrução.

Radiografia: Massas e espessamento substancial da parede podem ser visualizados com ultrassom. Pode ser impossível distinguir doença inflamatória da neoplásica. Lesões curáveis normalmente não são detectadas por US e CT (World J Surg 1999;23:708). CT ou MRI podem propiciar informações adicionais sobre estágio.

Tratamento: A cirurgia é o único rx eficaz, mas menos de 10% dos pts têm doença ressecável. Uma segunda cirurgia de ressecção é indicada para cânceres encontrados incidentalmente na colecistectomia laparoscópica, a menos que sejam de estágio 0 ou 1 (Cancer 1998;83:423). Nos Estados Unidos, a cirurgia radical parece ter pouco benefício (Arch Surg 1990;125:237), mas, no Japão, há trabalho mostrando benefício (World J Surg 1991;15:337). Quimioterapia e radiação são de pouca eficácia. Uma vez que a evolução para doença sintomática é marcante, a **colecistectomia profilática** é fortemente recomendada para vesícula em porcelana e junção anômala do duto pancreatobiliar. A colecistectomia profilática pode ser cogitada para pts com pólipos na vesícula biliar > 1 cm, pts com cálculos biliares > 3 cm, cânceres tifoides e em idosos, mulheres indígenas norte-americanas com cálculos biliares (Am J Gastro 2000;95:1402).

10.5 Câncer Ampular

Nejm 1999;341:1368

O câncer da ampola de Vater é uma lesão incomum, que cursa com icterícia obstrutiva ou, ocasionalmente, com pancreatite. Os adenomas ampulares são lesões precursoras (Gut 1991;32:1558). Os adenomas devem ser extirpados por meio de cirurgia (Brit J Surg1997;84:948) ou por papilectomia endoscópica (Gastrointest Endosc 1993;39:127). Os adenomas ampulares são mais comuns em pts com FAP que têm risco de câncer ampular, mesmo após a colectomia. A apresentação é similar à do câncer de pâncreas, e o dx é geralmente feito quando se realiza ERCP para avaliar obstrução biliar e as bxs são obtidas. A duodenopancreatectomia (procedimento de Whipple) é feita se não houver evidências de doença distante. A sobrevida de cinco anos é 40% nas mãos de profissionais experientes (Ann Surg 1998;227:821).

10.6 Pólipos na Vesícula Biliar

Am J Gastro 2000;95:1402; Brit J Surg 1992;79:227

Pólipos na vesícula biliar são encontrados em 3-6% dos pts que fazem ultrassom. O pólipo mais comum é o pólipo de colesterol, uma forma de colesterolose. Estas lesões são, geralmente, < 10 mm, e não requerem intervenção (Am J Gastro 1996;91:1591). Uma variedade de outros pólipos não-neoplásicos foi identificada. A principal preocupação é a possibilidade de que um pólipo seja um adenoma e se transforme em carcinoma. O risco de câncer é mais alto se um pólipo for > 10 mm, solitário, séssil, hipoecoico ao ultrassom ou estiver associado com cálculos biliares (Am J Gastro 2000;95:1402). A conduta terapêutica ótima ainda não está determinada. Alguns especialistas sugerem colecistectomia se um pólipo for > 10 mm e o pt estiver em boas condições (Brit J Surg 1992;79:227). A alternativa é o US sequencial, embora a eficácia seja baixa (Gut 1996;39:860). Para pólipos menores (< 10 mm), sugere-se US sequencial (q 6 meses x 3, depois anualmente) com colecistectomia para pólipos que apresentam crescimento (South Med J 1997;90:481). Alguns especialistas acham que o ultrassom não é necessário depois de um período estável de 1-2 anos (Am J Surg 2004;188:186).

Muitos médicos ignoram pequenos pólipos, especialmente se são múltiplos e o pt não apresenta riscos substanciais de câncer na vesícula biliar.

10.7 Disfunção do Esfíncter de Oddi (Discinesia Biliar)

Gastro Endosc 2004;59:525; Can J Gastroenterol 2000;14:411

Epidemiologia: A taxa homens:mulheres é de 7:1, e o distúrbio tem pico de incidência aos 40 anos de idade. Cerca de 6% dos pts se queixam de dor tipo biliar pós-colecistectomia sem causa definível, como cálculos.

Fisiopatologia: O esfíncter de Oddi (EO) é constituído de fibras musculares que, em repouso, mantêm o tônus constituindo fator de resistência ao fluxo da bile e do suco pancreático. Pts com disfunção esfincteriana biliar sentem dor biliar, frequentemente com LFTs anormais e dilatação ductal. Aqueles com acometimento do esfíncter pancreático podem ter pancreatite recorrente. Pts com suspeita de disfunção do EO são classificados em três tipos, com base nos achados clínicos (Gastro Endosc 2004;59:525). **Pts biliares tipo 1 têm dor** biliar, níveis anormais de transaminases e duto biliar dilatado em exames de imagem. Acredita-se que todos estes pts têm disfunção do EO. **Pts biliares tipo 2** têm dor e duto biliar dilatado ou níveis anormais de transaminases e muitos deles apresentarão disfunção do EO se for feita manometria. Pts **biliares tipo 3** têm dor, mas nenhuma outra anormalidade, e < 10% apresentam disfunção do EO à manometria. Existe uma classificação similar (com base em níveis anormais de enzimas pancreáticas e dilatação do duto pancreático) para disfunção pancreática do EO.

O padrão-ouro para diagnóstico é a manometria do EO, mas muitos especialistas não usam a técnica por causa da alta frequência de pancreatite. À manometria, alguns pts apresentam estenose do EO (pressão elevada em repouso), o que pode indicar lesão estrutural, como fibrose. O restante dos pts têm descoordenação esfincteriana, denominada discinesia do EO. Não se sabe se pts com vesícula biliar intacta desenvolvem disfunção sintomática do EO, uma vez que a vesícula biliar atua como um reservatório, reduzindo a pressão no sistema biliar e, portanto, a dor). Entretanto, tem sido constatada resposta clínica à esfincterotomia (Gastrointest Endosc 1993;39:492).

Sintomas: Os pts apresentam, anos após a colecistectomia, dor epigástrica ou no RUQ, algumas vezes severa, de longa duração e irradiada para as costas, com náusea ou vômitos. Podem ocorrer sx de pancreatite nos pts com acometimento do esfíncter pancreático.

Sinais: Dor localizada no RUQ ou epigástrio, sem si de peritonite.

Diff Dx: Coledocolitíase é a principal hipótese diagnóstica em pts tipo 1. Tumores intra-ampulares podem simular disfunção do EO (Gastrointest Endosc 1995;42:296). As situações clínicas que entram no diff dx da pancreatite precisam ser consideradas (item 9.1). Nos pts tipo 3, entram, entre outros, somatização e depressão (GE 1999;116:996).

Exames Laboratoriais: LFTs, amilase e lipase devem ser feitos dentro de 3-4 h após um ataque de dor, já que podem estar normais se realizados no início da dor.

Radiografia: A cintilografia biliar pode mostrar anormalidades, como tempo de trânsito aumentado do hilo ao duodeno (Dig Dis Sci 1994;39:1985). Foi desenvolvida uma pontuação de cintilografia considerada sensível e específica (J Nucl Med 1992;33:1216). Estes estudos podem representar alternativa mais segura à manometria, mas ainda não foram adequadamente validados. Um teste de secretina com ultrassom (o duto pancreático dilata > 1 mm durante > 20 minutos em resposta à secretina) pode ser uma alternativa à manometria do EO na pancreatite recorrente (Dig Dis Sci 1999;44:336).

A MRCP é o exame não-invasivo mais útil para excluir outras anormalidades estruturais, como os cálculos.

Endoscopia: A MRCP ou EUS é realizada para verificação de CDBS e para avaliar dilatação ductal. Geralmente, a ERCP é reservada para fins terapêuticos ou para realizar manometria (Gastro Endosc 2002;56:803). A manometria do EO é feita em alguns centros em pts selecionados (ver Rx). Um cateter de motilidade é colocado no esfíncter pancreático ou no biliar (dependendo da apresentação clínica), e a manometria é realizada antes e depois da injeção com CCK. O risco de pancreatite é alto (8%) e até mesmo mais alto (29%) se a indicação para o teste for pancreatite recorrente (J Gastroenterol Hepatol 1995;10:334).

Tratamento:

- Disfunção biliar do EO: Se os pts apresentam estenose do EO à manometria, a esfincterotomia propicia alívio dos sx (90% vs 25% em pts tratados com placebo em um RCT [Nejm 1989;320:82]). Por outro lado, neste mesmo RCT, aqueles com anormalidades de motilidade do EO não se beneficiaram da esfincterotomia. A nifedipina pode beneficiar estes pts (Am J Gastro 1993;88:530). Todos os pts com disfunção tipo 1 devem fazer esfincterotomia, porque obtêm bom alívio. A manometria pode ter resultado falso-negativo (Gastrointest Endosc 1993;39:778). Aconselha-se que pts com disfunção tipo 2 sejam encaminhados a um centro especializado para manometria do EO (operador-dependente) ou sejam submetidos a esfincterotomia. A esfincterotomia parece mais aconselhável, dado o risco e valor preditivo limitado da manometria. Pts tipo 3 podem ter dor em decorrência da alteração da sensibilidade e são mais bem tratados com anticolinérgicos, antidepressivos e/ou bloqueadores do canal de cálcio. O rx endoscópico não é aconselhável.

- Disfunção pancreática do EO: Pts com pancreatite recorrente e disfunção do EO podem se beneficiar da esfincterotomia biliar, que é muito menos mórbida do que a esfincterotomia pancreática. Entretanto, muitos desses pts não se beneficiam e, frequentemente, fazem esfincterotomia pancreática endoscópica com colocação de endoprótese temporária para reduzir o risco de pancreatite (Gastroenterol Clin North Am 2003;32:601).

10.8 Cistos no Colédoco e Coledococele

Lancet 1996;347:779; Ann Surg 1994;220:644

Causa: Desconhecida, mas pode haver cistos congênitos e adquiridos.

Epidemiologia: No Ocidente, 1/15.000 nascidos vivos; mais comum no Japão.

Fisiopatologia: Existem cinco tipos reconhecidos de cistos: tipo I (dilatação do duto biliar comum); tipo II (divertículo do duto biliar), tipo III (cisto do duto biliar comum intramural projetando-se para dentro do lúmen duodenal, também chamado de coledococele), tipo IV (cistos múltiplos dos dutos biliares intra-hepáticos e/ou extra-hepáticos) e tipo V (dilatações focais dos dutos biliares intra-hepáticos, também chamadas de doença de Caroli).

Sintomas: Os sx nas crianças são, tipicamente, dor, icterícia e deficiência de crescimento. Os adultos podem ter sx similares, mas têm mais probabilidade de desenvolverem pancreatite, cálculos no duto biliar e malignidade da vesícula biliar ou duto biliar.

Sinais: Geralmente, nenhum, mas podem estar presentes icterícia e massas.

Complicações: Colangiocarcinoma, pancreatite e cálculos do duto biliar.

Diff Dx: Raras, não são consideradas entre as causas de dor abdominal, icterícia ou pancreatite. Depois de realizados exames de imagem do duto biliar (em geral, por qualquer razão), o dx fica evidente.

Exames Laboratoriais: Níveis anormais de LFTs ou amilase/lipase, dependendo da apresentação.

Radiografia: A MRCP é o melhor exame não-invasivo para diagnosticar e caracterizar os cistos.

Endoscopia: A ERCP é reservada para terapêutica. Lesões tipo III (coledococele) estão sendo cada vez mais identificadas e tratadas na ERCP.

Tratamento: Uma vez identificados, todos os cistos, exceto os do tipo III, devem ser extirpados com *bypass* biliar (Ann Surg 1994;220:644). Se forem apenas drenados, há o risco de desenvolvimento posterior de malignidade, cálculos ou estreitamento. As lesões tipo III (coledococele) podem ser tratadas com esfincterotomia (para aliviar obstrução ou remover cálculos), mas o endoscopista deve reconhecer a possibilidade de colangiocarcinoma relacionado a elas (Endoscopia 1995;27:233).

10.9 Doença Biliar Relacionada a HIV

Clin Liver Dis 2004;8:213; Gastroenterol Clin North Am 1997;26:323

A **colangite relacionada a Aids** apresenta-se com colestase, dor abdominal e febre. Pode haver evidências de estenose ampular e/ou achados radiográficos que parecem colangite esclerosante da árvore biliar (Am J Med 1989;86:539). A causa é desconhecida, embora uma variedade de patógenos relacionados à Aids tenha sido descrita nestes pts. O rx é direcionado a qualquer patógeno relacionado, e a esfincterotomia parece eficaz para controle da dor. Pts com HIV podem desenvolvem **colecistite acalculosa** secundária a infecções oportunistas, geralmente CMV, *Cryptosporidium* ou *Isospora*. Em geral, a apresentação clínica inclui dor crônica no RUQ, febre e colestase devido ao acometimento da árvore biliar. O rx é a colecistectomia, embora a sobrevida seja curta, porque este distúrbio é um achado tardio na Aids (Gastroenterol Clin North Am 1997;26:323). Estes distúrbios estão sendo encontrados com frequência cada vez menor com o advento das terapias antirretrovirais altamente ativas e eficazes (HAART).

10.10 Síndrome da Costela Dolorida

Gut 1993;34:1006; Lancet 1980;2:632

Epidemiologia: Em dois estudos seriados, esta condição respondeu por 3-5% dos encaminhamentos clínicos gi.

Fisiopatologia: A síndrome é definida por (1) dor no RUQ ou tórax inferior e (2) sensação dolorosa na borda costal quando comprimida, reproduzindo as queixas do pt. A causa é indeterminada, mas tem sido atribuída à mobilidade anormal das articulações intercostais inferiores.

Sintomas: A dor é frequente e muitas vezes piora quando o pt se dobra para a frente ou se curva. Os pts evitam se deitar do lado afetado. Frequentemente, a dor diminui quando o pt se deita de costas ou se estica. Ela pode ser constante ou intermitente.

Sinais: O exame é normal, exceto quando a margem costal é palpada. Tracionar a borda costal é especialmente útil para reproduzir a dor e confirmar o dx.

Curso: Cerca de 70% dos pts relataram dor persistente em um estudo com um tempo médio de seguimento de oito anos pós-dx. Cerca de 30% dos pts tiveram um segundo encaminhamento por causa da mesma dor, mesmo depois de estabelecido o diagnóstico. Para a maioria, a dor é um incômodo e não é incapacitante.

Diff Dx: Ver "Dispepsia", p. 47.

Tratamento: Geralmente, não é necessário nenhum rx específico ou exame. Em pts com dor refratária, o bloqueio do nervo intercostal pode ser eficaz (Postgrad Med 1989;86:75). Tem-se feito cirurgia para excisar a costela ofensora (Brit J Surg 1984;71:522).

Capítulo 11
Infecções do Fígado

11.1 Hepatite A

Lancet 1998;351:1643; Gastroenterologist 1996;4:107

Causa: O vírus da hep A, é causado por um pequeno vírus RNA não encapsulado do gênero *Hepatovirus*. Existem quatro genótipos humanos estáveis e um sorotipo.

Epidemiologia: (J Infect Dis 1995;171 Suppl 1:S2) A hep A é comumente adquirida antes dos 5 anos de idade em nações em desenvolvimento da África, Ásia e América Latina, onde a soroprevalência é maior que 90% antes da idade adulta. Em países ocidentais, a soroprevalência está diminuindo, e nos Estados Unidos, é de cerca de 43%. A disseminação é orofecal, com taxas de ataques secundários de cerca de 20-50% em domicílios. O período de incubação é de 15-50 dias. O vírus pode ser encontrado nas fezes em cerca de duas semanas antes e até várias semanas depois da manifestação clínica da doença. Os fatores de risco para hep A nos Estados Unidos são (1) contato domiciliar ou sexual de pt, (2) profissionais de saúde, (3) viajantes, e (4) alimentos (incluindo moluscos) ou surtos de transmissão pela água.

Fisiopatologia: Após a ingestão oral, o vírus é transportado pelo epitélio intestinal e entra nos hepatócitos, onde se replica. A lesão hepatocelular resulta da resposta imunológica do hospedeiro contra as células infectadas (J Clin Lab Immunol 1993;40:47). Uma vez instalada a icterícia, as titulações virais caem à medida que são produzidos anticorpos contra o vírus.

Sintomas: Geralmente, verifica-se um período prodrômico de febre, mal-estar, anorexia, náusea e vômitos em adultos. Os sx prodrômicos diminuem, e a icterícia se desenvolve. Em crianças, a doença é, geralmente, anictérica e se apresenta com sx semelhantes aos da gripe, com faringite, tosse, corrimento nasal, fotofobia e dor de cabeça. Verifica-se diarreia em 50% das crianças, mas é incomum em adultos.

Sinais: Icterícia e hepatomegalia são geralmente observadas, mas a esplenomegalia é menos comum. Angiomas tipo telangiectasias podem se desenvolver, mas desaparecem após a doença. Podem ser vistos nódulos cervicais posteriores, e é raro ocorrer vasculite cutânea. Pode haver sinais de insuficiência hepática iminente, como confusão, irritabilidade e tremores periféricos tipo *flaps*.

Curso: A taxa de mortalidade dos casos é de 0,35%. Entretanto, como muitos casos deixam de ser identificados, esta é provavelmente uma superestimativa. Cerca de 70% das fatalidade ocorrem nos 8% de pts infectados após os 50 anos de idade.

O curso típico é de 3-6 meses de doença clínica. A icterícia geralmente dura 6-8 semanas. As enzimas LFTs anormais se resolvem junto com os sx clínicos. A **insuficiência hepática fulminante se** desenvolve em 0,14-0,35% dos pts hospitalizados. Os resultados dos LFTs destes pts vão se agravando, com o desenvolvimento de PT marcadamente prolongado e alteração no estado mental. Cerca de 70-95% deles desenvolvem edema cerebral, falência de órgãos múltiplos e morte.

A recidiva da **hep A** ocorre em 3-20% dos casos. Estes pts alcançam uma aparente recuperação clínica e, semanas a meses depois, desenvolvem doença recorrente com piora nos LFTs e excreção viral, mas acabam se recuperando (J Clin Gastro 1999;28:355). Verifica-se **hep A colestática prolongada** em 3-5% dos pts. Estes pts apresentam bilirrubina > 10 mg/dL, alk phos 3-5 vezes maior que o normal, e recuperam-se após meses de doença (Ann IM 1984;101:635).

Complicações: Podem ocorrer pancreatite (Am J Gastro 1992;87:1648), insuficiência renal (Clin Nephrol 1993;39:156), colecistite (Ann

IM 1994;120:398), insuficiência hepática fulminante, síndrome de Guillain-Barré (Intern Med 1994;33:799), púrpura trombocitopênica (J Clin Gastro 1993;17:166), vasculite e artrite.

Diff Dx: Ver p. 42.

Exames Laboratoriais: O diagnóstico é feito detectando-se a presença de ab IgM para hep A, que está sempre presente durante a doença aguda e que persiste por 3-6 meses. A presença de ab IgG sem IgM detectável indica infecção anterior e imunidade atual. As transaminases vão de 500 a 5000 U/l. Geralmente, o nível de bilirrubina é menor que 10 mg/dl, mas pode subir para 20 mg/dl em doença não-complicada. Deve-se obter um PT como marcador de severidade. Linfócitos atípicos são comuns.

Radiografia: Ultrassom ou MRCP podem ser indicados se houver suspeita clínica de icterícia obstrutiva.

Tratamento: Em uma maioria de pts, o rx é feito ambulatorialmente, com abstinência de álcool, atividade moderada e dieta, de acordo com a tolerâncias do paciente. É desnecessário repouso no leito (Nejm 1969;281:1421). Precauções entéricas para minimizar a transmissão doméstica são essenciais.

Existem duas **vacinas** comercializadas nos Estados Unidos e há outras em desenvolvimento. São vacinas com vírus atenuados mortos que induzem uma resposta dos anticorpos em quase todos os pts saudáveis em um mês. Adultos recebem Havrix ou VAQTA em dose de 1,0 ml im, seguida de dose de reforço de 1,0 ml 6-12 meses depois. Elas são indicadas para pessoas que viajam para regiões endêmicas, para aqueles que moram nestas regiões, para pts com doença hepática crônica (especialmente, hepatite C [Nejm 1998;338:286]), para pts com distúrbios de coagulação (por causa do uso de hemoderivados concentrados), em surtos em comunidades, em homossexuais masculinos e em usuários de drogas ilícitas. Outras ocupações de alto risco podem ser incluídas (trabalhadores em sistema de esgoto, trabalhadores da saúde).

Tem-se proposto a vacinação universal, mas existem muitas barreiras práticas. Uma combinação de vacinas para hep A e hep B (Twinrix), em dose de 1,0 ml em 0, 1 e 6 meses, pode ser eficaz para adultos que precisam das duas vacinações. A vacina pode ser usada também para prevenir transmissão secundária (NNT = 18 para prevenir um caso secundário) (Lancet 1999;353:1136), mas não se fez uma comparação direta com a imunoglobulina neste quadro.

A **profilaxia com imunoglobulina** é usada como profilaxia após exposição para contatos domésticos e como prevenção primária em bebês, situação em que há pouca experiência com vacinas. A imunoglobulina é dada em dose de 0,02 ml/kg como injeção única im, tão logo seja identificado o caso índice (Am Fam Phys 1996;54:107). Ela dá proteção se ministrada em até duas semanas após a exposição e dura cerca de 4-6 semanas. Doses de 0,06 ml/kg dão proteção a viajantes por até seis meses, mas a vacina é preferível.

11.2 Hepatite B

Clin Gastroenterol Hepatol 2004;2:87; Lancet 2003;362:2089; Ann IM 2000;132:723

Causa: Vírus da hep B, DNA vírus da família hepadnaviridae. O vírus é constituído de um pedaço de DNA circular, parcialmente em dupla-hélice, envolvido por um núcleo chamado de nucleocapsídeo, que possui um invólucro. Tanto o invólucro quanto o nucleocapsídeo são antigênicos (antígeno de superfície da hep B ou HBsAg e antígeno nuclear da hep B ou HbcAg, respectivamene). A imunidade ao HBsAg é protetora e é a base da imunidade natural e induzida por vacina. O antígeno da hep B (HBeAg) é derivado do gene nuclear, o qual é modificado e exportado das células do fígado. Trata-se de um marcador de replicação ativa do vírus e é visto em pts com DNA viral circulante da hep B.

Epidemiologia: Em regiões endêmicas (África, Sudeste da Ásia, China), 50% da população tornou-se infectada, e 8% é de portadores crônicos.

A infecção é transmitida de mãe para recém-nascido (transmissão vertical) ou de criança para criança. Em regiões de baixa prevalência (América do Norte, Europa), a doença é transmitida sexualmente entre jovens adultos. Outros riscos em nações industrializadas são uso de medicamento iv, exposição ocupacional, contato com sangue, diálise ou transmissão nosocomial (Nejm 1992;326:721). Cerca de 20-30% dos pts não têm nenhum risco identificável. Tem sido constatada transmissão de cirurgiões infectados para pts (Nejm 1997;336:178). A prevalência nos Estados Unidos é de 0,35% para infecção crônica e 5% para risco de infecção durante a vida. A hep B é a principal causa de cirrose e carcinoma hepatocelular em todo o mundo.

Fisiopatologia: A hepatite clínica resulta da resposta do hospedeiro a antígenos virais presentes na superfície dos hepatócitos. Se a correspondência (*match*) entre o repertório de células T do hospedeiro e os antígenos expressos nos hepatócitos for boa, acontece a ativação do sistema imunológico. Neste caso, os hepatócitos infectados são eliminados, os virions infectantes circulantes são neutralizados pelos anti-HBs, e o hospedeiro combate a infecção. Se a resposta imunológica for inadequada, a infecção persistirá. Nas primeiras 2-4 semanas de infecção de adultos, existe replicação viral, mas nenhuma destruição de hepatócitos, uma vez que a resposta imunológica não foi desenvolvida. Os níveis de DNA viral são altos e o HBsAg está presente, mas o paciente não está doente e a ALT é normal. Quando a resposta imunológica é ativada, os níveis de DNA caem, os hepatócitos são destruídos, a ALT se eleva, e o paciente fica doente. Geralmente, isso dura algumas semanas, se o paciente tiver hepatite aguda típica, mas, naqueles com hepatite crônica, este processo destrutivo dura anos e resulta em cirrose. Quando a resposta imunológica elimina as células infectadas, a replicação viral para, o DNA viral cai marcadamente (embora pequenas quantidades possam ser encontradas por meio de PCR) e o HBeAg desaparece. Neste estágio, o genoma viral integra-se ao DNA do hospedeiro, causando a expressão de HBsAg nos hepatócitos. Os pts diagnosticados neste estágio são comumente chamados de "portadores saudáveis", embora este termo possa ser enganoso, porque muitos deles podem ter doença hepática substancial. Finalmente, os anti-HBs aparecem, e o hospedeiro é protegido da ativação da infecção ou de nova infecção.

Para ser considerado **portador saudável** (recentemente, rebatizado como **portador inativo**), os pts não devem ter nenhum sx, ter ALT normal, não ter nenhuma evidência de HBeAg ou DNA viral de hep B e, idealmente, ter bx de fígado normal ou quase normal (Hepatology 1987;7:758). Estes pts não requerem rx antiviral, mas precisam ser monitorados para determinar se a doença evolui em surtos (com replicação viral) e decidir sobre avaliação de HCC. A maioria desses pts no Ocidente (onde a doença é frequentemente adquirida horizontalmente) melhora e parece correr risco mínimo de HCC (GE 1994;106:1000; Ann IM 1993;118:191).

Portadores saudáveis em regiões endêmicas para transmissão neonatal (Taiwan, Japão e Alasca) têm alto risco de HCC (Hepatology 1987;7:764).

Mutações ocorrem em todas as regiões do genoma. **Vírus mutantes** têm sido identificados em doença severa e em portadores assintomáticos. Os mutantes pré-core não fabricam HBeAg, e as infecções replicativas podem escapar da detecção por exames laboratoriais, a menos que sejam obtidos os níveis de DNA (Gut 1993;34:1).

Sintomas: A maioria dos pts com hep B aguda tem doença subclínica. Aqueles com doença clinicamente detectável geralmente se apresentam com icterícia, mal-estar, anorexia e febre. Aqueles com hep B crônica são, geralmente, assintomáticos, mas podem reclamar de fadiga ou mal-estar.

Sinais: Na infecção aguda, icterícia, hepatomegalia com dolorimento e febre. Pode haver estigma de doença hepática crônica (item 1.12).

Curso: A maioria dos pts adultos têm uma hepatite aguda que se resolve em seis meses e cerca de 3-5% desenvolvem hepatite crônica, sendo que até 50% dos adultos agudamente infectados são sintomáticos. Considera-se que os pts têm hepatite crônica caso apresentem HBsAg detectável no soro por mais de seis meses ou caso tenham HBsAg sem nenhuma evidência de anti-HBc IgM. Cerca de 95% dos recém-nascidos infectados e 30% das crianças com menos de 6 anos de idade têm doença assintomática que se torna crônica. Adultos com hepatite crônica têm risco de evolução para cirrose de 20% em quatro anos (Gut 1991;32:294). A hepatite fulminante com coagulopatia, encefalopatia e edema cerebral ocorre em < 1% dos casos de hep B aguda (Nejm 1993;329:1862). Quaisquer das complicações da doença hepática em estágio final podem ocorrer (item 15.1). Pts com infecção por hep C concorrente têm doença hepática agressiva, mas pts infectados por HIV não apresentam doença hepática mais severa do que aqueles não infectados (Ann IM 1992;117:837).

Complicações: Infecção por hep D (Delta), vírus passageiro que requer hep B para replicação e causa doença hepática severa (item 11.4). O HCC (item 13.1) é uma complicação da hep B de longa duração. Geralmente, ocorre naqueles com cirrose 25-30 anos depois do início da infecção. Poliarterite nodosa (HTN, eosinofilia, dor abdominal, erupções, poliartrite e vasculite necrosante acometendo intestino, rins e CNS) é uma complicação rara, mas grave da hep B (Lupus 1998;7:238). Glomerulonefrite (Ann IM 1989;111:479) e vasculite leucocitoclástica (J Clin Gastroenterol 1995;21:42) são complicações incomuns.

Diff Dx: Ver p. 42.

Exames Laboratoriais: A infecção aguda é diagnosticada pela presença de HBsAg e anti-HBc IgM no soro. Em alguns casos bem iniciais, o anti-HBc IgM pode estar ausente e apresentar-se mais tarde no curso da doença. Naqueles que se recuperam de infecção aguda, o núcleo IgM desaparece e surge o ab nuclear IgG. O HBsAg é eliminado em cerca de 24 semanas, e os anti-HBs surgem cerca de oito semanas depois, indicando total recuperação e imunidade futura. Durante o intervalo entre o desaparecimento do HBsAg e o surgimento dos anti-HBs (janela), o dx é feito pela presença de anti-HBc IgM. O anticorpo IgG para o antígeno nuclear (anti-HBc) desenvolve-se e, geralmente, dura por toda a vida. Se o anti-HBc IgM estiver presente, o paciente provavelmente foi infectado recentemente, porque a fração IgM geralmente desaparece em oito meses após a infecção. Um pequeno número de pts com "flare" de hep B crônica produz anti-HBc IgM. O HBeAg está presente durante a infecção aguda e desaparece no início da doença. Na **infecção crônica, o** HBsAg está presente no soro por um período de mais de seis meses (por definição). Geralmente, o anti-HBc IgM está ausente. O HBeAg está presente, e os níveis de DNA são altos quando a replicação viral é alta. Os mutantes pré-core podem produzir infecção ativa, mas não fabricam HBeAg e podem escapar à detecção por exames laboratoriais, a menos que níveis de DNA sejam verificados. Considera-se que estes pts têm hepatite B crônica negativa para HBeAg.

A **bx de fígado** em casos de hepatite crônica mostra inflamação variável na zona portal, necrose hepatocítica focal e hepatócitos com aspecto de vidro fosco (contendo HBsAg). À medida que aumenta o grau da lesão, há uma alteração necroinflamatória mais severa, com eventual formação de pontes ou fibrose multiacinar (Am J Clin Pathol 2000;113:40). Termos descritivos mais antigos como "hepatite crônica persistente" ou "hepatite ativa crônica" não são mais usados. Em vez disso, os patologistas descrevem o grau da inflamação e da fibrose (categorizadas como leve moderada, marcante e muito marcante). Os padrões histológicos não têm nenhuma correlação com os com sx. A utilidade da bx é questionável, porque a decisão de tratar se baseia em evidências de replicação viral, e não na histologia, e não tem valor para determinar o estágio da doença.

Tratamento: (Clin Gastroenterol Hepatol 2004;2:87)

- Hep B aguda: Não existe rx específico para infecção aguda. São tomadas precauções contra transmissão doméstica, sexual ou outra transmissão por meio do sangue (proibição do compartilhamento de talheres, lâminas, escovas de dente, ou de banhos coletivos). Não há razão para restringir atividades. Os pts são acompanhados para verificação do desenvolvimento de complicações que sugiram doença hepática descompensada.

- Portadores inativos: Recomenda-se o monitoramento com ALT q 6-12 meses. Se ela aumentar, medem-se os níveis de DNA, e os pt são avaliados mais detalhadamente. Pode ser aconselhável o rastreamento para HCC (item 13.1).

- Hep B crônica sem cirrose: Os hepatócitos com vírus replicantes são o alvo da destruição imunológica mediada pelo hospedeiro que causa fibrose. Portanto, a meta do rx é converter a infecção replicativa em não-replicativa. O sucesso é determinado pela perda de HBeAg e DNA viral mensurável no soro (soroconversão). Os pts tratados com mais êxito continuarão a ter HBsAg no soro, mas sua infecção não é mais replicativa e destrutiva. Todos os pts candidatos a rx devem fazer exames de HBsAg detectável e DNA viral mensurável no soro (geralmente, em níveis > 105 cópias/ml). Pts com níveis mais baixos de DNA ainda podem ter doença significativa, e a bx de fígado pode ser útil em identificar a necessidade de tratar. Os níveis de DNA e ALT devem ser monitorados por seis meses naqueles com níveis baixos de DNA e ALT normal que não são tratados inicialmente.

As opções atuais de rx são alfa-2b interferon ou os análogos de nucleosídeos lamivudina e adefovir. O **alfa-2b interferon** é muito eficaz em pts com ALTs elevadas (> 200 U/l) e níveis baixos de DNA viral. Geralmente, estes pts têm hepatite de aspecto ativo à bx. Um meta-análise indica que cerca de 33% dos pts tratados vs 12% dos pts em grupos de controle eliminarão o HBeAg em 3-6 meses de rx (Ann IM 1993;119:312). Pts que respondem ao rx têm uma melhor sobrevivência de longo prazo e menos complicações (Nejm 1996;334:1422). Tipicamente, ministra-se uma dose de 5 milhões de unidades sc qd (ou 10 milhões de unidades tiw) por 16 semanas. Os pts tratados precisam ter doença hepática bem compensada, uma vez que o rx pode causar uma reativação severa (BMJ

1993;306:107). Efeitos colaterais podem aparecer e apresentar dificuldades para o seu tratamento (ver em capítulo adiante). **Lamivudina** ou **adefovir** devem ser usados em pts que não têm níveis altos de ALT ou baixos de DNA viral relacionados à boa resposta ao interferon. Estes medicamentos são frequentemente preferidos como rx de primeira linha, por causa de sua tolerabilidade; isto inclui pts que seriam candidatos ao interferon. A lamivudina e o adefovir são mais fáceis de usar e menos caros do que o interferon. Ambos são boas opções para pts com ALT normal, cirrose descompensada ou mutantes negativos para HbeAg (pré-core). A lamivudina é um análogo de nucleosídeo que inibe a transcriptase reversa e diminui a replicação. Com uma dose de 100 mg por dia, cerca de 17% dos pts eliminam o HBeAg após um ano, e a maioria conseguirá melhora histológica (Nejm 1998;339:61). Pts que não conseguem converter devem continuar o rx, porque 10% provavelmente terão soroconversão nos anos seguintes (GE 2000;119:172).

Mutantes resistentes à lamivudina (chamados mutantes YMDD) surgem em até 1/3 dos pts depois de um ano de rx e causam uma reativação da hepatite (Hepatology 1999;30:567). Os pts devem ser monitorados pelo menos a cada seis meses para detecção de aumento no nível de DNA e ALT que possa indicar o surgimento de uma cepa mutante e a necessidade de mudar o rx. A lamivudina é bem tolerada, com efeitos colaterais de náusea, anorexia, anemia, leucopenia e neuropatia. Pts que se tornam negativos para HBeAg e DNA podem parar o rx depois de mais seis meses. Aqueles que perdem o HbeAg, mas têm níveis detectáveis mais estáveis de DNA também poderiam parar após seis meses adicionais, mas estão com maior risco de reativação.

O **adefovir** tem eficácia similar à da lamivudina, e o desenvolvimento de mutantes resistentes é incomum. Com uma dose de 10 mg diariamente, os efeitos colaterais são similares àqueles do placebo. Fraqueza, dor abdominal e dor de cabeça são os efeitos colaterais mais comuns. A toxicidade renal tem sido verificada com doses mais altas. O adefovir é o medicamento preferencial para resistência à lamivudina (GE 2004;126:81). A duração da terapia é determinada conforme descrito para a lamivudina. Rx combinados e uso de outros nucleosídeos estão em investigação.

Pts com hep B crônica devem tomar vacina para **hep A** (item 11.1).

- Rx de cirróticos: Os pts cirróticos, tanto compensados quanto descompensados, devem ser tratados com lamivudina ou adefovir. O adefovir é, provavelmente, a melhor escolha, porque os cirróticos podem não aguentar uma reativação da doença devido ao surgimento de mutantes resistentes à lamivudina.
- Rastreamento para carcinoma hepatocelular: Ver p. 413.
- Imunização passiva: Pode-se usar soro contendo altas titulações de anti-HBs para criar um preparado enriquecido com IgG chamado HBIG. Ele é usado para profilaxia pós-exposição (geralmente, com vacina) para recém-nascidos de mães infectadas, aqueles com exposição a fluidos corporais ou sangue positivo para HbsAg, e aqueles pts infectados que fizeram transplante.
- Vacinação: (Nejm 2004;351:2832) Vacinas são preparadas com leveduras por meio de técnicas recombinantes. Uma série de três injeções im produzem imunidade em > 90% de adultos jovens. É eficaz nos idosos, em pts em hemodiálise e nos imunocomprometidos.

A combinação de vacina com HBIG tem 79-98% de eficácia na prevenção de infecção crônica em recém-nascidos de mulheres positivas para HbeAg (Clin Microbiol Rev 1999;12:351). Embora os níveis de anti-HBs fiquem muito baixos em uma maioria de pts, com os anos, a proteção contra infecção clinicamente aparente, aguda ou crônica, persiste. Não se recomendam doses de reforço (exceto para pt em diálise [Am J Kidney Dis 1998;32:1041]). A vacina nos Estados Unidos é sugerida, atualmente, para (1) todos os adultos com alto risco, (2) bebês (para prevenir aquisição na infância) e (3) adolescentes que não foram vacinados quando crianças, para que possam ficar imunes antes de chegar à idade de comportamento de alto risco, sexual e de uso de drogas. Duas vacinas recombinantes estão disponíveis. As doses recomendadas para adultos são Engerix-B 20 mg ou Recombivax 10 mg em 3 doses im no mês 0, meses 1-2 e meses 6-12. Uma vacina combinada de hep A e hep B (Twinrix) em dose de 1,0 ml em 0, 1 e 6 meses pode ser útil para adultos que precisam de ambas as vacinas. O teste pós-vacina para anti-HBs só é necessário para grupos de alto risco (como trabalhadores de saúde, pts em diálise, homossexuais masculinos).

- Transplante: (Ann IM 1997;126:805) Os pts que fazem transplante de fígado por causa de hep B têm menor sobrevivência (73% em um ano, 44% em cinco anos) comparados àqueles que fazem transplante de fígado por outras indicações. Eles também têm alta incidência de infecção recorrente (90%), especialmente se tiverem marcadores de replicação ativa (HBeAg e DNA viral) na época do transplante. Pts com hep B fulminante e aqueles que são negativos para marcadores de replicação viral melhoram e são bons candidatos a transplante. A combinação de lamivudina e HBIG parece ser a mais promissora para a prevenção de recorrência (Hepatology 1998;28:585).

11.3 Hepatite C

Jama 2003;289:2413; Lancet 2003;362:2095; Ann IM 2000;132:296

Causa: O vírus da hepatite C (HCV) é um vírus RNA da família *flavivirus*. A sequência de nucleotídeos mostra substanciais variações e foram identificados seis genótipos (numerados de 1 a 6) e mais de 50 subtipos (designados por uma letra, p.ex., a ou b). Os genótipos 1a e 1b são mais comuns nos Estados Unidos e, juntamente com o genótipo 4, são os mais difíceis de serem tratados. Um único indivíduo pode mostrar variações nas sequências do genótipo que os infecta (chamadas de quase-espécies). Elas podem surgir de mutações em resposta a vigilância imunológica.

Epidemiologia: Em nações desenvolvidas, a soroprevalência é de 1-2%, com taxas mais altas que na África, Leste da Europa e Egito. Antigamente, a transfusão de sangue era o principal risco, mas este risco se reduziu para cerca de 1/100.000 em unidades totalmente testadas (Nejm 1996;334:1685).

O abuso de drogas intravenosas é o principal fator de risco. Cocaína intranasal e piercing na orelha entre homens também estão relacionados a infecções (Nejm 1996;334:1691). Ter muitos parceiros sexuais também é um fator de risco, mas a doença não é prontamente transmitida sexualmente (Hepatology 1997;26:66S). A taxa de transmissão vertical é de menos de 5% (Nejm 1994;330:744; Obstet Gynecol 1999;94:1044). Ocorre transmissão iatrogênica por cirurgiões (Nejm 1996;334:555), agulhas e transplante de órgãos, assim como a transmissão por mordida humana (Lancet 1990;336:503). O risco em um trabalhador de saúde após ferimento por picada de agulha usada em paciente infectados é de até 7% (MMWR Morb Mortal Wkly Rep 1998;47:1). Em alguns estudos, cerca de 25% dos pts não têm risco identificado, mas a faixa de 5-10% está provavelmente mais próxima da verdade.

Fisiopatologia: O vírus penetra por injeção deliberada ou quebra inadvertida de alguma barreira normal, como a pele ou as membranas mucosas. Em seguida, ele entra nos hepatócitos e começa a replicação. Esta é uma resposta à infecção ao mesmo tempo humoral e mediada por células, mas a resposta imunológica é geralmente ineficaz. O desenvolvimento de quase-espécies mutantes ou os efeitos de outras proteínas do HCV podem ser importantes para que escapem do *clearance* imunológico.

A resposta imunológica inadequada não apenas falha em eliminar o vírus, mas também causa a destruição do parênquima hepático e, em última instância, cirrose.

Sintomas: A maioria dos pts é assintomática ou apresenta sx não-específicos como fadiga ou dor nas juntas (Am J Gastro 1999;94:1355). A icterícia pode ser vista na infecção aguda, mas é rara. Na doença avançada, pode haver icterícia, ascite ou encefalopatia.

Sinais: Geralmente, nenhum, sinal de cirrose ou insuficiência hepática estão presentes, exceto na doença avançada.

Evolução: (Hepatology 2000;31:1014) Estudos da hx natural da hep C são prejudicados pelo acompanhamento de curta duração, caráter retrospectivo e viés de encaminhamento. Cerca de 70-85% dos pts infectados parecem desenvolver uma hepatite crônica. A cirrose se desenvolve em talvez 5-15% dos pts com 20 anos de infecção (Clin Gastroenterol Hepatol 2004;2:183). Cerca de 6% dos pts desenvolvem doença hepática descompensada, 4% desenvolvem HCC, e 3,6% morrem em consequência da infecção. Consumo de álcool de > 35-50 g/dia, infecção depois dos 50 anos de idade, sexo masculino, obesidade e coinfecção por HIV aumentam o risco de fibrose (Lancet 2003;362:2095). A maioria dos pts morre de outras causas que não a doença hepática.

Alguns grupos apresentam uma evolução diferente. Um estudo de coorte com mulheres jovens irlandesas infectadas, com uso de anti-imunoglobulina D, mostrou uma taxa de apenas 2% de cirrose em 17 anos (Nejm 1999;340:1228). Cerca de 50% da crianças infectadas durante cirurgia cardíaca eliminam o vírus ao longo de 20 anos (Nejm 1999;341:866). Pts com nível normal de transaminases têm uma taxa de evolução mais lenta de fibrose (Hepatology 1998;27:868) e quaisquer das complicações da doença hepática em estágio final podem ocorrer (item 15.1).

Complicações: Cirrose com insuficiência hepática, ascite e encefalopatia.

O carcinoma hepatocelular (item 13.1) se desenvolve em 4% dos pts infectados, geralmente após o desenvolvimento de cirrose. Porfíria cutânea tardia (Hepatology 1992;16:1322), crioglobulinemia mista (Ann IM 1992;117:573) e glomerulonefrite são complicações extra-hepáticas bem estabelecidas (Ann IM 1995;123:615).

Diff Dx: Ver p. 42.

Exames Laboratoriais: Geralmente, o dx é estabelecido pela detecção de anticorpos anti-HCV usando um ensaio imunoezimático altamente sensível e específico para antígenos múltiplos do HCV. Com a melhora na sensibilidade e especificidade dos imunoensaios, o teste RIBA para anticorpos contra proteínas específicas do HCV é raramente necessário. Em pts indicados para rx, é importante confirmar a presença do vírus em si no sangue por meio de PCR ou teste do DNA ramificado. A carga viral e o genótipo são determinados antes do início do rx. O genótipo determina a duração do rx, e a queda na carga viral em 12 semanas é usada para a identificação precoce de pts com probabilidade de não responder ao rx. Aqueles com teste positivo de ab contra HCV, mas PCR negativo provavelmente combateram suas infecções.

A bx de fígado na hepatite C mostra graus variados de inflamação portal, em grande parte com linfócitos, hepatite com interface periportal (antigamente chamada "necrose em saca-bocado"), inflamação, degeneração do ducto biliar sem perda do mesmo e esteatose. Com relação à hepatite B, as biópsias são classificadas em uma escala de severidade de quatro pontos para os graus de inflamação e os graus de fibrose. Este sistema tem substituído a antiga terminologia, a qual usava termos como "hepatite ativa crônica" e "hepatite persistente crônica". A bx propicia informações acerca do estágio da doença e prognóstico, mas, normalmente, não afeta as decisões iniciais com relação ao rx. Pode ser útil na decisão de tratar ou não pts com contraindicações relativas ao rx, como depressão, e aqueles com ALT persistentemente normal que têm risco mais baixo de fibrose. Em pts que apresentam efeitos colaterais ao medicamento, esta informação pode ser útil para a decisão de continuar com o rx (para aqueles com bx de aspecto ruim) ou parar (para bx com aspecto mais brando). A bx de fígado apresenta riscos (item 18.6), e o rx sem bx pode ser mais barato (Jama 1998;280:2088).

Tratamento: (Am J Med 2004;117:344)

- Medidas gerais: Os pts infectados devem evitar o álcool, porque não se estabeleceu nenhum nível seguro para seu consumo. Vacinas devem ser dadas para prevenção de hep A, que é muito mórbida em pts com hep C (Nejm 1998;338:286), e para hep B.

- Selecionando candidatos a rx antiviral: A hipótese subjacente, embora não comprovada, é a de que o combate à viremia resultará em desfechos melhores. O rx é recomendado para adultos que têm ALT persistentemente anormal, RNA viral detectável no soro e evidências de inflamação ou fibrose à bx. A biópsia não é usada universalmente para seleção de rx, porque pts com bx de aspecto brando podem evoluir para cirrose, e pts com doença branda respondem melhor ao rx. Pts com cirrose bem compensada respondem razoavelmente bem ao rx, mas não se sabe qual é o rx adequado para cirrose descompensada. Pts com nível de transaminases persistentemente normal representam um grupo com melhor desempenho (Hepatology 1998;27:868) e podem não requerer rx. Alguns especialistas fazem bx nestes pts e lhes dão rx se houver inflamação ou fibrose à bx. Os idosos têm mais probabilidade de morrer de outras causas que não a doença hepática e são tratados muito seletivamente. Pts candidatos a rx devem fazer exames laboratoriais para verificação de outras causas de resultados anormais de LFTs (item 1.12) e devem fazer bx para determinação do estágio da doença e para serem avaliados para verificação de contraindicações ao rx. O rx combinado com interferon/ribavirina é contraindicado em doença psiquiátrica severa, doença hepática descompensada, insuficiência renal, gravidez, doenças autoimunes ativas, anemia hemolítica, convulsões, CAD, CHF, COPD e em situações sociais instáveis (Jama 2003;289:2413).

- Interferon/ribavirina para rx inicial: A ribavirina é um análogo de nucleosídeo que tem efeitos antivirais, mas é ineficaz como monoterapia. Interferons (que são glicoproteínas normalmente produzidas pelos leucócitos em resposta a infecção) têm propriedades antivirais, porém são uma monoterapia decepcionante. O rx padrão tem sido a combinação de ribavirina com interferon peguilado. Ambos os interferons peguilados alfa-2b e alfa-2a são eficazes, e não existem dados convincentes que comprovem que um seja melhor que o outro.

Para pts **genótipo 1**, 48 semanas de rx com dosagem de ribavirina com base no peso corporal (1.000 mg para pts < 75 kg e 1.200 mg para aqueles > 75 kg), sendo usados 180 μg de interferon peguilado alfa-2a ou 1,5 μg/kg de interferon peguilado alfa-2b. Se a carga viral não cair em 2 logs ou mais após 12 semanas, então o rx é interrompido, porque a chance de uma resposta sustentada é < 2% (Hepatology 2002;36:S145). A carga viral é novamente verificada em 24 semanas, e o rx é continuado se o vírus não for detectável.

A carga viral é verificada novamente na conclusão do rx e 24 semanas depois. Uma resposta sustentada (sem vírus detectável 24 semanas após o fim do rx) será constatada em > 50% dos pts.

Para pts **genótipo 2 ou 3**, apenas 800 mg de ribavirina e 24 semanas de terapia são necessários para conseguir uma taxa de resposta sustentada de cerca de 80%.

- Efeitos colaterais: A ribavirina causa anemia hemolítica previsível, com redução média de Hgb de 2-3 gm, que se estabiliza nas primeiras quatro semanas. Em 5% dos pts, o nível pode cair abaixo de 9,6 g/dl.

A ribavirina é teratogênica, recomendando-se fortemente a contracepção. Ela pode causar tosse, dispneia, erupções, náusea, anorexia e perda de peso. Reações adversas ao interferon são frequentes.

Sx semelhantes aos da gripe após a injeção são comuns e tratados com acetaminofen e hidratação. Depressão, ansiedade e insônia podem requerer tratamento medicamentoso. A depressão é a razão mais comum para parar o rx e pode ocorrer em até 50% dos pts tratados (Hepatology 2000;31:1207). Náusea, anorexia e perda de peso são comuns. Geralmente, a alopecia se reverte ao se parar o rx. Neutropenia e trombocitopenia são detectadas por monitoramento laboratorial de rotina. Hipertireoidismo ou hipotiroidismo ocorrem em cerca de 3% (GE 1992;102:2155), e o diabetes é uma complicação rara.

- Insucessos no *tratamento*: Cerca de metade dos pts que têm recidiva após uma resposta ao interferon sozinho terá resposta virológica sustentada a um rx combinado. Aqueles que não respondem de modo algum ao interferon têm uma resposta muito ruim ao rx combinado (cerca de 8% de resposta sustentada) (GE 2000;118:S104). Pts que não responderam à ribavirina e ao interferon não-peguilado podem receber ribavirina e interferon peguilado em dose com base no peso. Pts que têm recidiva ou não respondem ao rx combinado peguilado com base no peso podem receber rx em um experimento clínico ou serem indicados para monoterapia de manutenção com interferon, se for constatada fibrose avançada na bx de fígado (ver "Pts com fibrose avançada ou cirrose", mais adiante).

- Hepatite C aguda: Não existe definição precisa para este distúrbio, o qual representa um misto de pts detectados por causa de sx agudos de doença hepática ou contato com pts com hep C. O clearance espontâneo parece comum em pts sintomáticos (50% em 12 semanas) e a taxa de resposta à terapia é alta (GE 2003;125:80). Pts sem sx têm mais probabilidade de desenvolver infecção crônica. Um período de 3-6 meses de espera atenta é provavelmente aconselhável antes do início do rx (GE 2003;125:253).

- Pts coinfectados com HIV: As taxas de resposta ao rx combinado usando interferon peguilado alfa-2a e ribavirina são de 40%, mais baixas do que as verificadas em pts sem infecção por HIV (Nejm 2004;351:438).

- Pts com fibrose avançada ou cirrose: Dados conjuntos de experimentos controlados sugerem que a taxa de evolução da fibrose é reduzida pelo rx, mesmo que não seja alcançado o clearance viral. Estão em andamento diversos experimentos controlados para determinar se a monoterapia de manutenção com interferon peguilado pode prevenir a evolução de cirrose e carcinoma hepatocelular (Am J Med 2004;117:344).

- Transplante: (Semin Gastrointest Dis 2000;11:96) A hep C é, atualmente, a principal causa de transplante de fígado nos Estados Unidos. A infecção do enxerto é quase universal. Interferon e ribavirina combinados e usados como profilaxia podem ser o melhor curso, mas faltam estudos (Am J Gastroenterol 2000;95:2164). Apesar da alta taxa de infecção, a sobrevivência após o transplante é similar à vista em outras doenças hepáticas crônicas (Nejm 1996;334:815).

- Prevenção e rastreamento: (MMWR Morb Mortal Wkly Rep 1998;47:1; Hepatology 1997;26:2S) Precauções universais são tomadas em ambientes de cuidados com a saúde. Uma conferência de consenso do NIH sugeriu que alterações nas práticas sexuais eram desnecessárias para casais em uma relação monogâmica. Lâminas e escovas de dente não devem ser compartilhadas. A gravidez não é contraindicada, e a amamentação parece segura. O Centro de Controle de Doenças norte-americano recomenda exames de hep C para aqueles indivíduos que usam drogas ilegais injetáveis, para os que usaram concentrados de fator de coagulação antes de 1987, para os que receberam transfusões ou transplante de órgãos antes de julho de 1992, para os que são filhos de mulheres positivas para hep C, para os que são pts em diálise, para os que têm ALT elevada e para aqueles que são trabalhadores sujeitos a exposição ocupacional (MMWR Morb Mortal Wkly Rep 1998;47:1). Entretanto, citando a falta de dados sobre desfechos de pts com probabilidade de serem detectados por rastreamento, a U.S. Preventive Services Task Force considerou as informações insuficientes para se recomendar ou desaconselhar o rastreamento de grupos de alto risco (Ann IM 2004;140:465).

- Carcinoma hepatocelular: Uma resposta virológica sustentada ao interferon reduz o risco de HCC (Ann IM 1998;129:94). Um RCT mostrou que o rx com interferon reduziu o risco de HCC de 38% para 4% em pts cirróticos tratados, apesar do fato de que apenas 16% dos pts eliminou o vírus com rx (Lancet 1995;346:1051).

Muitos especialistas rastreiam seus pts com ultrassom periódico e determinações de alfafetoproteína, mas não existe nenhum dado sobre desfecho para sustentar esta abordagem na hepatite C.

11.4 Outras Causas de Hepatite Viral

Hepatite D (Hepatite Delta): (Jama 1989;261:1321) O vírus da hep D é um vírus RNA defeituoso que requer a replicação do vírus da hep B. A infecção por hep D ocorre apenas em pts que estão coinfectados com hep B. No Ocidente, a infecção é constatada, em grande parte, em pts com fatores de risco, como uso de drogas iv ou hemofilia com múltiplas transfusões (Hepatology 1985;5:188). Com a prevenção eficaz da hep B, a incidência de novas infecções delta em países ocidentais está diminuindo (GE 1999;117:161). Pts simultaneamente infectados com hep B e hep D geralmente se recuperam sem sequelas. A doença mais grave ocorre quando pts com hep B crônica se tornam superinfectados com hep D, podendo resultar em doença hepática progressiva severa (Jama 1989;261:1321). A infecção por hep D deve ser cogitada em qualquer pt com hep B crônica que desenvolva icterícia inexplicada, em pts com aparente infecção aguda prolongada ou severa e naqueles candidatos a rx para hep B crônica. Em casos de superinfecção, a maioria evolui para cirrose clinicamente manifesta, mas a minoria tem sobrevivência longa com doença branda (GE 1999;117:161). O dx é feito pela detecção de ab anti-hep D em pts com evidências de hep B crônica. Em casos em que a infecção é rapidamente combatida, a resposta do anticorpo pode ser tardia e fraca, mas no caso de infecção crônica, a resposta do anticorpo é forte (Lancet 1987;1:478). Doses de interferon tipicamente usadas na hep B são ineficazes na hep D (Hepatology 1991;13:1052). Doses mais altas (9 milhões de U tiw) melhoram a histologia e o desfecho de longo prazo (GE 2004;126:1740). A lamivudina é ineficaz (Hepatology 1999;30:546).

Hepatite E: (Epidemiol Rev 1999;21:162; Gastroenterol Clin North Am 1994;23:537) O vírus da hep E é um vírus RNA da família *calicivirus*. A doença ocorre em formas epidêmicas e, endemicamente, em nações em desenvolvimento com saneamento deficiente. Geralmente, a transmissão ocorre por meio de água contaminada com fezes. Afeta mais comumente pts com 15 a 40 anos de idade. Existem reservatórios animais, e tem-se documentado transmissão zoonótica (Lancet 2003;362:371). Os aspectos clínicos são similares aos da hep A, e pode ocorrer infecção subclínica. O dx deve ser cogitado em pts que retornam de regiões endêmicas e que desenvolvem icterícia sem outra etiologia, com o período de incubação típico de 2-9 semanas. A taxa de mortalidade é baixa (0,5-4,0%), exceto em mulheres grávidas, as quais apresentam taxas de fatalidade de 10-42% (média de 20%). A hep E não leva a hepatite crônica. Imunoensaios para ab anti-hep E e técnicas PCR podem seu usados, mas não estão comercialmente disponíveis. Os testes podem ser obtidos por meio do Centro de Controle de Doenças nos Estados Unidos. Não se aconselha fazer viagens para regiões endêmicas durante a gravidez.

Hepatite F: Este vírus foi descrito em alguns casos na França, e sua importância é desconhecida (J Virol 1994;68:7810).

Hepatite G: (J Clin Gastroenterol 1997;24:62) Originalmente, o vírus da hep G derivou de um paciente com hepatite crônica adquirida na comunidade e mais tarde demonstrou ser 95% homólogo a um outro vírus chamado vírus "GB". Este último vírus originou-se do plasma de um cirurgião cujas iniciais são GB e foi transmitido a macacos tamarinos. Nos últimos anos, três vírus foram isolados dos tamarinos, dois dos quais originários dos tamarinos (chamados de vírus A e B). O terceiro vírus isolado foi chamado vírus C da hepatite GB (HGBV-C). Isto resultou em confusão de terminologia, mas o HGV e o HGBV-C são o mesmo RNA vírus. O vírus é encontrado em 1-2% dos doadores norte-americanos de sangue e em frequências muito mais altas em hemofílicos, usuários de drogas iv e pts em hemodiálise (Nejm 1996;334:1485). Ele pode ser transmitido por transfusão ou verticalmente. Não se sabe se este vírus causa doença clínica. A vasta maioria de pts infectados não tem nenhuma doença hepática. O vírus pode ser agente causal em alguns casos de hepatite viral ou pode, simplesmente, ser um espectador inocente em alguma outra causa desconhecida de hepatite (Nejm 1997;336:741; Nejm 1996;334:1536). O vírus só pode ser detectado por PCR. Não existe nenhum exame sorológico prático.

Vírus de Epstein-Barr (EBV): Adolescentes e jovens adultos infectados com EBV podem-se apresentar com sx e si sugestivos de hepatite viral aguda, mas outras pistas que levam ao dx de mononucleose infecciosa geralmente estão presentes. Adultos mais velhos têm menos probabilidade de ter a faringite e a linfadenopatia que sugerem o dx. Pts acima dos 40 anos de idade desenvolvem icterícia em mais que 25% das vezes (Nejm 1999;340:1228). Os níveis de transaminases e bilirrubina estão elevados em 90% dos pacientes, mas, geralmente, são apenas 2-3 vezes o nível normal. Um exame de ab heterófilo geralmente dá resultado positivo, mas os antígenos dos caprídeos dos anticorpos IgM contra o EBV são mais específicos. Uma hepatite severa (Am J Gastroenterol 1999;94:236) ou insuficiência hepática fulminante (Liver Transpl Surg 1998;4:469) podem ocorrer.

Citomegalovírus (CMV): Este agente pode causar uma hepatite similar à do EBV, embora seja muito menos comum haver icterícia (Medicine 1986;65:124). O dx é feito por meio de teste de IGM para CMV ou por cultura de urina e sangue.

11.5 Esquistossomíase Hepática

Am J Gastro 1991;86:1658

Cinco espécies de esquistossomo causam doença humana, e 200 milhões de pessoas são infectadas no mundo inteiro. A infecção ocorre por contato com a cercária liberada pelo caramujo hospedeiro na água doce. A cercária penetra na pele, transforma-se em vermes e migra para os vasos mesentéricos, onde os ovos são depositados e levados para o fígado. A lesão hepática ocorre por causa da resposta inflamatória aos ovos, e a severidade depende da carga de vermes e dos fatores do hospedeiro. Os pts podem ter dor, febre, diarreia, hepatoesplenomegalia ou evidências de HTN portal ou hemorragia varicosa.

Deve-se suspeitar deste dx em qualquer paciente oriundo de região endêmica (Oriente Médio, Arábia Saudita, Egito, África, América do Sul [especialmente Brasil ou Venezuela], Caribe, Filipinas e Extremo Oriente) que se apresente com estes achados. O dx é feito encontrando-se ovos nas fezes ou tecido (especialmente à bx retal). O acometimento do fígado pode ser difuso demais para que a bx seja confiável para o dx. Estruturas ramificadas de baixa atenuação (devido a fibrose periportal) podem ser vistas na CT. O rx usual é com praziquantel.

11.6 Abscesso Hepático Piogênico

Curr Opin Gastroenterol 2000;16:251

Fisiopatologia: Para inteirar-se da discussão sobre abscesso hepático amebiano, ver p. 275. Na era pré-antibióticos, a maioria dos abscessos hepáticos era causado por pioflebite (inflamação ou infecção da veia portal ou de seus tributários) devido a infecção intra-abdominal. Atualmente, a infecção do trato biliar e casos idiopáticos são mais frequentes (Surg Gynecol Obstet 1992;174:97). Endocardite e traumatismo podem ser condições relacionadas. Os organismos responsáveis mais comuns são os organismos entéricos Gram-negativos (eg, *E. coli*, *Klebsiella*), estreptococos do grupo D e estafilococos. Mais da metade dos organismos isolados são polimicrobianos e contêm anaeróbios (J Med Microbiol 1998;47:1075).

Sintomas e Sinais: Geralmente, a apresentação é insidiosa, com mal-estar, anorexia, dor no RUQ e febre.

Curso: A mortalidade é cerca de 10-20% e geralmente verificada em pts com comorbidades significativas, como malignidade (Ann Surg 1990;212:655).

Complicações: Septicemia não-controlada, morte.

Diff Dx: Geralmente, a doença é descoberta quando o fígado é submetido a exames de imagem em investigação de sx abdominal não-específico.

Exames Laboratoriais: Elevações na alk phos ocorrem em mais de 70%, mas a icterícia é rara na ausência de obstrução biliar. A leucocitose é comum.

Radiologia: A CT é muito sensível (95-100%), e o ultrassom é um pouco menos (South Med J 1993;86:1233).

Endoscopia: Recomenda-se ERCP ou MRCP em qualquer paciente com cálculos, dilatação biliar ou LFTs colestáticos persistentes, por causa da alta frequência de doença do trato biliar neste grupo (Gastrointest Endosc 1999;50:340).

Tratamento: Ministram-se antibióticos de amplo espectro que cobrem a gama de possíveis organismos em Pathophys, antes dos resultados da cultura. Os antibióticos são mudados com base nos resultados da cultura e continuam a ser dados até a CT sugerir resolução ou aspecto estável (em alguns casos, a CT nunca se normaliza e permanece um cisto). A base do rx é a drenagem percutânea (embora alguns pts possam ser curados somente com antibióticos [GE 1979;77:618]). A drenagem por cateter é mais eficaz do que a simples aspiração (em RCT [AJR Am J Roentgenol 1998;170:1035]). O rx cirúrgico é indicado quando métodos percutâneos falham ou não são possíveis devido a abscessos múltiplos ou multiloculados.

Capítulo 12

Doença Hepática Metabólica e Inflamatória

12.1 Doença Hepática Gordurosa Não-Alcoólica e Esteato-Hepatite Não-Alcoólica

Nejm 2002;346:1221; Mayo Clin Proc 2000;75:733; Ann IM 1997;126: 137

Epidemiologia: A prevalência de doença hepática gordurosa não-alcoólica (NAFLD) é estimada entre 10% e 24%. A NAFLD é um espectro de doenças que vão desde esteatose a esteato-hepatite, passando por fibrose avançada e cirrose na ausência de ingestão substancial de álcool. A esteato-hepatite não-alcoólica (NASH) faz parte do espectro da NAFLD que é encontrada em 3% de pts magros e até 20% de pts obesos em países ocidentais. Há uma predominância de mulheres de meia-idade com este distúrbio. Obesidade, diabetes e hiperlipidemia estão comumente relacionadas. Entretanto, a doença não se limita a pts com estes fatores de risco (GE 1994;107:1103). Um quadro de esteatose com ou sem inflamação e fibrose pode ser visto em situações de inanição, uso de TPN, perda de peso rápida, cirurgia bariátrica, defeitos metabólicos herdados e uma variedade de medicamentos. Estas causas secundárias de doença hepática gordurosa têm todas características clínicas singulares que não são discutidas aqui em detalhe.

Fisiopatologia: A NASH é diagnosticada quando três critérios são satisfeitos: (1) uma bx de fígado mostra alteração gordurosa macrovesicular e inflamação lobular ou portal, com ou sem fibrose; (2) existem evidências convincentes de consumo de álcool > 40 g por semana (cerca de quatro doses de bebida por semana; ver p. 421); e (3) não há nenhuma evidência de infecção ativa por hep B ou C ou causa secundária de esteatose (Hepatology 1990;11:74).

O fígado gorduroso (esteatose simples) é diagnosticado quando existe alteração gordurosa sem inflamação ou fibrose. A patogênese da NAFLD é desconhecida. O acúmulo de lipídios nos hepatócitos em associação com a resistência à insulina parece ser um importante primeiro passo. A evolução de esteatose simples para esteatose com inflamação e fibrose pode ser resultado de estresse oxidativo sobre os hepatócitos.

Sintomas: A maioria dos pts não tem nenhum sx, mas alguns podem ter fadiga ou desconforto no RUQ.

Sinais: A hepatomegalia é comum. Uma minoria se apresenta com sinais de doença hepática avançada (item 1.12).

Complicações: Quaisquer das complicações da doença hepática em estágio final podem ocorrer (item 15.1).

Curso: Metade dos pts com NASH tem doença estável por um período de anos e o restante tem agravamento histológico. Cerca de 15% dos pts evoluem para cirrose. A sobrevivência é similar à dos grupos de controle de mesma idade (GE 1994;107:1103). Como existe uma proporção mais alta que o esperado de mulheres obesas e diabéticas que são pts com aparente cirrose criptogênica, foi postulado recentemente que a NASH é causa não reconhecida de cirrose criptogênica (Hepatology 1999;29:664). Pts com fígado gorduroso, mas sem inflamação ou fibrose têm risco pequeno de doença hepática progressiva (Hepatology 1995;22:1714).

Diff Dx: A NASH é uma hipótese diagnóstica em pts com resultados anormais de LFTs. Os LFTs anormais são geralmente encontrados no processo de avaliação de outros problemas médicos. Outras causas de LFTs anormais e cirrose devem ser excluídas (item 1.12). O ponto diferencial mais difícil é o da doença hepática alcoólica. Um dx de NAFLD só pode ser feito com bx de fígado. Entretanto, dada a natureza indolente da NAFLD e sua falta de rx comprovado, muitos médicos deixam de fazer bx (Ann IM 1997;127:410). Supõe-se que os pts com uma avaliação não reveladora para outras causas de LFTs anormais têm fígado gorduroso (sem inflamação) ou NASH. Um rx eficaz para NASH tornaria mais importante a distinção entre fígado gorduroso e NASH.

Exames Laboratoriais: Geralmente, a ALT é > AST e são ambas 2-3 vezes maiores que os valores normais. A alk phos frequentemente se mostra um pouco elevada. Os níveis de bilirrubina e PT são geralmente normais. A ferritina está elevada em mais da metade dos pts, mas é geralmente < 1.000 ng /ml (GE 1994;107:1103). Uma variedade de alterações histopatológicas são descritas. A esteatose é vista principalmente na zona 3 do fígado. Geralmente, a inflamação é leve, e os lóbulos não mostram alterações portais severas. Hepatócitos degenerativos estão presentes, e observa-se degeneração hialina de Mallory (como na hepatite alcoólica). A fibrose começa nas sinusoides e pode evoluir para cirrose.

Entre os fatores predisponentes de fibrose estão idade ≥ 50, índice de massa corporal ≥ 28 kg/m^2, triglicerídios ≥1,7 mmol/l, e ALT ≥ 2 × normal (GE 2000;118:1117). Um sistema de pontuação baseado nestes parâmetros pode selecionar sem probabilidade de ter fibrose à bx.

Radiografia: O ultrassom pode mostrar maior ecogenicidade, consistente com gordura, ou a CT pode mostrar evidências de alteração gordurosa. Nenhum dos exames é sensível ou específico para NASH.

Tratamento: Não se identificou nenhum rx eficaz para NAFLD/NASH. Perda de peso gradual e exercícios têm sido recomendados e parecem resultar em melhora histológica e bioquímica (Am J Gastro 1999;94:2467; Hepatology 2004;39:1647). Entretanto, faltam estudos bem conduzidos (Am J Med 2003;115:554), e a perda de peso é difícil de alcançar. Um estudo piloto do ácido ursodesoxicólico demonstrou melhora bioquímica e histológica em um ano (Hepatology 1996;23:1464), mas um RCT subsequente não mostrou nenhum benefício (Hepatology

2004;39:770). A vitamina E tem sido usada, por causa de suas propriedades antioxidantes, mas sem evidências convincentes de benefício (Am J Gastro 2003;98:2348). Sensibilizadores de insulina, como a pioglitazona, mostraram-se eficazes em um estudo piloto (Clin Gastroenterol Hepatol 2004;2:1107), mas estes medicamentos causam ganho de peso e têm sido relacionados a casos de hepatotoxicidade (Clin Gastroenterol Hepatol 2004;2:1059). Existem outros RCTs em andamento. O transplante tem sido usado com eficácia para tratar doença em estágio final, embora a recorrência no transplante seja um risco (Transplant 1996;62:1802).

12.2 Cirrose Biliar Primária

Am J Gastro 2001;96:3152; Can J Gastroenterol 2000;14:43; Lancet 1997;350:875

Epidemiologia: Há uma predominância espantosa em mulheres (90%). A prevalência varia de 5-392/1.000.000 (Semin Liver Dis 1997;17:13). A PBC familial é incomum (1%) e parece estar relacionada a fatores de herança materna (Gut 1995;36:615).

Fisiopatologia: A PBC é uma doença que destrói os pequenos ductos biliares interlobulares. Deve-se, provavelmente, a um defeito na regulação imunológica. Quase todos os pts têm anticorpos antimitocondriais (AMA). Os AMAs são direcionados contra os antígenos nas células epiteliais do duto biliar com antigenicidade similar à da subunidade E2 da piruvato desidrogenase (J Clin Invest 1993;91:2653). A destruição imunológica dos ductos biliares pode ser mediada desta maneira. Uma variedade de agentes infecciosos, incluindo retrovírus, tem sido implicada na incitação de estímulos antigênicos em indivíduos suscetíveis (Am J Gastro 2004;99:2348).

À medida que os ductos biliares são destruídos, as concentrações de ácidos biliares hidrofóbicos e outras toxinas hepatocelulares aumenta e causa mais destruição. Isto provoca o recrutamento de células inflamatórias, que produzem citoquinas e que podem promover a fibrose (Nca J Gastroenterol 2000;14:43).

Sintomas: (Semin Liver Dis 1997;17:23) Cerca de 60% dos pts são assintomáticos no dx. A fadiga ocorre em mais de 60%, sendo um problema frustrante de causa desconhecida. O prurido é o segundo sx mais comum e pode ser severo. Alguns pts têm dor no RUQ que geralmente desaparece. Uma minoria se apresenta com alguma complicação de doença hepática em estágio final, como varizes ou ascite. Muitos pts têm pelo menos mais uma outra doença autoimune, como tireoidite, esclerodermia, artrite reumatoide, síndrome CREST ou síndrome de Sjögren.

Sinais: (Can J Gastroenterol 2000;14:43) Os achados variam com o estágio da doença. Na fase inicial da doença, pode-se ver escoriações. A hepatomegalia é comum (70%), e a esplenomegalia desenvolve-se em cerca de 35%. Icterícia, angiomas tipo telangectasias e ascite são manifestações tardias. É comum ocorrerem xantomas em torno dos olhos (xantelasmas) e é menos comum que ocorram nas extremidades. Eles desaparecem à medida que a doença evolui.

Curso: A taxa de evolução varia marcadamente entre pts. A média de sobrevivência em pts assintomáticos é 10-16 anos, comparada a sete anos naqueles que se apresentam com sx. Muitos pts inicialmente assintomáticos desenvolvem sx em cinco anos, mas um subgrupo continua assintomático durante anos. Não existem testes eficazes para prever quem irá evoluir (Am J Gastro 1999;94:47). Uma variedade de modelos tem sido empregada para prever o curso da doença avançada, e eles podem ser usados para determinar o momento adequado para transplante de fígado (Semin Liver Dis 1997;17:147). Pts com PBC negativa para AMA parecem ter um curso similar aos pts positivos para AMA (Hepatology 1997;25:1090).

Complicações: A osteoporose é o distúrbio ósseo mais comum, para o qual falta rx eficaz (Hepatology 1995;21:389). Pode-se verificar esteatorreia e deficiência de vitaminas solúveis em água na doença avançada. Constata-se hipotiroidismo em 20% dos pts. Artrite reumatoide (10%), esclerodermia (4%), síndrome CREST e SLE foram constatados (Q J Med 1996;89:5). Até 68% dos pts têm xerostomia ou xeroftalmia e podem apresentar disfagia (Disfagia 1997;12:167). Podem ocorrer quaisquer das complicações da doença hepática em estágio final (item 15.1). A malignidade hepatobiliar é mais comum na PBC (RR = 46 em um estudo realizado [Hepatology 1999;29:1396]), mas a malignidade não é tão frequente quanto em outras causas de cirrose (Am J Gastroenterol 1997;92:676). Varizes são vistas mais no início do curso da PBC do que em outras doenças hepáticas, porque a HTN portal é parcialmente pré-sinusoide e a função de síntese pode estar relativamente bem preservada.

Diff Dx: Geralmente, a PBC é cogitada na avaliação de um pt assintomático com alk phos elevada ou quando um pt se apresenta com evidências de doença hepática crônica, como ascite ou sangramento de varizes. Alguns casos de PBC são detectados por causa de testes de autoanticorpos feitos por outras razões em pts com LFTs normais. Este grupo evolui para PBC típica (Lancet 1996;348:1399). O diff dx geralmente inclui as outras causas de LFTs anormais ou cirrose (item 1.12). Os principais pontos de confusão são colangite esclerosante (item 12.3), que produz anormalidades similares de LFT, colestase induzida por medicamentos e hepatite autoimune. Quando a bx de fígado mostra lesões de ducto biliar sugestivas de PBC, mas o exame de AMA é negativo e o de ANA e de anticorpo antimúsculo liso são positivos, é difícil fazer um diagnóstico de confiança. Estes pts são considerados por alguns especialistas como tendo uma síndrome sobreposta chamada de colangite autoimune, que pode responder a esteroides da mesma forma que a hepatite autoimune (Gut 1997;40:440). Para fazer um dx de PBC, deve-se excluir obstrução biliar com estudos de imagem, especialmente se o teste de AMA for negativo.

Exames Laboratoriais: O teste de **anticorpo antimitocondrial** (AMA) é 95% sensível e 98% específico para PBC. Os AMAs são direcionados contra uma família de enzimas desidrogenase, principalmente a piruvato desidrogenase (Semin Liver Dis 1997;17:61). O principal autoantígeno, localizado na membrana mitocondrial interna, é o componente E2 da piruvato desidrogenase (J Hepatol 1986;2:123). Os níveis não estão correlacionados com severidade da doença. A elevação da alk phos é a anormalidade laboratorial mais notável em doença em estágio inicial. Paralelamente, GGTP e 5'NT estão elevados. ALT/AST são geralmente < 5 × normal. A bilirrubina e o PT sobem à medida que a doença evolui.

A maioria dos pts tem colesterol alto. Como a elevação é na fração HDL do colesterol, o risco de doença cardíaca é baixo (Hepatology 1992;15:858). Anticorpos antinucleares e anticorpos antitireoide são comuns. Muitos outros autoanticorpos têm sido constatados. Vêem-se elevações de IgM e IgG policlonal. São identificados quatro estágios patológicos na **bx de fígado**. No estágio I, as células inflamatória circundam um dos ductos biliares com evidências de degeneração epitelial ductal. Em alguns casos, pode-se ver um ducto manifestamente necrótico em um granuloma (a chamada lesão ductal florida). No estágio II, a fibrose se desenvolve nas zonas portais, e a inflamação se estende para os lóbulos. No estágio III, a fibrose une as tríades portais. O estágio IV mostra a cirrose estabelecida.

Radiografia: A obstrução dos dutos biliares deve ser excluída com ultrassom ou CT. A ERCP seria reservada para casos em que a PSC (item 12.3) fosse uma hipótese seriamente cogitada.

Endoscopia: A endoscopia deve ser feita em pts com doença avançada para identificar e tratar varizes (item 15.1).

Tratamento:

- Ácido ursodesoxicólico: O UDCA foi avaliado em 4 RCTs (Hepatology 1995;22:759; Nejm 1994;330:1342; GE 1994;106:1284; Hepatology 1994;19:1149). Usa-se uma dose de 13-15 mg/kg por dia, geralmente com boa tolerância. Em alguns pts, há melhora nos LFTs e no prurido. No experimento com acompanhamento de quatro anos, o RR para morte ou transplante foi de 0,32 no grupo tratado (Nejm 1994;330:1342). O aumento da dose para 28-32 mg/kg/dia naqueles com resposta incompleta ao rx com dose-padrão não parece vantajoso (Am J Gastro 2001;96:3152). O medicamento não melhora o curso de doença avançada.

- Outros rx medicamentosos: A ciclosporina não demonstrou nenhuma vantagem convincente em termos de sobrevivência comparada ao placebo e causou piora da função renal em um RCT (GE 1993;104:519). A colchicina 0,6 mg po bid melhorou os LFTs, mas não prolongou a sobrevivência nem adiou o transplante em um pequeno RCT (Hepatology 1991;14:990). O metotrexato (MTX) melhora os LFTs, prurido e histologia (GE 1991;101:1332), mas o único estudo aleatório controlado por placebo usando uma dose baixa (7,5 mg/semana) não demonstrou nenhum benefício (GE 1999;117:400). A combinação de metotrexato e UDCA, ambos em dose baixa, não é melhor que o UDCA sozinho (J Hepatol 1997;27:143). O uso não controlado de MTX para falhas da colchicina teve sucesso parcial, usando-se uma dose de 15 mg/semana (Ann IM 1997;126:682). Com base no descrito anteriormente, inicia-se o UDCA em quase todos os pts, e alguns especialistas acrescentam colchicina ou MTX para aqueles que não respondem totalmente.

- Transplante de fígado: O transplante é um rx altamente eficaz (Semin Liver Dis 1997;17:137). A sobrevivência de um ano é de 85-90%, e a sobrevivência de longo prazo é similar à dos pts em grupos de controle de mesma idade. A recorrência histológica tem sido bem documentada, mas a doença recorrente não tem evolução rápida (Hepatology 1993;18:1392).

- Prurido: A maioria dos pts responde à colestiramina (tipicamente 4 g po tid) ou ao colestipol. Anti-histamínicos são usados em casos brandos. Naloxona, ondansetron, flumecinol, tamoxifeno, rifampina, fenobarbital e plasmaférese, todos eles são usados (Q J Med 1996;89:5).

- Osteoporose: Os pts devem fazer rastreamento para osteoporose e devem ser tratados com cálcio (1500 mg/dia) e vitamina D (400-800 U/dia). A reposição de estrogênio em pts na pós-menopausa melhora a densidade óssea (Am J Gastro 1994;89:47). O UDCA não parece ser eficaz (Hepatology 1995;21:389).

  O transplante parece reverter a perda óssea depois dos primeiros meses de esteroides e repouso no leito (Hepatology 1991;14:296).

12.3 Colangite Esclerosante Primária

Am J Gastro 2002;97:528; Hepatology 1999;30:325; Am J Gastro 1998;93:515

Epidemiologia: Cerca de 70% dos pts com colangite esclerosante primária (PSC) são homens, e aproximadamente 75% dos pts têm IBD. A maioria dos pts com IBD têm UC (85%), mas alguns têm doença de Crohn. A prevalência estimada é 1-15/100.000 com grande variação geográfica (Scand J Gastroenterol 1998;33:99).

Fisiopatologia: A PSC caracteriza-se por inflamação e fibrose dos dutos biliares intra-hepáticos e extra-hepáticos. A PSC é definida pela presença de estreitamentos dos e ductos biliares à colangiografia, por anormalidades de LFT colestático e pela ausência de doenças que podem gerar quadro similar (ver Diff Dx). Acredita-se que os mecanismos imunológicos sejam importantes na patogênese, especialmente porque a doença é acompanhada de IBD, pela presença de elevações nos autoanticorpos e imunoglobulinas e porque a inflamação é mediada por células T. Etiologias infecciosas e tóxicas têm sido cogitadas e rejeitadas.

Embora a PSC cause obliteração de ductos biliares maiores do que na PBC, o resultado final é o mesmo: colestase, que causa destruição parenquimal progressiva.

Sintomas: A maioria dos pts vem para o diagnóstico por causa de LFTs anormais, algumas vezes detectadas na avaliação de sua IBD e geralmente são assintomáticos. Fadiga, prurido, icterícia, sudorese noturna e perda de peso podem ocorrer à medida que a doença evolui. Uma importante minoria de pts (cerca de 10%) tem episódios de febre, dor no RUQ e piora dos LFTs, com um quadro que simula o de colangite bacteriana.

Sinais: Na fase inicial da doença, os exames têm resultados normais. À medida que a doença evolui, icterícia, feridas decorrentes de prurido intratável e outros achados de doença hepática em estágio final podem se tornar evidentes (item 1.12).

Curso: O curso da PSC é independente do curso da IBD associada. Uma sobrevivência de dez anos de 70% foi constatada em um estudo populacional, e a sobrevivência mediana sem transplante parece ser de cerca de 9-12 anos (Scand J Gastroenterol 1997;32:1042). Alguns pts apresentam piora rápida, e outros ficam anos sem qualquer morbidade. Foram desenvolvidos modelos prognósticos para ajudar a prever o momento adequado para transplante de fígado (Mayo Clin Proc 2000;75:688; GE 1992;103:1893).

Complicações: Constata-se colangiocarcinoma (item 13.1) em 10-20% dos pts com PSC (Hepatology 1998;27:311). Sete por cento dos pts que fazem transplante têm colangiocarcinoma encontrado no fígado retirado. Pode ser difícil diferenciar os estreitamentos benignos dos malignos. O CA 19-9 pode estar elevado (Mayo Clin Proc 1993;68:874), mas não existem evidências de que este marcador possibilite a detecção em um estágio ressecável. O transplante precoce é provavelmente a melhor opção (Hepatology 1996;23:1105). Alguns dados sugerem que pts com PSC e UC têm maior chance de displasia colônica e CRC do que pts somente com UC. Entretanto, os dados não são adequados para justificar um controle mais intenso do cólon para aqueles com PSC e UC (Hepatology 1999;30:325). A osteoporose ocorre em 8% dos pts com PSC, comparativamente a 30% com PBC.

A osteoporose tem mais probabilidade de ocorrer em doença severa ou com IBD de longa duração (J Hepatol 1998;29:729). Quaisquer das complicações da doença hepática em estágio final podem ocorrer (item 15.1).

Diff Dx: Suspeita-se da doença quando se constata um padrão colestático de LFTs, especialmente em pt com IBD. A colangiografia é a chave para o diagnóstico. Raros distúrbios causam resultado similar na colangiografia.

Entre elas estão a colangiopatia por HIV (item 10.9), estreitamento de ducto biliar decorrente de cálculos, cirurgia, colangite isquêmica (Mayo Clin Proc 1998;73:380), malignidade, quimioterapia intra-arterial ou anormalidades congênitas. Quanto mais limitada é a anormalidade colangiográfica, maior a probabilidade de um dx alternativo. Raramente, um pt terá anormalidades de LFT sugestivas de PSC, bx de fígado com alterações de PSC e resultado normal de colangiografia. Estes pts são considerados como tendo PSC de dutos pequenos (Semin Liver Dis 1991;11:11).

Exames Laboratoriais: A alk phos está desproporcionalmente alta e aumenta mais à medida que a doença evolui. GGTP e 5'NT estão similarmente elevados.

A bilirrubina aumenta à medida que a doença avança. ALT/AST são geralmente < 7 x normal. Na doença avançada, a albumina cai e o PT aumenta.

Os níveis de IgM estão modestamente elevados em metade dos pts. Pode haver ANA, ASMA e ANCA perinucleares. Há ausência de AMA.

A bx de fígado pode ser inespecífica, e o diagnóstico se baseia na colangiografia.

A bx pode fornecer informações acerca da determinação do estágio, mas o erro de amostragem é substancial (Am J Gastro 1999;94:3310). A determinação do estágio é similar à da PBC. No estágio I, há uma degeneração do epitélio dos ductos biliares com infiltrado de linfócitos e cicatrizes nas tríades portais. Os ductos biliares podem proliferar, e raramente se vê a lesão patognomônica de "casca de cebola", com anéis concêntricos de tecido fibroso em torno de um ducto biliar. No estágio II, a perda de ductos biliares é mais pronunciada, e a inflamação e a cicatrização se expandem para o parênquima. No estágio III, constata-se fibrose de uma zona portal para outra. No estágio IV, há cirrose clinicamente manifesta.

Endoscopia: A ERCP é usada para obtenção de colangiografias de qualidade necessárias para o dx, embora o papel da MRCP como alternativa mais segura esteja aumentando rapidamente. Na ERCP existem múltiplas áreas de estreitamento e dilatações de extensões variadas. Vêem-se saculações e dutos ectasiados. Frequentemente, isto resulta em uma aparência em "contas de rosário" do ducto biliar. No estágio inicial da doença, pode haver alterações discretas em grandes ductos. Na doença severa, os ductos intra-hepáticos podem ser impossíveis de visualizar por causa de estreitamentos. Geralmente, as árvores intra-hepática e extra-hepática estão acometidas. Quando apenas os ductos extra-hepáticos são anormais, outros diagnósticos (outras causas de estreitamento) devem ser sugeridos.

Tratamento:

- Rx medicamentoso de doença subjacente: Não existe nenhum rx medicamentoso eficaz conhecido para PSC. Estudos-piloto sugerem que altas doses de ácido ursodesoxicólico (UDCA em doses de 20-30 mg/kg) melhoram as anormalidades laboratoriais e reduzem o agravamento ao colangiograma (Am J Gastro 2001;96:1558; GE 2001;121:900). O metotrexato não mostrou eficácia em um RCT (GE 1994;106:494). Azatroprina, colchicina, antibióticos, ciclosporina, nicotina, pentoxifilina e prednisona são todos ineficazes. Têm-se defendido terapias combinadas e em doses mais altas (Am J Gastro 2000;95:1861; Ann IM 1999;131:943).

- Rx de estreitamentos: Alguns pts têm piora nos LFTs ou desenvolvem colangite por causa de um estreitamento dominante nos dutos biliares extra-hepáticos. Isto pode ser tratado com dilatação e colocação de stent ou prótese plástica de curta permanência (11 dias), com melhora nos LFTs e sx. Não há qualquer necessidade de mais intervenções em mais de 80% dos pts em um ano e 60% em três anos (Am J Gastro 1999;94:2403). Pode ocorrer perfuração do duto biliar no momento da dilatação. Para alguns pts, isto pode adiar o transplante, mas não se sabe qual é o efeito real sobre o hx natural. Existe uma variedade de outras abordagens endoscópicas para os estreitamentos (Am J Gastro 1999;94:2235). O rx cirúrgico do estreitamento é usado seletivamente hoje em dia. A cirurgia torna mais difícil um transplante posterior, e a maioria dos cirróticos tem resultados mais favoráveis com o transplante (Surgery 1995;117:146).

- Rx de prurido e osteoporose: O prurido é tratado como na PBC (item 12.2). A esteatorreia é um achado tardio. Ela pode estar associada com deficiência de vitaminas lipossolúveis e pode ser necessário rx de reposição. Ainda não se identificou nenhum rx eficaz para a osteoporose. Suplementos de cálcio, vitamina D e bisfosfonatos podem ser usados.

- Episódios de colangite: Existem poucos estudos publicados sobre o uso de antibióticos em crises de dor no RUQ e febre. Entretanto, antibióticos são muito usados ao primeiro sinal e parecem ser eficazes. As escolhas comuns são ciprofloxacino e Tm/S, que os pts mantêm à mão e tomam no início de um episódio. Se estes forem frequentes, alguns pts permanecem tomando antibióticos profiláticos em rodízios de 3-4 semanas (p.ex., fazendo rodízio entre ciprofloxacino, Tm/S, cefalexina, ampicilina) (Hepatology 1999;30:325). O rx intravenoso é usado na doença severa e, ocasionalmente, em cursos prolongados.

- Transplante de fígado: É o único rx eficaz para pts com doença em estágio final que podem desenvolver episódios refratários de colangite ou complicações de HTN portal, incluindo hemorragia varicosa e ascite. As taxas de sobrevivência recentemente relatadas foram altas, de 94% em um ano e 86% em cinco anos (Hepatology 1999;30:1121). O momento mais adequado para o transplante (dada a escassez de órgãos e dos recursos necessários) não está determinado. A qualidade de vida, a presença de complicações, como hemorragia varicosa, e o risco de colangiocarcinoma se o transplante for excessivamente adiado (Hepatology 1996;23:1105) são fatores importantes.

A rejeição ao transplante é mais comum na PSC do que em outras doenças pós-transplante, e a CRC é uma das principais causas de morte (Hepatology 1995;22:451). A recorrência pode ocorrer em até 20% dos pts, mas não parece afetar a sobrevivência (Hepatology 1999;29:1050). A CRC é um importante problema pós-operatório, mas a colectomia profilática não parecer ser recomendável (Hepatology 1998;27:685).

12.4 Hepatite Autoimune

Hepatology 2002;36:479; Scand J Gastroenterol Suppl 1998;225:66; Nejm 1996;334:897

Causa: Autoimunidade.

Epidemiologia: Tipicamente, a hepatite autoimune (AIH) é uma doença de mulheres com idades de 15-40 anos, mas a doença tipo I pode ocorrer em pts de qualquer sexo em qualquer idade. O tipo II é quase exclusivamente uma doença de mulheres jovens.

Fisiopatologia: Existe um defeito na supressão pelas células T de anticorpos que produzem células B, na hepatite autoimune. Sugere-se predisposição genética pela relação com os *loci* B8, DR3 e DR4 do ALH. Acredita-se que um evento ambiental, como uma hepatite viral, deflagre as respostas das células B aos antígenos superficiais do fígado em um pt geneticamente predisposto. Células cobertas de anticorpos são então eliminadas por células assassinas naturais, expondo mais autoantígenos. As células supressoras T defeituosas não conseguem diminuir a resposta dos anticorpos, e o processo continua. Isto resulta em destruição de hepatócitos e, em última instância, cirrose. Os ANA e ASMA circulantes são marcadores de doença e não afetam a patogênese.

A doença é classificada de acordo com os anticorpos produzidos (Am J Gastro 1995;90:1206). Na hepatite autoimune tipo I (clássica), os anticorpos antinucleares (ANA), anticorpos antimúsculo liso (ASMA), anticorpos citoplasmáticos antineutrófilos perinucleares (pANCA), anticorpos antirreceptores da asialoglicoproteína (ASGPR) e anticorpos antiactina (AAA) estão presentes. Ainda não existem testes disponíveis para estes dois últimos anticorpos. Os ASGPR podem ser de especial interesse, uma vez que são específicos do fígado e podem não ser um epifenômeno. No tipo II (que representa menos de 5% do total), existem anticorpos contra o microssoma 1 do fígado-rim (anti-LKM-1) anticorpos anticitosol hepático. Propôs-se uma AIH tipo III com anticorpos contra antígeno hepático solúvel (SLA), mas esta classificação foi abandonada por muitos especialistas quando foi determinado que pts com SLA não eram clinicamente distintos (Lancet 2000;355:1475). Atualmente, o SLA tem sido clonado, tendo-se constatado que é idêntico ao antígeno citosólico fígado-pâncreas (Lancet 2000;355:1510). Está sendo desenvolvido um teste confiável (Gut 2002;51:259) que pode ser útil em casos em que outros marcadores são negativos.

Sintomas: Muitos pts são assintomáticos e só chamaram a atenção por causa de LFTs anormais. Outros têm sx não-específicos de fadiga, anorexia, dor abdominal, náusea e artralgia. Um grupo menor se apresenta com icterícia ou achados de doença hepática avançada (item 1.12).

Sinais: Os achados em exames variam de normais até os achados de cirrose e HTN portal (item 1.12).

Curso: A maioria dos pts responde ao rx e melhora. Até mesmo pts com cirrose instalada têm uma sobrevivência em 10 anos de 90% (GE 1996;110:848). A fibrose e a cirrose podem ser reversíveis em alguns pts que respondem ao rx (Ann IM 1997;127:981). A maioria dos pts requer rx medicamentoso intermitente ou de longa duração.

Complicações: Tem-se descrito uma variedade de doenças autoimunes concorrentes, incluindo doença da tireoide, PTI, doença celíaca, síndrome de Sjögren, doença mista do tecido conjuntivo e outras (Postgrad Med 1998;104:145). O risco de carcinoma hepatocelular é muito baixo (Dig Dis Sci 2000;45:1944). Podem ocorrer quaisquer das complicações da doença hepática em estágio final (item 15.1).

Diff Dx: O dx de AIH é estabelecido pela combinação de níveis anormais de transaminases, globulinas elevadas (> 1,5 × normal), titulações positivas de um dos autoanticorpos listados em "Pathophys" (geralmente, > 1:80), bx compatível e ausência de outra causa de LFTs anormais (item 1.12). Têm sido propostos critérios formais de diagnóstico (Hepatology 1993;18:998). Têm sido observadas variantes da AIH típica (Ann IM 1996;125:588). Na síndrome "*overlap*", a sorologia é a da PBC, mas a bx se parece mais com a da hepatite autoimune. Na colangite autoimune, a bx se parece mais com a da PBC, mas o AMA é negativo. Outro grupo problemático são aqueles pts com hepatite ativa crônica criptogênica que são clinicamente similares àqueles com AIH, não têm alguns autoanticorpos, mas respondem a esteroides (GE 1993;104:1755). Outras causas de cirrose devem ser excluídas (item 1.12).

Exames Laboratoriais: As titulações de autoanticorpos costumam ser > 1:80. Geralmente, são feitos exames de ANA e ASMA, e o pANCA é um outro marcador disponível comercialmente. Não há testes prontamente disponíveis para todos os marcadores restantes, mas eles podem ser encontrados em laboratórios especializados. As LFTs são notáveis pelo alto nível de transaminases, em geral com pouca elevação da alk phos. Entretanto, pode surgir um quadro colestático em pts ictéricos. Na doença avançada, o PT pode estar anormal. As elevações de gamaglobulinas são características, e podem ser uma pista para AIH em pts com resultados negativos para exames de marcadores disponíveis.

Bx de Fígado: A bx é usada para determinar o estágio da doença e sustentar o diagnóstico, mas é frequentemente inespecífica. Um infiltrado portal de células mononucleares migra das zonas portais, atravessa as placas limitadoras de hepatócitos e entra no lóbulo, onde causa necrose hepatocítica. Este processo era chamado de "necrose em saca-bocado", mas foi recentemente rebatizado de "hepatite de interface". Há presença de fibrose em graus variados.

Endoscopia: Recomenda-se EGD para detecção de varizes em pts cirróticos (item 15.1).

Tratamento: O rx com prednisona é altamente eficaz, até mesmo na doença severa. A taxa de resposta é > 80%. Dependendo da severidade da doença (e da preferência do médico responsável pelo tratamento), os pts são tratados com uma dose inicial de 20-60 mg po qd. A remissão bioquímica, marcada pela melhora nos níveis de bilirrubina, ALT, AST e imunoglobulinas, ocorre em 1-3 meses. Em seguida os esteroides são gradualmente retirados.

É necessário rx de manutenção na maioria dos pts. Para reduzir a necessidade de prednisona, usa-se azatroprina em dosagem de 50-150 mg no início ou quando a prednisona é retirada (ver p. 194 acerca do uso de azatroprina). A azatroprina como agente único de manutenção é eficaz em 80% dos pts quando usada em dose de 2 mg/kg (Nejm 1995;333:958). A prednisona em baixa dose, mantendo as transaminases abaixo de 5 × o normal, tem sido preconizada para minimizar os efeitos colaterais dos esteroides, mas a abordagem não foi devidamente estudada (Hepatology 1990;11:1044). A budesonida, como alternativa à prednisona, é ineficaz (GE 2000;119:1312). O tacrolimo apresenta alguma eficácia (Am J Gastro 1995;90:771), mas faltam estudos controlados. A ciclosporina (Am J Gastro 1999;94:241) e o micofenolato de mofetila (J Hepatol 2000;33:371) têm-se mostrado eficazes em estudos abertos com pts que não toleraram prednisona/azatroprina ou cujo tratamento tenha falhado. O UDCA não é eficaz (Hepatology 1999;30:1381). O transplante é eficaz, mas a rejeição (75%) e a recorrência da doença (25%) são frequentes. Não se determinou qual o melhor regime de supressão imunológica otimizado para receptores de transplante (Hepatology 2000;32:693).

12.5 Hemocromatose

Nejm 2004;350:2383; Semin Hematol 1998;35:55

Causa: Esta seção discute a hemocromatose hereditária (HH), que é também chamada de hemocromatose genética ou tipo 1. Este distúrbio é secundário à expressão fenotípica de uma mutação no gene HFE. A hemocromatose juvenil (forma severa de início precoce hoje chamada de hemocromatose tipo 2) e outras síndromes genéticas raras de sobrecarga de ferro (Tipos 3-5) não serão discutidas (abordado em Nejm 2004;350:2383). A sobrecarga de ferro secundária (p.ex., por transfusões) também não será discutida.

Epidemiologia: O gene HFE (ver Pathophys) é encontrado em 3-8/1.000 indivíduos descendentes de europeus. Heterozigotos são encontrados em 10-16% da população. Esta doença não ocorre em indivíduos sem ascendência caucasiana. A mutação Cys282Tyr (ver Pathophys) é mais frequente em populações de origem celta ou viking, e a mutação His63Asp possui uma distribuição mais global. Como a doença clínica não ocorre em todos os homozigotos, a taxa de HH clinicamente evidente é de 0,5-2,5/1.000 em homens. A doença fenotípica é 4 × mais frequente em homens.

Fisiopatologia: (Lancet 2002;360:1673) O gene responsável por mais de 85% dos casos de HH foi identificado e é chamado de HFE (Nat Genet 1996;13:399). Ele codifica una molécula semelhante à do ALH. Duas importantes mutações foram descritas. A Cys282Tyr é a substituição da tirosina por cisteína no aminoácido 282. A His63Asp é a substituição do ácido aspártico por histidina no aminoácido 63. No norte da Europa, mais de 80% dos heredogramas afetados apresentam uma dessas mutações. A maioria dos pts com HH são homozigotos para Cys282Tyr, e uns poucos (4%) são heterozigotos compostos, com uma mutação Cys282Tyr e uma mutação His63Asp. Os heterozigotos compostos têm muito menos probabilidade de desenvolver doença fenotípica. A mutação homozigótica de His63Asp raramente resulta em sobrecarga de ferro.

A sobrecarga de ferro dietético dietário não é o defeito primário, embora a expressão clínica seja rara em regiões nas quais existe dieta à base de grãos (não à base de carne). Pts com HH parecem ter absorção melhor de ferro. O mecanismo exato da melhor absorção de ferro não está bem compreendido, mas pode estar relacionado a defeitos na regulação da hepcidina, proteína que parece regular a liberação de ferro dos enterócitos e macrófagos para a corrente sanguínea.

A gravidez e as menstruações aumentam a perda de ferro em mulheres e são parcialmente protetoras.

Sintomas: Em um grande estudo de coorte com dados coletados durante décadas, fraqueza/letargia (85%), dor abdominal (60%), artralgia (50%) e perda da libido (40%) foram os sx mais comuns (GE 1996;110:1107). Uma vez que cada vez mais pts são diagnosticados em estágios iniciais, uma proporção maior será assintomática. Um grande levantamento com pts indicou uma média de dez anos de atraso entre os sx e o dx (Am J Med 1999;106:619). Atualmente, o sx mais comum na apresentação é a artrite. Os sx clínicos resultam de sobrecarga de ferro em diferentes sistemas orgânicos. Icterícia, ascite e encefalopatia são achados tardios. Um súbito agravamento de sx hepáticos deve levantar a hipótese de carcinoma hepatocelular. A artropatia é um problema frequente (40-75%) e pode ser uma queixa na apresentação. Ela se parece com DJD e evolui, apesar da flebotomia. A pele pode-se mostrar com tonalidade metálica ou bronzeada na doença avançada. O diabetes devido a sobrecarga de ferro ocorre em 30-60% dos pts com doença avançada.

A insuficiência exócrina é rara. Perda de libido, impotência, amenorreia e pelos corporais esparsos decorrem de efeitos da sobrecarga de ferro na pituitária. Há presença de cardiomiopatia dilatada em 20-30% dos pts com doença sintomática, e arritmias podem ocorrer.

Sinais: A hepatomegalia é comum em pts com sx clínicos. A ascite não é comum e pode indicar insuficiência cardíaca. Quaisquer dos achados de doença hepática avançada podem ser vistos (item 1.12). Atrofia testicular e pelos corporais esparsos significam hipogonadismo. As articulações podem mostrar deformidades ósseas e perda de movimento, especialmente nas juntas falangeais metacarpais e interfalangeais proximais.

Curso: A expectativa de vida é normal em pts tratados que não se apresentam com cirrose (GE 1996;110:1107). Em pts cirróticos, mas que fazem rx, a sobrevivência é de 80% em dez anos. A HTN portal na HH não resulta em tantas complicações quanto em outras doenças hepáticas (Hepatology 1995;22:1127). Pts tratados com flebotomia se sentem melhor, têm diminuição da hepatomegalia e normalização dos LFTs e requerem menos insulina. A artropatia e o hipogonadismo não melhoram dramaticamente com a flebotomia. A análise das certidões de óbito sugere um alto déficit na notificação de hemocromatose. Existe uma ocorrência excessiva de neoplasmas hepáticos (23 ×) e cardiomiopatia (5 vezes) como causas de morte em pts com HH (Ann IM 1998;129:946).

Complicações: O carcinoma hepatocelular (HCC) ocorre com um RR de 200 em pts cirróticos e, em última instância, ocorre em 30% destes pts. A infecção por *Vibrio vulnificus* (de mariscos de água quente) tem mais probabilidade de causar doença severa na hemocromatose, por causa do ferro necessário para o metabolismo microbiano (Arch IM 1991;151:1606). Quaisquer das complicações de doença hepática em estágio final podem ocorrer (item 15.1).

Diff Dx: A HH é frequentemente uma hipótese considerada no diferencial dos LFTs anormais assintomáticos e cirrose (item 1.12). A hepatite alcoólica pode simular a hemocromatose, porque a saturação de transferrina pode ser muito alta, com a liberação de ferro dos hepatócitos que morrem. Além disso, elevações de ferritina são comuns na doença hepática alcoólica, porque a ferritina é um reagente de fase aguda. Devem ser feitos novos exames de ferro após 2-3 meses de suspensão do consumo de álcool. A cirrose alcoólica é discernível da HH por bx com determinação de índice de ferro (ver "Exames Laboratoriais"). Um exame genético negativo não exclui a HH.

Os heterozigotos para HFE causam confusão, porque tendem a ter saturações de transferrina mais altas do que a média. O índice de ferro hepático e testes genéticos esclarecem o dx. Existem numerosas outras causas de sobrecarga de ferro, incluindo aquelas associadas com múltiplas transfusões, anemias carregadoras de ferro e sobrecarga de ferro dos africanos, mas estes, em geral, não constituem dificuldades de diagnóstico (Ann IM 1998;129:925).

Exames Laboratoriais: (Ann IM 1998;129:925) Geralmente, a saturação de transferrina (proporção Fe/TIBC multiplicada por 100) é elevada, mas pode ser normal em pts jovens homozigotos. Níveis > 45% são investigados em situação de rastreamento, que detecta 98% dos indivíduos afetados.

Se um pt tem saturação de transferrina > 45%, o teste deve ser repetido após jejum, e um exame de ferritina deve ser feito. Se a ferritina estiver normal, os exames devem ser repetidos 2-3 anos depois, para detecção precoce de HH. A ferritina reflete as reservas de ferro corporal total e é, geralmente, >> 1.000 mg/ml na doença sintomática. Em uma situação de rastreamento, é provável haver HH se a ferritina for > 300 mg/ml em homens e > 200 mg/ml em mulheres, ou se a saturação de transferrina for > 55% em exames repetidos. Elevações falso-positivas de ferritina (que é um reagente de fase aguda) ocorrem com inflamação, infecção ou malignidade. Os LFTs podem estar normais no estágio inicial da doença, embora estes níveis normais não excluam o dx de HH.

- Bx de fígado: Os achados iniciais incluem grânulos de hemossiderina em hepatócitos periportais, que acometem outros hepatócitos à medida que a doença evolui. A fibrose resulta em cirrose micronodular (ou mista, micronodular e macronodular). As reservas de ferro podem ser calculadas por coloração do ferro, mas o teor de ferro é medido com mais exatidão diretamente nas amostras de bx por técnicas de absorção atômica. O teor de ferro é expresso com mais exatidão como o índice de ferro hepático e é igual a micromoles de ferro/gm de peso seco/idade em anos. Isto é útil para distinguir a sobrecarga de ferro alcoólica daquela da HH (GE 1997;113:1270; Hepatology 1986;6:24). A maioria dos médicos recomenda bx de fígado para confirmar o diagnóstico e determinar o estágio da doença, uma vez que uma bx sem cirrose significa expectativa normal de vida e nenhum aumento do risco de HCC. Pts que são homozigotos, não têm hepatomegalia, têm resultados normais de LFTs e ferritina < 1.000 mg/ml podem ser tratados sem bx. Neste grupo, a chance de fibrose é muito pequena (GE 1999;116:193; GE 1998;115:929).

- Exames genéticos: Os exames genéticos são uma forma simples de confirmar o diagnóstico e possibilitar o rastreamento familiar. A maioria dos pts é homozigótica para Cys282Tyr. Uns poucos pts são heterozidotos compostos, e até 17% são normais (GE 1999;116:193). As taxas de falso-negativo em exames genéticos podem ser mais altas em algumas populações, como os italianos (GE 1998;114:996).

- Exames em familiares: Se as probandas forem positivas nos exames genéticos, os membros da família podem obter informações precisas a cerca de seu status (normal, heterozigoto ou homozigoto) por meio de exames genéticos. Os familiares classificados como homozigotos são acompanhados por meio de determinações periódicas da saturação de transferrina e ferritina para detecção de evidências de doença fenotípica. Irmãos são os que obtêm mais resultados positivos nos exames. Crianças devem ser rastreadas, uma vez que casamentos homozigoto/heterozigoto são comuns. Uma estratégia sensata para probandas com mais de um filho é fazer o exame genético no outro genitor (supondo que a linhagem é bem conhecida) e examinar o filho apenas se o outro genitor for heterozigoto (Ann IM 2000;132:261).

- Rastreamento da população: A saturação de transferrina é o mais eficaz dos exames não-genéticos para rastreamento da população. Numerosos estudos sugerem que o rastreamento é barato (GE 1994;107:453; Arch IM 1994;154:769). No entanto, existem muitos problemas na sua implementação, incluindo convencimento dos médicos e adesão do pt (Ann IM 1998;129:962). Nem todos os especialistas acham que o rastreamento da população seja justificado, enquanto não se sabe mais a respeito da ocorrência da doença e de seu verdadeiro ônus na população (Ann IM 1998;129:971). Podem-se esperar mudanças quando o exame genético for aplicado ao rastreamento da população.

Radiografia: A condrocalcinose pode ser detectada na radiografia das articulações em 50% dos pts sintomáticos.

Endoscopia: Recomenda-se EGD para detecção de varizes em pts cirróticos (item 15.1).

Tratamento: (Ann IM 1998;129:932)

- Flebotomia: O ponto principal do rx é a flebotomia. Cada unidade de sangue tem volume de 500 cc e 250 mg de ferro. Um adulto típico do sexo masculino tem normalmente 1-2 g de reservas de ferro, e, na HH, a carga total é, geralmente, > 15 g. Os pts que se recusam a fazer bx e precisam de > 4 g de flebotomia têm sobrecarga de ferro definida. Geralmente, a flebotomia é bem tolerada quando feita semanalmente. Em alguns pts jovens e corpulentos, a flebotomia pode ser feita quinzenalmente. Alguns pts idosos não toleram a flebotomia com essa frequência. A flebotomia é continuada até que ocorra uma anemia leve (Hgb pouco abaixo do normal). A flebotomia é feita, então, 2-6 vezes ao ano (dependendo do sexo e da dieta) por toda a vida do pt. A meta é manter a ferritina no limite normal inferior (geralmente, < 50 mg/l), mas o pt não deve ser mantido anêmico.

- Outros rx: Grandes alterações dietéticas têm pouco benefício. A carne vermelha pode ser consumida com moderação. Suplementos de ferro devem ser evitados, e a vitamina C (que aumenta a absorção do ferro) deve ser limitada a 500 mg diários. O consumo de álcool deve ser limitado (ou suspenso, se houver cirrose). Mariscos devem ser cozidos por causa da maior suscetibilidade a infecções por Vibrio. A testosterona é usada para o hipogonadismo. Ocasionalmente, é necessário usar desferrioxamina (quelante do ferro) em pts que não toleram a flebotomia, por causa de doença cardíaca.

- Rastreamento para carcinoma hepatocelular: Muitos especialistas rastreiam seus pts cirróticos para HCC usando determinações periódicas de alfafetoproteína e ultrassom. Não se sabe se o rastreamento nestas circunstâncias salva vidas, e a frequência ótima de rastreamento (se houver) ainda tem de ser determinada (item 13.1).

12.6 Doença de Wilson

Mayo Clin Proc 2003;78:1126; Gastroenterol Clin North Am 1998;27: 655

Causa: Herança recessiva autossômica de mutações no gene da doença de Wilson, o ATP7B, que é uma proteína transportadora de cobre.

Epidemiologia: A doença de Wilson (DW) é uma doença autossômica recessiva com prevalência de 1/30.000 (Hepatology 1990;12:1234). Geralmente, é diagnosticada no início da adolescência. Pode estar presente em crianças pequenas e, raramente, em adultos na casa dos 50 anos de idade (Gut 2000;46:415).

Fisiopatologia: A DW é uma doença multissistêmica de sobrecarga de cobre (Cu).

O cobre é absorvido no intestino proximal de fontes dietéticas (mariscos, castanhas, chocolate, cogumelos e fígado) e transportado para os hepatócitos. Nos hepatócitos, ele é incorporado a enzimas, incluindo a ceruloplasmina. O excesso de cobre é ligado em complexos de metalotioneína e excretado na bile. Na DW, a incorporação do cobre à ceruloplasmina e sua excreção na bile são deficientes. O gene da DW (ATP7B) parece codificar uma ATPase transportadora de cobre. Esta ATPase normalmente serve para transportar o cobre (Cu) intracelularmente para exportá-lo para o soro (ligado à ceruloplasmina) ou para a bile. Mais de 70 mutações do gene foram relatadas, e isto pode explicar um pouco da heterogeneidade clínica da doença (Am J Hum Genet 1997;61:317). Depois de anos de deficiência na excreção, o excesso de cobre aparece como grânulos identificados por coloração histoquímica nos hepatócitos, e hepatite e fibrose acabam se desenvolvendo. Os hepatócitos que morrem liberam cobre na circulação, onde ele se acumula nas células vermelhas, cérebro e outros órgãos.

Sintomas e Sinais: Existem várias apresentações clínicas possíveis. Uma apresentação hepática é constatada em 40% dos pts com insuficiência hepática aguda ou hepatite crônica. A maioria dos pts apresenta-se com cirrose clinicamente manifesta.

Ocasionalmente, a doença hepática tem início abrupto. Geralmente, esta apresentação fulminante é acompanhada de anemia hemolítica (que causa níveis muito altos de bilirrubina) e é mais comum em mulheres. Manifestações neuropsiquiátricas são comuns e costumam estar presentes em idade avançada. Os achados incluem sx ou si semelhantes aos da doença de Parkinson, esclerose múltipla metalotioneína, distonia e movimentos coreoatetoides. Surgem anéis de Kayser-Fleischer resultantes da deposição de cobre nos olhos, que são mais bem detectados por exame com lâmpada de fenda.

Têm 1-3 mm de diâmetro, são verdes, amarelos ou castanhos e localizam-se na periferia da córnea. Raramente, são vistos em outra doença hepática (Am J Med 1992;92:643). Quase todos os pts apresentam doença neuropsiquiátrica ou hepática. Entre as manifestações adicionais, estão doença renal (síndrome de Fanconi, cálculos), doença cardíaca (EKG anormal, arritmias), sx nas articulações (artrite, condrocalcinose ao raio-x), e anormalidades hematológicas.

Curso: Antes do advento dos agentes quelantes, a DW era uniformemente fatal (Arch Neurol 2000;57:276). Com a penicilamina, o prognóstico para pts com hepatite crônica é excelente (GE 1991;100:762). Os sx neurológicos melhoram em mais de 2/3 dos pts. A sobrevivência para aqueles que não se apresentam com insuficiência hepática fulminante é similar à dos grupos de controle de mesma idade e sexo (Ann IM 1991;115:720).

Complicações: O carcinoma hepatocelular é raro na DW (J Clin Gastro 1989;11:220). Quaisquer das complicações de doença hepática em estágio final podem ocorrer (item 15.1).

Diff Dx: A chave para o diagnóstico é primeiro considerar a possibilidade desta doença rara. A DW é mais frequentemente cogitada na avaliação de hepatite crônica ou LFTs anormais (item 1.12) em pt jovem. Geralmente, o diagnóstico pode ser estabelecido com teste para ceruloplasmina e cobre na urina, e/ou por bx de fígado. É mais difícil fazer um dx de DW na insuficiência hepática fulminante, porque (1) a ceruloplasmina pode estar baixa ou o cobre urinário pode estar alto em outras causas de insuficiência hepática fulminante; (2) a bx talvez não possa ser obtida, por causa de coagulopatia; e (3) os anéis de Kayser-Fleischer podem estar ausentes. Nestes casos, anemia hemolítica ou elevações relativamente sem importância nas transaminases podem ser uma pista.

Exames Laboratoriais: Os níveis de ceruloplasmina estão diminuídos na DW porque o cobre deixa de ser incorporado à ceruloplasmina e é rapidamente degradado.

O nível de ceruloplasmina é < 20 em 90% dos pts (mais baixos em alguns estudos [GE 1997;113:212]). Ocorrem falso-negativos com estrogênios ou inflamação hepática. Os níveis normais são 20-40 ng/ml; constatam-se diminuições em pts heterozigotos para DW, em pts com doença de Menkes (doença da má absorção do cobre ligada ao cromossomo X), em pts com estados de perda de proteína, como síndrome nefrótica, em pts que sofrem de desnutrição e em pts com doença hepática severa. A excreção urinária de cobre de 24 horas é quase sempre elevada, e a medição destes níveis é o melhor exame não-invasivo. A análise de ligação pode ser usada para exame pré-sintomático de famílias se houver probanda disponível (J Lab Clin Med 1991;118:458). Não é prático começar o diagnóstico com exames genéticos, porque existe um número excessivo de mutações possíveis. A bx de fígado geralmente mostra evidências de cirrose, hepatite crônica e excesso de cobre detectável por método de coloração. O melhor teste na bx é a determinação quantitativa dos níveis de cobre. Os resultados deste teste podem ser falsamente baixos se a amostra tiver muito tecido fibroso ou se for manuseada inadequadamente. Os níveis podem estar altos em outras doenças hepáticas colestáticas.

Endoscopia: Recomenda-se EGD para detecção de varizes em pts cirróticos (item 15.1).

Tratamento: Medicamentos para quelação do cobre são altamente eficazes. A penicilamina é o agente mais frequentemente usado, e o rx é por toda a vida. Ela pode ser usada na gravidez (Hepatology 2000;31:531). Os sx neurológicos se resolvem em grande parte em mais de 2/3 dos pts, embora a deterioração (algumas vezes, irreversível) possa ocorrer primeiro (Q J Med 1993;86:197).

Os efeitos colaterais, incluindo reações de hipersensibilidade, são problemáticos em 20% dos pts. O trientene é uma alternativa eficaz (Lancet 1982;1:643). O tetratiomolibdato acompanhado de zinco pode ser uma alternativa que não causa a deterioração inicial vista com a penicilamina (Arch Neurol 1991;48:42). Os quelantes são usados em conjunto com uma dieta pobre em cobre. O zinco é usado como alternativa a quelantes e atua aumentando a síntese de metalotioneína. Ele capta o cobre nas células com segurança, mas este rx não foi adequadamente comparado à penicilamina. O transplante de fígado é necessário na insuficiência hepática fulminante e cura a doença subjacente ao fornecer hepatócitos sem o defeito genético (Hepatology 1994;19:583).

12.7 Deficiência de Alfa-1-Antitripsina

Semin Liver Dis 1998;18:217; J Inherit Metab Dis 1991;14:512

Causa: Mutação no gene α_1-antitripsina.

Epidemiologia: A frequência do fenótipo PI*ZZ do alfa-1-AT (descrito em "Pathophys") é cerca de 0,3-0,6/1.000 para brancos descendentes de europeus.

O fenótipo PI*ZZ quase nunca é visto em negros ou japoneses (Respir Med 2000;94 Suppl C:S12).

Fisiopatologia: (Nejm 2002;346:45) O alfa-1-AT é um inibidor da protease. Sua principal função é proteger os tecidos da destruição por elastases produzidas por neutrófilos. A deficiência é frequentemente um problema clínico, por causa da destruição do tecido pulmonar, resultando em enfisema. A doença pulmonar é clinicamente o problema mais importante em adultos (Am Rev Respir Dis 1989;140:1494) e não será discutida aqui. Uma deficiência do alfa-1-AT causa doença hepática por um mecanismo relacionado ao acúmulo de altos níveis da molécula no retículo endoplasmático dos hepatócitos (Thorax 1998;53:501). Pts com ausência total de alfa-1-AT desenvolvem doença pulmonar, mas não doença hepática, uma vez que não há nenhum alfa-1-AT para se acumular nos hepatócitos. A deficiência é classificada de acordo com o sistema inibidor de protease (PI). Os alelos normais são chamados de M, e um fenótipo normal é chamado de PI*MM. Mais de 90 variantes alélicas foram descritas, a maioria das quais são mutações únicas (Am J Hum Genet 1994;55:1113). A variante mais comum é a Z. A maioria das doenças hepáticas estão relacionadas ao estado PI*ZZ. Indivíduos heterozigotos (PI*MZ) também podem ter incidência mais alta de outras doenças hepáticas e estão super-representados na população que acaba recorrendo ao transplante de fígado por qualquer razão (Hepatology 1998;28:1058).

Sintomas: Apenas cerca de 15% de pts PI*ZZ desenvolvem doença hepática clínica. Isto ocorre mais frequentemente na primeira infância, com apresentações de hepatite neonatal. Ela pode se apresentar no final da infância ou na adolescência, com HTN portal ou insuficiência hepática. LFTs anormais assintomáticos podem persistir em um subgrupo sem doença clínica. Estudos de autópsia sugerem que o PI*ZZ está relacionado a cirrose e HCC em adultos e que estes pts podem não ter nenhum hx anterior de doença hepática na infância (Nejm 1986;314:736).

Sinais: Em adultos, sinais de doença hepática em estágio final são raramente vistos.

Curso: A maioria dos pts nunca desenvolve doença hepática. O hx natural da doença hepática PI*ZZ em idade adulta não é bem conhecido. Os estudos de doença hepática na população são todos com crianças.

Complicações: Carcinoma hepatocelular (Nejm 1986;314:736). Quaisquer das complicações de doença hepática em estágio final podem ocorrer (item 15.1).

Diff Dx: Geralmente, o dx diferencial na idade adulta é o de LFTs anormais ou cirrose (item 1.12).

Exames Laboratoriais: Os níveis séricos de alfa-1-AT são baixos. Se os níveis forem baixos ou fronteiriços, deve-se fazer fenotipagem. A bx de fígado, se realizada, mostra inclusões intracitoplasmáticas em hepatócitos, que são fortemente coradas com PAS e resistem ao tratamento com diastase. O grau de fibrose e inflamação é muito variável.

Tratamento: Não há rx específico para a doença hepática subjacente, a não ser tratar as complicações. O transplante cura o distúrbio ao propiciar um fenótipo normal (Clin Exp Immunol 1986;66:669).

12.8 Porfíria Intermitente Aguda

Semin Liver Dis 1998;18:17; Lancet 1997;349:1613

Epidemiologia: A prevalência é estimada em 1/100.000, mas a prevalência de mutação genética pode ser alta, de 1/1.700 em algumas regiões do mundo (Semin Liver Dis 1998;18:17). Os ataques são raros antes da puberdade e atingem pico na casa dos 30 anos de idade. A maioria dos pts (80%) são mulheres.

Fisiopatologia: (BMJ 2000;320:1647) As porfírias são um grupo heterogêneo de distúrbios herdados da síntese de heme. A porfíria intermitente aguda (AIP) é o distúrbio mais relevante clinicamente para o gastroenterologista, uma vez que é o mais comum naqueles que se apresentam com ataques de dor abdominal não explicada. Dependendo de que enzima estiver deficiente na via de síntese do heme, diferentes grupos de precursores do heme se acumulam. O resultado é uma variedade de síndromes clínicas, incluindo as porfírias cutâneas (discutido em [BMJ 2000;320:1647]). Na deficiência de porfobilinogênio da AIP, a deaminase resulta em acúmulo dos precursores de heme 5-aminolevulinato (ALA) e porfobilinogênio (PBG). O fígado aumenta a síntese destes precursores em resposta à produção inadequada de heme, e quantidades maciças são excretadas na urina. Esta é a causa presumida dos sx neurológicos e psiquiátricos da doença. Como os pts têm níveis de enzima que estão reduzidos, mas não ausentes, eles frequentemente se sentem bem, até que ocorra algum evento incitante. Apenas 10-15% dos portadores do gene desenvolvem doença manifesta, e muitos não têm histórico familiar conhecido. Frequentemente, os ataques são precipitados por (1) medicamentos (especialmente barbitúricos e estrogênios, mas a lista é longa), (2) jejum, (3) tabagismo, (4) álcool, (5) infecção, (6) estresse físico e emocional e (7) picos de estrogênio, como na gravidez ou fase pré-menstrual do ciclo.

Sintomas: (Neurology 1997;48:1678) Os pts se apresentam com ataques caracterizados por dor abdominal (80%), náusea e vômitos (50%), constipação (50%), taquicardia (40%), urina escura (25%) e febre (16%).

As manifestações neuropsiquiátricas são fraqueza nos membros (40%) e delírio (22%). Menos frequentemente, podem ocorrer anormalidades dos nervos cranianos, convulsões, depressão e psicose. A fraqueza muscular pode evoluir para paresia das extremidades clinicamente manifesta. O acometimento dos nervos cranianos pode causar paralisia bulbar, insuficiência respiratória e morte.

Sinais: (Neurology 1997;48:1678) Ao exame físico, pode haver evidências de fraqueza muscular proximal, leve neuropatia sensória, hiporreflexia ou hipertensão durante ataques agudos.

Curso: Os ataques podem ser fatais em um pequeno percentual de pts, especialmente quando o diagnóstico é demorado ou a administração é inapropriada. O risco de futuros ataques tem correlação com os níveis de remissão da PBG na urina (Medicine 1992;71:1). Entretanto, o curso não é facilmente previsível, e alguns pts desafortunados têm ataques continuados sem fatores incitantes.

Diff Dx: Ataques clinicamente idênticos podem ser vistos na AIP, porfíria variegada, coproporfíria hereditária e plumboporfíria, que podem ser distinguidas por seus padrões de porfirinas urinárias e fecais (BMJ 2000;320:1647). Ataques agudos podem ser tomados erroneamente por doença psiquiátrica, e erros de diagnósticos são comuns. A fraqueza muscular com acometimento respiratório podem simular síndrome de Guillain-Barré.

Exames Laboratoriais: O diagnóstico é feito pela detecção de níveis urinários elevados de ALA e PBG durante um ataque. Isto pode ser feito com uma amostra única de urirna, mas é melhor realizado por um laboratório experiente com uma amostra de urina de 24 h. Os níveis podem se normalizar entre ataques. Exames adicionais de urina e fezes podem ser usados para distinguir AIP de outras porfírias mais raras com sx similares (coproporfíria e porfíria variegada). A urina pode-se tornar escura por exposição à luz, por causa da precipitação de PBG. Hiponatremia, leucocitose ou LFTs anormais são vistos em cerca de 20% dos pts (Neurology 1997;48:1678).

Tratamento: A causa precipitadora deve ser identificada e tratada. Uma lista abrangente de medicamentos proibidos deve ser consultada (Medicine 1992;71:1). Morfina ou meperidina podem ser usadas para dor. São ministrados fluidos com 10% de glicose. O heme arginato (hematina)

(3 mg/kg/dia qd × 4 dias) é o medicamento preferencial e deve ser dado no início de um ataque (Arch IM 1993;153:2004). Ele reduz a síntese de ALA e é altamente eficaz no abortamento de ataques. Entretanto, não reverte neuropatia estabelecida. A duração da remissão induzida pelo heme arginato pode ser prolongada pela protoporfirina de estanho (GE 1993;105:500). As convulsões devem ser tratadas com um agente que não induza porfirinas, como a gabapentina (Neurology 1995;45:1216). Os membros da família devem ser rastreados para detectar doença assintomática para que medidas preventivas possam ser tomadas. A prevenção é feita evitando-se precipitantes conhecidos.

Capítulo 13
Doença Hepática Neoplásica

13.1 Carcinoma Hepatocelular

Lancet 2003;362:1907; Postgrad Med J 2000;76:4

Causa: (Nejm 1999;340:798) A vasta maioria de casos de carcinoma hepatocelular (HCC) se deve à infecção por hep B crônica ou hep C crônica (RR = 100-200). Nos Estados Unidos, onde as taxas de infecção são mais baixas, a hepatite viral ainda responde por 71% dos HCC (Hepatology 1993;18:1326). A cirrose constitui fator de risco. A cirrose da hep B, hep C ou hemocromatose está relacionada com um risco relativo > 100. Outras causas de cirrose (p.ex., álcool, PBC, doença de Wilson, deficiência de alfa-1-AT, distúrbios autoimunes) estão associadas com um RR muito menor, de 2-5. A doença de armazenamento de glicogênio, a tirosinemia e a porfíria cutânea tardia também constituem fatores etiológicos. Aflatoxina (toxina do *Aspergillus* encontrada em uma variedade de alimentos estocados, como amendoins, milho e arroz), esteroides anabólicos e dióxido de tório (meio de contraste radiográfico de uso descontinuado) são causas tóxicas aparentes.

Epidemiologia: A incidência de HCC varia muito por região e tem correlação com a infecção crônica por hep B. As taxas mais altas estão na Ásia e África subsaariana, onde 10-25% das pessoas estão infectadas por hep B, e a incidência de HCC é 30-120/100.000 por ano em homens. No Japão, o HCC é a terceira principal causa de morte por câncer, em grande parte devido à hep C (Nejm 1993;328:1797). A incidência no sul da Europa é 5-10/100.000 por ano (Brit J Surg 1998;85:1319). A incidência nos Estados Unidos aumentou ao longo das últimas três décadas, passando de 1,4/100.000 para 2,4/100.000 por ano, e a doença está ocorrendo em idade mais jovem. Isto é provavelmente consequência do aumento da incidência de infecção por hep C. Os negros são afetados 2 vezes mais que os brancos, e os homens, 3 vezes mais que as mulheres (Nejm 1999;340:745).

Fisiopatologia: Os mecanismos pelos quais a hepatite viral causa HCC são desconhecidos. Inflamação crônica e aumento do *turnover* de hepatócitos são, provavelmente, importantes. Também pode haver efeitos oncogênicos diretos dos vírus. A aflatoxina induz mutações p53, possibilitando a proliferação irrestrita de células (Lancet 1991;338:1356).

Sintomas: Perda de peso, dor no RUQ, mal-estar e icterícia são os sx típicos de doença avançada. Descompensação clínica súbita em um pt com cirrose estabelecida é uma segunda apresentação comum. Com o advento da detecção por rastreamento, muitos pts são assintomáticos.

Sinais: Massa no RUQ, hepatomegalia, borda irregular do fígado, ruídos adventícios no fígado, estigma de doença hepática crônica (item 1.12), febre causada por tumor.

Curso: O tumor cresce localmente, compromete a função hepática, invade vasos sanguíneos e se espalha para os pulmões e, em seguida, para locais distantes. A sobrevida mediana sem rx é de 3-6 meses após o início dos sx. A sobrevida em cinco anos dos pts tratados com transplante para pequenas lesões é similar à sobrevida dos pts que fazem transplante por qualquer razão. A sobrevida em cinco anos para aqueles que fazem ressecção bem sucedida é de 20-40% (ver Rx) e para aqueles com variante fibrolamelar é melhor (66%).

Complicações: Ocorrem com frequência síndromes paraneoplásicas. Entre elas, estão hipercolesterolemia (11%), hipoglicemia (2,8%), hipercalcemia (1,8%) e eritrocitose (2,5%) (Cancer 1999;86:799).

Diff Dx: O dx diff é o de massa hepática (item 13.2). Pts com massas com níveis de alfafetoproteína (AFP) > 10.000 ng/ml e nenhuma evidência de tumor de células germinativas podem ser diagnosticados sem bx. Se os pts forem cirróticos e tiverem dois exames de imagem mostrando um nódulo > 2 cm com hipervascularização ou um exame de imagem como este e um exame de nível de AFP > 400 ng /ml, é muito provável a existência, então, de HCC (J Hepatol 2001;35:421). O restante requer bx direcionada por imagem. Alguns autores desaconselham a bx pelo risco de disseminação no trajeto da mesma (N Z Med J 1996;109:469). Deve-se excluir hemangioma cavernoso antes da realização da bx, por meio de MRI ou por cintilografia com hemácias marcadas, se o estudo de imagem inicial sugerir essa possibilidade. Este dx deve ser sempre cogitado quando um pt com cirrose apresentar deterioração clínica.

Exames Laboratoriais: A alfafetoproteína (AFP) sérica está elevada em 80% dos pts com HCC. As elevações ocorrem em hep B, hep C, tumores de células germinativas, gravidez e outras causas de cirrose. A aparência macroscópica do HCC varia de nódulo discreto a lesão difusa. A variante fibrolamelar do HCC constitui tumor de tamanho grande, consistência dura determinada pela presença de tecido fibroso em meio ao neoplásico em um fígado não-cirrótico. A variante fibrolamelar tem melhor prognóstico com cirurgia agressiva (Hepatology 1997;26:877).

Radiografia: O ultrassom é o exame inicial mais comumente usado para detecção. A CT helicoidal ou a MRI podem ser usadas para se avaliar a extensão do crescimento e do acometimento vascular. Não existe nenhuma evidência clara que sugira que quaisquer dessas modalidades sejam consistentemente superiores (Postgrad Med J 2000;76:4). Frequentemente, as lesões não são detectadas em estudos de imagem. Taxa de sensibilidade de 63% foi constatada em pts cuja CT foi comparada aos fígados explantados após o transplante (Radiologia 1994;193:645).

Tratamento:

- Ressecção e transplante: (Ann IM 1998;129:643) Apenas uma pequena proporção (10% em países ocidentais) de pts com HCC são candidatos à cura por ressecção ou transplante. A ressecção é muito usada em pts que não têm cirrose (uma vez que toleram grandes resseções) ou em pts cirróticos Child-Pugh grau A (item 1.12) selecionados, com pequenas lesões. O achado de gradiente de pressão em cunha de veia hepática > 10 mmHg (medida do grau de HTN portal) identifica pts adequados para ressecção (GE 1996;111:1018). A sobrevida após ressecção curativa é de apenas 20-40% em cinco anos, e a recorrência é de 70%. Muitas das recidivas são, provavelmente, novas lesões primárias. Se a amostra ressecada mostrar achados histológicos sugestivos de recidiva (Ann Surg 1993;218:145), recomenda-se o transplante. O transplante tem a vantagem de poder ser realizado em pts com cirrose avançada que não toleram grandes ressecções. O transplante livra o pt de um fígado doente, que muito provavelmente geraria novas lesões mesmo se a primeira lesão fosse curada na ressecção. A experiência inicial de transplante em pts não selecionados que não receberam nenhum rx adjuvante foi ruim, com apenas 9% dos pts livres da doença em dois anos, talvez porque o HCC se implantou no fígado do doador (Surgery 1991;110:726). Entretanto, se o transplante for reservado para pts com uma única lesão com menos de 5 cm de diâmetro ou não mais que 3 lesões (cada uma com menos de 3 cm), a sobrevida livre de recorrências salta para 83% em quatro anos (Nejm 1996;334:693). Cerca de 25% dos pts considerados como critérios corretos antes da cirurgia revelam ter doença mais avançada no fígado explantado.

- Ablação para controle local: Em pts com doença não-ressecável, a quimioembolização reduz o crescimento do tumor, embora ofereça risco de insuficiência hepática aguda. Não existe nenhum benefício para a sobrevida (Nejm 1995;332:1256). A quimioembolização é feita com cisplatina misturada ao solvente oleoso lipiodol, que permanece seletivamente no tumor. Muitos centros usam diferentes variações de quimioembolização como medida temporária enquanto os pts esperam pelo transplante de fígado (Ann IM 1988;108:390). A injeção percutânea de etanol em pequenas lesões

(Cancer 1992;69:925) e a crioterapia (Brit J Surg 1998;85:1171) têm sido tentadas, mas faltam dados controlados.

- Quimioterapia: A quimioterapia após o transplante para pequenos tumores não tem, provavelmente, nenhum benefício, uma vez que aqueles pts melhoram com a cirurgia somente. Para lesões mais avançadas, a quimioterapia é decepcionante, com taxas de resposta geral de 20% e de sobrevida de 2-6 meses com uma variedade de regimes (Postgrad Med J 2000;76:4). A quimioterapia intra-arterial tem sido usada, mas não foi adequadamente estudada.

- Rastreamento: (GE 2004;127:S108) O rastreamento rotineiro de pts cirróticos para HCC é controvertido. Um grande estudo randomizado de pts chineses com hep B mostrou uma redução de 37% na mortalidade com rastreamento por AFP e US a cada seis meses (J Cancer Res Clin Oncol 2004;130:417). É improvável que seja feito um estudo similar em pts ocidentais. Os dados não sustentam fortemente o rastreamento (Am J Gastro 2000;95:1535), embora este seja muito praticado (Am J Gastro 1999;94:2988). Alguns estudos sugerem que o rastreamento detecta lesões antes que elas se tornem impossíveis de ressecar (Hepatology 2000;32:842; Ann Surg 1995;222:375). O rastreamento pode ser feito por determinações de AFP, US ou CT. Estas modalidades podem ser usadas sozinha ou em combinação. Frequentemente, os exames são repetidos a cada seis meses. O rastreamento pode ser útil para pts com cirrose Child Pugh grau A (que pode ser tratada com ressecção) e para pts com Child Pugh grau B, se houver transplante prontamente disponível. O rastreamento é provavelmente dispendioso em pts com cirrose Child Pugh grau C (estes pts devem receber transplantes em qualquer caso) e nos idosos com comorbidades.

O rastreamento tem sido o consenso nas conferências, mas não existem diretrizes práticas amplamente endossadas (J Clin Gastro 2002;35:S86).

- Prevenção: A vacinação universal das crianças taiwanesas contra hep B resultou em uma queda dramática na infecção crônica e na incidência de HCC (Nejm 1997;336:1855). Uma redução na incidência of HCC foi constatada em um tratamento experimental com interferon para hep C (Lancet 1995;346:1051), mas não em um estudo de coorte prospectivo (Hepatology 1998;28:1687). A eliminação de aflatoxina dos alimentos estocados pode ser benéfica.

13.2 Massas Hepáticas

Semin Liver Dis 1993;13:423

Existem muitas lesões que podem se apresentar como massas hepáticas, e a abordagem diagnóstica e diff dx estão discutidas exaustivamente em outras fontes (ver Semin Liver Dis 1993;13:423). As hipóteses diagnósticas mais comuns são:

- Adenoma hepático: Estas lesões estão mais frequentemente relacionadas com o uso de contraceptivo oral. Tipicamente, apresentam-se como massas palpáveis ou radiográficas em mulheres. Por causa do risco de ruptura ou transformação maligna, é indicada ressecção cirúrgica, sendo evitada a bx pré-operatória pelo fato de as lesões serem vasculares.

- Hiperplasia nodular focal: Estas lesões são massas com uma cicatriz estrelada central. Elas podem causar dor, mas a ruptura é rara e não se constata transformação maligna. CT, MRI ou ultrassom podem detectar a cicatriz característica que distingue estas lesões de tumores mais graves. A bx deve ser evitada por causa do risco de sangramento.

- Hemangioma cavernoso: Estas lesões são muito comuns (encontradas em até 20% das autópsias) e são, geralmente, assintomáticas. Podem crescer e causar dor, mas a ruptura é rara. Podem ser detectadas por vários estudos de imagem, mas a MRI é o mais sensível para distingui-los de tumores malignos. Apenas as lesões sintomáticas devem ser tratadas com cirurgia, e a bx deve ser evitada.

- Cistos: (J Am Coll Surg 2000;191:311) Os cistos simples são vistos, comumente, em estudos de imagem. Costumam ser assintomáticos, mas podem aumentar e causar sx. Geralmente, os cistos neoplásicos são detectados por causa das projeções papilares e multiloculações demonstradas nos estudos de imagem. São tratados cirurgicamente. Os cistos podem ser vistos após traumatismo. O cisto hidático (causados por Echinococcus) constitui hipótese que precisa ser considerada em regiões endêmicas (Gastroenterol Clin North Am 1996;25:655).

- Outras lesões: Os cistadenomas hepatobiliares são detectados por suas septações e devem ser ressecados. Infiltração adiposa focal, HCC (ver seção 13.1), doença metastática e abscesso podem se apresentar como massas.

Capítulo 14
Doença Hepática Induzida por Medicamentos e Toxinas

14.1 Doença Hepática Alcoólica

Mayo Clin Proc 2001;76:1021; Postgrad Med J 2000;76:280

Causa: Ingestão excessiva de etanol. Para fins práticos, a quantidade de álcool é definida em unidades. Uma unidade de bebida destilada, de cerveja, de vinho contém cerca de 10-12 g de álcool e corresponde a 1 oz (30 ml), 12 oz (360 ml) e 4 oz (120 ml), respectivamente. A maioria dos indivíduos que desenvolve doença hepática alcoólica (ALD) consume mais de 35 unidades/semana. Foi proposto um nível seguro de 21 unidades/semana para homens e 14 unidades/semana para mulheres.

Epidem: O álcool é a principal causa de cirrose em países ocidentais.

O risco de doença hepática alcoólica é mais alto naqueles que consomem > 30 g diariamente (Gut 1997;41:845), embora apenas 5% dos pts com este nível de consumo tenham doença clinicamente manifestada. O risco aumenta marcadamente com o aumento do consumo. Sexo feminino, consumo de bebida alcoólica sem alimentos, "binge drinking"[1], e consumo de bebidas concentradas ou de muitos tipos de bebida aumentam o risco.

Pathophys: Três formas de ALD são reconhecidas. A esteatose (**fígado gorduroso alcoólico**) ocorre em 90-100% de pessoas que bebem muito e é reversível com abstinência. Entretanto, a **cirrose** se desenvolve em

---

[1] NT: Uso excessivo de álcool em uma única situação.

30% dos pts que bebem mais do que 40 unidades/semanas, e a fibrose ocorre em 37% (Lancet 1995;346:987). Na **hepatite alcoólica aguda** ocorre tumefação dos hepatócitos e necrose com colestase, mas nenhuma evidência de cirrose. Isto ocorre em cerca de 10-35% dos indivíduos que bebem muito.

A **cirrose alcoólica** é a forma mais severa de lesão e é verificada em 8-20% dos indivíduos que bebem muito. Histologicamente, existem pontes de fibrose que se desenvolvem entre as veias centrais e o sistema portal, criando um padrão micronodular de nódulos regenerativos.

Acredita-se que existam fatores múltiplos mediando a lesão hepática alcoólica (Postgrad Med 1998;103:261). O etanol é oxidado e transformado em acetaldeído pela álcool desidrogenase e, depois, em acetato. As alterações que ocorrem no potencial redox da célula a partir desta oxidação têm efeitos prejudiciais sobre o metabolismo de lipídios e do carboidrato.

O acetaldeído se liga às proteínas, criando alvos antigênicos e deflagram uma cascata inflamatória. A deposição de ferro pode ter influência no processo.

Sintomas: Muitos pts são assintomáticos e buscam avaliação por causa de LFTs anormais detectados em um *checkup* ou como parte de avaliação de desintoxicação alcoólica. Os pts podem apresentar queixas não-específicas de anorexia, mal-estar ou dor abdominal, que estão frequentemente relacionadas ao alcoolismo. O ponto mais importante é fazer o hx do consumo de álcool. Foi desenvolvida uma variedade de questionários de rastreamento. O questionário CAGE é muito usado. Ele consiste de quatro perguntas:

C [de **cut down** = reduzir]**:** Você já pensou em reduzir a bebida?

A [de *annoyed* = incomodado]**:** Já ficou **incomodado** quando outras pessoas criticaram o seu hábito de beber?

G [de *guilty* = culpa]**:** Já se sentiu mal ou **culpado** pelo fato de beber?

E [de "*eye opener*" = "umazinha para começar o dia": Já bebeu pela manhã para ficar mais calmo ou se livrar de uma ressaca?

Duas ou mais respostas afirmativas sugerem problemas com bebida.

Os pts frequentemente mentem sobre o uso de álcool, e pode ser importante fazer o hx de membros da família.

Sinais: Na esteatose, frequentemente, há hepatomegalia. Na hepatite alcoólica, o pt parece doente e pode haver febre, icterícia, telangiectasias, hepatomegalia com dolorosa, ascite ou encefalopatia. A cirrose alcoólica causa sinais de doença hepática em estágio final (item 1.12) que não se conseguem distinguir de sinais causados por outras doenças hepáticas.

Curso: A sobrevida em cinco anos na cirrose é de 35-50%. A sobrevivência é muito maior em pts abstinentes do que naqueles que continuam a beber. O prognóstico na hepatite alcoólica aguda pode ser determinado por parâmetros laboratoriais (ver Exames Laboratoriais).

Complicações: Há risco de HCC em pts cirróticos (item 13.1). Quaisquer das complicações da doença hepática em estágio final podem ocorrer (item 15.1).

Diff Dx: O diff dx pode ser o de LFTs anormais, cirrose ou icterícia (item 1.12).

Exames Laboratoriais: LFTs, CBC com diferencial e PT devem ser feitos. As transaminases estão elevadas na hepatite alcoólica, geralmente, em um padrão com nível de AST > ALT e com nenhum dos dois acima de $7 \times$ o limite superior normal. A GGTP está frequentemente elevada. Na doença avançada, a albumina cai, e o PT está elevado. Um MCV elevado pode ser uma pista para alcoolismo, e um nível aleatório de álcool pode ser informativo.

Na hepatite alcoólica, uma pontuação para a severidade, chamada de função discriminante, é calculada como $4,6 \times$ (PT do pt - PT de controle) + bilirrubina (mg/dl) (GE 1978;75:193). Uma pontuação >

32 ou encefalopatia espontânea estão associadas com alta mortalidade (> 30%). A leucocitose é comum na hepatite alcoólica.

A trombocitopenia pode ser vista na hipertensão portal ou em decorrência de efeitos tóxicos do álcool na medula óssea. Os pts devem fazer exames apropriados para se excluirem outras causas de LFTs anormais (item 1.12), e todos devem ser testados para hep C. A bx hepática é prognóstica e pode confirmar o diagnóstico. Geralmente, não é necessário fazer bx.

Radiografia: O ultrassom deve ser realizado para excluir obstrução ou tumor. Os pts com cirrose alcoólica podem não apresentar dilatação ductal em resposta à obstrução (por causa de fibrose severa), portanto, recomenda-se cautela na interpretação.

Endoscopia: Recomenda-se EGD para detecção de varizes em pts cirróticos (item 15.1).

Tratamento: As diretrizes da ACG para o tratamento (Am J Gastro 1998;93:2022) incluem:

- *Abstinência*: Este é o fator mais importante no rx bem sucedido, porém, o mais difícil de alcançar. Aconselhamento individual, grupos de apoio, como os Alcoólicos Anônimos, e outros programas de rx estruturados têm eficácia variável. Os rx com medicamentos, como naltrexona ou acamprosato, podem interferir reduzindo o consumo (Jama 1999;281:1318).

- Apoio *nutricional e suplementos*: Em pts internados com doença severa, a alimentação enteral melhora o resultado (GE 1992;102:200). Pts com cirrose rapidamente lançam mão de "combustíveis" alternativos, como a musculatura esquelética, e a inanição prolongada deve ser evitada. Um lanche noturno e alimentação cedo pela manhã são importantes. Geralmente, não são necessárias formulações caras com aminoácidos de cadeia ramificada (que podem reduzir a encefalopatia). Tiamina, folato e multivitaminas devem ser dados rotineiramente.

- *Corticosteroides para hepatite alcoólica*: Dois RCTs demonstram que um curso de prednisolona 40 mg po qd (por quatro semanas, seguido de redução gradual da dosagem) reduzem a mortalidade em pts com hepatite alcoólica severa (Nejm 1992;326:507; Ann IM 1989;110:685). Nestes estudos, pts com encefalopatia ou função elevada (descrita acima) foram tratados. Pts com sangramento ativo, infecção ativa, insuficiência renal, pancreatite ou diabetes mal controlado devem ser excluídos. Os benefícios no longo prazo não são conhecidos.

- *Outros rx medicamentosos* : O propiltiouracil 300 mg po qd por até dois anos reduziu a mortalidade de 25% para 13% em um RCT com pts com ALD, mas os dados não foram reproduzidos, e o medicamento não é muito usado (Nejm 1987;317:1421). A colchicina se mostrou eficaz em prolongar a sobrevida mediana em um RCT, mas falhas metodológicas e a falta de um estudo confirmatório interromperam seu uso generalizado (Nejm 1988;318:1709). Uma variedade de terapias são investigacionais (Postgrad Med J 2000;76:280). A pentoxifilina 400 mg po tid melhorou a sobrevida no curto prazo em um único RCT de hepatite alcoólica severa (GE 2000;119:1637).

- *Transplante de fígado*: O transplante hepático é eficaz na ALD e tem sobrevida comparável à do transplante para outras doenças hepáticas (Cirurgia 1992;112:694).

14.2 Lesão Hepática Induzida por Medicamento

Existem mais de 600 medicamentos, substâncias químicas e ervas citadas como causa de lesão hepática. Vários padrões de lesão hepática podem ser verificados, incluindo lesão hepatocelular aguda, colestase, hepatite granulomatosa, hepatite crônica, lesão vascular, insuficiência hepática fulminante e neoplasia. Deve-se suspeitar de medicamentos em todos os casos de LFTs assintomáticos ou lesão hepática clinicamente manifesta. Uma lista metódica de todos os medicamentos atuais e recentes tomados pelo pt é fundamental no diagnóstico. Remédios fitoterápicos não devem ser ignorados (Jama 1995;273:502). Uma referência atualizada (como o *American Hospital Formulary*) deve ser usada para pesquisa de cada medicamento, e uma lista de agentes suspeitos deve ser feita. Recomenda-se pesquisar a literatura para obter relatos de casos, quando a fonte de referência fornecer informações escassas. Dada a longa lista de agentes ofensivos, não é possível discutir todos os agentes em um texto deste tamanho. Existem análises excelentes disponíveis (Nejm 2003;349:474).

14.3 Superdosagem de Acetaminofen

Postgrad Med 1999;105:81; Lancet 1995;346:547

Causa: Superdosagem intencional com propósito suicida, doses excessivas sem intenção suicida e doses terapêuticas em pt predisposto à toxicidade (geralmente, por causa de álcool) (Hepatology 1995;22:767).

Epidemiologia: Cinquenta por cento das exposições a doses tóxicas são vistas em crianças, e 63% dos envenenamentos são acidentais (Am Fam Phys 1996;53:185). O mau uso acidental tem morbidade e mortalidade mais elevadas e é comum em alcoolistas (Nejm 1997;337:1112).

Fisiopatologia: Cerca de 5-10% do acetaminofen ingerido é convertido pelo sistema enzimático P450 em um metabólito tóxico, o N-acetil-p-benzoquinoneimina (NAPQI). Normalmente, os grupos sulfidril da glutationa rapidamente se ligam a este metabólitos, desativando-os.

Entretanto, quando altos níveis de NAPQI excedem a glutationa disponível, a ligação ocorre com grupos sulfidril de proteínas hepáticas, causando necrose hepatocítica (Postgrad Med 1999;105:81).

A superdosagem intencional é a apresentação mais comum. Entretanto, aqueles com aumento da ativação dos sistemas P450 (devido a álcool e a uma variedade de medicamentos) ou aqueles com reservas diminuídas de glutationa (cirrose, inanição, alcoolismo ou distúrbios alimentares) podem desenvolver toxicidade sem superdosagem intencional.

Sintomas e Sinais: Após a superdosagem intencional, ocorre anorexia, náusea e vômitos nas primeiras 24 h. Em 24 h a 48 h, o pt melhora. Portanto, alguns pts desenvolvem sx e si de insuficiência hepática com dor no RUQ, hepatomegalia, icterícia, sonolência, confusão, coma e oligúria. No 6º ao 7º dia, aqueles destinados a se recuperar começaram a melhorar.

Curso: Dos pts não tratados com níveis na faixa tóxica, 1-2% morrem de insuficiência hepática.

Complicações: Insuficiência hepática fulminante, insuficiência renal, acidose.

Diff Dx: O diff dx pode ser o de insuficiência hepática fulminante (item 1.12) ou LFTs anormais (item 1.12).

Exames Laboratoriais: Em uma ingestão de dose única, os níveis de acetaminofen são obtidos sequencialmente e são diagramados em um nomograma para determinar se ultrapassam o limiar tóxico que requer rx (Ann EM 1991;20:1058). Faz-se um acompanhamento sequencial de PT/INR e LFTs para detectar evidências de drenagem hepática. A cr é obtida diariamente para verificar evidências de insuficiência renal. O status ácido-base é avaliado com 24 h, porque a acidose é comum na toxicidade severa. É indicado um exame toxicológico para detectar outras ingestões (Dig Dis Sci 2000;45:1553).

Tratamento: Ministra-se carvão vegetal caso tenha se passado menos de 1 h desde a superdosagem. Dependendo do nível de acetaminofen, do tempo desde a ingestão, dos fatores do hospedeiro e do estágio da doença, faz-se rx com N-acetilcisteína. O medicamento é uniformemente eficaz na prevenção de fatalidade se dado dentro de 16 h após a ingestão (Nejm 1988;319:1557). A formulação iv pode ser mais eficaz (por causa da náusea e vômitos) e é, atualmente, aprovada pela FDA nos

Estados Unidos. A formulação oral é muito usada como tratamento de primeira linha.

A duração varia dependendo do curso clínico. Cursos prolongados são indicados na insuficiência hepática fulminante. Aqueles que cuidam de tais pts devem consultar uma fonte mais abrangente (p.ex., Lancet 1995;346:547) para obter detalhes. Nos Estados Unidos, a consulta ao Rocky Mountain Poison and Drug Center (303-739-1123) pode ser muito útil para obtenção de protocolos atualizados. Um centro de transplante deve ser contactado para obtenção de aconselhamento se houver evidências de desenvolvimento de lesão hepática severa (ALT/AST > 1.000 U/l). O rx de insuficiência hepática fulminante é complexo e deve ser feito em centros especializados (Lancet 1997;349:1081).

Capítulo 15

Complicações da Doença Hepática em Estágio Final

15.1 Hipertensão Portal e Hemorragia Varicosa

Gastroenterol Clin North Am 2003;32:1079; Nejm 2001;345:669

Causa: Ruptura de varizes secundária à hipertensão portal, definida como pressão venosa portal > 5 mmHg.

Epidemiologia: A maioria das varizes estão associadas com cirrose, e sua epidemiologia é a da causa subjacente de cirrose.

Fisiopatologia:

- HTN Portal: A veia portal forma-se a partir da confluência das veias mesentérica superior e esplênica. A pressão portal pode aumentar por causa do aumento da resistência do fluxo de saída ou do fluxo de entrada portal. O aumento da resistência deve-se a vários fatores: (1) causas pré-hepáticas (trombose da veia portal); (2) causas hepáticas (cirrose, inflamação com tumefação de hepatócitos, massa, nódulos regenerativos); ou (3) causas pós-hepáticas (obstrução da veia hepática; ver síndrome de Budd-Chiari, p. 469). O aumento do fluxo de entrada portal resulta de vasodilatação periférica e da circulação hiperdinâmica de cirrose devido a um desequilíbrio entre vasodilatadores e vasoconstritores.

- Varizes e risco de sangramento: Na HTN portal, o aumento da pressão causa a abertura de vasos colaterais. A maioria desses vasos fica no retroperitônio. Os colaterais mais problemáticos são as veias intrínsecas ao esôfago distal e estômago proximal, que ficam dilatadas e tortuosas (Lancet 1997;350:1235). À medida que a pressão varicosa aumenta, a tensão nas paredes e o risco de sangramento também aumentam (Hepatology 2000;32:842). A medida direta de pressão portal não é disponível, e o risco pode ser estimado por outros critérios. Três critérios clínicos são usados para prever o risco: (1) tamanho das varizes, (2) grau de Child-Pugh (item 1.12), e (3) presença de vergões vermelhos (endoscopicamente identificados como vênulas longitudinais dilatadas nas varizes) (Nejm 1988;319:983).

As varizes são classificadas em tamanho **F1**, se são pequenas e retas; **F2**, se são aumentadas, tortuosas e ocupam menos de 1/3 da circunferência do lúmen; e **F3**, se enroladas e ocupando mais de 1/3 da circunferência luminal (Nejm 1988;319:983).

- Varizes incomuns: Varizes gástricas isoladas podem ocorrer com trombose da veia esplênica (Am J Gastro 1984;79:304). Varizes ectópicas podem se formar no duodeno, em aderências à parede abdominal, em anastomoses cirúrgicas e em ostomias (Hepatology 1998;28:1154).

- Gastropatia hipertensiva portal (GHP) (Am J Gastro 2002;97:2973): A GHP é uma lesão verificada no estômago de pts com HTN portal. Microscopicamente, ela representa uma área de ectasia microvascular e fibrose perivascular. Endoscopicamente, é reconhecida como múltiplas e pequenas áreas eritematosas contornadas por finas linhas que dão à mucosa aparência de rachaduras na areia ou pele de cobra. Na doença mais severa, há exsudação e manchas vermelhas mais proeminentes, e as lesões podem ser vistas no corpo, fundo e antro. Em grandes estudos seriados com acompanhamento endoscópico por três anos, o sangramento agudo foi raro (2,5% ao longo de três anos), e verificou-se sangramento crônico em 11%

(GE 2000;119:181). A severidade da doença se compara à da HTN portal e pode piorar ou melhorar espontaneamente.

Sintomas: Os pts se apresentam com sx de sangramento UGI (item 1.11). Hematêmese e melena são comuns.

Sinais: Melena ou hematoquezia são típicas. Os pts podem apresentar encefalopatia e outros estigmas de HTN portal podem estar presentes (ascite, esplenomegalia), bem como outros achados de doença hepática crônica (item 1.12).

Curso: Cerca de 50% dos cirróticos têm varizes. A taxa de aparecimento de varizes em cirróticos é de 5-15%/ano. As varizes aumentam de tamanho (e, portanto, aumentam o risco de sangramento) a uma taxa de 4-10%/ano. Cerca de 1/3, apenas, dos pts com varizes sangram, mas cada episódio de sangramento traz risco de morte de 20-30%. Frequentemente, o ressangramento ocorre em 48 h do sangramento inicial, mas o risco continua alto por seis semanas. O ressangramento é mais frequente em pts com insuficiência hepática severa, sangramento inicial maciço, alcoolismo ativo, HCC, varizes grandes ou insuficiência renal (Gastroenterol Clin North Am 2000;29:337). Em cerca de 70% dos casos, os pts não tratados ressangram ou morrem em um ano. Varizes gástricas isoladas têm risco muito alto de sangramento (Hepatology 1992;16:1343). Pts com pequenas varizes têm baixo risco de sangramento (8% em 4 anos), porém um agravamento na gradação de Child-Pugh (item 1.12) pode sugerir aumento das varizes e maior risco de sangramento (Am J Gastro 2000;95:503).

Complicações: A hemorragia varicosa pode levar à morte, PBE (item 15.3), insuficiência renal e pneumonia por aspiração.

Diff Dx: O diferencial da hemorragia varicosa é o de sangramento gi superior. O diferencial para HTN portal é o de causas de cirrose (item 1.12, Avaliação da Cirrose), causas de trombose da veia portal ou de suas tributárias (item 16.4) e síndrome de Budd-Chiari (item 16.1).

Exames Laboratoriais: Ver "Abordagem de Sangramento Agudo", p, 34. Um PT elevado em pt com evidências de sangramento UGI pode ser uma pista para varizes como causa.

Radiologia: Radiografias não são indicadas na avaliação de sangramento. Exames de imagem podem ser necessários para avaliar a causa subjacente da HTN portal, especialmente para excluir malignidade e avaliar a patência da veia portal. A angiografia por MR é melhor do que o ultrassomcom doppler para este propósito (AJR Am J Roentgenol 1993;161:989).

Endoscopia: (Semin Liver Dis 1999;19:439) As varizes são facilmente diagnosticadas na endoscopia como veias azuladas, e seu tamanho é mais bem estimado após insuflação de ar. A **escleroterapia endoscópica** (EST) é realizada por injeção de um esclerosante (p.ex., tetradecil sulfato de sódio, polidocanol ou etanolamina) dentro ou em torno dos canais das varizes. As sessões são continuadas a cada semana ou a cada quinzena, até que as varizes nos 5 cm distais sejam eliminadas. O acompanhamento com EGD é feito q 3 meses × 6 meses e, em seguida, q 6-12 meses para detectar recorrência. As complicações são febre, dor retroesternal, efusões pleurais, úlceras esofágicas (que podem sangrar em até 20%), estreitamento esofágico, perfuração por necrose em toda a espessura e mediastinite (Endoscopy 1992;24:284). A **ligadura endoscópica de varizes** (EVL) está substituindo a escleroterapia. Um cilindro de 1 cm em anéis elásticos colocados externamente é acoplado à ponta do endoscópio. A variz é sugada para dentro do cilindro, e neste momento, um anel elátic é expulso do cilindro e se encaixa em torno da base da variz. O anel e a variz com coágulo caem alguns dias depois, deixando uma pequena ulceração. Esta técnica gera menos complicações do que a escleroterapia (ver Rx).

Tratamento: Por causa da frequência e alta mortalidade relacionada ao sangramento varicoso, um grande número de estudos clínicos e meta-análises vem sendo publicado. Eles estão muito bem discutidos em Brit J Surg 1995;82:1023, e os resultados são os seguintes:

- Prevenção de um primeiro sangramento varicoso: Os betabloqueadores não-seletivos (propranolol e nadolol) reduzem a incidência de um primeiro sangramento em cerca de 45% (para consultar uma meta-análise, ver Ann IM 1992;117:59). Idealmente, os pts tomariam a dosagem ajustada com base em gradientes de pressão portal, mas, na prática, a dosagem é ajustada até que a taxa cardíaca em repouso fique reduzida em 25% ou até que o pulso seja 50-60. A escleroterapia como profilaxia primária não é recomendada. Um grande RCT mostrou que a escleroterapia foi eficaz em diminuir o sangramento, mas estava associada com aumento da mortalidade por razões não esclarecidas (Nejm 1991;324:1779).

  Em um RCT, a EVL pareceu mais eficaz do que o propranolol em prevenir um primeiro sangramento de grandes varizes (Nejm 1999;340:988). Este estudo foi incomum por seu achado de alta taxa de sangramento com propranolol, e recomendam-se mais estudos antes de considerar este como abordagem de primeira linha (Nejm 1999;340:1033).

- Rx do sangramento agudo: O controle endoscópico do sangramento é o rx preferencial para hemorragia aguda (Hepatology 1995;22:332). A EVL é preferida à escleroterapia, porque a erradicação ocorre mais rapidamente, com menor mortalidade e menos complicações (grande RCT, Nejm 1992;326:1527; meta-análise, Ann IM 1995;123:280). O octreotídeo, análogo da somatostatina com meia-vida mais longa, tem-se tornado o medicamento preferencial para episódios de sangramento agudo. Este agente parece ser tão eficaz quanto a escleroterapia (Gut 1997;41:526). O acréscimo do octreotídeo (50 µg iv em bolus e 50 µg/h como infusão contínua por 5 dias) à EVL reduz o ressangramento precoce, comparativamente à ligadura sozinha (Lancet 1995;346:1666) ou à escleroterapia sozinha (Nejm 1995;333:555). A vasopressina é eficaz, porém não é mais usada por causa da vasoconstrição cardíaca. A profilaxia contra PBE (item 15.3) deve ser dada. As varizes gástricas são difíceis de se tratarem, e a injeção de cola com cianoacrilato tem sido muito usada como rx inicial (Gastroenterol Clin North Am 2003;32:1079).

- Prevenção de sangramento recorrente: A escleroterapia tem-se mostrado superior (em oito experimentos) ao placebo na prevenção de mais sangramentos. A ligadura tem-se mostrado superior à escleroterapia com relação à taxa de ressangramento, mortalidade e complicações (meta-análise, Ann IM 1995;123:280). Betabloqueadores são eficazes em prevenir sangramento recorrente comparados a placebos (meta-análise, Lancet 1990;336:153), mas, na prática, a maioria dos pts tem obliteração endoscópica com a EVL. O acréscimo de betabloqueadores a um curso de obliteração endoscópica melhora o resultado final (Hepatology 2000;32:461). O acréscimo de mononitrato de isossorbida pode ser benéfico, mas é, frequentemente, mal tolerado (Lancet 2003;361:952). Pts com episódio de sangramento varicoso devem ser avaliados para transplante de fígado.

- TIPS: (Gastroenterol Clin North Am 2000;29:387) Uma derivação ("shunt") portossistêmica intra-hepática transjugular (TIPS) é uma prótese ("stent") colocada entre uma veia hepática e uma porção intra-hepática da veia portal. Ele pode ser colocado em 90% dos pts, com taxa de complicação de 10% e taxa de mortalidade relacionada ao procedimento de 2% (Radiographics 1993;13:1185). As complicações são eventos mecânicos durante a colocação (tais como sangramento, ruptura da cápsula), complicações de derivação (encefalopatia em 15% [Gut 1996;39:479] e piora da função hepática) e complicações relacionadas à prótese (hemólise, infecção, estenose). As indicações estabelecidas para TIPS são sangramento varicoso ativo, apesar do rx endoscópico (incluindo uma segunda tentativa) e prevenção de hemorragia varicosa recorrente em pts que aguardam transplante de fígado (Jama 1995;273:1824). O TIPS também pode ser eficaz na ascite refratária e síndrome de Budd-Chiari (GE 1996;111:1700). Inicialmente, o TIPS atua como uma derivação cirúrgica com descompressão do sistema portal. Um TIPS é muito mais propenso a oclusão do que uma derivação cirúrgica. A oclusão devido a coágulo ou torção da prótese pode ocorrer em semanas em cerca de 3-10% dos casos. A HTN portal recorrente devido a estenose por hiperplasia pseudointimal ocorre frequentemente (cerca de 60%). Este problema pode ser tratado com dilatações repetidas (GE 1997;112:889). A insuficiência cardíaca direita é uma condição grave caso se desenvolva em um pt com TIPS, porque a pressão atrial elevada é transmitida diretamente ao sistema portal, causando varizes recorrentes. Enquanto a prótese estiver patente, as varizes esofágicas se resolvem, mas as varizes fúndicas frequentemente não se resolvem por causa dos colaterais esplenorrenais ou de esplenomegalia maciça alimentando excessivamente os vasos gástricos curtos (GE 1997;112:889). Normalmente, faz-se um monitoramento com doppler, mas ele pode não detectar estenose significativa. Alguns centros fazem angiografia e/ou endoscopia periódicas.

- Derivações cirúrgicas e descompressão: (Gastroenterol Clin North Am 2000;29:387) Uma variedade de derivações cirúrgicas para descomprimir o sistema portal tem sido descrita. Todas as derivações reduzem o sangramento, mas são acompanhados em graus variados por encefalopatia e piora da insuficiência hepática. Uma anastomose látero-lateral da IVC à veia portal reduz o sangramento e a ascite, mas fica propensa a trombose e dificulta mais a cirurgia de transplante.

  A derivação esplenorrenal distal (que une a veia esplênica transectada à veia renal esquerda) reduz a pressão nas varizes, mas não reduz o fluxo de entrada portal e, portanto, a ascite é um problema nesta operação tecnicamente exigente. A transecção esofágica com dispositivo automatizado de derivação e outros procedimentos de desvascularização não são muito usados. Estes procedimentos podem ser estratégias alternativas de ajuda (Hepatology 1992;15:403) àqueles para quem o rx endoscópico e o TIPS falharam.

- Tamponamento com balão: O tamponamento com balão é eficaz em controlar a hemorragia em 80-90% dos pts, mas complicações e ressangramento precoce são comuns (Scand J Gastroenterol Suppl 1994;207:11). A pneumonia por aspiração ocorre em 10% dos pts, e a intubação orotraqueal é usada rotineiramente. O tubo Sengstaken-Blakemore de quatro lumens possui balões esofágicos e gástricos, e, mais frequentemente, usa-se uma porta de aspiração. O tubo Linton-Nachlas tem um balão gástrico maior e é usado para varizes gástricas. É importante assegurar que a posição do balão gástrico dentro do estômago seja confirmada radiograficamente para prevenir inflação acidentai no esôfago. O tubo deve ser desinflado por 30 minutos q 4-6 h, e a duração do uso deve ser minimizada. Geralmente, os tubos são uma medida temporária usada em circunstâncias de urgência quando os métodos endoscópicos e farmacológicos falham, enquanto se aguarda o TIPS.
- Gastropatia hipertensiva portal (PHG): O rx é o da HTN portal subjacente com medicamentos, TIPS ou derivação (Dig Dis 1996;14:258). Em um pequeno estudo, o propranolol mostrou-se eficaz em reduzir o sangramento (Lancet 1991;337:1431).

15.2 Ascite

Nejm 2004;350:1646; Hepatology 1998;27:264

Causa: (Nejm 1994;330:337) A ascite pode ser secundária a HTN portal ou decorrente de uma variedade de condições em que as pressões portais são normais. As causas de ascite associadas com HTN portal são cirrose (a vasta maioria), hepatite alcoólica, insuficiência cardíaca, metástases hepáticas, insuficiência hepática fulminante, síndrome de Budd-Chiari, doença veno-oclusiva, mixedema e fígado gorduroso da gravidez.

As causas de ascite sem HTN portal são carcinomatose peritoneal, tuberculose, ascite pancreática (devido a ruptura de duto pancreático), ascite biliar (bile no abdômen, decorrente, em geral, de acidente em cirurgia biliar), ascite quilosa (ascite leitosa decorrente de ruptura de vasos linfáticos, frequentemente associada com malignidade [Am J Gastro 2002;97:1896]), síndrome nefrótica, obstrução/infarto intestinal e serosite devido a doença do tecido conjuntivo. O gradiente de albumina sérica-ascítica é usado para separar estes dois grupos (ver "Exames Laboratoriais").

Epidemiologia: Varia com a causa subjacente.

Fisiopatologia: (Lancet 1997;350:1309) A patogênese da ascite decorrente de cirrose é complexa e não totalmente esclarecida. Os cirróticos desenvolvem aumento do débito cardíaco, diminuição da resistência vascular periférica e vasodilatação esplâncnica. Isto resulta, provavelmente, de um desequilíbrio entre substâncias vasodilatadoras e vasoconstritoras. O sistema neuro-humoral passa a detectar uma redução no volume efetivo circulante, causando: (1) aumento da atividade do sistema renina-angiotensina-aldosterona; (2) aumentos dos níveis de ADH; (3) aumento da atividade do sistema nervoso simpático; e (4) alterações em fatores intrarrenais como calicreína e endotelina. Estes quatro fatores resultam em redução do fluxo sanguíneo renal e retenção de sódio e água.

Sintomas: Os pts podem-se apresentar com edema ou dor se a ascite se desenvolver rapidamente.

Sinais: A ascite pode ser detectada por flancos pronunciados, macicez variável ou onda de fluido (item 1.12). O exame físico pode ser enganoso. Achados de malignidade associada ou outras doenças subjacentes (como doença hepática em estágio final) podem estar presentes.

Curso: Cerca de 50% dos cirróticos desenvolverão ascite ao longo de dez anos. A ascite cirrótica é um sinal de prognóstico ruim, com uma sobrevivência em dois anos de 50%. Um percentual importante de cerca de 40% dos pts com ascite desenvolvem síndrome hepatorrenal (SHR) em quatro anos (GE 1993;105:229). O curso da ascite não-cirrótica depende da doença subjacente.

Complicações: SBP (item 15.3) e HRS (item 15.5).

Diff Dx: A análise do fluido ascítico e estudos de imagem do abdômen são, geralmente, suficientes para determinar a causa da ascite.

Exames Laboratoriais: O líquido ascítico é obtido por meio de paracentese para determinar a causa subjacente e buscar evidências de SBP em pts com deterioração clínica. A paracentese é segura, mesmo com defeitos leves a moderados na coagulação (PT < 2 × o valor normal, contagem de plaquetas de 50-100.000). Plasma congelado fresco ou plaquetas não são necessários antes do procedimento com estes defeitos hemostáticos moderados (Transfusion 1991;31:164). Os riscos são hematoma, infecção ou, raramente, sangramento maciço. Contagem de células, albumina, proteína total, cultura (em garrafas de cultura de sangue para aumentar a sensibilidade [Arch IM 1987;147:73]), e método de Gram são eficazes na maioria dos casos. O **gradiente de albumina sérica-ascítica** é calculado subtraindo-se a albumina ascítica (em mg/dl) em uma paracentese inicial da albumina sérica obtida no mesmo dia. Um gradiente ≥ 1,1 g/dl é indicativo de HTN portal como a causa da ascite (Ann IM 1992;117:215). Uma proteína total < 1,0 g/dl prevê um alto risco futuro de SBP. A citologia é obtida se o pt não for reconhecidamente cirrótico, tiver outros achados que sugiram malignidade ou tiver contagem de células no fluido ascítico > 500 linfócitos. Recomenda-se cultura para TB e esfregaços para AFB se a contagem de células mostrar um grande número de linfócitos e o gradiente de albumina for < 1,1. Se a amostra tiver aspecto leitoso, obtém-se o nível de triglicerídeos, para comprovar a presença de ascite quilosa. A contagem de neutrófilos > 250 células/mm^3 indica infecção (ver SBP, p. 441). A maioria dos pts com ascite infectada tem SBP; porém, alguns têm peritonite secundária a uma infecção intra-abdominal, como na víscera perfurada. Em muitos desses casos, a proteína total do fluido ascítico é > 1,0 g/dl, LDH ascítico > LDH sérico e a glicose ascítica é < 50 mg/dl (GE 1990;98:127). A ascite pancreática (decorrente de ruptura de duto pancreático) é identificada por amilase alta no fluido ascítico.

Radiologia: O ultrassom é muito sensível para a detecção de ascite, e todos os pts com suspeita de ascite devem fazer exame de imagem para confirmar a ascite e buscar evidências de malignidade. Pode ser necessário ecocardiograma para avaliar causa cardíaca de ascite.

Tratamento: (Hepatology 1998;27:264)

- Dieta: A ascite desaparece quando a excreção de sódio excede a ingestão de sódio. O primeiro passo no rx é limitar a ingestão. Uma dieta com 2 g de Na (= 88 mEq de Na) é tudo o que se pode esperar em termos realistas. A restrição de fluidos é necessária somente se houver hiponatremia significativa. Parece prudente a restrição de fluidos em 1.500 ml, se o Na cair abaixo de 130. Não há necessidade de repouso no leito.

- Diuréticos: (Nejm 1994;330:337) A combinação de furosemida 40 mg po qd e espironolactona 100 mg po qd é um ponto de partida para o rx, o qual, frequentemente, resulta em diurese rápida sem hipocalemia. A espironolactona pode ser dada em uma dose pela manhã, uma vez que a meia-vida do medicamento é muito longa na cirrose (GE 1992;102:1680). Se o peso ou a excreção de Na urinário não responderam, então a dose deve ser dobrada. Um ou outro pt que não responda ao rx pode ser tratado com até 160 mg de furosemida e 400 mg de espironolactona. A amilorida pode ser usada em lugar da espironolactona (começando com 10 mg e aumentando para 40 mg). Assim, evita-se a ginecomastia, que pode ser causada pelo uso de espironolactona, e a ação da amilorida tem início mais rápido (Adv Intern Med 1990;35:365).

- Monitoração do rx: O pt monitora seu peso, visando a perda de cerca de 450 g por dia (ou mais, se houver edema periférico). Se houver perda de peso inadequada, o volume de urina e o Na urinário são medidos para estimar o balanço de Na. Se um pt tem boa resposta a diuréticos, espera-se uma excreção urinária alta de Na. O balanço efetivo de Na pode ser calculado se o volume e Na urinário forem medidos. Por exemplo, se um pt que toma diuréticos produz 2 litros de urina com uma concentração urinária de Na de 80 mEq Na/l, a excreção urinária de Na do pt é 160 mEq/dia. Se o pt obedecer a uma dieta de 2 g de Na, a ingestão é de 88 mEq (há 44 mEq de Na em 1 grama de NaCl). Portanto, a perda efetiva de Na do pt é calculada como: 88 mEq (que foram ingeridos em uma dieta de 2 g de Na) -160 mEq (sódio excretado em 2 litros de urina a 80 mEq/l) = 72 mEq de perda efetiva de Na por dia. Como o fluido ascítico contém, em média, 128 mEq/l de sódio (Adv Intern Med 1990;35:365), o pt perderia 72/128 = 0,56 l de líquido ascítico por dia. Se o pt tiver grande volume de urina com alto teor de sódio, mas não conseguir eliminar a ascite, é provável que esteja ocorrendo não-adesão à dieta. Se o volume e Na urinário forem baixos, então a resposta a diuréticos não está sendo adequada, e as doses devem ser aumentadas, se possível. O rx é monitorado com medições periódicas de eletrólitos, BUN e Cr para avaliar excesso de azotemia ou distúrbios eletrolíticos. As doses de diurético frequentemente precisam ser reduzidas em pts que respondem bem.

- Grande ascite ou ascite tensa: Uma paracentese total deve ser realizada no início da ascite tensa para alívio mais rápidos dos sx.
- Ascite refratária: Cerca de 10% dos pts são resistentes a diuréticos. Repetidas paracenteses terapêuticas são eficazes para este grupo.

O uso de expansores de volume para proteger da azotemia é controvertido. Um RCT comparou o uso de 40 g de albumina após cada paracentese vs placebo e mostrou que a albumina prevenia azotemia e hiponatremia (GE 1988;94:1493). Entretanto, a mortalidade não foi afetada. Vários pequenos estudos seriados indicam que a azotemia clinicamente importante é incomum, e muitos especialistas questionam a importância da albumina, dado seu alto custo (GE 1991;101:1455). O uso do expansor de plasma dextrano 70 é uma alternativa mais barata à albumina (Dig Dis Sci 1992;37:79), mas seu uso não tem a sustentação de um RCT como o da albumina. Dada a segurança da albumina, tem-se recomendado o uso de 8 g de albumina para cada litro de ascite removido (Lancet 1997;350:1309). O TIPS (item 15.1) é uma alternativa na ascite refratária. Ele é eficaz na prevenção de ascite recorrente, mas não parece melhorar a sobrevivência, comparado à paracentese de grande volume (GE 2003;124:634; GE 2002;123:1839). As principais desvantagens do TIPS são estenose da derivação, encefalopatia hepática e custo. Talvez seja melhor para pts sem insuficiência hepática severa, em quem repetidas paracenteses não são um procedimento prático ou desejado por eles. O transplante de fígado é o rx ideal para pts com ascite refratária, uma vez que é a única intervenção que irá melhorar um prognóstico ruim.

- Derivações: As derivações (shunts) peritoneovenosas (p.ex., LeVeen ou Denver) foram desenvolvidas na década de 1970, como rx fisiológico da ascite. Sua eficácia é muito limitada pela patência ruim no longo prazo e complicações, incluindo formação de aderências, que podem dificultar o transplante. Seu uso deve ser restrito a pts que têm ascite refratária, que não são candidatos a transplante e que não podem ser submetidos a repetidas paracenteses (Hepatology 1998;27:264).

- Ascite maligna: Paracenteses repetidas são o rx usual. Alguns pts com ascite decorrente de grandes metástases intra-hepáticas podem responder a diuréticos (GE 1992;103:1302).

- Hidrotórax hepático: É definido como uma efusão pleural em pt com cirrose, sem evidências de doença cardiopulmonar. Decorre de movimentação da ascite através de defeitos no diafragma e é verificado em 4-10% dos pts com ascite. Pode ser debilitante e é administrada com toracentese, diuréticos, TIPS ou transplante (Am J Med 1999;107:262).

15.3 Peritonite Bacteriana Espontânea

Nejm 2004;350:1646; J Hepatol 2000;32:142; Semin Liver Dis 1997; 17:203

Causa: Infecção bacteriana. Bactérias aeróbicas Gram-negativas e estreptococos não-enterocócicos são os organismos mais comuns.

Epidemiologia: A prevalência de peritonite bacteriana espontânea (SBP) em cirróticos na internação hospitalar é de 10-30%.

Fisiopatologia: Acredita-se que a maioria dos episódios de SBP ocorra por translocação de bactérias do intestino para os linfonodos mesentéricos (J Hepatol 1994;21:792). A translocação implica a movimentação de bactérias através de um intestino intacto. Alguns casos podem ocorrer com origem em outra fonte (p.ex., pulmão, trato urinário).

Sintomas e Sinais: Alguns pts se apresentam com peritonite óbvia com dor severa, febre, dolorimento abdominal, hipotensão e leucocitose. Outros se apresentam com sx mais leves de dor ou com sx inespecíficos, como agravamento de encefalopatia e azotemia. Cerca de um terço dos pts pode ser inicialmente assintomático (Hosp Pract 2000;35:87).

Curso: A sobrevivência após SBP é de apenas 30-50% em 1 ano.

Complicações: Encefalopatia, insuficiência renal e morte.

Diff Dx: A SBP é cogitada em pts com ascite que desenvolvem sx de dor, infecção ou deterioração clínica. O principal ponto diferencial é o da peritonite secundária a um processo intra-abdominal. Os pts com peritonite secundária frequentemente estão infectados com mais de um organismo e não respondem a antibióticos. Podem ter ascite com glicose < 50 mg/dl, LDH ascítico > LDH sérico ou proteína > 1,0 g/d (GE 1990;98:127).

Exames Laboratoriais: Uma paracentese diagnóstica deve ser realizada quando da internação ou se, durante a hospitalização, os pts desenvolverem dor abdominal, febre, leucocitose, insuficiência renal ou encefalopatia não explicada. A SBP é diagnosticada quando a contagem de LPM é > 250/mm^3, embora as contagens estejam geralmente acima de 500/mm^3. Se o líquido espinhal contiver sangue, subtrai-se 1 LPM para cada 250 RBC presentes. A cultura é obtida diretamente em frascos de hemocultura à beira do leito. A cultura será negativa em metade dos pts com sx sugestivos e contagem elevada de PMN. Os pts com PMN > 250/mm^3 e culturas negativas são considerados como tendo "ascite neutrocítica" e têm um curso clínico e prognóstico indistinguíveis da SBP com cultura positiva (Dig Dis Sci 1992;37: 1499). Aqueles com contagens < 250/mm^3 e culturas positivas de ascite têm bacterascite (Dig Dis Sci 1995;40:561). Faz-se nova punção para determinar quais pts tiveram SBP inicial e quais deles tiveram contaminação da ascite, talvez de outra fonte, como pneumonia ou ITU.

Tratamento:

- Infecção aguda: Os antibióticos começam a ser ministrados quando a paracentese mostra contagem de PMN > 250/mm3. A cefotaxima 2 g iv q 8 é a escolha mais estudada. Os aminoglicosídeos s devem ser evitados. Uma variedade de outros agentes, incluindo ceftriaxona, ceftazidima, amoxicilina-ácido clavulânico, ciprofloxacino, norfloxacino e ofloxacino são eficazes. Se o pt desenvolver SBP enquanto toma quinolona profilática, deve-se usar cefotaxima, embora a resistência às quinolonas seja incomum (J Hepatol 1997;26:88). Uma punção para acompanhamento deve ser feita a cada dois dias posteriormente, e espera-se uma redução de 25% na contagem de PMN. Se o rx parecer não estar funcionando, mudam-se os antibióticos e reavalia-se a possibilidade de peritonite secundária. O acréscimo de albumina iv (1,5 g/kg no dx e 1 g/kg no 3o dia) à cefotaxima melhora a função renal e a sobrevivência (mortalidade de 10% no grupo com albumina/antibiótico e 29% no grupo com antibiótico apenas, segundo RCT) (Nejm 1999;341:403). Embora seja muito cara, a administração de albumina deve ser cogitada, especialmente em pts com deficiência de função renal (5-25 dólares/g). Pts com SBP devem ser avaliados para transplante, por causa do prognóstico ruim.

- Profilaxia: O painel de especialistas do International Ascites Club desenvolveu as seguintes diretrizes (J Hepatol 2000;32:142). A profilaxia antibiótica deve ser dada a cirróticos com sangramento UGI (meta-análise [Hepatology 1999;29:1655]). Norfloxacino oral 400 mg q 12 por 7 dias é um regime eficaz (GE 1992;103:1267), mas combinações de outros agentes (amoxicilina-ácido clavulânico com quinolonas) têm sido usadas.

Em pts que tiveram episódio anterior de SBP, sugere-se norfloxacino 400 mg/dia por causa do risco de recorrência de 40-70% (GE 1992;103:1267). Se a proteína ascítica for > 1,0 g/dl, a profilaxia antibiótica só será necessária durante sangramentos agudos. Se a proteína for < 1,0 g/dl, o risco de SBP é mais alto, mas não se sabe se a profilaxia é recomendada, pois os especialistas não chegaram a um consenso. Um regime de ciprofloxacino 750 mg po q semana é de baixo custo e reduz o risco de SBP de 22% a 4% por seis meses em pts com ascite com baixa proteína (Hepatology 1995;22:1171).

15.4 Encefalopatia Hepática

Nejm 1997;337:473; Am J Gastro 1997;92:1429; Aliment Pharmacol Ther 1996;10:681

Fisiopatologia: A patogênese da encefalopatia hepática (HE) não está bem esclarecida. Elevações na amônia sanguínea são importantes, e terapias mais eficazes são direcionadas a reduzir os níveis. A amônia piora a função cerebral ao inibir a neurotransmissão e a regulação sináptica. Níveis aumentados de serotonina (sintetizada a partir de altos níveis de triptofano encontrados na HE) e seus metabólitos podem contribuir para distúrbios do sono e depressão vistos na HE (The Neurologist 1995;1:95). Tem-se levantado a hipótese de que os benzodiazepínicos endógenos, que atuam nos locais de ligação da GABA-benzodiazepina, contribuem para a HE. As alterações na barreira hematoencefálica, deficiência de zinco, deposição de manganês e distúrbio da função da ATPase podem desempenhar papéis importantes (Mayo Clin Proc 2000;75:501).

Precipitantes: Existem vários eventos clínicos comuns que podem precipitar a HE por meio de uma variedade de mecanismos. O aumento da produção de amônia pode resultar de excesso de proteína dietética, digestão de sangue em sangramento UGI, constipação ou infecção.

A amônia pode atravessar com mais facilidade a barreira hematoencefálica na hipocalemia, azotemia e alcalose. A diminuição do *clearance* de toxinas hepáticas pode resultar de piora da função hepática, HCC, TIPS, derivação cirúrgica ou hipotensão. Benzodiazepínicos ou outros medicamentos psicoativos podem potencializar as anormalidades da HE. A insuficiência hepática fulminante (item 1.12) causa encefalopatia associada com edema cerebral severo e não será discutida aqui.

Sintomas: A HE em estágio inicial (chamada de HE subclínica) é sutil. Ela causa dificuldade na realização de atividades complexas, como dirigir ou fazer cálculos simples. À medida que a doença se agrava, pode haver aumento dos níveis de confusão, desorientação e mudança de personalidade, progredindo para sonolência, estupor e, finalmente, coma.

Sinais: A HE em estágio inicial só fica evidente em testes psicométricos (como o de ligar pontos). Os pts podem, inicialmente, apresentar um leve tremor, o qual pode evoluir para asterixia. A asterixia é uma perda momentânea de tônus que resulta em um movimento de agitação das mãos. É mais bem detectada fazendo-se com que o pt estenda os pulsos depois de esticar os braços para a frente. Verifica-se asterixia na língua. À medida que a doença evolui, os reflexos tornam-se hiperativos, e pode-se desenvolver rigidez. Quando ocorre coma, a asterixia pode não ser detectável.

Curso: Geralmente, o curso é o da doença hepática subjacente. Alguns pts têm encefalopatia aguda devido a precipitante reversível, e outros têm sx crônicos sem que haja precipitantes.

Diff Dx: O diferencial é amplo. Hipóteses diagnósticas importantes são hematoma subdural (especialmente em alcoolistas com coagulopatia), traumatismo intracraniano, meningite, derrame, tumor, abscesso e encefalopatia de Wernicke. Anormalidades metabólicas, como hipoglicemia, hipóxia, uremia, anormalidades eletrolíticas e encefalopatia induzida por medicamentos devem ser cogitadas.

Exames Laboratoriais: Na avaliação de outras causas de alteração de estado mental e possíveis precipitantes de HE, indica-se, geralmente, CMP, CBC, saturação de oxigênio, rastreamento toxicológico, urinálise e paracentese. As anormalidades EEG estão bem descritas, mas não são patognomônicas. O EEG não é geralmente útil ou necessário. Em determinados casos, a punção lombar é indicada.

Radiologia: Pode ser necessário MRI ou CT do cérebro para excluir doenças estruturais.

Tratamento: Quaisquer precipitantes devem ser identificados e tratados. Nos estágios iniciais do rx, a proteína dietária pode ser restrita se necessário (para até 20 g/dia, aumentando à medida que o pt melhora). No longo prazo, a ingestão de proteína tem de ser aumentada para a quantidade necessária recomendada de 1,0-1,5 g/kg/dia (BMJ 1999;318:1364). A **lactulose** é a pedra fundamental do rx, embora faltem experimentos de alta qualidade que sustentem seu uso (BMJ 2004;328:1046). Ela funciona reduzindo os níveis de amônia (e, potencialmente, os níveis de outras toxinas), por meio de seu efeito catártico e pela redução do pH colônico. A redução do pH colônico diminui a produção de urease por bactérias e aprisiona a amônia no lúmen, convertendo-a em íon hidrônio. A lactulose é dada em doses divididas totalizando 30-100 g (ou 45-150 ml) diariamente. A dose é ajustada para produzir 3-4 evacuações diárias de consistência mole. Se os sx forem severos, 30 g são dados a cada 2 h, até que o pt evacue vigorosamente. Enemas de lactulose pode ser administrados se o rx oral não for possível. Pts com encefalopatia subclínica se beneficiam da lactulose, e deve haver um limiar baixo para tratar empiricamente quaisquer pts com quaisquer sx sugestivos em quadro de cirrose (Hepatology 1997;26:1410). O lactitol é uma alternativa mais palatável não disponível nos Estados Unidos.

A **neomicina** (4-6 g diariamente em doses divididas) pode ser usada para matar bactérias produtoras de urease. Ela é eficaz como agente único ou pode ser acrescentada à lactulose em casos refratários. Pode haver ototoxicidade e nefrotoxicidade resultantes do uso prolongado de neomicina, porque um pouco do medicamento é absorvido sistemicamente. O **metronidazol** (Gut 1982;23:1) e a **rifaximina** (J Hepatol 2003;38:51) são antibióticos alternativos à neomicina. A metabolização da amônia em ureia depende de zinco, e a repleção de zinco pode ser importante em pts com deficiência deste mineral. O **benzoato de sódio** reduz a produção de amônia e é uma alternativa barata (Hepatology 1992;16:138). Os aminoácidos aromáticos podem produzir falsos neurotransmissores que agravam a encefalopatia. Uma dieta rica em **aminoácidos de cadeia ramificada** pode ser útil em cirróticos desnutridos que não toleram proteína oral (Hepatology 1984;4:279). O uso de preparados de cadeia ramificada em formulações parenterais é, geralmente, desnecessário (Hepatology 1994;19:518).

15.5 Síndrome Hepatorrenal

Lancet 2003;362:1819

Fisiopatologia: O dx de síndrome hepatorrenal (HRS) requer: (1) doença hepática crônica ou aguda com HTN portal hepática; (2) Cr >1,5 ou *clearance* de Cr < 40 cc/min; (3) nenhuma evidência de choque, infecção bacteriana, perda excessiva de líquidos ou uso recente de medicamentos nefrotóxicos; (4) nenhuma resposta sustentada à prova com 1,5 l de solução salina; (5) proteinúria < 500 mg/dia; e (6) nenhuma evidência de obstrução ao ultrassom. Os aspectos variáveis incluem volume de urina < 500 ml/dia, Na urinário > 10 mEq/l, osmolalidade urinária < osmolalidade plasmática, Na sérico < 130 e nenhuma hematúria (Liver Transpl 2000;6:287). Quando a insuficiência renal evolui rapidamente (50% pioram em menos de duas semanas), o distúrbio é chamado HRS tipo 1. Na HRS tipo 2, há uma deterioração contínua ao longo de semanas a meses. A HRS é funcional porque os rins de pts que morrem de HRS podem ser transplantados com normalização da função renal. O desequilíbrio entre vasoconstritores e vasodilatadores resultante da cirrose parece crucial. Levanta-se a hipótese de que alguma outra mensagem direta é enviada do fígado aos rins, resultando na intensa vasoconstrição, mas a natureza dessa mensagem não foi determinada. Os eventos precipitantes são depleção de volume, paracentese, diurese excessiva, sangramento, infecção, contraste radiográfico, uso de NSAID e piora da função hepática.

Sintomas: Geralmente, aqueles com HRS tipo 1 têm cirrose grau C de Child-Pugh (item 1.12) e apresentam os achados clínicos de doença hepática avançada com icterícia. Aqueles com HRS tipo 2 têm probabilidade de ter doença hepática menos severa e costumam apresentar ascite resistente a diuréticos.

Sinais: Os mesmos da doença hepática em estágio final (item 1.12).

Curso: A maioria dos pts com HRS tipo 1 morre em duas semanas. Aqueles com tipo 2 sobrevivem por uns poucos meses.

Diff Dx: A HRS é um dx de exclusão feito quando ocorre insuficiência renal em quadro de doença hepática avançada. Quase todos os pts têm ascite. Outras causas de insuficiência renal precisam ser excluídas, inclusive depleção de volume, medicamentos nefrotóxicos, doença renal intrínseca, septicemia e obstrução.

Exames Laboratoriais: Ver a definição de HRS em "Pathophys".

Radiologia: O ultrassom é indicado para excluir obstrução.

Tratamento: Frequentemente, com o uso de um cateter de Swan-Ganz, monitora-se o volume central para excluir inadequação do mesmo. Os diuréticos são suspensos, assim como os agentes nefrotóxicos, e a infecção é tratada. Se o pt melhorar com estas medidas, ele não tem HRS. Uma variedade de terapias medicamentosas tem sido tentada sem sucesso. Evidências preliminares sustentam a combinação de terlipressina (um análogo do ADH que é vasoconstritor esplâncnico) e albumina

(Hepatology 2002;36:941). A terlipressina não está disponível nos Estados Unidos. A N-acetilcisteína se mostrou benéfica em um pequeno estudo não controlado (Lancet 1999;353:294). O uso de midodrina (vasoconstritor) com octreotídeo (que inibe a liberação de vasodilatadores endógenos) foi eficaz em um pequeno número de pts com HRS tipo 1 (Hepatology 1999;29:1690). A noradrenalina e a albumina foram eficazes em um estudo piloto (Hepatology 2002;36:374). O TIPS tem se mostrado eficaz em melhorar a função renal em um pequeno número de pts (Hepatology 1998;28:416). A diálise e a derivação peritoneovenosa não melhoram o desfecho, a menos que usadas como ponte para transplante. O transplante de fígado é eficaz, mas a sobrevivência é reduzida, comparando-se ao transplante em pts sem HRS (Transplant 1995;59:361).

15.6 Síndrome Hepatopulmonar

Lancet 2004;363:1461; Ann IM 1995;122:521

Esta síndrome é a combinação de anormalidades vasculares pulmonares com hipoxemia em quadro de doença hepática avançada. Os pts apresentam dilatações vasculares intrapulmonares e derivações arteriovenosas diretas. A hipóxia frequentemente se agrava na posição ereta. O diagnóstico é confirmado por ecocardiografia e cintilografia pulmonar. O transplante de fígado é especialmente benéfico em pts cuja hipoxemia responde a oxigênio a 100% (e, presumivelmente, têm menos derivações) (Mayo Clin Proc 1997;72:44).

15.7 Hipertensão Portopulmonar

Lancet 2004;363:1461; Clin Chest Med 1996;17:17

Um pequeno número de pts com doença hepática avançada desenvolve hipertensão pulmonar devido a um processo vasoconstritivo/obliterativo dos vasos pulmonares. Os pts se apresentam com dispneia e quase-síncope. O dx é confirmado por meio de cateterização do coração direito. A prostaciclina (um vasodilatador pulmonar) melhora a hemodinâmica e pode ser uma ponte para o transplante de fígado (Hepatology 1999;30:641). A mortalidade do transplante é alta se a hipertensão pulmonar for de moderada a severa.

Capítulo 16
Doença Hepática Vascular

16.1 Síndrome de Budd-Chiari

Nejm 2004;350:578; J Clin Gastro 2000;30:155; Brit J Surg 1995;82:1023

Causa: A síndrome de Budd-Chiari é causada por obstrução do fluxo venoso hepático normal. Isto pode ocorrer nas veias hepáticas ou na veia cava. Muitas doenças podem resultar em obstrução venosa. Entre as causas **mecânicas**, incluem-se obstrução membranosa congênita da IVC (comum na Ásia) ou malignidades pós-traumáticas, pós-cirúrgicas ou invasivas, como o HCC. As causas **hipercoaguláveis** incluem hemoglobinúria noturna paroxística; policitemia vera; outros distúrbios mieloproliferativos; deficiências de proteína C, S ou antitrombina III; estrogênios; ou outros estados hipercoaguláveis. Cerca de 30% dos casos são idiopáticos.

Epidemiologia: Em um grande estudo seriado, 83% dos pts eram mulheres, e a idade média era 37 anos (faixa de 14-68 anos) (Ann Surg 1990;212:144).

Fisiopatologia: Existem três veias hepáticas que drenam o fígado. O curso da síndrome de Budd-Chiari é determinado pelo grau de obstrução dessas veias e o grau de agudização da manifestação clínica. Quando ocorre obstrução, pode haver aumento no fluxo direto do lobo caudado para a IVC. Isto resulta em uma hipertrofia do lobo caudado, a qual pode ser vista em estudos de imagem. A obstrução venosa causa hipóxia e aumento da pressão no sinusoide, com resultante hepatomegalia e insuficiência hepática em graus variados. Quando o início é súbito e maciço, pode ocorrer insuficiência hepática fulminante (item 1.12). Quando a obstrução é gradual ou limitada, a hipertensão portal (ascite e varizes) é um problema maior do que a insuficiência hepatocelular.

Sintomas: Os sx podem variar muito, conforme indicado. Pode haver dor no RUQ devido a distensão da cápsula de Glisson, ascite e queixa de fraqueza generalizada (Lancet 1993;342:718).

Sinais: A ascite é quase universal. A hepatomegalia com dor é comum nas apresentações agudas. É possível ver veias proeminentes na parede abdominal ou na região dorsal. Aqueles com apresentações agudas também podem ter evidências de encefalopatia hepática ou síndrome hepatorrenal. Aqueles com apresentações crônicas têm achados predominantes de HTN portal e cirrose. É comum haver edema de membros inferiores com obstrução da IVC.

Curso: A mortalidade é quase universal se a doença não for tratada. O curso varia muito, dependendo da extensão, do grau de obstrução e da condição predisponente subjacente. Se a drenagem venosa hepática puder ser restaurada, a maioria dos pts sobreviverá por um longo tempo (Gut 1999;44:568).

Complicações: Insuficiência hepática, hemorragia varicosa, encefalopatia.

Diff Dx: A doença precisa ser cogitada em qualquer pt que se apresente com ascite e dor na topografia hepática. Alguns pts apresentam sinais de hipertensão portal ou cirrose. A dificuldade usual do dx é a não suspeita desta doença incomum. Uma vez cogitada a possibilidade desta doença, o dx é, geralmente, feito por meio de estudos de imagem. O dx diferencial é amplo, incluindo icterícia e cirrose (item 1.12).

Exames Laboratoriais: A bx hepática, que é característica, mostra congestão centrilobular e necrose com sinusoides dilatados. Os LFTs variam muito, dependendo da severidade da doença. As transaminases mostram-se, tipicamente, 8 × acima do normal, e a alk phos, 3 × acima do normal. Hipoalbuminemia e PT elevados são comuns.

Radiologia: O ultrassom com doppler das veias hepáticas é o exame inicial. Exames positivos são confirmados por angiografia. A CT ou a MRI podem mostrar evidências de coágulos. A hipertrofia do lobo caudado pode ser verificada em qualquer exame de imagem.

Tratamento: Pts cuja obstrução se deve a malignidade devem receber cuidados paliativos. A trombólise pode ser usada na trombose aguda. Aqueles com grau reversível de insuficiência hepática e obstrução focal (p.ex., obstrução membranosa da IVC, segmentos curtos de obstrução da veia hepática) podem ser tratados com angioplastia (Lancet 1993;342:718) com ou sem colocação de prótese (*stent*). Utiliza-se anticoagulação após a angioplastia (Gut 1999;44:568). Se o coágulo for muito grande, mas a disfunção hepática não for severa demais, usa-se uma derivação cirúrgica (*shunt*). Derivações podem funcionar bem mesmo se houver cirrose (Am J Surg 1996;171:176). Com a disfunção hepática severa, o transplante hepático é a melhor opção, com um TIPS como medida temporária (Am J Gastro 1999;94:603). Deve-se investigar a presença de distúrbio hematológico subjacente e tratá-lo, se encontrado.

16.2 Doença Venooclusiva

A doença venooclusiva (VOD) é uma obliteração não-trombótica das veias intra-hepáticas causada por tecido conjuntivo frouxo (Am J Med 1986;81:297). Ela causa icterícia, dor no RUQ, ascite, ganho ponderal e hepatomegalia. É vista quase exclusivamente em pts com transplante de células-tronco. Não existe rx altamente eficaz, e a morbidade e mortalidade são altas (Br J Haematol 1999;107:485; Mayo Clin Proc 2003;78:589).

16.3 Hepatite Isquêmica ("Fígado do Choque")

Am J Med 2000;109:109; J Clin Gastro 1996;22:126

Epidemiologia: A epidemiologia é a mesma da doença cardíaca subjacente predisponente.

Fisiopatologia: O mecanismo exato da lesão hepática na hepatite isquêmica é desconhecido. A hipotensão é o evento inicial típico. Entretanto, a hipotensão sozinha não explica a síndrome. Pts com traumatismo são hipotensos, mas raramente desenvolvem hepatite isquêmica. A principal diferença entre pts com traumatismo e pts com hepatite isquêmica é que este último grupo quase sempre tem insuficiência cardíaca (Am J Med 2000;109:109). A CHF causa congestão passiva do fígado com resultante necrose e, em casos severos, pode causar cirrose cardíaca (Sherlock S e Dooley J. Diseases of the liver and biliary system. 10th ed. Boston: Blackwell Science, 1997:196-199). Um insulto isquêmico súbito presumivelmente causa dano hepatocelular abrupto em pt predisposto à lesão por congestão passiva subjacente decorrente de CHF.

Sintomas e Sinais: Em geral, os pts mostram-se criticamente doentes e podem ter muitos sx e sinais relacionados à CHF.

Curso: O curso é determinado pela doença subjacente.

Complicações: Não existem dados convincentes que sugiram sequelas hepáticas.

Diff Dx: Os principais pontos diferenciais são hepatite viral e hepatite tóxica por medicamentos. Entretanto, essas doenças não estão, em geral, relacionadas com o aumento súbito e maciço seguido pela queda rápida das transaminases.

Exames Laboratoriais: É comum que pts com CHF subjacente apresentem bilirrubina elevada (> 2 mg/dl em 1/3 dos pts e, às vezes, muito mais alta) com fosfatase alcalina normal e anormalidades leves nas transaminases.

Em uma crise aguda de hepatite isquêmica, o quadro laboratorial é tão distinto que o dx é fácil de fazer. Após um insulto clínico, tipicamente, hipotensão em pt com CHF, há um rápido aumento das transaminases para > 20-200 × o normal (Am J Gastro 1992;87:831). Os valores, então, caem continuamente durante a semana seguinte para o nível normal ou quase normal. PT/INR está frequentemente elevado

(J Clin Gastroenterol 1998;26:183). Ocorreu hipoglicemia em 1/3 dos pts de um estudo seriado com adultos (J Clin Gastro 1998;26:183). A bx é desnecessária, mas, se feita (na autópsia), mostra necrose mediozonal (GE 1984;86:627) ou centrilobular (Dig Dis Sci 1979;24:129).

Tratamento: O rx é o mesmo da hipotensão e doença cardíaca subjacente.

16.4 Trombose da Veia Portal

Am J Gastro 2002;97:535; Am J Med 1992;92:173

A trombose da veia portal é uma causa rara de HTN portal. Ela ocorre em crianças pequenas (geralmente, devido a infecção intra-abdominal) e em adultos de meia-idade. As causas incluem cirrose, neoplasia (câncer de pâncreas e HCC), infecção, pancreatite, distúrbios mieloproliferativos e estados hipercoaguláveis. Muitas outras causas incomuns foram descritas. O dx é feito com ultrassom da veia portal com doppler. Se o exame for de baixa qualidade, faz-se angiografia por MR. Em casos agudos, pode ser aconselhável trombólise ou anticoagulação. Em casos crônicos, o rx é, geralmente, direcionado a uma hemorragia varicosa associada.

Capítulo 17

Doença Hepática na Gravidez

Am J Gastro 2004;99:2479; Nejm 1996;335:569

A doença hepática na gravidez pode representar doença já presente no momento da concepção, ou doença adquirida na gravidez, ou mesmo uma doença adquirida coincidentemente com a gravidez, mas não exclusiva desta. A gravidez resulta em várias alterações nos LFTs que podem ser interpretadas como patológicas. A albumina cai 10-60% no segundo trimestre, e a alk phos aumenta para 2-4 × o normal no 3º trimestre. As transaminases permanecem em nível normal. Existem vários distúrbios hepáticos exclusivos da gravidez, incluindo: A *hiperemese gravídica*, ou vômitos intratáveis verificados nos primeiros trimestres, pode estar associada com anormalidades leves das transaminases (geralmente, < 2 × o normal).

A *colestase intra-hepática da gravidez* apresenta-se como prurido, geralmente no 3º trimestre de gravidez. A icterícia segue ao prurido em 20-60% das mulheres. A bilirrubina costuma ser < 6 mg/dl, a alk phos, 4 × o normal, e as transaminases, 2-10 × o normal. Os ácidos biliares séricos estão marcadamente elevados. Há risco aumentado de parto prematuro ou natimortalidade. A vitamina K é dada profilaticamente para prevenir deficiência devido à má absorção. Colestiramina ou ácido ursodesoxicólico podem ser usados para tratar o prurido (Hepatology 1992;15:1043).

A *pré-eclâmpsia/eclâmpsia* é um distúrbio no qual o fígado é um dos vários órgãos atingidos. Níveis anormais de transaminases são frequentes na doença moderada a severa, mas são, geralmente, menores que 500 U/l.

A **ruptura hepática** é um evento catastrófico raro, tipicamente associado com pré-eclâmpsia/eclâmpsia.

A **síndrome HELLP e esteatose hepática aguda na gravidez** são discutidas nas seções seguintes.

17.1 Síndrome HELLP

Obstet Gynecol 2004;103:981; J Perinatol 1999;19:138; Am Fam Phys 1999;60:829

Causa: Desconhecida.

Epidemiologia: HELLP é um acrônimo para *hemolysis*, *elevated liver enzymes and low platelets* (hemólise, enzimas hepáticas elevadas e plaquetas baixas). Pts com HELLP são um subgrupo das pts com distúrbios hipertensivos da gravidez que têm risco de curso mais severo. A HELLP tem uma incidência de cerca de 2-6/1.000 gestações e é constatada em cerca de 4-12% de pts com pré-eclâmpsia ou eclâmpsia (Am Fam Phys 1999;60:829). Geralmente, o início é no 3º trimestre.

Fisiopatologia: (Jama 1998;280:559) A fisiopatologia deste distúrbio, assim como a da pré-eclâmpsia, não está esclarecida. A lesão endotelial causada por uma toxina placentária e o aumento da tendência à trombose podem ser importantes. As plaquetas são ativadas, resultando em vasoespasmo, agregação plaquetária e mais lesões. No fígado, o dano endotelial resulta da deposição de fibrina nos sinusoides hepáticos com hemorragia e necrose hepatocítica. O distúrbio, em geral, ocorre com a pré-eclâmpsia, mas pode acontecer sozinho.

Sintomas: A dor no RUQ é uma pista importante. Mal-estar, náusea, vômitos e dor de cabeça são sx típicos. Convulsões podem ocorrer.

Sinais: A hipertensão (> 30/15 acima da linha de base ou >140/90) está presente em 85%. Dor no RUQ e edema são comuns. Pode ocorrer hiper-reflexia.

Curso: A mortalidade materna é de 1-4% por causas diversas, entre elas ruptura hepática, embolia pulmonar e encefalopatia hipóxica isquêmica. A mortalidade perinatal é de 5-20% e é em grande parte dependente da idade gestacional e do peso ao nascer.

Complicações: A ruptura hepática é uma complicação muito temida que ocorre em 1% das pts. Ascite, derrame pleural, edema pulmonar ou falência orgânica multissistêmica podem ocorrer.

Diff Dx: Os achados podem sugerir doença viral, dor musculoesquelética, colecistite, hepatite, PUD, pielonefrite, nefrolitíase, PTI, outras anemias microangiopáticas e esteatose hepática aguda na gravidez (Jama 1998;280:559).

Exames Laboratoriais: A hemólise é demonstrada por níveis baixos de haptoglobina. Algumas vezes, ocorre associada ao processo microangiopático (esquistócitos, equinócitos). ALT e AST estão elevadas, e a contagem de plaquetas é < 100.000/ml. A proteinúria é típica.

Tratamento: A maioria dos autores (mas nem todos [Br J Obstet Gynaecol 1995;102:111]) recomendam o parto tão logo haja chance razoável de sobrevivência fetal. Repouso no leito, sulfato de magnésio para prevenir convulsões e controle da pressão sanguínea são terapias adjuvantes. Esteroides são ministrados para promover a maturidade pulmonar fetal, podendo ter, ainda, efeito benéfico sobre as plaquetas e LFTs (Am J Obstet Gynecol 1999;181:304).

17.2 Esteatose Hepática Aguda na Gravidez

Semin Perinatol 1998;22:134; Nejm 1996;335:569

Causa: Desconhecida.

Epidemiologia: Este é um distúrbio raro, que ocorre em 1/13.000 gestações. É mais comum em uma primeira gravidez ou quando a mãe carrega fetos múltiplos.

Fisiopatologia: A patogênese é desconhecida. O principal marcador do distúrbio é a infiltração gordurosa microvesicular dos hepatócitos. O distúrbio pode representar uma anormalidade da função mitocondrial.

Sintomas e Sinais: O distúrbio se manifesta no 3º trimestre. Os sx iniciais mais comuns são náusea e vômitos (76%), dor abdominal (43%), anorexia (21%) e icterícia (16%). É incomum haver prurido. Entre os achados, pode haver asterixia ou coma, e a deterioração pode ocorrer rapidamente. Metade das pts têm pré-eclâmpsia. Geralmente, o fígado mostra-se normal ou pequeno.

Diff Dx: As hipóteses diagnósticas incluem HELLP, hepatite viral ou medicamentosa e doença do trato biliar. Na HELLP, a bilirrubina é < 5 mg/dl, e a hipoglicemia é rara. Na prática, não é essencial distinguir a síndrome HELLP da esteatose hepática aguda na gravidez por meio de bx hepática, uma vez que o rx é o mesmo para ambas.

Curso: A mortalidade materna é de menos de 10% com a identificação da doença e rx (Semin Perinatol 1998;22:134). A mortalidade fetal é < 20% (Nejm 1996;335:569). A recorrência é incomum em uma gravidez subsequente, mas ocorre. A doença é rapidamente resolvida com o parto.

Exames Laboratoriais: A ALT é elevada, mas é tipicamente < 1.000 U/l. A bilirrubina é geralmente elevada, exceto em casos brandos. Hipoglicemia e PT elevado são comuns na doença severa. A trombocitopenia é comum, mas verifica-se DIC apenas em casos mais severos.

Radiologia: O US pode mostrar gordura e excluir obstrução biliar como a causa da icterícia.

Tratamento: O rx é o parto imediato e cuidados de suporte para evitar hipoglicemia, coagulopatia e encefalopatia. O transplante hepático tem sido usado em casos raros (Hepatology 1990;11:59).

Capítulo 18
Procedimentos

Comentário: É importante que um clínico seja capaz de descrever para o pt o procedimento e as complicações mais comuns da endoscopia, antes do seu encaminhamento para tal. Isto é especialmente importante quando não há consulta pré-exame, de modo que o endoscopista não se encontra com o pt a não ser minutos antes do procedimento. A lista de complicações aqui fornecida não é exaustiva, mas é uma relação razoável a ser usada em conversas com os pts.

18.1 Endoscopia Digestiva Alta (EGD)

Descrição: O pt é mantido em jejum e, quando na unidade, é instalado acesso venoso. O pt fica deitado em decúbito lateral esquerdo e é sedado. Um bocal é colocado para proteger os dentes. O endoscópio é introduzido lentamente, e o trato superior é examinado. Pode ocorrer náusea e eructação, mas são, geralmente, sem importância. A respiração não é afetada significativamente pela passagem do aparelho. Geralmente, o procedimento não é doloroso e tem duração de 10-15 minutos após a sedação. Amnésia é comum, mas não universal. Se forem constatadas anormalidades, podem ser feitas biópsias (que são indolores), e estreitamentos podem ser dilatados (ver p 72). Os pts não podem dirigir nem trabalhar por 24 h após o exame, por causa da sedação.

Complicações: (Gastrointest Endosc Clin N Am 1996;6:287) Perfuração (< 1/5.000 se não houver dilatação, > 1/500 se for necessário dilatação esofágica), sangramento, infecção, reação adversa à sedação, falha em detectar anormalidades importantes. Entre os problemas menores, estão dor de garganta (não é comum) e flebite no local do acesso venoso.

18.2 Colonoscopia

Descrição: O pt faz um preparo intestinal, geralmente com solução de polietileno glicol ou fosfato de sódio. O pt é mantido npo, trazido para a unidade e uma iv é aplicada. O pt fica deitado em decúbito lateral esquerdo e é sedado. O colonoscópio é introduzido sob visão direta, progressivamente até o ceco em > 19/20 casos. Cólicas são comuns durante a introdução, mas a sedação torna-as muito toleráveis para a maioria dos pts. Algumas vezes, o pt muda de posição ou o assistente palpa o abdômen para ajudar na introdução do colonoscópio. Pólipos são removidos e são feitas biópsias, sendo ambas as ações, geralmente, indolores. O exame dura 15-40 minutos, dependendo da qualidade do preparo, da facilidade do exame e da necessidade de rx. Por causa da insuflação gasosa, o pt pode referir gases, distensão abdominal ou cólicas por até várias horas após o procedimento. Os pts não podem dirigir ou trabalhar por 24 h após o exame, por causa da sedação.

Complicações: (Gastrointest Endosc Clin N Am 1996;6:343) Os riscos incluem perfuração (< 1/1.000 se não houver polipectomia; mais alto com polipectomia), a qual pode requerer cirurgia urgente, possivelmente com colostomia temporária. É incomum sangramento, ocorrendo em 0,07% dos estudos diagnósticos e em 1,2% dos procedimentos com polipectomia. O sangramento é mais comum após a remoção de grandes pólipos. O sangramento pode requerer transfusão, um segundo procedimento (para controle endoscópico do sangramento), ou cirurgia. Infecção, reação adversa à sedação e falha na detecção de anormalidades importantes podem ocorrer. Entre os problemas menores, estão flebite no local do acesso venoso e irritação perianal devido ao preparo e ao trauma pela passagem do aparelho.

18.3 Sigmoidoscopia

Descrição: Igual à colonoscopia, embora o exame geralmente seja feito sem sedação, normalmente durando menos de 10 minutos.

Complicações: (Gastrointest Endosc Clin N Am 1996;6:343) As mesmas da colonoscopia, embora a taxa de perfuração seja muito menor (1-2/10.000).

18.4 Colangiopancreatografia Endoscópica Retrógrada

Descrição: A experiência do pt na colangiopancreatografia endoscópica retrógrada (ERCP) é igual à da EGD, porém sua posição na mesa é de semipronação. O exame leva 10-60 minutos, dependendo da complexidade. É possível remover cálculos ou colocar próteses, dependendo dos achados. O exame costuma ser indicado quando há necessidade de terapia.

Complicações: (Gastrointest Endosc Clin N Am 1996;6:379) A pancreatite é a complicação mais frequente da ERCP e ocorre em 3-7% dos pts. Pode ser severa, mas geralmente não é. Perfuração ou sangramento podem ocorrer em 1-2% dos casos após esfincterotomia. Geralmente, eles são tratados sem cirurgia. Pode ocorrer colangite se a árvore biliar estiver obstruída, e, geralmente, administram-se antibióticos profilaticamente. As outras complicações são as mesmas da EGD.

18.5 Gastrostomia Percutânea Endoscópica

Descrição: Faz-se uma EGD diagnóstica, e o pt é colocado em posição supina com o endoscópio no estômago. Prepara-se uma área de cerca de 2/3 da distância a partir do umbigo até a margem costal esquerda, que é coberta com campo cirúrgico e anestesiada (injeção) com lidocaína. Por via transmural, punciona-se a parede abdominal, transfixando a parede gástrica e expondo a extremidade da agulha no lumen gástrico. No estômago, uma "alça tipo polipectomia" aprisiona o fio que é passado através da agulha parietal, e, puxando retrogradamente o endoscópio, este é exteriorazado na boca. O tubo de alimentação é amarrado ao fio (existem várias técnicas) e é puxado através da parede gástrica e abdominal, situando o anteparo interno do tubo de gastrostomia encostado à parede gástrica. É comum um desconforto leve no local por 2-3 dias. Quando o tubo não é mais necessário, ele é, em geral, puxado por tração através do abdômen, e o orifício é rapidamente selado. A ingestão oral é possível com o tubo colocado.

Complicações: (Gastrointest Endosc Clin N Am 1996;6:409) Como a maioria dos pts que faz GEP está doente, as complicações são frequentes. Complicações mais importantes ocorrem em 2,7% dos pts e incluem aspiração, peritonite, perfuração, fístula gastrocólica, fascite necrotisante, implante de tumor no estoma, migração do tubo ou remoção acidental. Complicações menos importantes são infecção do corte e vazamento, ocorrendo em 6-7% dos pts. Mortes relacionadas ao procedimento ocorrem em 0,7% dos pts.

18.6 Biópsia Hepática

Descrição: O pt deita em decúbito dorsal, e identifica-se uma área na linha média axilar sobreposta ao fígado para a bx, geralmente usando ultrassom. A área é preparada e coberta com campo cirúrgico, injetando-se lidocaína. Pede-se ao pt que inspire, expire e pare de respirar, momento em que a bx é obtida. A bx causa uma sensação estranha, que muitas pessoas comparam a levar um soco, mas a dor imediata é usualmente mínima. Nos minutos que se seguem à bx, a dor frequentemente aumenta e é algumas vezes sentida no ombro. A dor é administrada em alguns pts com analgésicos. A dor é severa em apenas uma porcentagem muito pequena de pts. O pt fica em observação por 2-6 h e recebe alta. Cerca de 3% dos pts que fazem bx requerem internação.

Complicações: (Ann IM 1993;118:96) Ocorrem complicações em até 3% dos pacientes, incluindo dor severa, sangramento, peritonite biliar, hemotórax (raro) e perfuração de víscera (rara). A maioria das complicações se resolve sem intervenção. Pode ser necessário fazer transfusão. A morte ocorre em 0,01% dos pts.

18.7 Transplante Hepático

Postgrad Med 2004;115:73; Dis Mo 1999;45:150; Int Surg 1999;84:297

Descrição: O transplante hepático é o rx mais eficaz para doença hepática em estágio final. Foram desenvolvidas diretrizes práticas (Liver Transpl 2000;6:122). As indicações mais comuns são hepatite viral crônica em estagio final, doença hepática alcoólica, cirrose criptogênica, PBC, PSC e insuficiência hepática fulminante. Os pts devem ser avaliados para transplante quando a expectativa de sobrevida sem este procedimento é menor do que com ele. Isto inclui pts com cirrose grau B ou C de Child-Pugh (item 1.12), ascite resistente a diurético, HRS, SBP, encefalopatia severa e hemorragia varicosa. A qualidade de vida, e não a expectativa de vida, deve ser a meta de abordagem para pts com prurido, crises recorrentes de colangite ou sx de síndrome portopulmonar. As principais contraindicações são positividade para HIV, alcoolismo ativo ou uso de substâncias ilícitas, malignidade extra-hepática, colangiocarcinoma, infecção sistêmica, falta de fluxo venoso portal e doença cardiopulmonar avançada. Os pts precisam de apoio social e familiar adequado para lidar efetivamente com as complexidades do rx pós-transplante. Os pts passam por uma avaliação completa do status cardiopulmonar, função renal, patência da veia portal, circunstâncias psicossociais, psiquiátricas e financeiras. A principal limitação é a escassez de órgãos. Nos Estados Unidos, a United Network for Organ Sharing (UNOS),[1] desenvolveu um sistema de alocação de órgãos com base na severidade da doença. Desde 2002, a alocação se baseia na pontuação **MELD** (Model for End-Stage Liver Disease – Modelo para Doença Hepática em Estágio Final) (Hepatology 2001;33:464). Esta pontuação se baseia em critérios objetivos, incluindo bilirrubina, creatinina e INR; o tempo de espera na lista de transplante deixou de ser considerado. Por causa da escassez de órgãos, a espera é longa e varia com a localização geográfica. O transplante de fígado dividido

---

[1] Rede unificada de compartilhamento de órgãos. (N. da T.)

possibilita transplantes de doador vivo e dobra a quantidade de órgãos disponíveis de doador falecido. Seu papel está evoluindo (Ann Surg 1999;229:313).

O fígado é colhido do doador e pode durar até 12 h em solução conservadora. Através de uma grande incisão subcostal bilateral com extensão xifoide, o fígado nativo é removido depois que o pt recebe um *bypass* venoso. As anastomoses são feitas começando com a veia cava, seguida da veia portal, para possibilitar a reperfusão. O ducto biliar é construído com uma anastomose termino-terminal, exceto na PSC, quando se faz uma coledocojejunostomia em Y de Roux.

Complicações: Nos primeiros três dias, podem ocorrer hemorragia, não-funcionamento do enxerto e trombose da artéria hepática. A rejeição celular aguda, complicações neurológicas e complicações biliares ocorrem nas primeiras semanas. Complicações incluem infecções oportunistas e rejeição ductopênica. Os distúrbios linfoproliferativos são a principal malignidade vista em pts com transplante. Muitas doenças podem sofrer recorrência em pts transplantados, especialmente hepatite B e hepatite C.

Rx de Longa Duração: Geralmente, a imunosuppressão é conseguida com ciclosporina ou tacrolimo, junto com azatioprina e prednisona. Este rx multimedicamentoso resulta em vários problemas, incluindo HTN, azotemia, obesidade, diabetes, infecção e doença óssea. As complicações da imunosuppressão serão abordadas com novos regimes (Q J Med 1999;92:547).

18.8 Nutrição Enteral

Dis Mo 1997;43:349; GE 1995;108:1280

Descrição: A nutrição enteral é muito usada em pts internados. A alimentação por tubos é cogitada para todos os pts que passam 1-2 semanas sem nutrição, que não conseguem ingerir calorias adequadamente por via oral, e para aqueles em que pode ser colocado um tubo de alimentação. Tubos nasoentéricos são usados para alimentação de curta duração. Caso se possa colocar um tubo além da terceira porção do duodeno, o risco de aspiração é reduzido, sendo recomendável, portanto, tal procedimento. A maioria dos pts pode ser alimentada com infusões em bolus, mas infusões contínuas são usadas para alimentação jejunal ou em pts com refluxo. As PEGs são indicadas quando há expectativa de alimentação prolongada por tubos. As formulações poliméricas isotônicas quase sempre são suficientes para atender às necessidades nutricionais. Geralmente, é necessário ministrar água livre adicional. Fórmulas elementares são reservadas para pts com síndrome do intestino curto.

Complicações: Pode ocorrer aspiração após alimentação gástrica. O risco pode ser minimizado com a elevação da cabeceira da cama, alimentação contínua em vez de em bolus e com a verificação de resíduos gástricos e o monitoramento de sintomas.

A diarreia é comum e pode ter muitas causas, as quais devem ser avaliadas e tratadas. Muitas complicações incomuns com o tubo nasoentérico podem ocorrer, e especial atenção deve ser dada para evitar-se broncoaspiração.

18.9 Nutrição Parenteral

Dis Mo 1997;43:349

Descrição: A nutrição parenteral (PN) pode salvar vidas em pts severamente desnutridos que não podem ser alimentados adequadamente por via enteral. Sua eficácia foi estabelecida em um número limitado de condições. Entretanto, não há nenhum benefício claro da PN em muitas das condições em que ela é usada (Jama 1998;280:2013). Ela deve ser usada quando a rota enteral não estiver disponível. Indicações específicas estão além do escopo deste resumo. A PN pode ser dada através de acesso venoso periférico em soluções de grande volume ou através de acesso venoso central em soluções mais concentradas. A formulação da PN é baseada em uma avaliação do status nutricional e da doença subjacente. Elementos da fórmula da PN incluem (1) proteína dada como aminoácidos (0,8-1,5 g/kg por dia dependendo do estado clínico); (2) glicose para fornecer cerca de 50-60% das necessidades calóricas; (3) emulsão de lipídios para fornecer 25-30% das necessidades calóricas; (4) eletrólitos (incluindo Na, K, fosfato, Cl e acetato, se for necessário uma fonte de bicarbonato); (5) vitaminas; e (6) elementos-traço (zinco, cobre, cromo e manganês). H2RAs e heparina podem ser acrescentados. Alguns outros, como iodo, selênio e molibdênio, podem ser necessários na PN prolongada. A vitamina K não é incluída em preparados multivitamínicos e é dada separadamente.

Complicações: Ocorrem numerosas complicações decorrentes do uso de cateter venoso central, entre elas: pneumotórax, embolia gasosa, hemotórax, septicemia por cateter e trombose venosa. As anormalidades metabólicas que resultam de alimentação parenteral incluem hiperglicemia e anormalidades eletrolíticas. Transaminases elevadas são comuns no início do rx, mas, geralmente, são resolvidas.

Colestase, esteatose e esteato-hepatite podem se desenvolver (GE 1993;104:286). Tem-se verificado insuficiência hepática com alimentação de longa duração. A síndrome da realimentação pode ocorrer em pts severamente desnutridos.

Capítulo 19
Destaques em Gastroenterologia

- O National Institute of Diabetes and Digestive and Kidney Diseases (NIDDK) é uma fonte valiosa de materiais informativos para o pt. As informações são distribuídas através da National Digestive Diseases Information Clearinghouse (NDDIC).

- As publicações estão disponíveis online, e exemplares destinados aos pts podem ser solicitados no site http://catalog.niddk.nih.gov/materials.cfm?CH_NDDI.C

- A GERD é uma doença frequentemente subestimada pelos médicos que geralmente não dimensionam corretamente o impacto que ela tem na qualidade de vida do pt e a tratam como um problema sem importância, que não merece terapia agressiva (p. 57).

- O *H. pylori* não é um fator importante na fisiopatologia da GERD. Existe uma relação forte e inversa entre a infecção por *H. pylori* e as formas severas de GERD, como o esôfago de Barrett (p. 59).

- PPIs devem ser ministrados 30 min a 1 h antes do desjejum para maior eficácia da ligação plasmática, porque requerem queda no pH das células parietais estimulada pela alimentação. Os H2RAs não devem ser dados antes dos PPI porque bloqueiam a ligação plasmática destes (veja p. 64).

- Muitos pts com disfagia e episódios recorrentes de impactação alimentar não relatam voluntariamente este importante hx, a menos que questionados. Como a maioria das disfagias é tratável, este sx não deve ser ignorado (p. 10).

- Pts com estreitamentos causados por refluxo devem continuar tomando PPIs (não H2RAs) para reduzir o risco de recorrência (veja p. 78).

- Embora o controle do esôfago de Barrett seja feito de forma muito ampla nos Estados Unidos, seus benefícios estão longe de serem comprovados. O custo é alto, mas a eficácia é modesta. Ainda não se determinou uma estratégia de controle adequada (p. 71).

- A palavra gastrite é mais bem empregada como termo histológico. Não existe nenhum sx consistente ou achados endoscópicos que tenham correlação com a aparência microscópica da gastrite (veja p. 111).

- Não há muita justificativa para se realizar UGIS na avaliação da dispepsia. A sensibilidade destas para úlceras e esofagite é pequena. Se ela demonstrar úlcera gástrica, faz-se uma EGD para excluir malignidade. Se for negativa, ainda é necessário fazer a EGD para o diagnóstico (p. 4).

- Em pts com úlceras pépticas refratárias, o uso corrente de NSAIDs deve ser excluído por meio da determinação dos níveis séricos de salicilato, níveis de NSAID e inquirição dos familiares. Pts que continuam a usar NSAIDs em vigência de doença ulcerosa têm alta incidência de estenose e operações múltiplas (p. 126).

- Deve-se avaliar a possibilidade de abuso sexual ou físico, no passado ou presente, em pts com queixas que soam funcionais e não respondem prontamente a medidas de rotina e em pts que consultaram muitos médicos com relação às mesmas queixas (p. 170).

- O câncer colorretal é a segunda principal causa de morte por câncer nos Estados Unidos, com incidência de 6% (p. 229).

- A maioria dos casos de câncer de cólon associado com síndrome do câncer colorretal hereditário não-polipose (HNPCC) não é detectada, porque os médicos não têm conhecimento de sua existência (p. 254).

- O sangramento diverticular é arterial. Portanto, ele tende a ser de volume muito grande e de manifestação abrupta (p. 173).

- A incontinência fecal é frequente, mas os pts relutam em discuti-la. Eles reclamam frequentemente de excesso de flatos, diarreia e urgência, em vez de reconhecerem a incontinência como a causa dos sx (p. 308).

- Isquemia mesentérica aguda (p. 317), isquemia mesentérica crônica (p. 319) e colite isquêmica (p. 320) são 3 síndromes distintas com diferentes sintomas e sinais. São frequentemente diagnosticadas erroneamente.

- Com muita frequência, os pts sofrem com impactações fecais não-diagnosticadas ou que não são prontamente tratadas depois de feito o diagnóstico (p. 311).

- Ao contrário do que se divulga tradicionalmente, não existe nenhuma evidência de que a intolerância a alimentos gordurosos, eructação ou distensão abdominal sejam sx de doença biliar (p. 351).

- A cintilografia com HIDA com fração de ejeção é muito usada para selecionar pts com suspeita de doença biliar alitiásica para colecistectomia, mas não há nenhuma evidência de alta qualidade que sustente o valor desta abordagem (p. 9).

- A síndrome da costela dolorida é uma causa de dor no RUQ comumente subestimada, para a qual há um histórico e exame físico característicos (p. 373).

- Pts com hemocromatose genética serão encontrados em quase todos as práticas de cuidados primários, mas a manifestação dos sx ocorre tipicamente 10 anos antes da época do diagnóstico (p. 416).

- A incidência de carcinoma hepatocelular está aumentando no Ocidente e continuará crescendo por causa da hepatite C (p. 431).

- Pts com cirrose devem fazer endoscopia para detecção de varizes, porque a terapia medicamentosa profilática reduz a taxa de incidência de sangramento (p. 447).

- A hepatite isquêmica ("fígado do choque") apresenta um padrão de transaminases em picos, que é diagnóstico quando o quadro clínico é apropriado (p. 471).

- Um PT elevado em paciente com evidências de sangramento UGI pode ser uma pista etiológica para varizes (p. 447).

- Uma lista abrangente de sites de Internet de gastroenterologia, incluindo links para diretrizes clínicas e informações para o pt, pode ser encontrada em http://www.medmark.org/gastro/.

- Entre os melhores autores de literatura sobre gastroenterologia estão: **Butt** (Medicine 1987;66:472), **Terdimann** (Am J Gastro 1999;94:2344) e **Neugut** (Am J Gastro 1993;88:1179).

Índice Remissivo

(AVMs). *Ver* Angiodisplasias
0157:H7, 283
    enteroinvasiva, 285
    enteropatogênica, 283
    enterotoxigênica, 285
6-mercaptopurina, 194, 325

A

Abetalipoproteinemia, 35
Abscesso
    anorretal, 308
    fígado, 408
Abscesso hepático
    piogênico, 397
Abscesso hepático piogênico, 397
Absorção, 35
Abuso sexual, 170
Abuso
    físico, 162
    sexual, 170
Acalasia, 93
Acetaminofen, superdosagem de, 445
Adefovir, 385
Adenoma hepático, 436
Adenoma
    colônico, 279
    hepático, 478
Aerofagia, 19
Aeromonas, 286
Agentes pró-motilidade, 137
Alergia alimentar, 171
Alfa-1-antitripsina, deficiência de, 426
Alosetron, 169
Amebíase, 288
Amitriptilina, 169
Anel
    esofágico, 79
Anemia ferropriva, 43
Anemia
    deficiência de ferro, 44
Aneurisma aórtico abdominal, 324
Angina abdominal, 319
Angiodisplasias, 323
Angioectasias. *Ver* Angiodisplasias, 323
Apendicite, 190
Apoptose, 258
Aranhas vasculares
    (ou Telangiectasias), 46

Arrotos, 16
Asacol, 192, 204
Ascite maligna, 459
Ascite, 53, 455
Asterixia, 47
Azatroprina, 410
Azotorreia, 342

B

Bacterascite, 461
Balsalazida, 204
Barro biliar (ou lama biliar), 353
Barro biliar (ou Lama biliar), 488
Beano, 19
Benzoato de sódio, 465
Bezoares, 157
Bilirrubina
    elevação isolada da, 40
Biópsia
    de fígado, 483
    do intestino delgado, 212
Biópsia de fígado, 488
Bismuto, subsalicilato de, 37, 120
Blastocystis hominis,
Borborigmos, 35
Budesonida, 193

C

Campylobacter, 277
Câncer ampular, 367
Câncer anal, 306
Câncer colorretal, 229
Câncer de cólon não-polipose hereditário, 257
    síndrome, 254
Câncer de cólon. *Ver* câncer colorretal
Câncer de vesícula biliar, 366
Câncer gástrico precoce, 144
Câncer gástrico, 144
Câncer
    ampular, 373
    anal, 312
    colangiocarcinoma, 412
    de cólon não-polipose hereditário, 257
    de cólon, 235
    de ductos biliares, 409
    de esôfago, 103
    de pâncreas, 348
    de vesícula biliar, 366
    gástrico em estágio inicial, 120
    gástrico, 160
    hepatocelular, 433
    retal, 242
Carcinoma hepatocelular, 424
CHRPE, 259
Ciclosporina, 196
Cintilografia com hemácias, 42
Ciprofloxacino, 198, 280, 299, 462
Cirrose biliar primária, 402
Cirrose. *Ver* lista por etiologia
    alcoólica, 441
    avaliação da, 53
    biliar primária, 402
    criptogênica, 53

Cisaprida, 66, 139
Cistos hepáticos, 475
Claritromicina
  para *H. pylori*, 119
Clostridium difficile, colite por, 271
Colangiocarcinoma, 408
Colangite esclerosante primária, 407
Colangite esclerosante, 407
Colangite,
  bacteriana, 361
Colazal, 204
Colecistite, 354
Coledococele, 372
Cólera, 284
Colestase intra-hepática da
  gravidez, 475
Colestiramina, 22
  para diarreia crônica, 165
Cólica biliar, 353
Colite indeterminada, 190, 203
Colite isquêmica, 320
Colite linfocítica, 209
Colite microscópica, 207
Colite ulcerativa, 199
Colite
  colagenosa, 207
  de Crohn, 189
  diverticular, 236
  indeterminada, 190, 203
  isquêmica, 321
  linfocítica, 209
  microscópica, 209

Colonografia por CT, 243
Colonografia, 250
Colonoscopia virtual, 237, 250
Colonoscopia, 480
Constipação, 21
  disfunção do assoalho pélvico, 23
  trânsito lento, 22
Corpos estranhos, 83
Criptosporidiose, 291
Critérios de Amsterdã, 254

D

Dermatite herpetiforme, 211
Desipramina, 169
Devon, 266
  adenomatosa familial, 246
  juvenil, 262
  neurofibromatose, 266
Diarreia
  aguda, 26
  crônica, 31
  do viajante, 286
Diarreia causada por antibiótico, 275
Diciclomina, 168
Dientamoeba fragilis, 294
Digestão, 35
Dilatação esofágica, 87
Dipentum, 204
Discinesia biliar, 369
Discinesia tardia, 139
Disenteria, 28
Disfagia orofaríngea, 11

Disfagia, 11
Disfunção do assoalho pélvico, 20
Dispepsia não-ulcerosa, 135
Dispepsia, 4
    não-ulcerosa, 138
Displasia no esôfago de Barrett, 71
Distensão abdominal, 17
Distúrbio inespecífico da motilidade esofágica
Distúrbios espásticos do esôfago, 97
Diverticulite, 177
    colônica, 177
Divertículo epifrênico, 101
Divertículo
    de Meckel, 226
    de Zenker, 100
Diverticulose
    colônica, 173
Doença celíaca, 212
Doença de Caroli, 372
Doença de Cowden, 266
Doença de Crohn, 193
Doença de Hirschsprung, 315
Doença de Ménétrier
Doença de refluxo gastroesofágico, 57
Doença de Whipple, 300
Doença de Wilson, 422
Doença hepática alcoólica, 439
Doença hepática gordurosa não-alcoólica, 399
Doença hepática, 51
    avaliação da, 53
    cirrose, 56
    fosfatase alcalina anormal, 51
    insuficiência hepática fulminante, 54
    transaminases, 52
Doença venooclusiva, 471
Domperidona, 139
Dor abdominal, 1
    dispepsia, 1
    exame físico na, 1
Dor torácica
    não-cardíaca, 95

E

E. Coli
Ectasia vascular do antro gástrico, 158
EGD, 481
    sigmoidoscopia, 480
    superior, 479
Encefalopatia
    hepática, 470
Encefalopatia hepática, 463
Endometriose, 226
Endoscopia digestiva alta, 479
Endoscopia
    colonoscopia, 480
Enterite por radiação, 223
Enterite regional. *Ver* Doença de Crohn
Enteropatia sensível ao glúten. *Ver* doença celíaca
Envenenamento alimentar, 299
Equinococos, 289

Eritema palmar, 47
Eritromicina, 272
Eructação, 19
Ervas chinesas, 169
Escleroderma, 72
Escleroterapia endoscópica, 450
Esfíncter de Oddi, disfunção do, 368
Esfíncter esofágico inferior hipertenso, 98
Esofagite eosinofílica, 79
Esofagite por cândida, 103
Esofagite por citomegalovírus, 106
Esofagite por ingestão de comprimido, 59
Esofagite
   por Cândida, 103
   por Citomegalovírus, 106
   por ingestão de comprimido, 59
Esôfago com anel, 79
Esôfago de Barrett de segmento curto, 73
Esôfago de Barrett, 71
   displasia no, 76
Esôfago em quebra-nozes, 98
Espasmo esofágico difuso, 98
Espasmo esofágico, 98
Esteato-hepatite não-alcoólica, 399
Esteatorreia, 36
Esteatose hepática aguda na gravidez, 478
esteatose hepática aguda, 476
Estenose esofágica congênita, 80
Estreitamento esofágico, 92

Estreitamento
   esofágico, 80
Exame de trânsito colônico, 80

F

Feocromocitoma, 34
Fezes
   coleta 72 horas, 33
   eletrólitos e osmoles, 33
   lactoferrina, 28
   rastreamento de laxante nas fezes, 33
   wbc, 28
Fibras, 30
   suplementos de, 23
Fígado do choque (hepatite isquêmica), 471
Fissura anal, 306
Fissura
   anal, 305
Fístula aortoduodenal, 38
Fístula
   anorretal, 487
Fitobezoar, 156
Flagyl. *Ver* metronidazol
Flatulência, 19
Frutose, 19, 29
Fundoplicatura de Nissen, 69
Fundoplicatura
   de Nissen, 69
   de Toupet, 69

G

Gastrinoma. *Ver* Síndrome de Zollinger-Ellison
Gastrite, 111
Gastroenterite eosinofílica, 226
Gastroenteritis
    eosinofílica, 226
    viral, 294
Gastroparesia, 138
Gastropatia hipertensiva portal, 448
Gastropatia hipertrófica. *Ver*
Gastropatia por NSAID, 129
Gastropatia, 129
GERD, 60
Giardíase, 286
GIST, 153
Glucagonoma, 350
Gradiente de albumina sérica-ascítica, 455
Gravidez

H

Helicobacter pylori, 112
Helmintos, 296
Hemangioma cavernoso, 436
Hemangioma cavernoso, 436
Hematemese, 36
Hematoquesia, 99
Hemocromatose, 416
Hemólise, 52
Hemorragia varicosa, 447
Hemorroidas, 304

Hepatite A, 377
Hepatite autoimune, 412
Hepatite B, 378
Hepatite C, 386
Hepatite D, 394
Hepatite delta, 394
Hepatite E, 395
Hepatite F, 395
Hepatite G, 395
Hepatite isquêmica, 472
Hepatite por citomegalovírus, 396
Hepatite viral. *Ver* hepatite ou agente específico
Hepatite. *Ver também lista por etiologia.*
    alcoólica, 443
    autoimune, 404
    isquêmica, 472
    medicamentosa, 478
    por vírus de Epstein-Barr, 396
Hérnia de hiato deslizante, 139
Hérnia paraesofágica, 141
Hérnia
    de hiato, 142
Herpes simplex, esofagite por, 107
Hidrotórax hepático, 459
Hiosciamina, 168
Hiperbilirrubinemia, 54
Hiperêmese gravídica, 475
Hiperplasia nodular focal, 436
Hipertensão
    portal, 453
    portopulmonar, 467

Hipertensão portal, 442
Hipertensão portopulmonar, 467
Histamina-2, bloqueadores da
    no GERD, 64

I

Icterícia, 52
Impactação fecal, 311
Impactação
    fecal, 311
Incontinência fecal, 309
Incontinência
    fecal, 309
Índice
Infliximab, 195
Ingestão caustica, 89
Inibidores da bomba de próton
    no GERD, 80
Insuficiência hepática fulminante, 54
    insuficiência hepática 54
Insuficiência hepática, 54
Insulinoma, 349
Interferon a-b,
Interferon, 384
Intolerância à lactose, 180
Intussuscepção, 300
Isospora belli, 293
Isquemia
    mesentérica aguda, 322
    mesentérica crônica, 319
Isquemia mesentérica
    aguda, 322

colite isquêmica, 321
crônica, 319
Isquemia mesentérica aguda, 322
Isquemia mesentérica crônica, 319

L

Laceração de Mallory-Weiss, 38
Lactoferrina, 28
Lactulose, 464
Lamivudina, 386
Laxativos, 24
Leiomioma esofágico, 108
Leiomioma
    esofágico, 108
Lesão hepática induzida por
    medicamento, 443
Ligadura endoscópica de varizes, 450
Linfangiectasia, 35
Linfoma
    gástrico, 146
Linfoma MALT, 149
Linfomas gástricos, 149
Loperamida, 208

M

Má absorção, 67
Má digestão, 35
MALT, 146
Manometria anorretal, 23
Massa hepática, 432
Massas hepáticas, 436
Meckel, divertículo de, 226

Megacólon tóxico, 205
Melena, 99
Ménétrier, doença de 160
Mesalamina, 197, 204, 208
Metaplasia intestinal
  junção GE, 73
Metoclopramida, 68, 139
Metotrexato, 196
Metronidazol, 32, 120, 198, 275, 288
Microsporídios, 295

N

Náusea, 15
Neomicina, 465
Neoplasmas císticos do pâncreas, 347
Neoplasmas pancreáticos
  adenocarcinoma, 349
Neurofibromatose, 266
Nódulo da Irmã Maria José, 145
Nódulo de Virchow, 145
NSAID, 130
Nutrição enteral, 484
Nutrição
  enteral, 484
  parenteral, 485

O

Obstrução
  intestinal, 226
Obstrução intestinal, 281
Obturador, sinal do, 3
Odinofagia, 12

Óleo de peixe, 205
Olsalazina, 204
Omeprazol, teste do, 65
Onda líquida, 47

P

Pâncreas
  neoplasmas císticos, 347
Pâncreas divisum, 334
Pancreatite
  aguda, 329
  crônica, 326
Pancreatite necrosante, 333
Pancreatoduodenectomia, 342
Papiloma esofágico, 109
Papiloma
  esofágico, 109
Paracentese, 456
Parenteral, nutrição, 485
Pentasa, 192
Peritonite bacteriana espontânea, 459
Peritonite,
  bacteriana espontânea, 459
Peutz-Jeghers, 262
Plesiomonas, 286
Poliarterite nodosa
  na hepatite B, 381
Polipeptideo pancreático, 349
Pólipo maligno, 253
Pólipo
  Hiperplásico, 252
  juvenil, 265

maligno, 253
Pólipos colônicos adenomatosos, 251
Pólipos gástricos, 150, 151
Pólipos juvenis, 265
Pólipos na vesícula biliar, 368
Polipose adenomatosa familial, 261
Polipose juvenil, 265
Polipose, 230
Porfíria intermitente aguda, 429
PPoma, 349
Prednisona, 193
Proctalgia fugaz, 314
Proctite
 radiação, 223
Prurido anal, 310
Pseudocisto
 pancreático, 330
Pseudodiverticulose intramural
 esofágica, 109
Pseudodiverticulose
 esofágica, 109
Pseudo-obstrução
 colônica aguda, 221
 crônica, 222
Pseudo-obstrução intestinal
 crônica, 222
Pseudo-obstrução intestinal,
 crônica, 222

R

Ranitidina, citrato de bismuto
 para H. pylori, 119

Rastreamento
 de câncer colorretal, 242
 para FAP, 247
 para hemocromatose, 418
Refluxo
 gastroesofágico, 57
Relaxantes da musculatura lisa, 168
Ribavirina, 390
Ruvalcaba-Myhre-Smith, 266

S

Sais biliares, má absorção de, 30
Salmonela, 278
Sangramento
 gastrointestinal. *Ver*
Sangramento gastrointestinal, 36
 diverticular, 175
 obscuro, 42
 retal de pequeno volume, 42
 transfusão, 45
Schatzki, anéis de, 77
Shigella, 280
Sigmoidoscopia, 480
Sinais vitais posturais, 44
Sinal de Cullen, 328
Sinal de Murphy, 354
Síndrome da costela dolorida, 373
Síndrome da ulcera retal solitária, 312
Síndrome de Boerhaave, 99
Síndrome de Budd-Chiari, 469
Síndrome de Dubin-Johnson, 54
Síndrome de dumping, 127

Síndrome de Gilbert, 54
Síndrome de Lynch, 255
Síndrome de Muir-Torre, 255
Síndrome de Ogilvie. *Ver* Pseudo-obstrução;
  colônica aguda, 221
Síndrome de Peutz-Jeghers, 262
  indicações, 62
  pH-metria, 62
  técnica, 61
Síndrome de Reiter, 281
Síndrome de ruminação, 102
Síndrome de Zollinger-Ellison, 153
Síndrome do intestino curto, 213
Síndrome do intestino irritável, 161
Síndrome HELLP, 476
Síndrome HELLP, 478
  doença hepática e, 476
Síndrome hepatopulmonar, 467
Síndrome hepatorrenal, 470
Síndrome pós-polipectomia, 252
Síndromes de polipose
  diversas, 266
Síndromes pós-gastrectomia, 127
Sitzmarks, 22
Somatostatinoma, 349
Sorbitol, 19, 30
Sprue celíaco, 210
Sprue
  celíaco, 210
Sucralfato
  no GERD, 71

Sulfasalazina, 325
Supercrescimento bacteriano, 297
Superdosagem
  de acetaminofen, 445

T

Tegaserod, 169
Telangiectasia hemorrágica
  hereditária, 323
Tempo de protrombina
  elevado, abordagem para, 54
Testes de expulsão de balão, 23
Tiflite, 225
Tinidazol, 288, 290
Toxina bolutínica, 139
Transfusão, 45
Transplante de fígado, 467
Transplante hepático, 483
Trombose
  da veia hepática, 53
  venosa portal, 473
Tumor de Krukenberg, 145
Tumor estromal gastrointestinal, 151
Tumores carcinoides, 269
Tumores de células das ilhotas, 348

U

Úlcera de Dieulafoy, 159
Ulcera duodenal, 114
Úlcera estercoral, 39
Úlcera gástrica, 114
Úlcera hemorrágica, 40

Úlcera péptica, 121
Úlcera por estresse, 131
Úlcera
    de Dieulafoy, 159
    duodenal, 114
    gástrica, 114
    hemorrágica, 40
    péptica, 121
    por estresse, 131
    retal solitária, 312
    ulcerativa, 199
União anômala do ducto pancreatobiliar, 331

V

Vagotomia, 126
Vergões vermelhos, 448
VIPoma, 350

Vírus de Epstein-Barr
    hepatite por, 396
Volvo gástrico, 142
Volvo,
    colônico, 144
    gástrico, 142
Vômitos, 14

W

Wbc, 28
Whipple, operação de, 345

Y

Yersinia Enterocolitica, 285

Z

Zenker, divertículo (hipofaríngeo) de, 100